Medizinisches Wörterbuch
deutsch – spanisch – portugiesisch

Diccionario de Medicina
español – alemán – portugués

Dicionário de termos médicos
português – alemão – e

Irmgard Nolte-Schlegel
Joan José González Soler

Medizinisches Wörterbuch
deutsch – spanisch – portugiesisch

Diccionario de Medicina
español – alemán – portugués

Dicionário de termos médicos
português – alemão –espanhol

3. Auflage

Unter Mitarbeit von Eugen Gottret

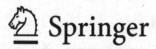 Springer

Dr. med. Irmgard Nolte-Schlegel
Richard-Wagner-Straße 38
31141 Hildesheim
Deutschland

Dr. Joan José González Soler
Rua dos Sardoal 47, 3° centro
4710 Braga
Portugal

Unter Mitarbeit von
Dr. med. Eugen Gottret
Am Fuchsbau 5c
14532 Kleinmachnow
Deutschland

ISBN-13 978-3-642-40243-2   ISBN 978-3-642-40244-9 (eBook)
DOI 10.1007/ 978-3-642-40244-9

Die Deutsche Nationalbibliothek verzeichnet diese Publikation in der Deutschen Nationalbibliografie; detaillierte bibliografische Daten sind im Internet über http://dnb.d-nb.de abrufbar.

Springer Medizin
© Springer-Verlag Berlin Heidelberg 2001, 2004, 2013

Planung: Dr. Fritz Kraemer, Heidelberg
Projektmanagement: Hiltrud Wilbertz, Heidelberg
Projektkoordination: Michael Barton, Heidelberg
Umschlaggestaltung: deblik Berlin
Fotonachweis Umschlag: © deblik Berlin

Gedruckt auf säurefreiem und chlorfrei gebleichtem Papier

Springer Medizin ist Teil der Fachverlagsgruppe Springer Science+Business Media
www.springer.com

Vorwort zur 3. Auflage

Dieses Wörterbuch richtet sich v.a. an Schwestern, Pfleger und Ärzte, die im Ausland eingesetzt sind – oft in mehrsprachigen Teams – und zur raschen Verständigung mit Patienten und Kollegen das nötige Fachvokabular benötigen. Ebenso dürfte es für Übersetzer medizinischer Fachberichte hilfreich sein.

Es freut mich, dass dieses Wörterbuch weiterhin weltweit Verbreitung findet – eine englisch-spanisch-portugiesische Ausgabe für die bessere Verständigung zwischen dem nord- und dem südamerikanischen Sprachraum gibt es ebenfalls – und nun in dritter Auflage erscheinen kann.

Irmgard Nolte-Schlegel
Hildesheim, Juli 2013

Vorwort zur 1. Auflage

Dieses Wörterbuch wurde aus der Not heraus geboren: Um als deutsche Ärztin nach dem Umzug nach Portugal rasch wieder ärztlich tätig werden zu können, benötigte ich ein Nachschlagewerk medizinischer Fachbegriffe, das es so noch nicht gab und welches ich mir – nach und nach – selbst erstellte.

Es richtet sich v.a. an Ärzte, Medizinstudenten und medizinisches Fachpersonal im Auslandseinsatz. Hierbei wurde nicht nur das eigentliche medizinische Fachvokabular berücksichtigt, sondern auch wichtige Begriffe des Arbeitsalltags sowie Redewendungen, die im Patientengespräch benötigt werden.

Mit der Übersetzung ins Spanische und Englische (»Englisch-Spanisch-Portugiesisch« in einem getrennten Band) und Berücksichtigung der Besonderheiten des brasilianischen Portugiesisch sollte ein möglichst großer Sprachraum abgedeckt und beispielsweise die Verständigung in einem multinationalen Team erleichtert werden.

Ich danke meinem Mann, sowie allen beteiligten Freunden und Kollegen für die hilfreiche Unterstützung und Mitarbeit.

Über kritische Anmerkungen und Verbesserungsvorschläge aus dem Leserkreis freue ich mich.

Irmgard Nolte-Schlegel
Porto, Januar 2001

Prefacio tercera edición

Este diccionario se dirige principalmente a enfermeras, enfermeros y médicos que laboran en el extranjero -frecuentemente en grupos de trabajo políglotas- para su rápido entendimiento con pacientes y colegas que requieran de la correspondiente terminología médica. Será también seguramente una útil ayuda para traductores de informes médicos.

Me alegra que este diccionario continúe teniendo amplia propagación mundial y que ahora podamos presentarlo en su tercera edición. Una edición en inglés-español-portugués para mejorar el entendimiento entre las regiones lingüísticas del norte y sur de América se encuentra igualmente a disposición.

Irmgard Nolte-Schlegel
Hildesheim, Julio 2013

Prefacio primera edición

Este diccionario nació por una necesidad personal. Para poder ejercer a mi profesión después de mudarme a Portugal, necesité, como médica alemana, un libro de consulta de términos técnicos de medicina. Como tal no existía todavía, fui, poco a poco, creando uno.

Este se dirige esencialmente a médicos, estudiantes y personal cualificado de medicina, que trabajan en el estranjero. Además del vocabulario técnico de medicina, tuve en consideración terminos importantes del día-adía, así como expresiones necesarias en el diálogo con el paciente.

Pienso que la traducción al español y al inglés (»Inglés-Español-Portugués«, en un volumen separado) y la consideración de particularidades del portugués de Brasil cubre el gran universo luso-español, facilitando, así, la comunicación dentro de un equipo internacional.

Agradezco a mi marido, así como a todos los amigos y colegas comprometidos por la ayuda y colaboración preciosa.

Todas las observaciones críticas y sugestiones de mejoría de los lectores serán bien recibidas.

Irmgard Nolte-Schlegel
Porto, Enero 2001

Prefácio terceira edição

Este dicionário é dirigido basicamente a enfermeiras(os) e médicos que trabalham no exterior – por muitas vezes em equipes que falam várias línguas – e que necessitam do vocabulário técnico mais preciso nesta área para se entenderem com os pacientes e colegas, rapidamente. O mesmo poderá ser um valioso instrumento para tradutores de relatórios médicos.

Fico contente em saber, que este dicionário continua sendo divulgado em todo o mundo podendo ser apresentado agora em sua terceira edição. Existe também uma publicação em inglês – espanhol – português, facilitando a melhor comunicação no universo idiomático entre norte- e sul-americano.

Irmgard Nolte-Schlegel
Hildesheim, em julho de 2013

Prefácio primeira edição

Este dicionário nasceu de uma necessidade pessoal. Para poder exercer a minha profissão depois de mudar para Portugal, necessitei, como médica alemã, um livro de consulta de termos técnicos da medicina. Como tal ainda não existia, fui criando um, pouco a pouco.

Este dirige-se essencialmente a médicos, estudantes e pessoal qualificado de medicina, que trabalham no estrangeiro. Para além do vocabulário técnico de medicina, considerei também termos do dia-a-dia importantes, assim como expressões necessárias para o diálogo com o paciente.

Penso que a tradução para espanhol e inglês (»Inglês-Espanhol-Português« numvolume separado) e a consideração de particularidades do portugués do Brasil cobre o grande universo luso-espanhol, facilitando, assim, a comunicação dentro de uma equipa multinacional.

Agradeço aomeumarido, assim comoa todos os amigos e colegas envueltos pela ajuda e colaboração preciosa.

Todas as observações críticas e sugestões de melhoria do círculo de leitores serão bem recebidas.

Irmgard Nolte-Schlegel
Porto, Janeiro 2001

Inhaltsverzeichnis

Medizinisches Wörterbuch

deutsch – spanisch – portugiesisch

A

Abbau *m*, **geistiger** Ⓔ deterioro *m* mental Ⓟ deterioração *f* mental

abbinden, binden (an...) Ⓔ unir (a...), llamar (a...) Ⓟ ligar (a...)

Abdeckung *f*, **antibiotische** Ⓔ cobertura *f* antibiótica Ⓟ cobertura *f* antibiótica

Abdomen *n* Ⓔ abdomen *m* Ⓟ abdómen *m*

abdominell Ⓔ abdominal Ⓟ abdominal

Abduktion *f* Ⓔ abducción *f* Ⓟ abdução *f*

Abduzensparese *f* Ⓔ paresia *f* de abductor Ⓟ parésia *f* de abdução

abfallen Ⓔ declinar Ⓟ declinar

Abflachung *f* Ⓔ aplanamiento *m* Ⓟ aplanamento *m*

Abfluß *m* Ⓔ derramamiento *m* Ⓟ derramamento *m*

abführend Ⓔ purgante Ⓟ purgativo (o purgante)

Abführmittel *n* Ⓔ laxante *m* Ⓟ laxante *m*

abgedämpft Ⓔ ensordecido Ⓟ ensurdecido

abgewöhnen Ⓔ desacostumbrar Ⓟ desacostumar

abhängen (von...) Ⓔ depender (de...) Ⓟ depender (de...)

abhängig, auf Hilfe angewiesen Ⓔ dependiente Ⓟ dependente

Abhärtung *f* Ⓔ endurecimiento *m* Ⓟ enrijamento *m*

Ablagerung *f* Ⓔ deposición *f* Ⓟ deposição *f*

Ablatio *f* Ⓔ ablación *f* Ⓟ ablação *f*

Ableitung *f* Ⓔ plomo *m* Ⓟ traçado *m*

abmagern Ⓔ adelgazar Ⓟ emagrecer

Abmagerungskur *f* Ⓔ cura *f* de adelgazamiento Ⓟ cura *f* de emagrecimento

abnehmen (Gewicht) Ⓔ adelgazar, perder peso Ⓟ perder peso

abnorm Ⓔ irregular Ⓟ irregular

Abort *m* Ⓔ aborto *m* Ⓟ aborto *m*

Abrasio *f* Ⓔ abrasión *m* Ⓟ abrasão *f*

abreiben Ⓔ friccionar Ⓟ fri(c)cionar

Abschnitt *m* Ⓔ porción *f* Ⓟ porção *f*

abschwellen Ⓔ deshinchar Ⓟ desinchar

Absence *f*, **Fehlen** *n* **(von...)** Ⓔ ausencia *f* (de...) Ⓟ ausência *f* (de...)

absetzen Ⓔ cesar Ⓟ cessar

Absetzen *n* Ⓔ suspensión *f* Ⓟ suspensão *f*

Absetzen *n* Ⓔ cesación *f* Ⓟ cessação *f*

absorbieren Ⓔ absorver Ⓟ absorver

Absorption *f* Ⓔ absorción *f* Ⓟ absorção *f*

absprechen, vereinbaren (mit...) Ⓔ combinar (con...) Ⓟ combinar (com...)

Abstand *m*, **Pause** *f* Ⓔ intervalo *m* Ⓟ intervalo *m*

absteigend Ⓔ decreciente Ⓟ decrescente

abstillen Ⓔ desmamar Ⓟ desmamar

Abstinenz *f* **(Anstrengungen vermeiden)** Ⓔ abstinencia *f* (abstenerse de esfuerzo) Ⓟ abstinência *f* (fazer a. de esforços)

Abstoßungsreaktion *f* **(gegen..)** Ⓔ reacción *f* adversa (a...) Ⓟ reacção *f* adversa (a...)

Abstrich *m*, **Ausstrich** *m* Ⓔ frotis *m* Ⓟ esfregaço *m*

Abszeß *m* Ⓔ absceso *m* Ⓟ abcesso *m*, abscesso *m* (bras.)

abtasten Ⓔ palpar Ⓟ apalpar

Abteilung f Ⓔ servicio m Ⓟ serviço m

abtreiben, Fehlgeburt haben Ⓔ abortar Ⓟ abortar

abwarten Ⓔ esperar Ⓟ aguardar

Abwehr f (gegen...) Ⓔ defensa f (contra...) Ⓟ defesa f (contra...)

Abwehrreaktion f Ⓔ reacción f de defensa Ⓟ reacção f de defesa

Abwehrspannung f Ⓔ defensa f a la palpación Ⓟ defesa f à palpação (o a palpacer)

Abweichen n Ⓔ desvío m Ⓟ desvio m

ACE-Hemmer m Ⓔ inhibidor m de la ECA (IECA) Ⓟ inibidor m da ECA

Acetylsalicylsäure f Ⓔ ácido m salicílico Ⓟ ácido m salicílico

Achalasie f Ⓔ acalasia f Ⓟ acalásia f

Achillessehne f Ⓔ tendón m de Aquiles Ⓟ tendão m de Aquiles

Achillessehnenreflex (ASR) Ⓔ reflejo m aquíleo Ⓟ reflexo m aquiliano

Acquired immune deficiency syndrome (AIDS) Ⓔ síndrome m de inmunodeficiencia adquirida (SIDA) Ⓟ síndrome m de imunodeficiência adquirida (SIDA)

Adduktion f Ⓔ aducción f Ⓟ adução f

Adduktorenkanal m Ⓔ canal m del aductor Ⓟ canal m do adutor

Adenitis f Ⓔ adenitis f Ⓟ adenite f

Adenoid n Ⓔ adenoide f Ⓟ adenóide m

Adenokarzinom n Ⓔ adenocarcinoma m Ⓟ adenocarcinoma m

Adenom n Ⓔ adenoma m Ⓟ adenoma m

Adenomegalie f Ⓔ adenomegalia f Ⓟ adenomegalia f

Adhäsion f Ⓔ adhesión f Ⓟ adesão f

Adiadochokinese f Ⓔ adiadococinesia f Ⓟ adiadococinésia f

Adipositas f Ⓔ obesidad f Ⓟ obesidade f

Adnexitis f Ⓔ anexitis f Ⓟ anexite f

Adoleszenz f Ⓔ adolescencia f Ⓟ adolescência f

Adrenalin n Ⓔ adrenalina m Ⓟ adrenalina m

adstringierend Ⓔ astringente Ⓟ adstringente

aerob Ⓔ aerobio, aeróbico Ⓟ aeróbio

Aerosol n Ⓔ aerosol m Ⓟ aerossol m

Affekt m Ⓔ afecto m Ⓟ afecto m

Affektinkontinenz f Ⓔ labilidad f afectiva Ⓟ incontinência f de afectos (o labilidade f afectivo)

affektiv Ⓔ afectivo Ⓟ afectivo

Affektivität f Ⓔ afectividad f Ⓟ afectividade f

Affektkrampf m Ⓔ convulsión f respiratoria del afecto Ⓟ convulsão f respiratória do afecto

Affektlabilität f Ⓔ labilidad f emocional Ⓟ labilidade f emocional

Affektstörung f Ⓔ alteración f del afecto, disturbio m afectivo Ⓟ perturbação f do afecto, distúrbio m afectivo

afferent Ⓔ aferente Ⓟ aferente

Aggregationshemmung f Ⓔ antiagregación f Ⓟ antiagregação f

Agitation f Ⓔ agitación f Ⓟ agitação f

agitiert Ⓔ agitado Ⓟ agitado

Agnosie f Ⓔ agnosia f Ⓟ agnosia f

Agonie f Ⓔ agonía f Ⓟ agonia f

Agonist m Ⓔ agonista m Ⓟ agonista m

Agoraphobie f Ⓔ agorafobia f Ⓟ agorafobia f

Agrammatizismus m Ⓔ agramatismo m Ⓟ agramatismo m

Agranulozytose f Ⓔ agranulocitosis f Ⓟ agranulocitose f

Agraphie f Ⓔ agrafia f Ⓟ agrafia f

ähnlich Ⓔ parecido Ⓟ parecido

Aidskranker *m* Ⓔ sidoso *m* (pop.)
Ⓟ aidético *m* (bras.)

Aidstest *m* Ⓔ prueba *f* del SIDA
Ⓟ teste *m* da SIDA

Akanthom *n* Ⓔ acantoma *m*
Ⓟ acantoma *m*

Akanthozytose *f* Ⓔ acantocitosis *f*
Ⓟ acantocitose *f*

Akathisie *f* Ⓔ acatisia *f* Ⓟ acatísia *f*

akinetisch Ⓔ acinético Ⓟ acinético

Akkomodation *f* Ⓔ acomodación *f*
Ⓟ acomodação *f*

Akne *f* Ⓔ acné *m* Ⓟ acne *f*

Akromegalie *f* Ⓔ acromegalia *f*
Ⓟ acromegalia *f*

Akrophobie *f* Ⓔ acrofobia *f* Ⓟ acrofobia *f*

Aktionstremor *m* Ⓔ temblor *m* de acción Ⓟ tremor *m* de acção

Aktivität *f* (bei körperlicher A.) Ⓔ actividad *f* (a la actividad física) Ⓟ actividade *f* (em a. física)

Aktivkohle *f* Ⓔ carbón *m* activado
Ⓟ carvão *m* activado

Akupunktur *f* Ⓔ acupuntura *f*
Ⓟ acupun(c)tura *f*

Akustikusneurinom *n* Ⓔ neurinoma *m*
acústico Ⓟ neurinoma *m* acústico

akut Ⓔ agudo Ⓟ agudo

Albumin *n* Ⓔ albúmina *f* Ⓟ albumina *f*

Aldosteron *n* Ⓔ aldosterona *f* Ⓟ aldosterona *m*

Alexie *f* Ⓔ alexia *f* Ⓟ alexia *f*

Alkalose *f* (metabolische/ respiratorische) Ⓔ alcalosis *f* (metabólica/ respiratoria) Ⓟ alcalose *f* (metabó-
lica/ respiratória)

Alkohol *m* Ⓔ alcohol *m* Ⓟ álcool *m*

Alkoholkonsum *m* Ⓔ consumo *m* de
alcohol Ⓟ consumo *m* de álcool

Alkoholkrankheit *f* Ⓔ alcoholismo *m*
Ⓟ alcoolismo *m*

Allergen *n* Ⓔ alergeno *m* Ⓟ alergéno *m*

Allergie *f* (gegen...) Ⓔ alergia *f* (a...)
Ⓟ alergia *f* (a...)

allergisch (gegen...) Ⓔ alérgico (a...)
Ⓟ alérgico (a...)

Allgemeinzustand *m* Ⓔ estado *m* general Ⓟ estado *m* geral

Alopezia *f* areata Ⓔ alopecia *f* areata
Ⓟ pelada *f*

Alopezie *f* Ⓔ alopecia *f* Ⓟ alopécia *f*

Alptraum *m* Ⓔ pesadilla *f* Ⓟ pesadelo *m*

älter Ⓔ viejo (edad) Ⓟ idoso

Alter *n* (bei Beginn der Symptomatik)
Ⓔ edad *f* (de aparición) Ⓟ idade *f*
(de aparecimento)

Alter *n* (Greisen-) Ⓔ vejez *f* Ⓟ velhice *f*

altersentsprechend Ⓔ de acuerdo con
la edad Ⓟ de acordo com a idade

altersentsprechend Ⓔ adecuado a la
edad Ⓟ adequado à idade

Altersweitsichtigkeit *f* Ⓔ presbicia *f*
Ⓟ presbiopia *f*

Altersweitsichtigkeit *f* Ⓔ presbicia *f*
Ⓟ presbitia *f*

Alterungsprozeß *m* Ⓔ envejecimiento *m* Ⓟ envelhecimento *m*

Alveole *f* Ⓔ alveolo *m* Ⓟ alvéolo *m*

Alveolitis *f* Ⓔ alveolitis *f* Ⓟ alveolite *f* ·

Amalgam *n* Ⓔ amalgama *f*
Ⓟ amálgama *m*

Amaurose *f* Ⓔ amaurosis *f* Ⓟ amaurose *f*

Amblyopie *f* Ⓔ ambliopía *f* Ⓟ ambliopia *f*

ambulant (Adj.) Ⓔ ambulante, ambulatorio Ⓟ ambulante

ambulant (Adv.) Ⓔ en ambulatorio
Ⓟ em ambulatório

Amenorrhoe *f* Ⓔ amenorrea *f*
Ⓟ amenorreia *f*

Amnesie f **(globale transitorische) (TGA)** Ⓔ amnesia f (global transitoria) Ⓟ amnésia f (global transitória)

amnestisch Ⓔ amnésico Ⓟ amnésico

Amnionflüssigkeit f Ⓔ líquido m amniótico Ⓟ líquido m amniótico

Amniozentese f Ⓔ amniocentesis f Ⓟ amniocentese f

Amöbe f Ⓔ ameba f Ⓟ ameba f

Amöbiasis f Ⓔ amebiasis f Ⓟ amebiase f

Amphetamin n Ⓔ anfetamina f Ⓟ anfetamina f

Amplitude f Ⓔ amplitud f Ⓟ amplitude f

Ampulle f Ⓔ ampolla f Ⓟ ampola f

Amputation f Ⓔ amputación f Ⓟ amputação f

Amputationsstumpf m Ⓔ muñón m de amputación Ⓟ coto m de amputação

Amtsarzt m Ⓔ delegado m de salud Ⓟ delegado m de saúde

Amylase f Ⓔ amilasa f Ⓟ amílase f

Amyloid n Ⓔ amiloide m Ⓟ amiloide m

Amyloid-, amyloid Ⓔ amiloide Ⓟ amilóide

Amyloidplaque f Ⓔ placa f amiloide Ⓟ placa f amilóide

anaerob, Anaerobier m Ⓔ anaeróbico m Ⓟ anaeróbio m

Analgesie f Ⓔ analgesia f Ⓟ analgesia f

analgetikaresistent Ⓔ resistente a analgésicos Ⓟ resistente a analgésicos

analgetisch, Analgetikum n Ⓔ analgésico m Ⓟ analgésico m

Analreflex m Ⓔ reflejo m anal Ⓟ reflexo m anal

Analyse f Ⓔ análisis m Ⓟ análise f

Anämie f **(aplastische/ hämolytische/ makrozytäre/ megaloblastische/ mikrozytäre/ normozytäre/ perniziöse)** Ⓔ anemia f (aplásica/ hemolítica/ hipercrómica/ macrocítica/ megaloblástica/ microcítica/ normocítica/ perniciosa) Ⓟ anemia f (aplástica/ hemolítica/ hipercrómica/ macrocítica/ megaloblástica/ microcítica/ normocítica/ perniciosa)

anämisch, blutarm Ⓔ anémico Ⓟ anémico

Anamnese f Ⓔ anamnesis f Ⓟ anamnese f

Anamneseerhebung f Ⓔ recogida f de la historia Ⓟ colheita f da história

anaphylaktisch Ⓔ anafiláctico Ⓟ anafilá(c)tico

Anästhesie f **(..abteilung)** Ⓔ anestesiología f Ⓟ anestesiologia f

Anästhesist m/f Ⓔ anestesista m/f Ⓟ anestesista m/f

Anästhetikum n Ⓔ anestésico m Ⓟ anestésico m

Anastomose f Ⓔ anastomosis f Ⓟ anastomose f

Anatomie f Ⓔ anatomía f Ⓟ anatomia f

anatomisch Ⓔ anatómico Ⓟ anatómico

Androgen n Ⓔ andrógeno m Ⓟ androgénio m

Anenzephalie f Ⓔ anencefalia f Ⓟ anencefalia f

Aneurysma n Ⓔ aneurisma m Ⓟ aneurisma m

Anfall (konvulsiver/ tonisch-klonischer/ fokaler/ motorischer/ symptomatischer/ partiell komplexer/ myoklonisch-astatischer) Ⓔ crisis f (convulsiva/ tónico-clónica/ focal/ motora/ sintomática/ parcial compleja (CPC)/ mioclónico-astática) Ⓟ crise f (o crisis f (convulsiva/ tónico-clónica/ focal/ motora/

sintomática/ partial complexa (CPC)/ mioclóniço-astática)

Anfall *m*, **kataplektischer** Ⓔ crisis *f* catapléjica Ⓟ crise *f* catapléxica

Anfälligkeit *f* **(für...)** Ⓔ susceptibilidad *f* (de...) Ⓟ susce(p)tibilidade *f* (de...)

Anfallskalender *m* Ⓔ mapa *m* de crisis Ⓟ mapa *m* de crises

anfordern Ⓔ solicitar Ⓟ solicitar

Anforderung *f* Ⓔ requisición *f* Ⓟ requisição *f*

angeboren, kongenital Ⓔ congénito, innato Ⓟ congénito

Angefahrenwerden *n* Ⓔ atropello *m* Ⓟ atropelamento *m*

Angeitis *f* Ⓔ angeitis *f* Ⓟ angeíte *f*

angemessen Ⓔ adecuado Ⓟ adequado

Angiektasie *f* Ⓔ angiectasia *f* Ⓟ angiectasia *f*

Angina *f* Ⓔ angina *f* Ⓟ angina *f*

Angina *f* **pectoris** Ⓔ angina *f* de pecho Ⓟ angina *f* de peito

Angioblastom *n* Ⓔ angioblastoma *m* Ⓟ angioblastoma *m*

Angiographie *f* Ⓔ angiografía *f* Ⓟ angiografia *f*

Angiom *n* **(kavernöses)** Ⓔ angioma *m* (cavernoso) Ⓟ angioma *m* (cavernoso)

Angioödem *n* Ⓔ angioedema *m* Ⓟ angioedema *m*

Angiopathie *f* Ⓔ angiopatía *f* Ⓟ angiopatia *f*

Angstgefühl *n* Ⓔ ansiedad *f* Ⓟ ansiedade *f*

ängstigen, beunruhigen Ⓔ inquietar Ⓟ inquietar

ängstlich Ⓔ ansioso Ⓟ ansioso

anhaftend Ⓔ adherente Ⓟ aderente

anhalten (den Atem) Ⓔ contener (la respiración) Ⓟ suster (a respiração)

anheben Ⓔ elevar Ⓟ elevar

anheben Ⓔ levantar Ⓟ levantar

Anhydrose *f* Ⓔ anhidrosis *f* Ⓟ anidrose *f*

Anisokorie *f* Ⓔ anisocoria *f* Ⓟ anisocoria *f*

Anisozytose *f* Ⓔ anisocitosis *f* Ⓟ anisocitose *f*

Ankylose *f* Ⓔ anquilosis *f* Ⓟ ancilose *f*, anquilose *f*

anlegen Ⓔ aplicar Ⓟ aplicar

annehmbar, vernünftig Ⓔ razonable Ⓟ razoável

Anomalie *f* Ⓔ anomalía *f* Ⓟ anomalia *f*

anorektisch Ⓔ anoréxico Ⓟ anoréctico

Anorexie *f* Ⓔ anorexia *f* Ⓟ anorexia *f*

anormal Ⓔ anómalo Ⓟ anómalo

Anosmie *f* Ⓔ anosmia *f* Ⓟ anosmia *f*

Anososgnosie *f* Ⓔ anosognosia *f* Ⓟ anosognosia *f*

anovulatorisch Ⓔ anovulatorio Ⓟ anovulatório

anpassen, anlegen Ⓔ adaptar Ⓟ adaptar

anregen Ⓔ estimular Ⓟ estimular

anschwellen Ⓔ hinchar Ⓟ inchar

anspannen Ⓔ contraer Ⓟ contrair

Anspannung *f*, **innere** Ⓔ tensión *f* interior Ⓟ tensão *f* interior

ansprechbar Ⓔ respondiendo a la llamada Ⓟ respondendo á chamada

Ansprechen *n* **(auf eine best. Behandlung)** Ⓔ respuesta *f* (al tratamiento) Ⓟ resposta *f* (ao tratamento)

anstecken Ⓔ contagiar Ⓟ contagiar, infectar

ansteckend Ⓔ contagioso Ⓟ contagioso

Ansteckungsgefahr *f* Ⓔ peligro *m* de contagio Ⓟ perigo *m* de contágio

Anstieg m (von...) Ⓔ aumento m (de...), subida f (de...) Ⓟ aumento m (de...), subida f (de...)

Anstrengung f Ⓔ esfuerzo m Ⓟ esforço m

Antagonist m Ⓔ antagonista m Ⓟ antagonista m

Antazidum n Ⓔ antiácido m Ⓟ antiácido m

Anteversion f Ⓔ anteversión f Ⓟ anteversão f

Anti-Baby-Pille f Ⓔ píldora f anticonceptiva Ⓟ pílula f anticonceptiva

Antibiogramm n Ⓔ antibiograma m Ⓟ antibiograma m

Antibiotikatherapie f Ⓔ antibioterapia f Ⓟ antibioterapia f

Antibiotikum n Ⓔ antibiótico m Ⓟ antibiótico m

Anticholinergikum n Ⓔ anticolinérgico m Ⓟ anticolinérgico m

Antidepressivum n (trizyklisches) Ⓔ antidepresivo m (tricíclico) Ⓟ antidepressivo m (tricíclico)

Antidot n Ⓔ antídoto m Ⓟ antídoto m

Antiemetikum n Ⓔ antiemético m Ⓟ antiemético m

Antigen n Ⓔ antígeno m Ⓟ antigénio m (bras.: antígeno m)

Antigen n, carcinoembriogenes (CEA) Ⓔ antígeno m carcinoembrionario Ⓟ antigénio m carcinoembriogénio

Antihypertonikum n Ⓔ fármaco m hipotensor, antihipertensivo m Ⓟ fármaco m hipotensor, anti-hipertensor m

Antikoagulantientherapie f Ⓔ terapéutica f anticoagulante Ⓟ terapêutica f anticoagulante

Antikonvulsivum n Ⓔ anticonvulsivo m Ⓟ anticonvulsivo m

Antikörper m Ⓔ anticuerpo m Ⓟ anticorpo m

Antimykotikum n, antimykotisch (Adj.) Ⓔ antimicótico (adj.+ m) Ⓟ antimicótico (adj. + m)

Antiparkinsonmittel n Ⓔ antiparkinsoniano m Ⓟ antiparkinsónico m

Antiphlogistikum n (nicht steroidales) Ⓔ fármaco m antiinflamatorio (no esteroide (AINE)) Ⓟ antiflogístico m

antipyretisch (Adj.), Antipyretikum n Ⓔ antipirético (adj.+ m) Ⓟ antipirético (adj. + m)

antiseptisch (Adj.), Antiseptikum n Ⓔ antiséptico (adj.+ m) Ⓟ antiséptico (adj. + m)

Antistreptolysintiter (ASLT) Ⓔ título m antiestreptolisina (TAS) Ⓟ titer m antiestreptolisina (TAS)

Antrektomie f Ⓔ antrectomía f Ⓟ antrectomia f

Antrieb m, Reiz m Ⓔ estímulo m Ⓟ estímulo m

Antrum n (Magen-) Ⓔ antro m Ⓟ antro m

antworten, ansprechen (auf...) Ⓔ responder (a...) Ⓟ responder (a...)

Anurie f Ⓔ anuria f Ⓟ anúria f

Anus m Ⓔ ano m Ⓟ ânus m

Anwesenheit f, Vorhandensein n (in A. von...) Ⓔ presencia f (en p. de...) Ⓟ presença f (na p. de...)

Aorteninsuffizienz f Ⓔ insuficiencia f aórtica Ⓟ insuficiência f aórtica

Aortenklappe f Ⓔ válvula f aórtica Ⓟ válvula f aórtica

Aortenstenose f Ⓔ estenosis f aórtica Ⓟ estenose f aórtica

apallisch Ⓔ apálico Ⓟ apálico

Apathie f Ⓔ apatía f Ⓟ apatia f

apathisch Ⓔ apático Ⓟ apático

Aphasie f (motorische/ sensorische/ amnestische/ globale) Ⓔ afasia f (o afaxia f) (motora, sensorial, amnéstica, global) Ⓟ afasia f (motora/ sensorial/ amnéstica/ global)

aphasisch Ⓔ afásico Ⓟ afásico
Aphonie f Ⓔ afonía f Ⓟ afonia f
Aphte f Ⓔ afta m Ⓟ afta f
Aplasie f Ⓔ aplasia f Ⓟ aplasia f
aplastisch Ⓔ aplásico Ⓟ aplástico
Apnoe f Ⓔ apnea f Ⓟ apneia f
Aponeurose f Ⓔ aponeurosis f
    Ⓟ aponevrose f (o aponeurose f)
Apophyse f Ⓔ apófisis f Ⓟ apófise f
Apotheke f Ⓔ farmacia f
    Ⓟ farmácia f
Appendektomie f Ⓔ apendicectomía f
    Ⓟ apendicectomia f
Appendizitis f Ⓔ apendicitis f
    Ⓟ apendicite f
Appetit m Ⓔ apetito m Ⓟ apetite m
Appetitzügler m Ⓔ anoréxico m
    Ⓟ supressor m de apetite
Applikation f (von…) Ⓔ aplicación f
    (de…) Ⓟ aplicação f (de…)
Apraxie f Ⓔ apraxia f Ⓟ apraxia f
Aquädukt m Ⓔ acueducto m
    Ⓟ aqueduto m
Arachnoidea f Ⓔ aracnoidea f
    Ⓟ aracnóide f
Arachnoidealzyste f Ⓔ quiste m arac-
    noide Ⓟ quisto m aracnoideus
Arachnoiditis f Ⓔ aracnoiditis f
    Ⓟ aracnoidite f
Arachnopathie f Ⓔ aracnopatía f
    Ⓟ aracnopatia f
arbeitsfähig Ⓔ válido, capaz de traba-
    jar Ⓟ válido
arbeitsunfähig Ⓔ inválido
    Ⓟ inválido
Arbeitsunfähigkeit f Ⓔ incapacidad f
    de trabajo Ⓟ incapacidade f de tra-
    balho
Arbeitsunfall m Ⓔ accidente m de tra-
    bajo Ⓟ acidente m de trabalho
Arbeitsversuch m Ⓔ prueba f de tra-
    bajo Ⓟ prova f de trabalho
Areflexie f Ⓔ arreflexia f Ⓟ arreflé-
    xia f

arhythmisch Ⓔ arrítmico Ⓟ arrít-
    mico
Arm m Ⓔ brazo m Ⓟ braço m
armbetont Ⓔ de predominio m bra-
    quial Ⓟ de predomínio m braquial
Armvorhalteversuch m Ⓔ prueba f de
    sostenimiento de los brazos (o
    prueba f de los brazos estendidos)
    Ⓟ prova f de sustenção dos braços
    (o prova f dos braços estendidos)
Arrhythmie f Ⓔ arritmia f Ⓟ arrit-
    mia f
Artefakt n Ⓔ artefacto m Ⓟ ar-
    tefa(c)to m
Arterie f Ⓔ arteria f Ⓟ artéria f
Arterien-, arteriell Ⓔ arterial Ⓟ arte-
    rial
Arteriitis f (temporalis) Ⓔ arteritis f
    (temporal) Ⓟ arterite f (temporal)
Arteriole f Ⓔ arteriola f Ⓟ arteríola f
Arteriosklerose f Ⓔ arteriosclerosis f
    Ⓟ arteriosclerose f
arteriosklerotisch Ⓔ arteriosclerótico
    Ⓟ arteriosclerótico
Arthritis f (rheumatoide (rA)) Ⓔ artri-
    tis f (reumática) Ⓟ artrite f (reuma-
    tóide)
Arthrose f Ⓔ artrosis f Ⓟ artrose f
Arthroskopie f Ⓔ artroscopia f Ⓟ ar-
    troscopia f
Artikulation f (beim Sprechen) Ⓔ arti-
    culación f verbal Ⓟ articulação f
    verbal
Arzt m/ **Ärztin** f für Allgemeinmedizin
    Ⓔ general m/f Ⓟ generalista m/f
Arztbericht m Ⓔ descripción f Ⓟ re-
    latório m
Ärztekammer f Ⓔ Colegio m de Médi-
    cos Ⓟ Ordem f dos Médicos
aseptisch Ⓔ aséptico Ⓟ asséptico
Aspiration f, **Absaugen** n (von…)
    Ⓔ aspiración f (de…)
    Ⓟ aspiração f (de…)
Ast m Ⓔ rama f Ⓟ ramo m
Asthenie f Ⓔ astenia f Ⓟ astenia f

Asthma n Ⓔ asma m Ⓟ asma f

asthmatisch Ⓔ asmático
Ⓟ asmático

Astigmatismus m Ⓔ astigmatismo m
Ⓟ astigmatismo m

Asthmaanfall m Ⓔ crisis f asmática
Ⓟ crise f asmática

Astrozyt m Ⓔ astrocito m Ⓟ astrócito m

Astrozytom n Ⓔ astrocitoma m
Ⓟ astrocitoma m

Asymmetrie f Ⓔ asimetría f Ⓟ assimetria f

asymptomatisch Ⓔ asintomático
Ⓟ assintomático

Aszites m Ⓔ ascitis f Ⓟ ascite f

Aszitesflüssigkeit f Ⓔ líquido m ascítico Ⓟ líquido m ascítico

Ataxie f (sensorische/ cerebelläre)
Ⓔ ataxia f (sensorial/ cerebelar)
Ⓟ ataxia f (sensorial/ cerebelar)

Atelektase f Ⓔ atelectasia f Ⓟ atelectasia f

Atemgeräusch n Ⓔ sonido m de la respiración Ⓟ ruído m da respiração

Atemmuster n Ⓔ patrón m respiratorio Ⓟ padrão m respiratório

Atemwegsinfekt m Ⓔ infección f respiratoria Ⓟ infecção f respiratória

Äther m Ⓔ éter m Ⓟ éter m

Atherom n Ⓔ ateroma m Ⓟ ateroma m

atheromatös Ⓔ ateromatoso Ⓟ ateromatoso

Atherosklerose f Ⓔ aterosclerosis f
Ⓟ aterosclerose f

Athetose f Ⓔ atetosis f Ⓟ atetose f

Atmung f (den Atem anhalten) Ⓔ respiración f (contener la r.), respiración f, ventilación f Ⓟ respiraçao (suster a r.) f, ventilação f

Atonie f Ⓔ atonía f Ⓟ atonia f

Atresie f Ⓔ atresia f Ⓟ atrésia f

Atrophie f Ⓔ atrofia f Ⓟ atrofia f

Atrophie f, olivo-ponto-cerebelläre
(AOPC) Ⓔ degeneración f olivopontocerebelosa (OPCA) Ⓟ degenerescência f olivo-ponto-cerebelosa (OPCA)

atrophieren Ⓔ atrofiar Ⓟ atrofiar

Attacke f Ⓔ ataque m Ⓟ ataque m

Attacke f, transitorische ischämische
(TIA) Ⓔ ataque m isquémico transitorio (AIT) Ⓟ acidente m isquémico transitório (AIT)

Attest n, ärztliches Ⓔ certificado m médico Ⓟ atestado m médico

Atypie f Ⓔ atipia f Ⓟ atipia f

atypisch Ⓔ atípico Ⓟ atípico

Audiogramm n Ⓔ audiograma m
Ⓟ audiograma m

Audiometrie f Ⓔ examen m audiométrico Ⓟ exame m audiométrico

aufdecken, zeigen Ⓔ revelar Ⓟ revelar

auflösen Ⓔ diluir Ⓟ diluir

Auflösung f (im Abklingen) Ⓔ resolución f (en r.) Ⓟ resolução f (em r.)

Aufmerksamkeit f (etwas besonders be(ob)achten) Ⓔ atención f (dar particular at. a...) Ⓟ atençao f,(dar particular at. a...)

Aufnahme f (im Krankenhaus) Ⓔ admisión f Ⓟ admissão f

aufnehmen (ins Krankenhaus) Ⓔ hospitalizar Ⓟ hospitalizar

aufschreiben Ⓔ anotar Ⓟ anotar

aufsteigend Ⓔ ascendente Ⓟ ascendente

Aufstoßen n (Magen) Ⓔ eructo m
Ⓟ eru(c)tação f

aufstoßen (Magen) Ⓔ eructar Ⓟ arrotar

Auftreten n (von...) Ⓔ incidencia f (de...), aparecimiento m Ⓟ surgimento m (de...), aparecimento m

auftreten bei... Ⓔ surgir en...
Ⓟ surgir em...

auftreten, geschehen Ⓔ ocurrir
   Ⓟ ocorrer
aufwachen (beim Aufwachen) Ⓔ des-
   pertar Ⓟ acordar (ao acordar)
Aufwach-Grand-Mal *m* Ⓔ Grand
   Mal *m* del despertar Ⓟ Grande
   Mal *m* do despertar
aufweichen Ⓔ ablandar Ⓟ amolecer
Auge *n* Ⓔ ojo *m* Ⓟ olho *m*
Augen *npl*, halonierte Ⓔ ojeras *fpl*
   Ⓟ olheiras *fpl*
Augenbraue *f* Ⓔ ceja *f* Ⓟ sobrancelha *f*
Augenbulbus *m* Ⓔ globo *m* ocular
   Ⓟ globo *m* ocular
Augendruck *m* Ⓔ presión *f* ocular
   Ⓟ tensão *f* ocular
Augendruck *m*, erhöhter Ⓔ hipertonía *f* ocular Ⓟ hipertonia *f* ocular
Augenhintergrund *m* Ⓔ fondo *m* de
   ojo Ⓟ fundo *m* do olho (o ocular)
Augeninnendruck *m* Ⓔ presión *f* intraocular (PIO) Ⓟ pressão *f* intra-
   ocular (PIO)
Augenlid *n* Ⓔ párpado *m*
   Ⓟ pálpebra *f*
Augentränen *n* Ⓔ corrimiento *m* ocular Ⓟ corrimento *m* ocular
Augentropfen *mpl* (AT) Ⓔ gotas *fpl* oftalmológicas Ⓟ gotas *fpl* oftalmológicas
Aura *f* Ⓔ aura *f* Ⓟ aura *f*
Ausbreitung *f* Ⓔ diseminación *f*
   Ⓟ disseminação *f*
Ausdruck *m* (Gesichts-) Ⓔ expresión *f*
   Ⓟ expressão *f*
Ausfall *m*, neurologischer (leichter/
   starker/ plötzlicher/ fokaler) Ⓔ déficit *m* neurológico (ligero/ mayor/
   súbito/ focal) Ⓟ défice *m* neurológico (ligeiro/ major/ súbito/ focal)
Ausfluß *m* Ⓔ flujo *m* Ⓟ segregação *f*,
   corrimento *m*
ausführlich Ⓔ detallado Ⓟ detalhado

ausgedehnt Ⓔ extenso Ⓟ extenso
ausgeprägt, betont Ⓔ acentuado
   Ⓟ acentuado
auskugeln Ⓔ descolocarse, luxarse
   Ⓟ deslocar-se
Auskultation *f* Ⓔ auscultación *f*
   Ⓟ auscultação *f*
Auskultation *f* des Herzens Ⓔ auscultación *f* cardíaca (AC)
   Ⓟ auscultação *f* cardíaca (AC)
auskultieren Ⓔ auscultar Ⓟ auscultar
Auslösefaktor *m* Ⓔ factor *m* desencadenante Ⓟ factor *m* desencadeante
auslösen Ⓔ desencadenar Ⓟ desencadear
Ausmaß *n* Ⓔ dimensión *f*
   Ⓟ dimensão *f*
Ausnahme *f* (mit A. von...) Ⓔ excepción *f* (con e. de...) Ⓟ excepção *f*
   (com e. de...)
ausprobieren Ⓔ experimentar
   Ⓟ experimentar
ausruhen Ⓔ reposar Ⓟ repousar
Ausschabung *f* Ⓔ curetaje *f* Ⓟ raspagem *f*
Ausscheidung *f* Ⓔ excreción *f*
   Ⓟ excreção *f* (o excreto *m*)
Ausschlag *m* Ⓔ erupción *f*
   Ⓟ erupção *f*
ausschließen Ⓔ excluir Ⓟ excluir
Ausschluß *m* Ⓔ exclusión *f*
   Ⓟ exclusão *f*
Ausschlußkriterium *n* Ⓔ criterio *m*
   deexclusión Ⓟ critério *m* de
   exclusão
Außenseite *f* Ⓔ cara *f* externa
   Ⓟ face *f* externa
ausstrahlen Ⓔ irradiar Ⓟ irradiar
ausstrahlend Ⓔ irritante Ⓟ irritante
Ausstrahlung *f* Ⓔ irradiación *f*
   Ⓟ irradiação *f*
Austreibungsperiode *f* Ⓔ período *m*
   expulsivo Ⓟ período *m* expulsivo

Aus-und Einfuhrkontrolle *f* Ⓔ registro *m* de diuresis Ⓟ registo *m* de diurese

Auswirkung *f* Ⓔ impacto *m* Ⓟ impacto *m*

Auswurf *m* Ⓔ expectoración *f* Ⓟ expectoração *f*

ausziehen (sich), freimachen (Machen Sie sich frei!) Ⓔ desnudarse (!desnúdese!) Ⓟ despir (dispa!)

Autoimmun- Ⓔ autoinmune Ⓟ autoimune

Autoimmunerkrankung *f* Ⓔ enfermedad *f* autoinmune Ⓟ doença *f* autoimune

Autopsie *f* Ⓔ autopsia *f* Ⓟ autópsia *f*

autopsieren Ⓔ autopsiar Ⓟ autopsiar

autosomal Ⓔ autosómico Ⓟ autosómico

AV-Block *m* Ⓔ bloqueo *m* auriculoventricular Ⓟ bloqueio *m* aurículoventricular

Axilla *f*, **Achsel** *f* Ⓔ axila *f* Ⓟ axila *f*

azidophil Ⓔ acidófilo Ⓟ acidófilo

Azidose *f* **(metabolische/ respiratorische)** Ⓔ acidosis *f* (metabólica/ respiratoria) Ⓟ acidose *f* (metabólica/ respiratória)

Azoospermie *f* Ⓔ azoospermia *f* Ⓟ azoospermia *f*

Azotämie *f* Ⓔ azotemia *f* Ⓟ azotemia *f*

azyanotisch Ⓔ Acianótico Ⓟ acianótico

B

Babinskireflex m Ⓔ reflejo m cutáneo-plantar (Babinski) Ⓟ reflexo m cutâneo-plantar (Sinal de Babinski)

Bahn f **(corticospinale)** Ⓔ vía f (cortico-espinal) Ⓟ via f (cortico-espinal)

Bakerzyste f Ⓔ quiste m de Baker Ⓟ quisto m de Baker

Bakteriämie f Ⓔ bacteriemia f Ⓟ bacteriémia f

Bakterie f Ⓔ bacteria f Ⓟ batéria f

Bakteriologie f Ⓔ bacteriología f Ⓟ bacteriologia f

Bakteriurie f Ⓔ bacteriuria f Ⓟ bacteriúria f

Balanitis f Ⓔ balanitis f Ⓟ balanite f

Ballismus m Ⓔ balismo m Ⓟ balismo m

Band n, **Ligament** n Ⓔ ligamento m Ⓟ ligamento m

Bandage f Ⓔ atadura f, lazo m Ⓟ atadura f

Bandage f, **elastische** Ⓔ ligadura f elástica Ⓟ ligadura f elástica

Banden fpl, **oligoklonale** Ⓔ bandas fpl oligoclonales Ⓟ bandas fpl oligoclonais

Bandscheibenvorfall m Ⓔ hernia f discal, prolapso m discal Ⓟ hérnia f discal, prolapso m do disco (o discal)

Barbiturat n Ⓔ barbitúrico m Ⓟ barbitúrico m

Basalganglion n Ⓔ ganglio m de la base Ⓟ gânglio m da base

Basaliom n Ⓔ basalioma m Ⓟ basalioma m

Basilarismigräne f Ⓔ migraña f basilar Ⓟ migraine f basilar

Bauch m Ⓔ barriga f Ⓟ barriga f

Bauchdecke f Ⓔ pared f abdominal Ⓟ parede f abdominal

Bauchhautreflexe m **(BHR)** Ⓔ reflejos mpl abdominales Ⓟ reflexos mpl abdominais

Bauchhöhle f Ⓔ cavidad f abdominal Ⓟ cavidade f abdominal

Bauchnabel m Ⓔ ombligo m Ⓟ umbigo m

Bazillus m Ⓔ bacilo m Ⓟ bacilo m

beachten (daß…) Ⓔ notar (que…) Ⓟ notar (que…)

Beatmung f **(künstliche)** Ⓔ respiración f (artificial), ventilación f (artificial) Ⓟ ventilação f (artificial)

Becken n **(zu enges mütterliches B.)** Ⓔ pelvis f (materna incompatible) Ⓟ pélvis f (materna incompatível)

Becken-, des Beckens Ⓔ pélvico Ⓟ pélvico

Beckenboden m Ⓔ diafragma m pélvico Ⓟ diafragma m pélvico

Beckenbodeninsuffizienz f Ⓔ insuficiencia f del diafragma pélvico Ⓟ insuficiência f do diafragma pélvico

Beckenendlage f Ⓔ presentación f pélvica Ⓟ apresentação f pélvica

Beckengürtel m Ⓔ cintura f pélvica Ⓟ cintura f pélvica

Beckenring m Ⓔ anillo m de la pelvis Ⓟ anel m da bacia

Beckenringfraktur f Ⓔ fractura f del anillo pélvico Ⓟ fra(c)tura f do anel da bacia

Bedeutung f **(für …)** Ⓔ importancia f (en …) Ⓟ importância f (em …)

Beeinträchtigung f Ⓔ prejuicio m Ⓟ prejuízo m

beeinträchtigen Ⓔ perjudicar Ⓟ prejudicar

befeuchten Ⓔ humedecer Ⓟ humedecer

befragen Ⓔ entrevistar Ⓟ entrevistar

befruchtet Ⓔ fecundado Ⓟ fecundado

Befund *m* Ⓔ resultado *m* Ⓟ achado *m*

Beginn *m* Ⓔ inicio *m* Ⓟ início *m*

beginnend Ⓔ incipiente Ⓟ incipiente

Begleit-, begleitend Ⓔ concomitante Ⓟ concomitante

Begleiterkrankung *f* Ⓔ enfermedad *f* asociada Ⓟ doença *f* associada

Begleitperson *f* Ⓔ acompañante *m/f* Ⓟ acompanhante *m/f*

begrenzt Ⓔ delimitado Ⓟ delimitado

begrenzt, abgegrenzt, vereinbart Ⓔ marcado Ⓟ marcado

Begrenzung *f* (regelmäßige/ unregelmäßige B.) Ⓔ contornos *mpl* (c. regulares/ irregulares) Ⓟ contornos *mpl* (c. regulares/ irregulares)

behaart Ⓔ cabelludo Ⓟ cabeludo

behandelbar Ⓔ tratable Ⓟ tratável

Behandlung *f* (chirurgische/ konservative) (unter Beh. stehen) Ⓔ tratamiento *m* (quirúrgico/ conservador) (estar bajo tr.) Ⓟ tratamento *m* (cirúrgico/ conservador) (estar sob tr.)

Behinderte *m* Ⓔ deficiente *m* Ⓟ deficiente *m*

Behinderung *f* Ⓔ deficiencia *f* Ⓟ deficiência *f*

beidseits Ⓔ bilateral Ⓟ bilateral

Bein *n* Ⓔ pierna *f* Ⓟ perna *f*

beinbetont Ⓔ de predominio *m* crural Ⓟ de predomínio *m* crural

Beinvorhalteversuch *m* Ⓔ prueba *f* de sostenimiento de las piernas Ⓟ prova *f* de sustençao das pernas

Beipackzettel *m* Ⓔ instrucciones *fpl* Ⓟ instruções *fpl*

beißen Ⓔ morder Ⓟ morder

Beklemmung *f*, **Angst** *f* Ⓔ angustia *f* Ⓟ angústia *f*

Beklemmungsgefühl *n* (in der Brust) Ⓔ angor *m* Ⓟ angor *m*

Belastungsprobe *f* Ⓔ prueba *f* de esfuerzo Ⓟ prova *f* de esforço

Belastungsreaktion *f*, **posttraumatische** Ⓔ disturbio *m* por stress post traumático Ⓟ perturbação *f* pós-stress traumático

belegt Ⓔ sucio (lingua), empañado (voz) Ⓟ saburrento

Benennungsstörung *f*, **Dysnomie** *f* Ⓔ disnomia *f* Ⓟ disnomia *f*

benigne, gutartig Ⓔ benigno Ⓟ benigno

beobachten Ⓔ observar Ⓟ observar

Beobachtung *f*, **Konsil** *n* (gynäkologisches) Ⓔ observación *f* (por ginecología) Ⓟ observação *f* (por ginecologia)

Beratung *f*, **genetische** Ⓔ consejo *m* genético Ⓟ aconselhamento *m* genético

bereit sein, etwas zu tun Ⓔ sentirse dispuesto (a…) Ⓟ sentir-se à vontade para (inf.)

Berentung *f* Ⓔ jubilación *f* Ⓟ reforma *f*

Beriberi *m* Ⓔ beriberi *m* Ⓟ beribéri *m*

berichten Ⓔ referir Ⓟ referir

Berufskrankheit *f* Ⓔ enfermedad *f* profesional Ⓟ doença *f* profissional

beruhigen Ⓔ tranquilizar Ⓟ tranquilizar

Beruhigungsmittel *n* Ⓔ calmante *m* Ⓟ calmante *m*

berühren, erreichen Ⓔ afectar Ⓟ atingir

Berührungsempfinden *n* Ⓔ sensibilidad *f* táctil Ⓟ sensibilidade *f* táctil

Beschäftigungstherapie *f* Ⓔ terapéutica *f* ocupacional Ⓟ terapia *f* ocupational

beschleunigt Ⓔ acelerado Ⓟ acelerado

Besorgnis f Ⓔ preocupación f Ⓟ preocupação f

bessern, sich Ⓔ mejorarse Ⓟ melhorar-se

Besserung f Ⓔ mejoría f Ⓟ melhoria f

Bestandteil m Ⓔ componente m Ⓟ componente m

bestätigen Ⓔ confirmar Ⓟ confirmar

bestätigen Ⓔ comprobar Ⓟ comprovar

Bestätigung f (durch…) Ⓔ confirmación f (por…) Ⓟ confirmação f (por…)

Bestätigung f Ⓔ comprobación f Ⓟ comprovação f

Bestimmung f Ⓔ determinación f Ⓟ determinação f

Bestrahlung f Ⓔ radiación f Ⓟ radiação f

Betablocker m Ⓔ bloqueador beta m, β-bloqueante m Ⓟ bloqueador-β m

betäuben Ⓔ anestesiar Ⓟ anestesiar

Betäubung f, **lokale** Ⓔ anestesia f local Ⓟ anestesia f local

Beteiligung f Ⓔ participación f Ⓟ participação f

betont Ⓔ pronunciado Ⓟ pronunciado

Betonung f (mit proximaler B.) Ⓔ predominio m (de p. proximal) Ⓟ predomínio m (de p. proximal)

Betonung f Ⓔ acentuación f Ⓟ acentuação f

betrunken (adj.), **Betrunkener** m Ⓔ borracho (adj.+ m) Ⓟ bêbedo (adj. + m)

Bett n Ⓔ cama f Ⓟ leito m, cama f

bettlägerig Ⓔ encamado Ⓟ acamado

Bettruhe f (absolute/ relative) Ⓔ reposo m (absoluto, relativo) en el lecho Ⓟ repouso m (absoluto, relativo) no leito

Bettruhe f einhalten Ⓔ quedarse en cama Ⓟ ficar de cama

beugen Ⓔ doblar Ⓟ dobrar

Beugeseite f Ⓔ cara f flexora Ⓟ face f flexora

Beule f Ⓔ chichón m, bulto m Ⓟ galo m

Beurteilung f Ⓔ apreciación f Ⓟ apreciação f

beweglich Ⓔ flexible Ⓟ flexível

Beweglichkeit f (aktive/ passive) Ⓔ mobilidad f (activa/ pasiva) Ⓟ mobilidade f (activa/ passiva)

Bewegung f (unwillkürliche) Ⓔ movimiento m (involuntario) Ⓟ movimento m (involuntário)

Bewegungsartefakt n Ⓔ artefacto m de movimiento Ⓟ artefa(c)to m de movimiento

Bewegungseinschränkung f Ⓔ limitación f de los movimientos Ⓟ limitação f dos movimentos

bewußtlos Ⓔ sin sentido, inconsciente Ⓟ inconsciente, sem sentidos

Bewußtsein n Ⓔ consciencia f Ⓟ consciência f

bewußtseinsklar Ⓔ lúcido Ⓟ lúcido

Bewußtseinslage f Ⓔ estado m de consciencia, nivel m de consciencia Ⓟ estado m de consciência, nível m de consciência

Bewußtseinsstörung f Ⓔ disturbio m del conocimiento, - del sentido Ⓟ perturbação f da consciência

Bewußtseinsverlust m Ⓔ pérdida f del conocimiento, - del sentido Ⓟ perda f da consciência

Beziehung f, **Zusammenhang** m (in kausaler Beziehung zueinander stehen) Ⓔ relación f (tener relación causa - efecto) Ⓟ relação f (haver relação causa - efeito)

Beziehungsproblem *n* Ⓔ problema *m* de relación Ⓟ problema *m* relacional

Bifurkation *f* Ⓔ bifurcación *f* Ⓟ bifurcação *f*

Bilharziose *f* Ⓔ esquistosomiasis *f* Ⓟ esquistossomíase *f*

Bindegewebe *n* Ⓔ tejido *m* conjuntivo Ⓟ tecido *m* conjunctivo

Bindegewebserkrankung *f* Ⓔ conectividad *f*, enfermedad *f* del tejido conjuntivo Ⓟ conectividade *f*, doença *f* do tecido conjunctivo

Bing Horton Kopfschmerz *m*, **Cluster-Headache** *m* Ⓔ cefalea *f* de Horton Ⓟ cefaleia *f* de Horton

Bißwunde *f* Ⓔ mordedura *f* Ⓟ mordedura *f*

bitter Ⓔ amargo Ⓟ amargo

Bizeps *m* Ⓔ bicipite *f*, bíceps *f* Ⓟ bicípite *m*

Bizepssehnenreflex (BSR) Ⓔ reflejo *m* bicipital Ⓟ reflexo *m* bicipital

blähen Ⓔ causar flatos Ⓟ causar flatos

Blase *f* (**Haut-**) Ⓔ burbuja *f* Ⓟ bolha *f*

Blase *f* Ⓔ vesícula *f* Ⓟ vesícula *f*

Blasenkatheter *m* Ⓔ sonda *f* uretral Ⓟ algália *f*

Blasenkatheter *m* Ⓔ catéter *m* (o sonda *f*) vesical Ⓟ sonda *f* vesical

Blasensprung *m* (**vorzeitiger**) Ⓔ ruptura *f* (prematura) de las membranas Ⓟ rotura *f* (prematura) de membranas

Blasentraining *n* Ⓔ educación *f* vesical Ⓟ educação *f* vesical

blaß Ⓔ pálido Ⓟ descorado, enfiado, pálido

Blässe *f* Ⓔ palidez *f* Ⓟ enfiamento *m*, palidez *f*

Blastom *n* Ⓔ blastoma *m* Ⓟ blastoma *m*

bläulich, livide Ⓔ lívido Ⓟ lívido

bleiben Ⓔ mantenerse Ⓟ manter-se

blenden Ⓔ ofuscar Ⓟ ofuscar

Blepharitis *f* Ⓔ blefaritis *f* Ⓟ blefarite *f*

Blepharospasmus *m* Ⓔ blefaroespasmo *m* Ⓟ blefarospasmo *m*

Blickdeviation *f* (**konjugierte**) Ⓔ desvío *m* ocular (conjugado) Ⓟ desvio *m* ocular (conjugado)

Blickkrampf *m* Ⓔ espasmo *m* ocular Ⓟ crise *f* oculogira

Blickparese *f*, **progressive supranukleäre** Ⓔ parálisis *f* supranuclear progresiva Ⓟ paralisia *f* supranuclear progressiva

blind Ⓔ ciego Ⓟ cego

Blinddarm *m* Ⓔ apéndice *m* Ⓟ apêndice *m*

Blindgang *m* Ⓔ andar a ciegas Ⓟ andar às cegas

Blindheit *f* Ⓔ ceguera *f* Ⓟ cegueira *f*

Blockierung *f* Ⓔ bloqueo *m* Ⓟ bloqueio *m*

Blut *n* (**auswerfen/-spucken**) Ⓔ sangre *f* (echar/ expectorar) Ⓟ sangue *m* (deitar/ expectorar)

Blut *n*, **frisches** Ⓔ sangre *f* viva Ⓟ sangue *m* vivo

Blutabnahme *f* Ⓔ recogida *f* de sangre Ⓟ colheita *f* de sangue

Blutalkoholspiegel *m* Ⓔ alcoholemia *f* Ⓟ alcoolémia *f*

Blutansammlung *f* Ⓔ colección *f* hemática Ⓟ colecção *f* hemática

Blutausstrich *m* (**peripherer**) Ⓔ frotis *m* de sangre (periférico) Ⓟ esfregaço *m* de sangue (periférico)

Blutbank *f* Ⓔ banco *m* de sangre Ⓟ banco *m* de sangue

Blutbild *n* (**BB**) Ⓔ hemograma *m* Ⓟ hemograma *m*

blutbildend Ⓔ hemoplástico Ⓟ hemoplástico

Blutdruck *m*, **arterieller (RR)** Ⓔ presión *f* arterial (PA) Ⓟ tensão *f* arte-

rial (TA), pressão f arterial (PA)
(bras.)

Blutdruckabfall m Ⓔ bajada f de tensión Ⓟ baixa f tensional

Blutdruckkontrolle f Ⓔ control m tensional Ⓟ controlo m tensional

Blutdruckkrise f Ⓔ crisis f hipertensión Ⓟ crise f hipertensiva

Blutdruckmeßgerät n **(den Blutdruck
messen)** Ⓔ esfigmomanómetro m
(tomar la tensión) Ⓟ esfigmomanometro m (tomar a tensión)

bluten Ⓔ sangrar Ⓟ sangrar

Blutfluß m Ⓔ flujo m Ⓟ fluxo m

Blutgasanalyse f **(arterielle/ venöse)**
Ⓔ gasimetría f (arterial/ venosa)
Ⓟ gasimetria f (arterial/ venosa)

Blutgefäß n Ⓔ vaso m sanguíneo
Ⓟ vaso m sanguíneo

Blutgruppe f Ⓔ grupo m sanguíneo
Ⓟ grupo m sanguíneo

Blut-Hirnschranke f Ⓔ barrera f
hematoencefálica Ⓟ barreira f
hematoencefálica

Bluthochdruck m Ⓔ hipertensión f arterial (HA) Ⓟ hipertensão f arterial
(HA)

blutig Ⓔ sanguinolento Ⓟ sanguinolento

Blutkonserve f Ⓔ conserva f de sangre
Ⓟ conserva f de sangue

Blutkörperchen n **(rotes/ weißes)**
Ⓔ glóbulo m (de sangre) (rojo/
blanco) Ⓟ glóbulo m (de sangue)
(vermelho/ branco)

**Blutkörperchen-
Senkungsgeschwindigkeit** f **(BSG,
BKS)** Ⓔ velocidad f de sedimentación globular (VSG) Ⓟ velocidade f
de sedimentação (VS)

Blutkreislauf m Ⓔ circulación f de la
sangre Ⓟ circulação f sanguínea

Blutkultur f Ⓔ hemocultura f Ⓟ hemocultura f

blutleer Ⓔ exangüe Ⓟ exangue

Blutprobe f Ⓔ análisis m de sangre
Ⓟ análise f de sangue

Blutsenkung f Ⓔ sedimentación f sanguínea Ⓟ sedimentação f do sangue

Blutspender m Ⓔ dador m de sangre
Ⓟ dador m de sangue

blutstillend Ⓔ hemostático
Ⓟ hemostático

blutsverwandt Ⓔ consanguíneo
Ⓟ consanguíneo

Blutsverwandtschaft f Ⓔ consanguinidad f Ⓟ consanguineidade f

Bluttransfusion f Ⓔ transfusión f de
sangre Ⓟ transfusão f de sangue

Blutung f Ⓔ hemorragia f Ⓟ hemorragia f, sangramento m

Blutung f **aus dem Gehörgang**
Ⓔ otorragia f Ⓟ otorragia f

Blutungsneigung f, **Diathese** f, **hämorrhagische** Ⓔ tendencia f hemor-
rágica, diátesis f hemorrágica
Ⓟ tendência f hemorrágica, diátese f
hemorrágica

Blutverlust m Ⓔ pérdida f de sangre (o
perda hemática) Ⓟ perda f de sangue (o perda hemática)

Blutzucker m Ⓔ glucemia f Ⓟ glicémia f

Botulinustoxin n Ⓔ toxina f botulínica Ⓟ toxina f botulínica

Botulismus m Ⓔ botulismo m Ⓟ botulismo m

brachiofazial Ⓔ braquiofacial
Ⓟ braquio-facial

Bradykardie f Ⓔ bradicardia f
Ⓟ bradicárdia f

Bradykinese f Ⓔ bradicinesia f
Ⓟ bradicinésia f

bradykinetisch Ⓔ bradicinético
Ⓟ bradicinético

Brandblase f Ⓔ ampolla f de quemadura Ⓟ empola f de queimadura

brechen (einen Knochen) Ⓔ partir
(un hueso) Ⓟ partir (um osso)

Brechreiz *m* Ⓔ náuseas *fpl* Ⓟ engulho *m*

Breite *f* Ⓔ anchura *f* Ⓟ largura *f*

brennen Ⓔ arder Ⓟ arder

Brennen *n* Ⓔ ardor *m* Ⓟ ardor *m*

brennend Ⓔ ardiente Ⓟ ardente

Brille *f* Ⓔ gafas *fpl*, lentes *mpl* Ⓟ óculos *mpl*

Brillenhämatom *n* Ⓔ hematoma *m* periorbitario Ⓟ hematoma *m* em óculo

Brodeln *n* (**Lungenauskult.**) Ⓔ estertor *m* crepitante Ⓟ fervores *mpl*

brodeln (**Lungenauskultation**) Ⓔ hervir Ⓟ ferver

Bronchialasthma *n* Ⓔ asma *m* brónquica Ⓟ asma *f* brônquica

Bronchialkarzinom *n* (**kleinzelliges**) Ⓔ carcinoma *m* brónquico (de células pequenaso c.b.de células de avena (oat-cell)) Ⓟ carcinoma *m* brônquico (de pequenas células)

Bronchialsekret *n* Ⓔ secreción *f* brónquica Ⓟ secreção *f* brônquica

Bronchiektasie *f* Ⓔ bronquiectasia *f* Ⓟ bronciectasia *f* (o bronquiectasia *f*

Bronchien *mpl* Ⓔ bronquios *mpl* Ⓟ brônquios *mpl*

Bronchiolen *fpl* Ⓔ bronquiolos *mpl* Ⓟ bronchíolos *mpl*

Bronchiolitis *f* Ⓔ bronquiolitis *f* Ⓟ bronchiolite *f*

Bronchitis *f* Ⓔ bronquitis *f* Ⓟ bronquite *f*

Bronchodilatator *m* Ⓔ broncodilatador *m* Ⓟ broncodilatador *m*

Bronchokonstriktion *f* Ⓔ broncoconstricción *f* Ⓟ broncoconstrição *f*

Bronchopneumonie *f* Ⓔ bronconeumonía *f* Ⓟ broncopneumonia *f*

Bronchoskopie *f* Ⓔ broncoscopia *f* Ⓟ broncoscopia *f*

Bronchospasmus *m* Ⓔ broncoespasmo *m* Ⓟ broncospasmo *m*

Bruchsack *m* Ⓔ saco *m* herniario Ⓟ saco *m* herniário

Brummen *n* (**Lungenauskult.**) Ⓔ sonidos *mpl* roncos Ⓟ roncos *mpl*

Brust *f*, **Thorax** *m* Ⓔ pecho *m* Ⓟ peito *m*

Brust *f*, **Höhle** *f*, **Sinus** *m* Ⓔ seno *m* Ⓟ seio *m*

Brustdrüse *f* Ⓔ glándula *f* mamaria Ⓟ glândula *f* mamária

Brusthöhle *f* Ⓔ cavidad *f* torácica Ⓟ cavidade *f* torácica

Brustkorb *m* Ⓔ caja *f* torácica Ⓟ caixa *f* torácica

Brustkrebs *m* Ⓔ cáncer *m* de mama Ⓟ cancro *m* (bras.: câncer *m*) do seio

Buckel *m* Ⓔ joroba *f* Ⓟ bossa *f*

Bulbärparalyse *f* Ⓔ parálisis *f* bulbar Ⓟ paralisia *f* bulbar

Bulbus *m* Ⓔ bulbo *m* Ⓟ bulbo *m*

bullös Ⓔ bulloso/ -a Ⓟ bulloso/ -a

Bursitis *f* Ⓔ bursitis *f* Ⓟ bursite *f*

Bypass *m* Ⓔ bypass *m* Ⓟ by-pass *m*

C

(Siehe auch K oder Z)

Calzinose f ⒠ calcinosis f ⓟ calcinose f

Carotis f (communis/ interna/ externa)
⒠ carótida f (primitiva/ interna/ externa) ⓟ carótida f (primitiva/ in-
terna/ externa)

Carotissinus m ⒠ seno m carotídeo
ⓟ seio m carotídeo

Carotissinussyndrom n ⒠ síndrome m
del seno carotídeo ⓟ síndroma m
do seio carotídeo

caudal (o kaudal) ⒠ caudal ⓟ caudal

Caudatum n ⒠ caudado m ⓟ caudado m

Cellulitis f ⒠ celulitis f ⓟ celulite f

Cerebritis f ⒠ cerebritis f ⓟ cerebrite f

Cerumen n ⒠ cerumen m ⓟ cerúmen m

cervikal ⒠ cervical ⓟ cervical

Cervikalgie f, Nackenschmerz m
⒠ cervicalgia f ⓟ cervicalgia f

Chalazion n ⒠ chalazión m
ⓟ calázio m

Charakter m ⒠ carácter m
ⓟ carácter m

Chemosis f ⒠ quemosis f ⓟ quemose f

Chemotherapie f ⒠ quimioterapia f
ⓟ quimioterapia f

Chiasma n ⒠ quiasma m
ⓟ quiasma m

Chinin n ⒠ quinina f ⓟ quinina f (o
quinino m)

Chirurg/-in m/f ⒠ cirujano/ a m/f
ⓟ cirurgião m/f

Chirurgie f, plastische ⒠ cirugía f
plástica ⓟ cirurgia f plástica

chirurgisch ⒠ quirúrgico ⓟ cirúrgico

Chloasma n ⒠ cloasma m ⓟ cloasma f

Chlor n ⒠ cloro m ⓟ cloro m

Cholangio-Pankreatikographie f, retrograde endoskopische (ERCP)
⒠ colangiopancreatografía f retrógrada endoscópica (CPRE) ⓟ colangipancreatografia f endoscópica
retrógrada (CPRE)

Choledocholithiasis f ⒠ coledocolitiasis f ⓟ coledocolitiase f

Cholelithiasis f ⒠ colelitiasis f ⓟ colelitiase f

Cholera f ⒠ cólera m ⓟ cólera f

cholerakrank, cholerisch ⒠ colérico
ⓟ colérico

Cholestase f ⒠ colestasis f ⓟ colestase f

Cholesteatom n ⒠ colesteatoma m
ⓟ colesteatoma m

Cholesterin n ⒠ colesterol m ⓟ colesterol m

Cholezystektomie f ⒠ colecistectomía f ⓟ colecistectomia f

Cholezystitis f ⒠ colecistitis f ⓟ colecistite f

Cholinergikum n ⒠ colinérgico m
ⓟ colinérgico m

Chondromalazie f ⒠ condromalacia f
ⓟ condromalácia f

Chorda f tympani ⒠ cuerda f del tímpano ⓟ corda f do tímpano

Chordom n ⒠ cordoma m ⓟ cordoma m

Chordotomie f ⒠ cordotomía f
ⓟ cordotomia f

Chorea f ⒠ corea f ⓟ coreia f

choreatiform ⒠ coreico ⓟ coréico

Chromosom n ⒠ cromosoma m
ⓟ cromossoma m

Chromosomenaberration f Ⓔ aberración f cromosómica Ⓟ aberração f cromossómica

Chromosomenanomalie f Ⓔ anomalía f cromosómica Ⓟ anomalia f cromossómica

Chylus m Ⓔ quilo m Ⓟ chilo m

Circulus m **Willisii** Ⓔ círculo m de Willis (polígono m de W.) Ⓟ círculo m de Willis

Citratröhrchen n Ⓔ tubo m con citrato Ⓟ tubo m com citrato

Claudicatio f Ⓔ claudicación f Ⓟ claudicação f

Claudicatio f **intermittens** Ⓔ claudicación f intermitente Ⓟ claudicação f intermitente

Clearance f Ⓔ depuración f Ⓟ depuração f

Coccigodynie f Ⓔ coccigodinia f Ⓟ coccigodinia f

Cochlea f Ⓔ cóclea f Ⓟ cóclea f

cochleär Ⓔ coclear Ⓟ coclear

Coecum n Ⓔ ciego m Ⓟ ceco m

Coeruloplasmin n Ⓔ ceruloplasmina f Ⓟ ceruloplasmina m

Colektomie f Ⓔ colectomía f Ⓟ colectomia f

Colitis f **,pseudomembranöse** Ⓔ colitis f pseudomembranosa Ⓟ colite f pseudomembranosa

Colitis f **ulzerosa** Ⓔ colitis f ulcerativa Ⓟ colite f ulcerativa

Colon n **(ascendens/ transversum/ descendens/ sigmoideum)** Ⓔ colon m (ascendente/ transverso/ descendente/ sigmoide) Ⓟ cólon m (ascendente/ transverso/ descendente/ sigmoide)

Colon n **irritabile** Ⓔ colon m irritable Ⓟ cólon m irritável

Commotio f, **Gehirnerschütterung** f Ⓔ conmoción f Ⓟ comoção f

Computertomografie f, **axiale (CT)** Ⓔ tomografía f axial computerizada (TAC) Ⓟ tomografia f axial computorizada (TAC)

Cornealreflex m Ⓔ reflejo m corneal Ⓟ reflexo m corneano (o papilar)

Cornealring m, **Kayser-Fleisher´scher** Ⓔ anillo m de Kayser-Fleisher Ⓟ anel m Kayser-Fleisher

coronar Ⓔ coronario, -a Ⓟ coronário, -a

Coronarerkrankung f Ⓔ coronariopatía f Ⓟ coronariopatia f

Corpus m **(Magen-)**, **Körper** m Ⓔ cuerpo m Ⓟ corpo m

Corpus n **callosum** Ⓔ cuerpo m calloso Ⓟ corpo m caloso

Cortisontherapie f Ⓔ corticoterapia f Ⓟ corticoterapia f

Coxarthrose f Ⓔ artrosis f coxofemoral Ⓟ coxartrose f

Craniektomie f Ⓔ craniectomíia f Ⓟ craniectomia f

Cremasterreflex m Ⓔ reflejo m cremastérico Ⓟ reflexo m cremasteriano

Creme f Ⓔ crema f Ⓟ creme m

Creutzfeld-Jakob-Erkrankung f Ⓔ enfermedad f de Creutzfeld Jakob Ⓟ doença f de Creutzfeld Jakob

Cubitaltunnel m Ⓔ túnel m cubital Ⓟ túnel m cubital

D

Dakryoadenitis f Ⓔ dacrioadenitis f
  Ⓟ dacrioadenite f
Damenbinde f Ⓔ compresa f
  Ⓟ penso m higiénico
Damm m Ⓔ periné m Ⓟ períneo m
Dammschnitt m, **Episiotomie** f Ⓔ epi-
  siotomía f Ⓟ episiotomia f
Dämmerzustand m Ⓔ obnubilación f
  Ⓟ obnubilação f
Darm- Ⓔ intestinal Ⓟ intestinal
Darmatonie f Ⓔ atonía f intestinal
  Ⓟ atonia f intestinal
Darmbein n Ⓔ ilion m Ⓟ ílio m
Darmbeinschaufel f Ⓔ asa f del ilíaco
  Ⓟ asa f do ílio
Darmentleerung f, **Auswurf** m Ⓔ excreción f Ⓟ dejecção f
Darmfunktion f Ⓔ tránsito m intestinal Ⓟ trânsito m intestinal
Dauer f (kurz-/ langdauernd) Ⓔ duración f (de corta/ larga dur.)
  Ⓟ duração f (de curta/ longa dur.)
dauerhaft Ⓔ duradero Ⓟ duradoiro
Daumen m Ⓔ pulgar m Ⓟ polegar m
davon ausgehen (daß...) Ⓔ asumir
  (que...) Ⓟ assumir (que...)
debil Ⓔ débil Ⓟ débil
Decerebration f Ⓔ descerebración f
  Ⓟ descerebração f
Decolleté n Ⓔ escote m Ⓟ decote m
Defäkation f, **Stuhlgang** m Ⓔ defecación f Ⓟ defecação f
Defekt m Ⓔ defecto m Ⓟ defeito m
Defibrillator m ("Defi") Ⓔ desfibrilador m Ⓟ desfibrilador m
Defibrillierung f Ⓔ desfibrilación f
  Ⓟ desfibrilação f
Defloration f Ⓔ desfloramiento m
  Ⓟ desfloramento m

Deformation f, Ⓔ deformación f
  Ⓟ deformação f
Deformität f Ⓔ deformidad f Ⓟ deformidade f
Degeneration f Ⓔ degeneración f
  Ⓟ degenerescência f
degenerativ Ⓔ degenerativo Ⓟ degenerativo
Dehydratation f Ⓔ deshidratación f
  Ⓟ desidratação f
dehydriert Ⓔ deshidratado Ⓟ desidratado
Dekade f Ⓔ década f Ⓟ década f
Dekompensation f Ⓔ descompensación f Ⓟ descompensação f
dekompensiert Ⓔ descompensado
  Ⓟ descompensado
Dekompression f Ⓔ descompresión f
  Ⓟ descompressão f
Dekubitus m Ⓔ decúbito m Ⓟ decúbito m
Delir n Ⓔ delirio m Ⓟ delírio m
delirant Ⓔ delirante Ⓟ delirante
Deltaphänomen n Ⓔ signo m de delta
  Ⓟ sinal m de delta
Deltoideus m Ⓔ deltoides m Ⓟ deltóide m
dement Ⓔ demente Ⓟ demente
Demenz f (vom Alzheimertyp) Ⓔ demencia f (de Alzheimer) Ⓟ demência f (Alzheimer)
demyelinisierend Ⓔ desmielinizante
  Ⓟ desmielinizante
Demyelinisierung f Ⓔ desmielinización f Ⓟ de(s)mielinização f
Denken n, **räumliches** Ⓔ función f visuoespacial Ⓟ função f visuoespacial
Denkverlangsamung f Ⓔ bradipsiquismo m Ⓟ bradipsiquismo m
Depersonalisation f Ⓔ despersonalización f Ⓟ despersonalização f
Depression f (leichte/ schwere) Ⓔ depresión f (leve/ grave)
  Ⓟ depressão f (leve/ grave)

depressiv Ⓔ deprimido Ⓟ deprimido

Dermatitis f **(exfoliativa/ seborrhoische)** Ⓔ dermatitis f (exfoliativa/
seborreica) Ⓟ dermatite f (esfolia-
tiva/ seborreica)

Dermatologie f Ⓔ dermatología f
Ⓟ dermatologia f

Dermatomykose f Ⓔ dermatomicosis f Ⓟ dermatomicose f

Dermatose f Ⓔ dermatosis f Ⓟ dermatose f

Dermographismus m Ⓔ dermografismo m Ⓟ dermografismo m

Dermoid n Ⓔ dermoide m Ⓟ dermóide m

Dermoidzyste f Ⓔ quiste m dermoide
Ⓟ cisto m dermóide

Desinfektion f Ⓔ desinfección f
Ⓟ desinfe(c)ção f

desinfizieren Ⓔ desinfectar Ⓟ des-
infe(c)tar

desorientiert Ⓔ desorientado
Ⓟ desorientado

Desoxyribonukleinsäure f **(DNS, DNA)**
Ⓔ ácido m desoxiribonucleico
(ADN, DNA) Ⓟ ácido m desoxiribonucléico (DNA)

Desquamation f **(der Handflächen/ der
Fußsohlen)** Ⓔ descamación f (pal-
mar/ plantar) Ⓟ descamação f (pal-
mar/ plantar)

Desynchronisierung f Ⓔ desincronización f Ⓟ dessincronização f

Diabetes m **(mellitus/ insipidus)** Ⓔ diabetes f (mellitus/ insípida) Ⓟ di-
abete(s) m (melito/ insípido)

diabetisch, Diabetiker m Ⓔ diabético
(adj. + m) Ⓟ diabético (adj. + m)

Diagnose f Ⓔ diagnóstico m Ⓟ diagnóstico m

Diagnosekriterium n Ⓔ criterio m diagnóstico Ⓟ critério m diagnóstico

Diagnostik f, **bildgebende** Ⓔ imagiología f, radiología f, examen m de

imagen Ⓟ imagiologia f, exame m
imagiológico

diagnostizieren Ⓔ diagnosticar
Ⓟ diagnosticar

Dialyse f Ⓔ diálisis f Ⓟ diálise f

Diaphyse f Ⓔ diafisis f) Ⓟ diáfise f
(o diafisis f)

Diarrhoe f Ⓔ diarrea f Ⓟ diarreia f

Diastole f Ⓔ diástole f Ⓟ diástole f

diastolisch Ⓔ diastólico Ⓟ diastólico

Diathese f **(atopische/ hämorrhagische)** Ⓔ diátesis f (atópica/
hemorrágica) Ⓟ diátese f (atópica/
hemorrágica)

Dichte f Ⓔ densidad f Ⓟ densidade f

Dickdarm m Ⓔ intestino m grueso
Ⓟ intestino m grosso

Dickdarmstoma n Ⓔ colostomía f
Ⓟ colostomia m

Dicke f, **Dichte** f Ⓔ espesura f
Ⓟ espessura f

Dienzephalon n Ⓔ diencéfalo m
Ⓟ diencéfalo m

Differentialblutbild n Ⓔ hemograma m diferencial Ⓟ hemograma m diferencial

Differentialdiagnose f Ⓔ diagnóstico m diferencial Ⓟ diagnóstico m
diferencial

Diffusion f Ⓔ difusión f Ⓟ difusão f

Digitalis(präparat) n Ⓔ digitálico m
Ⓟ digitálico m

Dilatation f, **Erweiterung** f Ⓔ dilatación f Ⓟ dilatação f

Dioptrie f Ⓔ dioptría f Ⓟ dioptria f

Diphtherie f Ⓔ difteria f Ⓟ difteria f

Diplopie f Ⓔ diplopía f Ⓟ diplopia f

Diskektomie f Ⓔ disectomía f Ⓟ discectomia f

Diskrimination f Ⓔ discriminación f
Ⓟ discriminação f

Diskus m Ⓔ disco m Ⓟ disco m

Dislokation f Ⓔ descolocamiento m
Ⓟ deslocamento m

disloziert Ⓔ descolocado, luxado Ⓟ deslocado

Dissektion f **(arterielle)** Ⓔ disección f (arterial) Ⓟ dissecção f (arterial)

Dissimulation f Ⓔ disimulo m Ⓟ dissimulação f

dissoziiert Ⓔ disociado Ⓟ dissociado

Distorsion f Ⓔ distorsión f, distensión f Ⓟ distensão f

Diszitis f Ⓔ discitis f Ⓟ discite f

Diurese f Ⓔ diuresis f Ⓟ diurese f

Diuretikum n **(kaliumsparendes)** Ⓔ diurético m (ahorrador de potasio) Ⓟ diurético m (poupador de potássio)

Divertikel n **(Meckelsches)** Ⓔ divertículo m (de Meckel) Ⓟ divertículo m (de Meckel)

Divertikulitis f Ⓔ diverticulitis f Ⓟ diverticulite f

Divertikulose f Ⓔ diverticulosis f Ⓟ diverticulose f

Dornfortsatz m Ⓔ apófisis f espinosa Ⓟ apófise f espinhosa

Dosierung f Ⓔ doseamiento m Ⓟ dosagem f

Dosis f **(in hoher/ niedriger Dosis)** Ⓔ dosis f (en dosis alta/ baja) Ⓟ dose f (em dose alta/ baixa)

Dragee n Ⓔ dragea f Ⓟ drageia f (bras.: drágea f)

Drain m Ⓔ dreno m Ⓟ dreno m

Drainage f, **Abfluß** m Ⓔ drenaje m Ⓟ drenagem f

Dranginkontinenz f Ⓔ incontinencia f micional Ⓟ urgência f miccional

drehen (nach hinten/ vorne) Ⓔ volver (hacia atrás/ delante) Ⓟ virar (para trás/ frente)

Drehschwindel m Ⓔ vértigo m rotatorio Ⓟ vertigem f rotatória

Drehung f Ⓔ vuelta f, rotación f Ⓟ volta f

Droge f Ⓔ droga f Ⓟ droga f

drogenabhängig Ⓔ toxicodependiente Ⓟ toxicodependente

Drogenkonsum m Ⓔ consumo m de drogas Ⓟ consumo m de drogas

Druck m **(ein Druckgefühl verspüren)** Ⓔ presión f (sentir una p.) Ⓟ pressão f (sentir uma p.)

drücken Ⓔ hacer presión Ⓟ fazer pressão

drücken Ⓔ apretar Ⓟ apertar

Druckgefühl n Ⓔ sensación f de presión Ⓟ sensação f de pressão

Druckkammer f Ⓔ cámara f hiperbárica Ⓟ câmara f hiperbárica

Drüse f Ⓔ glándula f Ⓟ glândula f

Ductus m **arteriosus** Ⓔ ductus m arterial Ⓟ ducto m arterial

Ductus m **thoracicus** Ⓔ ductus m torácico Ⓟ ducto m torácico

dunkel (dunkle Flecken sehen) Ⓔ oscuro (ver puntos oscuros) Ⓟ escuro (ver pontos escuros)

Dünndarm m Ⓔ intestino m delgado Ⓟ intestino m delgado

Dünndarmstoma n Ⓔ ileostomía f Ⓟ ileostoma m

Duodenalulkus n Ⓔ úlcera f duodenal Ⓟ úlcera f duodenal

Duodenitis f Ⓔ duodenitis f Ⓟ duodenite f

Duodenum n Ⓔ duodeno m Ⓟ duodeno m

Dura f Ⓔ dura f (o duramadre f) Ⓟ dura f (o dura-máter f)

Dura-, der Dura Ⓔ dural Ⓟ dural

durchführen, realisieren Ⓔ realizar, efectuar Ⓟ realizar, efectuar

Durchleuchtung f Ⓔ radioscopia f Ⓟ radioscopia f

Durchmesser (unter.../ über...) Ⓔ diámetro m (inf. a .../ mayor a ...) Ⓟ diâmetro m (inf. a .../ maior a ...)

Dysarthrie Ⓔ disartria f Ⓟ disartria f

dysarthrisch Ⓔ disártrico
   Ⓟ disártrico
Dysästhesie f Ⓔ disestesia f Ⓟ disestesia f
Dysdiadochokinese f Ⓔ disdiadococinesia f Ⓟ disdiadococinésia f
Dysfunktion f, erektile Ⓔ disfunción f
   eréctil Ⓟ disfunção f eréctil
dysfunktionell Ⓔ disfuncional
   Ⓟ disfuncional
Dyshidrose f Ⓔ disidrosis f Ⓟ disidrose f
Dyskinesie f (neuroleptikainduzierte
   Spätdyskinesie f) Ⓔ discinesia f (d.
   tardía a neurolépticos) Ⓟ discinésia f (d. tardia a neurolépticos)
Dysmenorrhoe f Ⓔ dismenorrea f
   Ⓟ dismenorreia f
Dysmetrie f Ⓔ dismetría f Ⓟ dismetria f
Dysmorphie f Ⓔ dismorfia f Ⓟ dismorfia f
Dyspepsie f Ⓔ dispepsia f Ⓟ dispepsia f
Dysphagie f Ⓔ disfagia f Ⓟ disfagia f
dysphasisch Ⓔ disfásico Ⓟ disfásico
dysphorisch Ⓔ disfórico Ⓟ disfórico
Dysplasie f (Grad X) Ⓔ displasia f
   (grado X) Ⓟ displasia f (grau X)
dysplastisch Ⓔ displásico
   Ⓟ displásico
Dyspnoe f Ⓔ dispnea f (o disnea f)
   Ⓟ dispneia f
Dysregulation f (vegetative) Ⓔ disregulación f (vegetativa)
   Ⓟ desregulação f (vegetativa)
Dysrhaphie f Ⓔ disrafia f Ⓟ disrafia f
Dysrhythmie f Ⓔ disritmia f Ⓟ disritmia f
Dysthymie f Ⓔ distimia f Ⓟ distimia f
Dystokie f Ⓔ distocia f Ⓟ distocia f
Dystonie f Ⓔ distonía f Ⓟ distonia f

Dystrophie f (myotonische) Ⓔ distrofia f (miotónica) Ⓟ distrofia f (miotónica)
dystrophisch Ⓔ distrófico Ⓟ distrófico
Dysurie f Ⓔ disuria f Ⓟ disúria f

E

Echinokokkose f Ⓔ equinococosis f
　Ⓟ equinococose f
Echinokokkus m Ⓔ equinococo m
　Ⓟ equinococus m
Echinokokkuszyste f Ⓔ quiste m equi-
　nococos Ⓟ cisto m equinococos
Echocardiographie m **(transthorakale/**
　transösophageale)l Ⓔ ecocardio-
　grafía f (transtorácica/
　transesofágica) Ⓟ ecocardiografia f
　(transtorácica/ transesofágica)
Echogenität f Ⓔ ecogenicidad f
　Ⓟ ecogenicidade f
Echolalie f Ⓔ ecolalia f Ⓟ ecolália f
Eckzahn m Ⓔ canino m Ⓟ canino m
EDTA Röhrchen n Ⓔ tubo m con
　EDTA Ⓟ tubo m com EDTA
Eileiter m, **Tube** f Ⓔ trompa f de Falo-
　pio Ⓟ trompa f
einengen Ⓔ estrechar Ⓟ compro-
　meter
Einengung f Ⓔ estrechez f, opresión f,
　estrangulamiento m Ⓟ compro-
　misso m
Einflußstauung f, **obere** Ⓔ conge-
　stión f de la vena yugular Ⓟ turge-
　scência f da veia jugular (TVJ)
eingeschlafen, lahm Ⓔ entorpecido
　Ⓟ entorpecido
Eingriff m, **Intervention** f Ⓔ interven-
　ción f Ⓟ intervenção f
Einheit f, **motorische** Ⓔ unidad f mo-
　tora Ⓟ unidade f motora
Einklemmung f Ⓔ enclavamiento m
　Ⓟ encravamento m
Einlage f (**Schuh-**) Ⓔ plantilla f
　Ⓟ palmilha f
Einnahme f Ⓔ ingestión f
　Ⓟ ingestão f

Einnahme f, **gleichzeitige (von…)**
　Ⓔ toma f simultánea (de…)
　Ⓟ uso m concomitante (de…)
einnehmen Ⓔ ingerir Ⓟ ingerir
einordnen Ⓔ clasificar Ⓟ classificar
einreiben, einführen, aufbringen, an-
　bringen, einsetzen Ⓔ colocar
　Ⓟ colocar
einschlafen Ⓔ adormecer Ⓟ ador-
　mecer
einschlafen (Arm, Bein usw) Ⓔ entor-
　pecer Ⓟ entorpecer
Einschlafen n, **Taubheitsgefühl** n
　Ⓔ adormecimiento m Ⓟ adorme-
　cimento m
einschneiden Ⓔ cortar Ⓟ incisar
einschränken Ⓔ comprometer
　Ⓟ comprometer
einschreiten Ⓔ intervenir Ⓟ intervir
Einsetzen n **(von Symptomen) (plötzli-**
　ches) Ⓔ instalación f (súbita)
　Ⓟ instalação f (súbita)
einstellen, beenden Ⓔ suspender, re-
　tirar Ⓟ suspender
einträufeln Ⓔ instilar Ⓟ instilar
einverstanden sein (mit…) Ⓔ consen-
　tir (con…) Ⓟ consentir (com…)
Eisen n Ⓔ hierro m Ⓟ ferro m
Eiter m Ⓔ pus m Ⓟ pús m (o pus m)
eitern Ⓔ supurar Ⓟ supurar
Eiterung f Ⓔ supuración f
　Ⓟ supuração f
eitrig Ⓔ purulento Ⓟ purulento
Eiweißelektrophorese f Ⓔ electrofore-
　sis f de las proteínas Ⓟ electrofo-
　rese f das proteinas
Eizelle f Ⓔ óvulo m Ⓟ óvulo m
Ejakulation f, **Samenerguß** m **(vorzeiti-**
　ger) Ⓔ eyaculación f (precoz)
　Ⓟ ejaculação f (precoce)
Ekchymose f, **Fleck** m, **blauer** Ⓔ equi-
　mosis f Ⓟ nódoa f negra
Ekel m **(sich ekeln vor…)** Ⓔ asco m
　(tener asco de…) Ⓟ nojo m (ter
　nojo de…)

Eklampsie f Ⓔ eclampsia f
Ⓟ eclâmpsia f
Ektasie f Ⓔ ectasia f Ⓟ ectasia f
ektop Ⓔ ectópico Ⓟ ectópico
Ekzem n (atopisches) Ⓔ eczema m
(atópico) Ⓟ eczema m (atópico)
elastisch Ⓔ elástico Ⓟ elástico
Elektroenzephalogramm n (EEG)
Ⓔ electroencefalograma m (EEG)
Ⓟ electroencefalograma m (EEG)
Elektrokardiogramm n (EKG) Ⓔ electrocardiograma m (ECG) Ⓟ electrocardiograma m (ECG)
Elektrokauterisierung f Ⓔ electrocauterización f Ⓟ electrocauterização f
Elektrolyt n Ⓔ electrólito m Ⓟ electrólito m
Elektrophorese f Ⓔ electroforesis f
Ⓟ electroforese m
Elektrophysiologie f Ⓔ electrodiagnóstico m Ⓟ electrodiagnóstico m
Elektroschock m Ⓔ electroshock m
Ⓟ eletrochoque m
Elephantiasis f Ⓔ elefantiasis f
Ⓟ elefantíase f
Elevation f, Erhöhung f (von…) Ⓔ elevación f (de…) Ⓟ elevação f (de…)
eliminieren, beseitigen Ⓔ eliminar
Ⓟ eliminar
Ellbogen m Ⓔ codo m Ⓟ cotovelo m
Embolektomie f Ⓔ embolectomía f
Ⓟ embolectomia f
Embolie f Ⓔ embolia f Ⓟ embolia f
Emboliequelle f Ⓔ fuente f de émbolos Ⓟ fonte f de émbolos
embolisch Ⓔ embólico Ⓟ embólico
Embolisierung f Ⓔ embolización f
Ⓟ embolização f
Embolus m Ⓔ émbolo m Ⓟ êmbolo m
Embryo n Ⓔ embrión m
Ⓟ embrião m
embryonal Ⓔ embrionario
Ⓟ embrionário

Embryopathie f Ⓔ embriopatía f
Ⓟ embriopatia f
Emotion f Ⓔ emoción f Ⓟ emoção f
emotional Ⓔ emocional Ⓟ emocional
Emotionalität f Ⓔ emotividad f
Ⓟ emotividade f
Empathie f Ⓔ empatía f Ⓟ empatia f
Empfänger m (Blut-, Organ-), Rezeptor m Ⓔ receptor m Ⓟ receptor m
Empfängnisverhütung f, Kontrazeption f Ⓔ anticoncepción f
Ⓟ anticoncepção f
Empfehlung f Ⓔ recomendación f
Ⓟ recomendação f
Emphysem n Ⓔ enfisema m Ⓟ enfisema m
Empyem n Ⓔ empiema m Ⓟ empiema m
Enanthem n Ⓔ enantema m Ⓟ enantema m
Endarteriektomie f Ⓔ endarterectomiía f Ⓟ endarterectomia f
Enddiagnose f Ⓔ diagnóstico m definitivo Ⓟ diagnóstico m definitivo
endemisch Ⓔ endémico Ⓟ endémico (bras.: endêmico)
endocervikal Ⓔ endocervical Ⓟ endocervical
endogen Ⓔ endógeno Ⓟ endógeno
Endokard n Ⓔ endocardio m
Ⓟ endocárdio m
Endokarditis f (bakterielle, subakute)
Ⓔ endocarditis f (bacteriana subaguda) Ⓟ endocardite f (bacteriana
subaguda)
endokrin Ⓔ endocrino Ⓟ endócrino
endokrinologisch Ⓔ endocrinológico
Ⓟ endocrinológico
Endokrinopathie f Ⓔ endocrinopatía f
Ⓟ endocrinopatia f
Endometriose f Ⓔ endometriosis f
Ⓟ endometriose f

Endometritis f Ⓔ endometritis f
Ⓟ endometrite f

Endometrium n Ⓔ endometrio m
Ⓟ endométrio m

Endoprothese f Ⓔ endoprótesis f
Ⓟ endoprótese f

Endoskop n Ⓔ endoscopio m Ⓟ endoscópio m

Endoskopie f Ⓔ endoscopia f Ⓟ endoscopia f

endoskopisch Ⓔ endoscópico Ⓟ endoscópico

Endothel n Ⓔ endotelio m Ⓟ endotélio m

Endstadium n Ⓔ estadio m final
Ⓟ estádio m final

Engpaßsyndrom n Ⓔ síndrome m del istmo Ⓟ síndroma m do istmo

Engstand m, im Ⓔ de pies juntos
Ⓟ de pés juntos

Engwinkelglaukom n Ⓔ glaucoma m de ángulo estrecho Ⓟ glaucoma m de ângulo estreito, do ângulo fechado

Enophthalmus m Ⓔ enoftalmia f (o enoftalmos m) Ⓟ enoftalmia f (o enoftalmo m)

entbinden (j-n.) Ⓔ asistir en el parto (de alg.) Ⓟ partejar (alg.)

Entbindung f Ⓔ parto m, alumbramiento m Ⓟ exoneração f

Entbindungsabteilung f Ⓔ maternidad f Ⓟ maternidade f

Enteritis f Ⓔ enteritis f Ⓟ enterite f

entfernen, herausnehmen Ⓔ remover, retirar, extirpar Ⓟ remover, retirar, extirpar

Entfernung f Ⓔ remoción f
Ⓟ remoção f

Entgiftung f Ⓔ desintoxicación f
Ⓟ desintoxicação f

enthaaren Ⓔ depilar Ⓟ depilar

enthaltsam Ⓔ abstemio Ⓟ abstémio

enthemmt Ⓔ desencadenable
Ⓟ desencadeável

Enthemmung f Ⓔ desinhibición f
Ⓟ desinibição f

entkleidet Ⓔ desnudo Ⓟ despido

Entladung f Ⓔ descarga f Ⓟ descarga f

Entlassung f (entlassen werden)
Ⓔ alta f (tener el a.) Ⓟ alta f (ter a.)

Entscheidungsfähigkeit f Ⓔ capacidad f de resolución Ⓟ capacidade f de resolução

entspannen (sich) Ⓔ descontraer(se)
Ⓟ descontrair(-se)

entspannend Ⓔ relajante Ⓟ relaxante

entstellend Ⓔ desfigurante Ⓟ mutilante

Entwicklung f (motorische/ geistige)
Ⓔ desenvolvimiento m (motor/ mental) Ⓟ desenvolvimento m (motor/ mental)

Entzug m Ⓔ privación f Ⓟ privação f

entzünden, sich Ⓔ inflamarse Ⓟ inflamar-se

entzündlich Ⓔ inflamatorio Ⓟ inflamatório

Entzündung f, **Infektion** f
Ⓔ inflamación f, infección f
Ⓟ inflamação f, infecção f

Entzündungsherd m Ⓔ foco m infeccioso Ⓟ foco m infeccioso

Enuresis f Ⓔ enuresis f Ⓟ enurese f

Enzephalitis f Ⓔ encefalitis f Ⓟ encefalite f

Enzephalomalazie f Ⓔ encefalomalacia f Ⓟ encefalomalácia f

Enzephalomyelitis f **disseminata**
Ⓔ encefalomielitis f diseminada
Ⓟ encefalomielite f disseminata

Enzephalopathie f (spongiforme)
Ⓔ encefalopatía f (espongiforme)
Ⓟ encefalopatia f (espongiforme)

Enzym n Ⓔ enzima m Ⓟ enzima m

Enzymanstieg m Ⓔ subida enzimática
Ⓟ subida enzimática

Enzyminduktion *f* Ⓔ inducción *f* enzimática Ⓟ indução *f* enzimática

eosinophil Ⓔ eosinofílico Ⓟ eosinofílico

Eosinophilie *f* Ⓔ eosinofilia *f* Ⓟ eosinofilia *f*

Epicondylitis *f* Ⓔ epicondilitis *f* Ⓟ epicondilite *f*

Epicondylus *m*, **Epikondyle** *f* Ⓔ epicóndilo *m* Ⓟ epicôndilo *m*

Epidemie *f* Ⓔ epidemia *f* Ⓟ epidemia *f*

Epidemiologie *f* Ⓔ epidemiología *f* Ⓟ epidemiologia *f*

epidemisch Ⓔ epidémico Ⓟ epidémico (bras.: epidêmico)

Epidermis *f* Ⓔ epidermis *f* Ⓟ epiderme *f*

Epidermoid *n* Ⓔ epidermoide *m* Ⓟ epidermóide *m*

Epididymitis *f* Ⓔ epididimitis *f* Ⓟ epididimite *f*

epidural Ⓔ epidural Ⓟ epidural

Epiduralraum *m* Ⓔ espacio *m* epidural Ⓟ espaço *m* epidural

Epigastrium *n* Ⓔ epigastrio *m* Ⓟ epigástrio *m*

Epiglottis *f* Ⓔ epiglotis *f* Ⓟ epiglote *f*

Epikanthus *m* Ⓔ epicanto *m* Ⓟ epicantos *m*

Epilepsie *f* Ⓔ epilepsia *f* Ⓟ epilepsia *f*

epileptisch Ⓔ epiléptico Ⓟ epiléptico

Epiphyse *f* (Hirn) Ⓔ glándula *f* pineal Ⓟ glândula *f* pineal

Epiphyse *f* (Knochen-) Ⓔ epífisis *f* Ⓟ epífise *f* (o epífisis *f*)

Epiphysenadenom *n* Ⓔ adenoma *m* de epífisis *f* Ⓟ adenoma *m* pituitário

Episiotomie *f*, **Dammschnitt** *m* Ⓔ episiotomía *f* Ⓟ episiotomia *f*

Episkleritis *f* Ⓔ epiescleritis *f* Ⓟ epiesclerite *f*

Episode *f* (von...) Ⓔ episodio *m* (de...) Ⓟ episódio *m* (de...)

Episode *f*, **amnestische** Ⓔ episodio *m* amnésico Ⓟ episódio *m* amnésico

episodisch Ⓔ episódico Ⓟ episódico

Epispadie *f* Ⓔ epispadia *f* Ⓟ epispádia *f*

Epistaxis *f*, **Nasenbluten** *n* Ⓔ epistaxis *f* (o epistaxe *f*) Ⓟ epistaxis *f* (o epistaxe *f*)

Epithel *n* Ⓔ epitelio *m* Ⓟ epitélio *m*

Epitheliom *n* Ⓔ epitelioma *m* Ⓟ epitelioma *m*

epitheloid Ⓔ epitelioide Ⓟ epitelióide

Erbkrankheit *f* Ⓔ enfermedad *f* hereditaria Ⓟ doença *f* hereditária

erblich, Erb.... Ⓔ hereditario Ⓟ hereditário

Erblichkeit *f* Ⓔ herencia *f* Ⓟ hereditariedade *f*

erblinden Ⓔ cegar Ⓟ cegar

erbrechen Ⓔ vomitar Ⓟ vomitar

Erbrechen *n*, **Erbrochenes** *n* Ⓔ vómito *m* Ⓟ vómito *m* (bras.: vômito *m*)

Ereignis *n* Ⓔ evento *m* Ⓟ evento *m*

Erektion *f* Ⓔ erección *f* Ⓟ ere(c)ção *f*

Erfrierung *f* Ⓔ congelación *f* Ⓟ congelação *f*

Ergebnis *n* (Das E. bestätigt die Diagnose) Ⓔ resultado *m* (el r. confirma el diagnóstico) Ⓟ resultado *m* (o r. confirme o diagnóstico)

Erguß *m* Ⓔ derrame *m* Ⓟ derrame *m*

Erhalt *m* Ⓔ preservación *f* Ⓟ preservação *f*

erhalten Ⓔ conservado Ⓟ conservado

Erhaltungsdosis *f* Ⓔ tratamiento *m* de mantenimiento Ⓟ tratamento *m* de manutenção

Erhöhung *f* (von...), **Elevation** *f* Ⓔ elevación *f* (de...) Ⓟ elevação *f* (de...)

erkältet Ⓔ constipado Ⓟ constipado
Erkältung f Ⓔ resfriado m Ⓟ res-
    friado m (bras.)
Erkältung f Ⓔ constipación f ,res-
    friado m) Ⓟ constipação f
erkennen Ⓔ reconocer Ⓟ reconhe-
    cer
Erkennung f Ⓔ detección f
    Ⓟ dete(c)ção f
erklären Ⓔ explicar Ⓟ explicar
Erklärung f Ⓔ explicación f
    Ⓟ explicação f
erleichtern, lindern Ⓔ aliviar Ⓟ ali-
    viar
Erleichterung f, Linderung f Ⓔ ali-
    vio m Ⓟ alívio m
Erloschensein n, Aufhebung f Ⓔ abo-
    lición f Ⓟ abolição f
Ermüdung f, Erschöpfung f Ⓔ cansan-
    cio m Ⓟ cansaço m
Ernährung f (parenterale) Ⓔ nutri-
    ción f (parentérica) Ⓟ nutrição f
    (parentérica)
Ernährung f Ⓔ alimentación f
    Ⓟ alimentação f
Ernährungszustand m Ⓔ condición f
    alimentaria Ⓟ condição f alimentar
erneut Ⓔ de nuevo Ⓟ de novo
ernst Ⓔ serio, grave Ⓟ sério
Erregbarkeit f Ⓔ excitabilidad f
    Ⓟ excitabilidade f
Erregung f Ⓔ excitación f
    Ⓟ excitação f
Erscheinungsbild n Ⓔ cuadro m
    Ⓟ quadro m
Erscheinungsform f, Manifestation f
    Ⓔ manifestación f
    Ⓟ manifestação f
Erschöpfung f Ⓔ agotamiento m
    Ⓟ esgotamento m
ersetzen Ⓔ sustituir Ⓟ substituir
Erste Hilfe f Ⓔ primeros auxilios mpl
    Ⓟ primeiros socorros mpl
Erstgebärende f, Primipara f Ⓔ primí-
    para f Ⓟ primigesta f

Erwachen n (vorzeitiges) Ⓔ desper-
    tar m (precoz) Ⓟ despertar m (pre-
    coce)
Erwachsener m Ⓔ adulto m
    Ⓟ adulto m
erweitern Ⓔ dilatar Ⓟ dilatar
Erweiterung f Ⓔ ensanchamiento m
    Ⓟ alargamento m
erwerben Ⓔ adquirir Ⓟ adquirir
erworben Ⓔ adquirido Ⓟ adquirido
Erysipel n Ⓔ erisipela f Ⓟ erisipela f
Erythem n Ⓔ eritema m Ⓟ eri-
    tema m
erythematös Ⓔ eritematoso Ⓟ eri-
    tematoso
Erythroblast m Ⓔ eritroblasto m
    Ⓟ eritroblasto m
Erythrodermie f Ⓔ eritrodermia f
    Ⓟ eritrodermia f
Erythropoese f Ⓔ eritropoyesis f
    Ⓟ eritropoiese f
erythrosquamös Ⓔ eritemato-desca-
    mativo/-a Ⓟ eritemato-descama-
    tivo/-a
Erythrozyt m Ⓔ eritrocito m Ⓟ eri-
    trócito m
Erythrozyturie f Ⓔ eritrocituria f
    Ⓟ eritrocitúria f
euphorisch Ⓔ eufórico Ⓟ eufórico
eupnoisch Ⓔ eupneico Ⓟ eupneico
Exanthem n Ⓔ exantema m Ⓟ exan-
    tema m
Exazerbation f Ⓔ exacerbación f
    Ⓟ exacerbação f
Exkoriation f, Hautabschürfung f
    Ⓔ escoriación f Ⓟ escoriação f
exogen Ⓔ exógeno Ⓟ exógeno
Exophthalmus m Ⓔ exoftalmia f (o ex-
    oftalmo m) Ⓟ exoftalmia f (o exof-
    talmo m)
exophytisch Ⓔ exofítico Ⓟ exofítico
Exostose f Ⓔ exostosis f Ⓟ exos-
    tose f
expansiv Ⓔ expansivo Ⓟ expansivo

Exploration f Ⓔ exploración f
  Ⓟ exploração f
Exstirpation f Ⓔ extirpación f
  Ⓟ extirpação f
Exsudat n Ⓔ exudado m Ⓟ exsudato m
Extraktion f Ⓔ extracción f
  Ⓟ extração f
extrapyramidal Ⓔ extrapiramidal
  Ⓟ extrapiramidal
Extrasystole f Ⓔ extrasístole f Ⓟ extrassístole f
Extrasystolie f Ⓔ extrasistolia f
  Ⓟ extrasistolia f
Extrauteringravidität f Ⓔ embarazo m
  extrauterino Ⓟ gravidez f extra-
  uterina
Extremität f Ⓔ extremidad f Ⓟ extremidade f
Extubierung f Ⓔ extubación f, desentubación f Ⓟ extubação f
exzentrisch Ⓔ excéntrico Ⓟ excêntrico
exzidieren Ⓔ cortar Ⓟ excisar
Exzision f Ⓔ excisión f Ⓟ excisão f

F

Faden *m* Ⓔ línea *f* Ⓟ linha *f*
Fäden ziehen Ⓔ retirar los puntos
  Ⓟ tirar os pontos
Fahrtauglichkeit *f* Ⓔ capacidad *f* de
  conducción de vehículos Ⓟ capacidade *f* de condução veículos
Fall *m* Ⓔ caso *m* Ⓟ caso *m*
Fallhand *f* Ⓔ mano *f* pendulante
  Ⓟ mão *f* pendente
Fallneigung *f* (nach rechts), **Gleichge-**
  wichtsstörung *f* Ⓔ desequilibrio *m*
  (para el lado derecho), tendencia *f* a
  caer Ⓟ desequilíbrio *m* (para o lado
  direito), tendência *f* para cair
Falx *f* Ⓔ hoz *f* Ⓟ foice *f*
familiär Ⓔ familiar Ⓟ familiar
Familienangehöriger *m* Ⓔ pariente *m*
  Ⓟ familiar *m*
Familienplanung *f* Ⓔ planificación *f*
  familiar Ⓟ planeamento *m* (bras.:
  planejamento *m*) familiar
farbenblind Ⓔ daltónico Ⓟ daltónico
Farbenblindheit *f* Ⓔ daltonismo *m*
  Ⓟ daltonismo *m*
Faser *f* Ⓔ fibra *f* Ⓟ fibra *f*
fassen, halten Ⓔ pegar Ⓟ pegar
fasten Ⓔ ayunar Ⓟ jejuar
Faszie *f* Ⓔ fascia *f* Ⓟ fáscia *f*
Faszikel *m* Ⓔ haz *m* Ⓟ feixe *m*
Faszikulation *f* Ⓔ fasciculación *f*
  Ⓟ fasciculação *f*
Faust *f* Ⓔ puño *m* Ⓟ punho *m*
Fazialisparese *f* Ⓔ paresia *f* (o parexia *f*) facial Ⓟ parésia *f* facial
Fazialisspasmus *m* Ⓔ espasmo *m* fa-
  cial Ⓟ espasmo *m* facial
Fehldiagnose *f* Ⓔ diagnóstico *m* er-
  rado Ⓟ diagnóstico *m* errado

fehlend Ⓔ ausente Ⓟ ausente
Fehler *m* Ⓔ error *m* Ⓟ erro *m*
Femur *m* Ⓔ fémur *m* Ⓟ fémur *m*
Fenster *n*, **therapeutisches** Ⓔ ven-
  tana *f* terapéutica Ⓟ janela *f* tera-
  pêutica
Fensterung *f* Ⓔ fenestración *f*
  Ⓟ fenestração *f*
Ferritin *n* Ⓔ ferritina *f* Ⓟ ferritina *m*
Ferse *f* Ⓔ calcañal *m*, talón *m* Ⓟ cal-
  canhar *m*, talão *m*
festhalten Ⓔ agarrar Ⓟ segurar
Fetopathie *f* Ⓔ fetopatía *f* Ⓟ fetopa-
  tia *f*
Fett *n* Ⓔ grasa *f* Ⓟ gordura *f*
Fettgewebe *n* Ⓔ tejido *m* graso
  Ⓟ tecido *m* gordo
Fettsucht *f* Ⓔ obesidad *f* Ⓟ polisar-
  cia *f*
Fetus *m* Ⓔ feto *m* Ⓟ feto *m*
Fibrillieren *n* Ⓔ fibrilación *f*
  Ⓟ fibrilhação *f*
Fibrinogen *n* Ⓔ fibrinógeno *m* Ⓟ fi-
  brinogénio *m*
Fibrinolyse *f* Ⓔ fibrinolisis *f* Ⓟ fibrinólise *f*
Fibroadenom *n* Ⓔ fibroadenoma *m*
  Ⓟ fibroadenoma *m*
Fibrodysplasie *f* Ⓔ fibrodisplasia *f*
  Ⓟ fibrodisplasia *f*
Fibrom *n* Ⓔ fibroma *m* Ⓟ fibroma *m*
Fibrosarkom *n* Ⓔ fibrosarcoma *m*
  Ⓟ fibrossarcoma *m*
Fibrose *f* (zystische), **Mukoviszidose** *f*
  Ⓔ fibrosis *f* (quística) Ⓟ fibrose *f*
  (cística)
Fibrositis *f* Ⓔ fibrositis *f* Ⓟ fibrosite *f*
Fibula *f*, **Wadenbein** *n* Ⓔ peroné *m*
  Ⓟ fíbula *f*, peróneo *m* (bras.: perônio *m*)
Fieber *n* Ⓔ fiebre *f* Ⓟ febre *f*
fieberfrei Ⓔ apirético Ⓟ apirético
Fieberkrampf *m* Ⓔ convulsión *f* febril
  Ⓟ convulsão *f* febril
fiebernd Ⓔ pirético Ⓟ pirético

Fieberthermometer *n* Ⓔ termómetro *m* clínico Ⓟ termómetro *m* (clínico)

Fieberzacke *f* Ⓔ pico *m* febril Ⓟ pico *m* febril

Filtrationsrate *f*, **glomeruläre (GFR)** Ⓔ tasa *f* de filtración glomerular Ⓟ taxa *f* de filtração glomerular

Filzlaus *f* Ⓔ ladilla *f* Ⓟ chato *m*

Finger *m*, **Zehe** *f* Ⓔ dedo *m* Ⓟ dedo *m*

Fingergrundgelenk *n*, **Zehengrundgelenk** *n* Ⓔ articulación *f* metacarpofalángica Ⓟ articulação *f* metacarpofalángica

Fingerzählen *n* Ⓔ contar los dedos Ⓟ contagem *f* de dedos

Fischersyndrom *n* Ⓔ síndrome *m* de Fisher Ⓟ síndroma *m* de Fisher

Fissur *f* Ⓔ fisura *f* Ⓟ fissura *f*

Fistel *f* Ⓔ fístula *f* Ⓟ fístula *f*

Fistelbildung *f* Ⓔ fistulización *f* Ⓟ fistulização *f*

Fixation *f* Ⓔ fijación *f* Ⓟ fixação *f*

flach Ⓔ llano, plano Ⓟ chato

Flanke *f* Ⓔ flanco *m* Ⓟ flanco *m*

Flatulenz *f* Ⓔ flatulencia *f* Ⓟ flatulência *f*

Fleck *m*, **blauer, Ekchymose** *f* Ⓔ equimosis *f* Ⓟ nódoa *f* negra

Fleck *m*, **Plaque** *f* Ⓔ placa *f* Ⓟ placa *f*

Flektion *f* Ⓔ flexión *f* Ⓟ flexão *f*

Flimmerskotom *n* Ⓔ escotoma *m* centelleante Ⓟ escotoma *m* cintilante

Floh *m* Ⓔ pulga *f* Ⓟ pulga *f*

Fluktuation *f* Ⓔ fluctuación *f* Ⓟ flu(c)tuação *f*

fluktuieren Ⓔ fluctuar Ⓟ flu(c)tuar

fluktuierend Ⓔ fluctuante Ⓟ flu(c)tuante

Fluor *m* **(vaginalis)** Ⓔ corrimiento *m* (o exudado *m*) (vaginal) Ⓟ corrimento *m* (vaginal)

Fluor *n* Ⓔ flúor *m* Ⓟ flúor *m*

flüssig Ⓔ fluido Ⓟ fluente

Flüssigkeit *f* Ⓔ líquido *m* Ⓟ líquido *m*

Flüssigkeitsbilanz *f* Ⓔ balance *m* hídrico Ⓟ balanço *m* hídrico

flüstern Ⓔ sesear Ⓟ ciciar

Flüsterstimme *f* Ⓔ voz *f* susurrada Ⓟ voz *f* ciciada

fokal Ⓔ focal Ⓟ focal

Fokus *m*, **Herd** *m* Ⓔ foco *m* Ⓟ foco *m*

Folge *f* **(infolge eines Sturzes vor 2 Wochen)** Ⓔ secuela *f* (en la s. de caída hace 2 semanas) Ⓟ sequência *f* (na s. de queda à 2 semanas)

Folge *f* **(von…)** Ⓔ consecuencia *f* (de…) Ⓟ consequência *f* (de…)

Follikel *m* Ⓔ folículo *m* Ⓟ folículo *m*

Follikulitis *f* Ⓔ foliculitis *f* Ⓟ foliculite *f*

Folsäure *f* Ⓔ ácido *m* fólico Ⓟ ácido *m* fólico

Folter *f* Ⓔ tortura *f* Ⓟ tortura *f*

Fontanelle *f* Ⓔ fontanela *f* Ⓟ fontanela *f*

Foramen *n* **intervertebrale** Ⓔ foramen *m* intervertebral Ⓟ buraco *m* de conjugação

Foramen *n* **magnum** Ⓔ abertura *f* occipital Ⓟ buraco *m* occipital

Foramen ovale *n* **(offenes)** Ⓔ foramen *m* ovale (abierto) Ⓟ foramen *m* ovale (aberto)

Form *f* Ⓔ forma *f* Ⓟ forma *f*

Fortschreiten *n* Ⓔ progresión *f* Ⓟ progressão *f*

fortschreitend (seit etwa einem Jahr sich entwickelnd) Ⓔ progresivo/-a, evolutivo/-a (progresando desde cerca un ano) Ⓟ progressivo/-a, evolutivo/-a (a evoluir há cerca de um ano)

Fortsetzung *f*, **Weiterführung** *f* Ⓔ continuación *f* Ⓟ continuação *f*

Fragebogen *m* Ⓔ cuestionario *m* Ⓟ questionário *m*

Fragment n Ⓔ fragmento m Ⓟ fragmento m
Fraktur f Ⓔ fractura f Ⓟ fra(c)tura f
freilegen Ⓔ descubrir Ⓟ descobrir
Freisetzung f Ⓔ libertación f Ⓟ libertação f
Fremdkörper m Ⓔ cuerpo m extraño Ⓟ corpo m estranho
Fremdkörpergefühl n Ⓔ sensación f de cuerpo extraño Ⓟ sensação f de corpo estranho
Fremitus m Ⓔ frémito m Ⓟ frémito m (bras.: frêmito m)
Frequenz f Ⓔ frecuencia f Ⓟ frequência f
Freudlosigkeit f Ⓔ anhedonía f Ⓟ anedonia f
freundlich Ⓔ amigable Ⓟ amigável
Fruchtblase f Ⓔ bolsa f amniótica Ⓟ bolsa f amniótica
früh (so früh wie möglich) Ⓔ temprano (tan temprano como sea posible) Ⓟ cedo (tão cedo quanto possível)
Frühberentung f Ⓔ jubilación f temprana Ⓟ reforma f precoce
Früherkennung f Ⓔ detección f precoz Ⓟ dete(c)ção f precoce
Frühgeborenes n Ⓔ prematuro m Ⓟ prematuro m
Frühgeburt f (spontane) Ⓔ parto m pretérmino (o prematuro) (eutócico) (PPE) Ⓟ parto m prétermo (o prematuro) (eutócico) (PPE)
Frühsymptom n Ⓔ pródromo m Ⓟ pródromo m
füllen, sich Ⓔ llenarse Ⓟ encher-se
Fundoskopie f Ⓔ fundoscopia f Ⓟ fundoscopia f
Funikulitis f Ⓔ funiculitis f Ⓟ funiculite f
Funktion f Ⓔ función f Ⓟ função f
funktionell Ⓔ funcional Ⓟ funcional
Funktionsstörung f Ⓔ disfunción f Ⓟ disfunção f

Furunkel m Ⓔ furúnculo m Ⓟ furúnculo m
Fuß m (mit geschlossenen Füßen) Ⓔ pie m (a pies juntos) Ⓟ pé m (a pés juntos)
Fußballen m Ⓔ juanete m Ⓟ joanete m
Fußknöchel m Ⓔ tobillo m Ⓟ tornozelo m
Fußlage f Ⓔ presentación f de pies Ⓟ apresentação f de pés
Fußpilz m Ⓔ micosis f del pie ("pie m de atleta") Ⓟ micose f do pé
Fußrücken m Ⓔ arco m dorsal del pie Ⓟ arco m dorsal do pé
Fußrücken m Ⓔ planta f del pie Ⓟ planta f do pé
Fußsohle f Ⓔ planta f del pie Ⓟ palma f do pé
Fußsohle f Ⓔ planta f del pie Ⓟ sola f do pé
Fußspitze f Ⓔ punta f del pie Ⓟ ponta f do pé

G

Gabe f Ⓔ dosis f Ⓟ dose f

gähnen Ⓔ bostezar Ⓟ bocejar

Galaktorrhoe f Ⓔ galactorrea f
  Ⓟ galactorreia f

Galaktosämie f Ⓔ galactosemia f
  Ⓟ galactosemia f

Galle f Ⓔ bilis f Ⓟ bílis f

Gallen- Ⓔ biliar Ⓟ biliar

Gallenblase f Ⓔ vesícula f biliar
  Ⓟ vesícula f biliar

Gallenkolik f Ⓔ cólico m hepático
  Ⓟ cólica f hepática

Gallenstein m Ⓔ cálculo m biliar
  Ⓟ cálculo m biliar

Gallenweg m Ⓔ vía f biliar Ⓟ via f
  biliar

Gammaglobulin n Ⓔ gammaglobulina f Ⓟ gamaglobulina f

Gangapraxie f Ⓔ apraxia f de la marcha Ⓟ apraxia f da marcha

Gangataxie f Ⓔ ataxia f de la marcha
  Ⓟ ataxia f da marcha

Gangbild n (paretisches/ spastisches/
  ataktisches/ hinkendes/ kleinschrittiges) Ⓔ marcha f (parética/
  espástica/ atáxica/ claudicante/ pequenos pasos) Ⓟ marcha f (paré-
  tica/ espástica/ atáxica/ claudicante/
  pequenos passos)

Gangbild n Ⓔ cuadro m de locomoción Ⓟ quadro m de locomoção

Ganglion n Ⓔ ganglio m Ⓟ gânglio m

Gangrän f Ⓔ gangrena f Ⓟ gangrena f

gangränös Ⓔ gangrenoso Ⓟ gangrenoso

Gangschule f Ⓔ entrenamiento m de
  marcha Ⓟ treino m de marcha

Gangstörung f Ⓔ dificultades fpl en la
  marcha, perturbación f de marcha, -
  de ambulación Ⓟ dificuldades fpl
  na marcha, perturbação f da marcha

Gastrektomie f Ⓔ gastrectomía f
  Ⓟ gastrectomia f

gastrektomiert Ⓔ gastrectomizado
  Ⓟ gastrectomizado

Gastritis f Ⓔ gastritis f Ⓟ gastrite f

Gastroenteritis f Ⓔ gastroenteritis f
  Ⓟ gastroenterite f

Gastroenteroanastomose f Ⓔ gastroenteroanastomosis f Ⓟ gastroenteroanastomose f

Gastroenterologie f Ⓔ gastroenterología f Ⓟ gastroenterologia f

Gastrointestinaltrakt m Ⓔ tracto m
  gastrointestinal Ⓟ tracto m gastrointestinal

Gaumen m (harter/ weicher) Ⓔ paladar m (duro/ blando) Ⓟ palato m
  (bras.: palate m) (duro/ mole)

Gaumensegel n Ⓔ velo m palatino
  Ⓟ véu m do paladar

gebären Ⓔ parir Ⓟ parir

Gebärende f Ⓔ parturienta f Ⓟ parturiente f

Gebärmutterhals m, Zervix f Ⓔ cuello m del útero Ⓟ colo m do útero
  (o uterino)

Gebärmutterprolaps m Ⓔ prolapso m
  uterino Ⓟ prolapso m uterino

Gebiß n Ⓔ dentadura f Ⓟ dentadura f

gebunden (gebunden sein an../ hängenbleiben) Ⓔ preso (estar preso
  a../ quedar enganchado) Ⓟ preso
  (estar preso a../ ficar preso)

Geburt f (seitens der Mutter)
  Ⓔ parto m Ⓟ parto m

Geburt f (seitens des Kindes) Ⓔ nacimiento m Ⓟ nascimento m

Geburtsasphyxie f Ⓔ anoxia f fetal durante el parto Ⓟ anóxia f fetal durante o parto

Geburtseinleitung f Ⓔ inducción f del trabajo de parto Ⓟ indução f do trabalho de parto

Geburtsgewicht n Ⓔ peso m al nacer Ⓟ peso m ao nascer

Geburtshelfer/-in m/f Ⓔ obstetra m/f Ⓟ obstetra m/f

Geburtshilfe f Ⓔ obstetricia f Ⓟ obstetrícia f

Geburtstrauma n Ⓔ trauma m al nacer Ⓟ trauma m obstétrico

Geburtsweg m Ⓔ vía f del parto Ⓟ via f do parto

Gedächtnis n Ⓔ memoria f Ⓟ memória f

Gedankengang m, **formaler (gehemmt/ kompliziert/ verlangsamt/ exzentrisch/ beschleunigt)** Ⓔ pensamiento m formal (inhibido/ complicado/ retardado/ repetitivo/ incoherente/ excéntrico/ acelerado) Ⓟ pensamento m formal (inibido/ complicado/ retardado/ repetitivo/ incoerente/ excêntrico/ acelerado)

Gedankengang m, **inhaltlicher** Ⓔ pensamiento m en cuanto al contenido Ⓟ pensamento m ao conteúdo

Gefahr f Ⓔ peligro m Ⓟ perigo m

Gefäß n Ⓔ vaso m Ⓟ vaso m

Gefäßendothel n Ⓔ endotelio m vascular Ⓟ endotélio m vascular

Gefäßerkrankung f Ⓔ arteriopatía f Ⓟ arteriopatia f

Gefäßmalformation f Ⓔ malformación f vascular (MAV) Ⓟ malformação f vascular (MAV)

Gefäßultraschall m Ⓔ examen m ultrasonográfico vascular Ⓟ exame m ultrasonográfico vascular

Gefäßwand f, **arterielle** Ⓔ pared f arterial Ⓟ parede f arterial

Gefühl n, **Affekt** m Ⓔ afecto m, sensación f Ⓟ afecto m

Gegend f (**in der Nierengegend**) Ⓔ zona f Ⓟ zona f (na zona dos rins)

Gegenseite f Ⓔ lado m opuesto Ⓟ lado m oposto

Gehen n, **Fortbewegung** f Ⓔ locomoción f Ⓟ locomoção f

gehend, gehfähig Ⓔ en marcha Ⓟ em marcha

Gehhilfe f Ⓔ auxiliar f de ambulación Ⓟ auxiliar f de marcha

Gehirn n Ⓔ encéfalo m Ⓟ encéfalo m

Gehirn-, des Gehirns Ⓔ encefálico Ⓟ encefálico

Gehör n, **Ohr** n Ⓔ oído m Ⓟ ouvido m

Gehörgang m Ⓔ canal m auditivo Ⓟ canal m auditivo

Gehstock m Ⓔ bastón m Ⓟ bengala f

Geisteskrankheit f Ⓔ enfermedad f mental Ⓟ doença f mental

gekreuzt Ⓔ cruzado Ⓟ cruzado

gelähmt, paralytisch Ⓔ paralítico, paralizado Ⓟ paralítico, paralisado

Gelbfieber n Ⓔ fiebre m amarilla Ⓟ febre m amarela

Gelegenheits- Ⓔ ocasional Ⓟ ocasional

Gelegenheitsanfall m Ⓔ crisis f ocasional Ⓟ crise f ocasional

Gelenk n Ⓔ articulación f Ⓟ articulação f

Gelenkerguß m Ⓔ derrame m articular Ⓟ derrame m articular

Gelenkerkrankung f Ⓔ artropatía f Ⓟ artropatia f

Gelenkkapsel f Ⓔ cápsula f articular Ⓟ cápsula f articular

Gelenkpfanne f Ⓔ acetábulo m Ⓟ acetábulo m

gemischt Ⓔ mixto Ⓟ misto

Gen n Ⓔ gen m Ⓟ gene m

generalisiert Ⓔ generalizado Ⓟ generalizado

Genese f (entzündlicher G.) Ⓔ naturaleza f (de n. inflamatoria) Ⓟ natureza f (de n. inflamatória)

Genese f Ⓔ génesis m Ⓟ génese m

genesen, sich erholen von Ⓔ recuperarse de Ⓟ recuperar de

Genitalien npl Ⓔ genitales fpl Ⓟ genitália f

Genom n Ⓔ genoma m Ⓟ genoma m

Genotyp m Ⓔ genotipo m Ⓟ genótipo m

geplant Ⓔ programado Ⓟ programado

Geräusch n (systolisches/ diastolisches) Ⓔ soplo m (sistólico/ diastólico) Ⓟ sopro m (sistólico/ diastólico)

Geräusch n Ⓔ ruido m Ⓟ ruído m

Gerinnung f, Koagulation f Ⓔ coagulación f Ⓟ coagulação f

Gerinnungsfaktor m Ⓔ factor m de la coagulación Ⓟ factor m da coagulação

Gerinnungsstatus m Ⓔ estudio m de coagulación Ⓟ estudo m da coagulação

Gerinnungsstörung f Ⓔ defecto m de coagulación Ⓟ defeito m de coagulação

Germinom n Ⓔ germinoma m Ⓟ germinoma m

Gerstenkorn n Ⓔ orzuelo m Ⓟ terçol m

Geruch m (nach…) Ⓔ fetor m, olor m (a…) Ⓟ cheiro m, odor m (a…)

Geruchsinn m Ⓔ olfato m Ⓟ olfa(c)to m

Gesäß n Ⓔ nalgas fpl Ⓟ nádega(s) fpl

Geschlechtschromosom n Ⓔ cromosoma m sexual Ⓟ cromossoma m sexual

Geschlechtskrankheit f Ⓔ enfermedad f venérea Ⓟ doença f venérea

Geschlechtsverkehr m Ⓔ acto m sexual Ⓟ acto m sexual, ato m sexual (bras.)

Geschmack m Ⓔ sabor m Ⓟ sabor m

Geschmacks…, des Geschmacks Ⓔ gustativo Ⓟ gustativo

Geschmacksschwitzen n Ⓔ exudación f del paladar Ⓟ sudação f do paladar

Geschmackssinn m Ⓔ paladar m Ⓟ paladar m

Geschwindigkeit f Ⓔ velocidad f Ⓟ velocidade f

Gesicht n Ⓔ rostro m, cara f Ⓟ rosto m, cara f

Gesicht n, Wange f Ⓔ cara f Ⓟ face f

Gesichts-, des Gesichtes Ⓔ facial Ⓟ facial

Gesichtsfeld n Ⓔ campo m visual Ⓟ campo m visual

Gesichtsfeldeinschränkung f (auf einem Auge) Ⓔ diminución f del campo visual (de un ojo) Ⓟ diminuição f do campo visual (de um olho)

Gesichtslage f Ⓔ presentación f de cara Ⓟ apresentação f de face

Gesichtsschmerz m (atypischer) Ⓔ algia f facial , dolor m facial (atípica) Ⓟ algia f facial, dor f facial (atípica)

Gespräch n Ⓔ entrevista f Ⓟ entrevista f

Gesprächsatmosphäre f Ⓔ atmósfera f relacional Ⓟ atmosfera m relacional

Gestationsalter n Ⓔ edad f gestacional Ⓟ idade f gestacional

gestreckt Ⓔ extendido Ⓟ estendido

gesund Ⓔ sano Ⓟ saudável

gesundheitsschädlich Ⓔ nocivo Ⓟ nocivo

Gesundung f Ⓔ convalescencia f Ⓟ convalescência f

Gewebe n Ⓔ tejido m Ⓟ tecido m

Gewicht n Ⓔ peso m Ⓟ peso m

Gewichtszunahme f Ⓔ aumento m de peso Ⓟ aumento m de peso

gewünscht Ⓔ deseado Ⓟ desejado

Gichtanfall m Ⓔ crisis f de gota Ⓟ crise f de gota

gichtkrank Ⓔ gotoso Ⓟ gotoso

Gingiva f Ⓔ encía f Ⓟ gengiva f

Gingivahyperplasie f Ⓔ hiperplasia f gingival Ⓟ hiperplasia f gengival

Gingivahypertrophie f Ⓔ hipertrofia f gingival Ⓟ hipertrofia f gengival

Gips m Ⓔ yeso m Ⓟ gesso m

Gipsschiene f Ⓔ molde m de yeso Ⓟ molde m de gesso

Glabella f Ⓔ glabela f Ⓟ glabela f

Glans f (penis) Ⓔ glande m Ⓟ glande m

Glatze f (eine G. bekommen) Ⓔ calva f (quedarse calvo) Ⓟ careca f (ficar calvo)

Glaukom n Ⓔ glaucoma m Ⓟ glaucoma m

gleichbleibend Ⓔ constante Ⓟ constante

Gleichgewicht n Ⓔ equilibrio m Ⓟ equilíbrio m

Gleichgewichtsstörung f, Fallneigung f (nach rechts) Ⓔ desequilibrio m (para el lado derecho) Ⓟ desequilíbrio m (para o lado direito)

gleichgültig Ⓔ indiferente Ⓟ indiferente

Gliederschmerz m Ⓔ dolor m en los miembros Ⓟ dor f nos membros

Gliedmaße f (obere/ untere) Ⓔ miembro m (superior/ inferior) Ⓟ membro m (superior/ inferior)

Glioblastom n, multiformes Ⓔ glioblastoma m multiforme Ⓟ glioblastoma m multiforme

Gliom n Ⓔ glioma m Ⓟ glioma m

Globus pallidum n Ⓔ globo m pálido Ⓟ globo m pálido

Globusgefühl n Ⓔ sensación f de un nudo en la garganta Ⓟ nó m na garganta

glomerulär Ⓔ glomerular Ⓟ glomerular

Glomerulosklerose f Ⓔ glomeruloesclerosis f Ⓟ glomeruloesclerose f

Glomerulum n Ⓔ glomérulo m Ⓟ glomérulo m

Glossitis f Ⓔ glositis f Ⓟ glossite f

Glottis f Ⓔ glotis f Ⓟ glote f

Glukose f Ⓔ glucosa f Ⓟ glicose f

Glukosetoleranz f Ⓔ tolerancia f a la glucosa Ⓟ tolerância f à glicose

Gluteus m Ⓔ glúteo m Ⓟ glúteo m

Glykogen n Ⓔ glucógeno m Ⓟ glicogénio m

Gonarthrose f Ⓔ gonartrosis f Ⓟ gonartrose f

Gonokokkeninfektion f Ⓔ infección f gonocócica Ⓟ infecção f gonocócica

Gonorrhoe f Ⓔ gonorrea f Ⓟ gonorreia f

Graaf'scher Follikel m Ⓔ folículo m Graaf Ⓟ folículo m Graaf

Grad m (der/s…) Ⓔ grado m (de…) Ⓟ grau m (de…)

Grand mal- Anfall (GM) Ⓔ crisis m tónicoclónica generalizada (CTCG) , crisis f convulsiva generalizada, convulsión f de Grand Mal Ⓟ crise m tónico-clónica generalizada (CTCG), crise f generalizada convulsiva (CGC)

Granulationsgewebe n Ⓔ tejido m de granulación Ⓟ tecido m de granulação

Granulom n Ⓔ granuloma m Ⓟ granuloma m

Granulozyt m Ⓔ granulocito m Ⓟ granulócito m

Granulozyt m, eosinophiler Ⓔ eosinófilo m Ⓟ eosinófilo m

Granulozyt m, neurophiler Ⓔ neutrófilo m Ⓟ neutrófilo m

Granulozytopenie f Ⓔ granulocitopenia f Ⓟ granulocitopenia f

Greifreflex m Ⓔ reflejo m de prensión (r. de grasp) Ⓟ reflexo m de grasp

Grieß m Ⓔ arenillas fpl Ⓟ areias fpl

Grippe f, **Influenza** f Ⓔ gripe f Ⓟ gripe f

grippeartig Ⓔ tipo-gripe Ⓟ tipo-gripe

Größe f (von...) Ⓔ tamaño m (de...) Ⓟ tamanho m (de...)

Größe f, **Höhe** f Ⓔ altura f Ⓟ altura f

größenwahnsinnig Ⓔ megalómano Ⓟ megalómano

Großhirn n Ⓔ cerebro m Ⓟ cérebro m

Großzehe f Ⓔ dedo m gordo del pie Ⓟ dedo m grande

Großzehe f Ⓔ hálux m Ⓟ hálux m

Grübchen n Ⓔ hoyuelo m Ⓟ covinha f

grüblerisch Ⓔ pensativo Ⓟ pensativo

Grund m (für...) Ⓔ motivo m (para...) Ⓟ motivo m (de...)

Grund m Ⓔ razón f Ⓟ razão f

Grundaktivität f (EEG) Ⓔ actividad f de base (EEG) Ⓟ actividade f de base (EEG)

Grundstimmung f Ⓔ humor m de base Ⓟ humor m de base

Grünholzfraktur f Ⓔ fractura f en tallo verde Ⓟ fra(c)tura f em ramo verde

Grützbeutel m Ⓔ quiste m sebáceo Ⓟ quisto m sebáceo

Guillain-Barré-Syndrom n Ⓔ polineuritis f de Guillain-Barré Ⓟ polinevrite f de Guillain-Barré

Gumme f Ⓔ goma f Ⓟ goma f

Gummistrumpf m Ⓔ media f elástica Ⓟ meia f elástica

gurgeln Ⓔ hacer gárgaras Ⓟ gargarejar

guttun Ⓔ hacer bien Ⓟ fazer bem

Gymnastik f Ⓔ gimnasia f Ⓟ ginástica f

Gynäkologe/-in m/f Ⓔ ginecólogo/-a m/f Ⓟ ginecologista m/f

Gynäkologie f Ⓔ ginecología f Ⓟ ginecologia f

Gynäkomastie f Ⓔ ginecomastia f Ⓟ ginecomastia f

H

Haar n **(Kopf-)** Ⓔ cabello m Ⓟ cabelo m

Haar n **(Körper-)** Ⓔ pelo m Ⓟ pêlo m

Haarausfall m Ⓔ caída f del cabello Ⓟ queda f de cabelo

Haarwurzel f Ⓔ raíz f del cabello Ⓟ raiz f do cabelo

habituell Ⓔ habitual Ⓟ habitual

Halbwertszeit f Ⓔ semivida f Ⓟ semivida f

Halluzination f Ⓔ alucinación f Ⓟ alucinação f

Hals m Ⓔ pescuezo m, cuello m Ⓟ pescoço m

Halskrause f Ⓔ collar m cervical Ⓟ colar m cervical

Hals-Nasen-Ohrenarzt/ärztin m/f **(HNO)** Ⓔ otorrinolaringólogo/-a m/f Ⓟ otorrinolaringologista m/f

Hals-Nasen-Ohrenheilkunde f Ⓔ otorrinolaringología f Ⓟ otorrinolaringología f

Halsrippe f Ⓔ costilla f cervical Ⓟ costela f cervical

Haltereflex m Ⓔ reflejo m postural Ⓟ reflexo m postural

Haltetremor m Ⓔ temblor m postural Ⓟ tremor m postural

Haltung f, **Lagerung** f, **Stellung** f Ⓔ posición f, postura f Ⓟ posição f, postura f

Hämangiom n Ⓔ hemangioma m Ⓟ hemangioma m

Hämangiosarkom n Ⓔ hemangiosarcoma m Ⓟ hemangiosarcoma m

Hamartom n Ⓔ hamartoma m Ⓟ hamartoma m

Hämatemesis f Ⓔ hematemesis f Ⓟ hematémese f (bras.: hematémese f)

hämatogen Ⓔ hematógeno Ⓟ hematogéneo

Hämatokrit m Ⓔ hematocrito m Ⓟ hematócrito m

Hämatom n Ⓔ hematoma m Ⓟ hematoma m

Hämatopoese f Ⓔ hematopoyesis f Ⓟ hematopoiese f

Hämatosalpinx f Ⓔ hematoma m tubárica Ⓟ hematossalpinge m

Hämaturie f Ⓔ hematuria f Ⓟ hematúria f

Hammer m Ⓔ martillo m Ⓟ martelo m

hämmernd Ⓔ en martillo Ⓟ em martelo

Hammerzehe f Ⓔ dedo m en martillo, juanete m Ⓟ dedo m em martelo

Hämochromatose f Ⓔ hemocromatosis f Ⓟ hemocromatose f

Hämodialyse f Ⓔ hemodiálisis f Ⓟ hemodiálise f

Hämodilution f Ⓔ hemodilución f Ⓟ hemodiluição f

Hämofiltration f Ⓔ hemofiltración f Ⓟ hemofiltração f

Hämoglobin n Ⓔ hemoglobina m Ⓟ hemoglobina m

Hämoglobinurie f Ⓔ hemoglobinuria f Ⓟ hemoglobinúria f

Hämolyse f Ⓔ hemólisis f Ⓟ hemólise f

hämolytisch Ⓔ hemolítico Ⓟ hemolítico

Hämoperikard n Ⓔ hemopericardio m Ⓟ hemopericárdio m

Hämoperitoneum n Ⓔ hemoperitoneo m Ⓟ hemoperitoneu m

Hämophilie f Ⓔ hemofilia f Ⓟ hemofilia f

hämoptoisch Ⓔ hemoptoico Ⓟ hemoptóico

Hämoptyse f Ⓔ hemoptisis f Ⓟ hemoptise f

Hämorrhoide f Ⓔ hemorroide f Ⓟ hemorróida f

Hämosiderin n Ⓔ hemosiderina f Ⓟ hemossiderina m

Hämothorax m Ⓔ hemotórax m Ⓟ hemotórax m

Hand f Ⓔ mano f Ⓟ mão f

Handbewegung f Ⓔ gesto m Ⓟ gesto m

Handfläche f Ⓔ palma f de la mano Ⓟ palma f da mão

Handgelenk n Ⓔ articulación f de la muñeca Ⓟ articulação f do punho

Handrücken m Ⓔ dorso f de la mano Ⓟ planta f da mão

Handschuh m (**Gummihandschuh** m) Ⓔ guante m (de goma) Ⓟ luva f (de borracha)

handschuhförmig Ⓔ en guante Ⓟ em luva

Handwurzel f Ⓔ carpo m Ⓟ carpo m

Haptoglobulin n Ⓔ haptoglobulina f Ⓟ haptoglobulina m

Harnblase f Ⓔ vejiga f Ⓟ bexiga f

Harndrang m, **imperativer** Ⓔ estranguria f Ⓟ urgência f urinária imperativa

Harninkontinenz f Ⓔ continencia f urinaria Ⓟ continência f urinária

Harnleiter m, **Ureter** m Ⓔ uréter m Ⓟ uréter m

Harnretention f Ⓔ retención f urinaria Ⓟ retenção f urinária

Harnröhre f, **Urethra** f Ⓔ uretra f Ⓟ uretra f

Harnsäure f Ⓔ ácido m úrico Ⓟ ácido m úrico

Harnstein m Ⓔ cálculo m de la vejiga Ⓟ cálculo m da bexiga

Harnstoff m Ⓔ urea f Ⓟ ureia f

Harnstrahl m Ⓔ chorro m Ⓟ esguicho m

harntreibend Ⓔ diurético Ⓟ diurético

Harnverhalt m Ⓔ retención f urinaria Ⓟ retenção f urinária

Harnwegsinfekt m Ⓔ infección f urinaria Ⓟ infecção f urinária

Harnzwang m Ⓔ estranguria f Ⓟ estrangúria f

Haschisch n Ⓔ hachís m Ⓟ haxixe m

Hasenscharte f Ⓔ labio m leporino Ⓟ lábio m leporino

häufig Ⓔ corriente Ⓟ corrente

Hausarzt m Ⓔ médico m de familia Ⓟ médico m de família

Hausbesuch m Ⓔ consulta f doméstica Ⓟ consulta f no domicílio

Hausstaubmilbe f Ⓔ ácaro m de polvo doméstico Ⓟ ácaro m do pó da casa

Haut f Ⓔ piel f Ⓟ pele f

Haut-, der Haut Ⓔ cutáneo Ⓟ cutáneo

Hautabschürfung f Ⓔ esfoliación f Ⓟ esfoladela f

Hautarzt/-ärztin m/f Ⓔ dermatólogo/-a m/f Ⓟ dermatologista m/f

Hautbiopsie f Ⓔ biopsia f cutánea Ⓟ biópsia f cutânea

häuten, sich Ⓔ pelarse Ⓟ pelar-se

Hauterscheinung f Ⓔ manifestación f dérmica Ⓟ manifestação f dérmica

Hautfalte f Ⓔ pliegue m cutáneo Ⓟ prega f cutânea

Hautfarbe f (**normal/ blass/ zyanotisch/ ikterisch**) Ⓔ color f de la piel (normal/ pálida/ cianótica/ ictérica) Ⓟ cor f da pele (normal/ pálida/ cianótica/ ictérica)

Hautverletzung f Ⓔ lesión f de la piel Ⓟ lesão f da pele

Hebamme f Ⓔ comadrona f Ⓟ parteira f

Hebephrenie f Ⓔ hebefrenia f Ⓟ hebefrenia f

hecheln Ⓔ rastrillar Ⓟ rastelar

heilen, gesundmachen o. -werden
  Ⓔ curar Ⓟ sarar, curar
Heilpraktiker/-in *m/f* Ⓔ osteópata *m/f*
  Ⓟ osteópata *m/f*
Heilung *f*, **Symptomrückbildung** *f*
  Ⓔ recuperación *f* Ⓟ recuperação *f*
Heilung *f*, **Kur** *f* Ⓔ cura *f* Ⓟ cura *f*
Heim *n* **(Alters-)** Ⓔ lugar *m*, asilo *m*
  Ⓟ lar *m*
heiser Ⓔ ronco Ⓟ rouco
Heiserkeit *f* Ⓔ ronquera *f*
  Ⓟ rouquidão *f*
Hemianopsie *f* **(homonyme)** Ⓔ hemianópsia *f* (homónima) Ⓟ hemianópsia *f* (homónima)
Hemiballismus *m* Ⓔ hemibalismo *m*
  Ⓟ hemibalismo *m*
Hemicolektomie *f* Ⓔ hemicolectomia *f* Ⓟ hemicolectomia *f*
Hemikranie *f* **(chronisch paroxysmale)**
  Ⓔ hemicránea *f* (crónica paroxística), hemicefalea *f* Ⓟ hemicrânia *f*
  (crónica paroxística)
Hemiparese *f* Ⓔ hemiparesia *f*, hemiparexia *f* Ⓟ hemiparésia *f*
Hemisphäre *f* Ⓔ hemisferio *m* Ⓟ hemisfério *m*
Hemisymptomatik *f* **(sensible/ motorische)** Ⓔ hemisintomatología *f* (sen-
  sitiva/ motora) Ⓟ hemisintomatologia *f* (sensitiva/ motora)
Hemmung *f* Ⓔ inhibición *f*
  Ⓟ inibição *f*
Heparinisierung *f* Ⓔ heparinización *f*
  Ⓟ heparinização *f*
Heparinröhrchen *n* Ⓔ tubo *m* con heparina Ⓟ tubo *m* com heparina
Hepatitis *f* **(A,B,C)** Ⓔ hepatitis *f* (por
  virus A,B,C) Ⓟ hepatite *f* (por virus
  A,B,C)
Hepatom *n* Ⓔ hepatoma *m* Ⓟ hepatoma *m*
Hepatomegalie *f* Ⓔ hepatomegalia *f*
  Ⓟ hepatomegália *f*

Hepatosplenomegalie *f* Ⓔ hepatoesplenomegalia *f*
  Ⓟ hepatosplenomegália *f*
Herd *m*, **Fokus** *m* Ⓔ foco *m*
  Ⓟ foco *m*
Heredoataxie *f* Ⓔ ataxia *f* hereditaria
  Ⓟ ataxia *f* hereditária
Hermaphrodit *m* Ⓔ hermafrodita *m*
  Ⓟ hermafrodita *m*
Herniation *f* **unter die Falx cerebri**
  Ⓔ hernia *f* subfalcial Ⓟ hérnia *f*
  subfalcial
Hernie *f* Ⓔ hernia *f* Ⓟ hérnia *f*
Herniotomie *f* Ⓔ herniotomia *f*
  Ⓟ herniotomia *f*
Heroin *n* Ⓔ heroína *f* Ⓟ heroína *m*
Herpes *m* **(labialis/ genitalis/ zoster)**
  Ⓔ herpes *m* (labial/ genital/ zoster)
  Ⓟ herpes *m* (labial/ genital/ zoster)
Herpes-Simplex-Enzephalitis *f* **(HSE)**
  Ⓔ encefalitis *f* por herpes simple
  (EHS) Ⓟ encefalite *f* a herpes simplex (EHS)
hervorrufen Ⓔ provocar Ⓟ provocar
hervorrufen, induzieren Ⓔ inducir
  Ⓟ induzir
Herz *n* Ⓔ corazón *m* Ⓟ coração *m*
Herz-, des Herzens Ⓔ cardíaco
  Ⓟ cardíaco
Herzbeuteltamponade *f* Ⓔ tamponamiento *m* cardíaco Ⓟ tamponamento *m* cardíaco
Herzerkrankung *f* Ⓔ patología *f* cardíaca Ⓟ patologia *f* cardíaca
Herzfrequenz *f* Ⓔ frecuencia *f* cardíaca Ⓟ frequência *f* cardíaca
Herzgeräusche *npl* **(funktionelle/orga-
nische)** Ⓔ soplos *mpl* cardíacos
  (funcionales/ orgánicos) Ⓟ so-
  pros *mpl* (funcionais/ orgânicos)
Herzinfarkt *m* Ⓔ infarto *m* del miocardio Ⓟ enfarte *m* do miocárdio

Herzinsuffizienz f (HI) Ⓔ insuficiencia f cardíaca Ⓟ insuficiência f cardíaca

Herzklappe f Ⓔ válvula f cardíaca Ⓟ válvula f cardíaca

Herzklappenfehler m Ⓔ lesión f valvular Ⓟ lesão f valvular

Herzklopfen n (spürbares) Ⓔ palpitaciones fpl cardíacas Ⓟ palpitação f

Herzkranzgefäß n Ⓔ vaso m coronario Ⓟ vaso m coronário

Herz-Kreislauferkrankung f Ⓔ enfermedad f cardiovascular Ⓟ doença f cardiovascular

Herz-Lungen-Maschine f Ⓔ corazón-pulmón m artificial Ⓟ coraçãopulmão m artificial

Herzmassage f Ⓔ masaje m cardíaco Ⓟ massagem f cardíaca

Herzmuskelerkrankung f Ⓔ miocardiopatía f Ⓟ miocardiopatia f

Herzmuskelhypertrophie f Ⓔ hipertrofia f cardíaca Ⓟ hipertrofia f cardial

Herzrhythmus m Ⓔ ritmo m cardíaco Ⓟ ritmo m cardíaco

Herzschrittmacher m Ⓔ estimulador m cardíaco, marcapasos m , marcapasos m cardíaco Ⓟ estimulador m cardíaco, pace-maker m cardíaco, marcapasso m (bras.)

Herzsilhouette f Ⓔ silueta f cardíaca Ⓟ silhueta f cardíaca

Herzstechen n Ⓔ puntada f en el corazón (popular) Ⓟ pontada f no coração (popular)

Herztöne mpl (verstärkt/abgeschwächt/verdoppelt) Ⓔ sonidos, tonos mpl cardíacos (acentuados/ apagados/ dobles) Ⓟ tons mpl cardíacos (acentuados/ apagados/ desdobrados)

Herzüberleitungsstörung f Ⓔ alteración f de la conducción cardíaca

Ⓟ perturbação f da condução cardíaca

heterogen Ⓔ heterogéneo Ⓟ heterogéneo

heterosexuell Ⓔ heterosexual Ⓟ heterossexual

Heuschnupfen m, **Pollinose** f Ⓔ fiebre f del heno Ⓟ febre f dos fenos

Hiatus m Ⓔ hiato m Ⓟ hiato m

Hiatushernie f Ⓔ hernia f de hiato Ⓟ hérnia f de hiato

Hilfe f (um Hilfe rufen) Ⓔ socorro m, auxilio m (pedir auxilio) Ⓟ socorro m (pedir s.), auxilio

hilflos Ⓔ desamparado Ⓟ desamparado

hilfreich, besorgt Ⓔ solícito Ⓟ solícito

Hilfsmittel n Ⓔ medio m auxiliar Ⓟ meio m auxiliar

Hilus m Ⓔ hilo m Ⓟ hilo m

Hindernis n Ⓔ obstáculo m Ⓟ obstáculo m

hindeuten auf ... Ⓔ sugerir, indicar Ⓟ surger (+ ac.)

hindeutend auf... Ⓔ sugestivo de... Ⓟ sugestivo de...

hinlegen (sich) (auf den Rücken/ Bauch) Ⓔ tumbar(se) (de espaldas/ de barriga) Ⓟ deitar(-se) (de costas/ de barriga)

Hinterhaupt n Ⓔ occipucio m Ⓟ occipício m

Hinterhorn n Ⓔ cuerno m occipital Ⓟ corno m (o cornu m) occipital

Hinterstrang m Ⓔ cordón m posterior Ⓟ cordão f posterior

Hinterwurzel f Ⓔ raíz f posterior Ⓟ raiz f posterior

Hinweis m, **klinischer (auf eine best. Erkrankung)** Ⓔ atributo m clínico (sugestivo del diagnóstico) Ⓟ atributo m clínico (sugestivo do diagnóstico)

Hinweis m, **Zeichen** n, **Leberfleck** m
 Ⓔ signo m, señal f Ⓟ sinal m
Hirn- Ⓔ cerebral Ⓟ cerebral
Hirnblutung f Ⓔ hemorragia f intracerebral Ⓟ hemorragia f intracerebral
Hirndruck m Ⓔ presión f intracraneal (PIC) Ⓟ pressão f intracraneana (PIC)
Hirndruck m, **erhöhter** Ⓔ hipertensión f intracraneana Ⓟ hipertensão f intracraniana
Hirnembolie f Ⓔ embolia f cerebral Ⓟ embolia f cerebral
Hirnfurche f Ⓔ sulcus m cortical Ⓟ sulcus m cortical
Hirnhaut f Ⓔ meninge f Ⓟ meninge f
Hirnhautentzündung f Ⓔ meningitis f Ⓟ meningite f
Hirninfarkt m Ⓔ infarto m cerebral Ⓟ enfarte m cerebral
Hirnnerv m Ⓔ nervio m craneano Ⓟ nervo m craniano
Hirnnerven mpl Ⓔ pares mpl craneales Ⓟ pares mpl craneanos
Hirnödem n Ⓔ edema m cerebral Ⓟ edema m cerebral
Hirnparenchymeinblutungen fpl, **multiple** Ⓔ hemorragias fpl lobulares múltiples Ⓟ hemorragias fpl lobares múltiplas
Hirnschaden m, **hypoxischer** Ⓔ lesión f cerebral anóxica Ⓟ lesão f cerebral anóxica
Hirnschenkel m Ⓔ pedúnculo m cerebral Ⓟ pedúnculo m cerebral
Hirnstamm m Ⓔ tronco m cerebral Ⓟ tronco m cerebral
Hirnsubstanz f (**weiße/ graue**) Ⓔ sustancia f (blanca/ gris) Ⓟ substância f (branca/ cinzenta)
Hirntumor m Ⓔ tumor m intracraneal Ⓟ tumor m intracraniano (o intracraneano)

Hirnvenenthrombose f Ⓔ trombosis f venosa cerebral Ⓟ trombose f venosa cerebral
His'sches Bündel n Ⓔ haz m de His Ⓟ feixe m de His
Histiozyt m Ⓔ histiocito m Ⓟ histiócito m
Histologie f Ⓔ histología f Ⓟ histologia f
histopathologisch Ⓔ histopatológico Ⓟ histopatológico
Hitzewelle f Ⓔ onda f de calor Ⓟ onda f de calor
Hitzschlag f, **Insolation** m Ⓔ insolación f Ⓟ insolação f
HIV positiv Ⓔ seropositivo Ⓟ seropositivo
Höhenkrankheit f Ⓔ enfermedad f de la altitud, enfermedad f hipobárica , mal m de las alturas Ⓟ hipobaropatia f, mal m das alturas
Homogenität f Ⓔ homogeneidad f Ⓟ homogeneidade f
Homöopathie f Ⓔ homeopatía f Ⓟ homeopatia f
homosexuell Ⓔ homosexual Ⓟ homossexual
Homozystinurie f Ⓔ homocistinuria f Ⓟ homocistinúria f
Hordeolum n Ⓔ orzuelo m Ⓟ hordéolo m, órdeolo m (bras.)
Hörfehler m Ⓔ defecto m auditivo Ⓟ défice m auditivo
Hörgerät n Ⓔ audífono m, fonendoscopio m Ⓟ aparelho m acústico (bras.: a. de surdez), fonendoscópio m
Hormon n Ⓔ hormona f Ⓟ hormona f (bras.: hormônio)
Hormonstörung f Ⓔ disturbio m hormonal Ⓟ distúrbio m hormonal
Hörnerv m Ⓔ nervio m auditivo Ⓟ nervo m auditivo

Hörstörung f Ⓔ alteración f de la audición Ⓟ alteração f da audição

Hörtest m Ⓔ prueba f auditiva Ⓟ teste m auditivo

Hörvermögen n Ⓔ capacidad f auditiva Ⓟ audição f

Hufeisenniere f Ⓔ riñón m en herradura Ⓟ rim m em ferradura

Hüfte f Ⓔ cuadril m, cadera f Ⓟ quadril m, anca f

Hüftgelenk n Ⓔ articulación f de la cadera Ⓟ articulação f coxo-femural

Hüftgelenks-Total-Endoprothese f **(TEP)** Ⓔ endoprótesis f total de las caderas Ⓟ endoprótese f total da anca

Hühnerauge n Ⓔ callo m Ⓟ calo m

Hühnerbrust f Ⓔ tórax m de pichón Ⓟ tórax m de pombo

Humerus m Ⓔ húmero m Ⓟ úmero m

humoral Ⓔ humoral Ⓟ humoral

Hunger m Ⓔ hambre m Ⓟ fome f

husten Ⓔ toser Ⓟ tossir

Husten m Ⓔ tos f Ⓟ tosse m

Hustenmittel n Ⓔ pectoral m Ⓟ peitoral m

Hustensaft m Ⓔ jarabe m pectoral Ⓟ xarope m para a tosse

Hydradenitis f Ⓔ hidroadenitis f Ⓟ hidradenite f

Hydramnion n Ⓔ hidramnios m Ⓟ hidrámnio m (bras.: hidrâmnio m)

Hydratation f Ⓔ hidratación f Ⓟ hidratação f

Hydromyelie f Ⓔ hidromielia f Ⓟ hidromielia f

Hydronephrose f Ⓔ hidronefrosis f Ⓟ hidronefrose f

Hydrophobie f Ⓔ hidrofobia f Ⓟ hidrofobia f

Hydrops fetalis m Ⓔ hidropsis f fetalis Ⓟ hidropsis f fetalis

Hydrozephalus m Ⓔ hidrocefalia f Ⓟ hidrocefalia f (bras.: hidrocéfalo m)

Hygrom n Ⓔ higroma m Ⓟ higroma m

Hymen n Ⓔ himen m Ⓟ hímen m

Hypakusis f Ⓔ hipoacusia f Ⓟ hipoacúsia f

Hypästhesie f **(des rechten Armes)** Ⓔ hipoestesia f (del brazo derecho) Ⓟ hipostesia f (ao braço direito)

Hyperaktivität f Ⓔ hiperactividad f Ⓟ hiperactividade f

Hyperakusis f Ⓔ hiperacusia f Ⓟ hiperacúsia f

Hyperalgesie f Ⓔ hiperalgesia f Ⓟ hiperalgesia f

Hyperämie f Ⓔ hiperemia f Ⓟ hiperémia f

Hyperbilirubinämie f Ⓔ hiperbilirrubinemia f Ⓟ hiperbilirrubinemia f

hyperchrom Ⓔ hipercrómico Ⓟ hipercrómico

hyperdens Ⓔ hiperdenso Ⓟ hiperdenso

Hyperdensität f Ⓔ hiperdensidad f Ⓟ hiperdensidade f

Hyperemesis f **gravidarum** Ⓔ hiperemesis f gravídica Ⓟ hiperémese f gravídica

Hyperglykämie f Ⓔ hiperglucemia f Ⓟ hiperglicémia f

Hyperhidrose f, **Schwitzen** n, **vermehrtes** Ⓔ hiperhidrosis f Ⓟ hiperhidrose f

Hyperkaliämie f Ⓔ hipercaliemia f Ⓟ hipercaliémia f

Hyperkapnie f Ⓔ hipercapnia f Ⓟ hipercapnia f

Hyperkeratose f Ⓔ hiperqueratosis f Ⓟ hiperqueratose f

Hyperkinese f Ⓔ hipercinesia f Ⓟ hipercinésia f

Hyperlipidämie f Ⓔ hiperlipidemia f Ⓟ hiperlipidémia f (bras.: hiperlipemia f)

Hypernatriämie f Ⓔ hipernatremia f Ⓟ hipernatrémia f

Hypernephrom n Ⓔ hipernefroma m Ⓟ hipernefroma m

Hyperpathie f Ⓔ hiperpatía f Ⓟ hiperpatia f

Hyperpituitarismus m Ⓔ hiperpituitarismo m Ⓟ hiperpituitarismo m

Hyperreflexie f (der Muskeleigenreflexe) Ⓔ hiperreflexia f (osteotendinosa) Ⓟ hiperreflexia f (osteotendinosa)

Hypersomnie f (Tagesschläfrigkeit f, vermehrte) Ⓔ hipersomnia f (diurna) Ⓟ hipersó(m)nia f (diurna)

Hypertelorismus m Ⓔ hipertelorismo m Ⓟ hipertelorismo m

Hyperthermie f (maligne) Ⓔ hipertermia f (maligna (HM)) Ⓟ hipertermia f (maligna (HM))

Hypertrichosis f Ⓔ hipertricosis f Ⓟ hipertricose f

Hypertrophie f Ⓔ hipertrofia f Ⓟ hipertrofia f

Hyperventilation f Ⓔ hiperventilación f Ⓟ hiperpneia f

Hypnose f Ⓔ hipnosis f Ⓟ hipnose f

Hypochonder m, **hypochondrisch** (adj.) Ⓔ hipocondríaco (m+ adj.) Ⓟ hipocondríaco (m + adj.)

Hypochondrie f Ⓔ hipocondría f Ⓟ hipocôndria f

hypochrom Ⓔ hipocrómico Ⓟ hipocrómico (bras.: hipocrômico)

hypodens Ⓔ hipodenso Ⓟ hipodenso

Hypodensität f Ⓔ hipodensidad f Ⓟ hipodensidade f

Hypoglykämie f Ⓔ hipoglucemia f Ⓟ hipoglicémia f

Hypokapnie f Ⓔ hipocapnia f Ⓟ hipocapnia f

Hypokinese f Ⓔ hipocinesia f Ⓟ hipoquinésia f (o hipocinésia f)

Hypokoagulation f Ⓔ hipocoagulación f Ⓟ hipocoagulação f

Hyponatriämie f Ⓔ hiponatremia f Ⓟ hiponatrémia f

Hypopharynx m Ⓔ hipofaringe f Ⓟ hipofaringe m

Hypophonie f Ⓔ hipofonía f Ⓟ hipofonia f

Hypophyse f Ⓔ hipófisis f Ⓟ hipófise f

Hypophysen- Ⓔ pituitario Ⓟ pituitário

Hypophysenadenom n Ⓔ adenoma m de hipófisis m (pituitario) Ⓟ adenoma m da hipófise

Hypopituitarismus m Ⓔ hipopituitarismo m Ⓟ hipopituitarismo m

Hypoplasie f Ⓔ hipoplasia f Ⓟ hipoplasia f

hypoplastisch Ⓔ hipoplásico Ⓟ hipoplásico

Hypospadie f Ⓔ hipospadias f Ⓟ hipospádia f

Hypotelorismus m Ⓔ hipotelorismo m Ⓟ hipotelorismo m

Hypotension f (orthostatische) Ⓔ hipotensión f (ortostática) Ⓟ hipotensão f (ortostática)

Hypothalamus m Ⓔ hipotálamo m Ⓟ hipotálamo m

Hypothenar m Ⓔ hipotenar m Ⓟ hipotenar f

Hypothermie f Ⓔ hipotermia f Ⓟ hipotermia f

Hypothese f Ⓔ hipótesis f Ⓟ hipótese f

Hypotonie f Ⓔ hipotonía f Ⓟ hipotonia f

Hypovolämie f Ⓔ hipovolemia f Ⓟ hipovolémia f

hypovolämisch Ⓔ hipovolémico Ⓟ hipovolémico

Hypoxie f Ⓔ hipoxia f Ⓟ hipóxia f

Hysterektomie *f* Ⓔ histerectomía *f*
 Ⓟ histerectomia *f*
Hysterie *f* Ⓔ histeria *f* (o histerismo *m*) Ⓟ histeria *f* (o histerismo *m*)
hysterisch Ⓔ histérico Ⓟ histérico
Hysterosalpingographie *f* Ⓔ histerosalpingografía *f* Ⓟ histerosalpingografia *f*
Hysterozele *f* Ⓔ uterocele *f* Ⓟ histerocelo *f*

I

iatrogen Ⓔ iatrogénico Ⓟ iatrogénico

Ichstörung f Ⓔ alteración f del yo Ⓟ perturbação f do eu

Ichthyose f Ⓔ ictiosis f Ⓟ ictiose f

Ideenflucht f Ⓔ fuga f de ideas Ⓟ fuga f das ideias

identisch Ⓔ idéntico Ⓟ idêntico

idiopathisch Ⓔ idiopático Ⓟ idiopático

Idiot m Ⓔ idiota m Ⓟ idiota m

Idiotie f Ⓔ idiocia f Ⓟ idiotia f

ignorieren, nicht wissen Ⓔ ignorar Ⓟ ignorar

iktal Ⓔ ictal Ⓟ ictal

ikterisch Ⓔ ictérico Ⓟ ictérico

Ikterus m **(cholestatischer)** Ⓔ ictericia f (colestática) Ⓟ icterícia f (colestática)

Ileitis f Ⓔ ileitis f Ⓟ ileíte f

Ileum n Ⓔ íleo m Ⓟ íleo m

Ileus m **(paralytischer)** Ⓔ íleo m (paralítico) Ⓟ íleo m (paralítico)

imbezil Ⓔ imbécil Ⓟ imbecil

Imbezillität f Ⓔ imbecilidad f Ⓟ imbecilidade f

Immobilität f Ⓔ inmobilidad f Ⓟ imobilidade f

immun (gegen…) Ⓔ inmune (a…) Ⓟ imune (a…)

Immunelektrophorese f Ⓔ inmunoelectroforesis f Ⓟ imunoelectroforese f

Immunfluoreszenz f Ⓔ inmunofluorescencia f Ⓟ imunofluorescência f

Immunglobulin n Ⓔ inmunoglobulina f Ⓟ imunoglobulina f

immunisieren Ⓔ inmunizar Ⓟ imunizar

Immunisierung f **(gegen…)** Ⓔ inmunización f (contra…) Ⓟ imunização f (contra…)

Immunität f **(gegen…)** Ⓔ inmunidad f (a…) Ⓟ imunidade f (a…)

Immunkomplex m Ⓔ complejo m inmune, inmunocomplejo m Ⓟ complexo m imune, imunocomplexo m

Immunkomplexablagerung f Ⓔ deposición f de complejos inmunes Ⓟ deposição f de complexos imunes

Immunologie f Ⓔ inmunología f Ⓟ imunologia f

immunologisch Ⓔ inmunológico Ⓟ imunológico

Immunsuppression f Ⓔ inmunosupresión f Ⓟ imunosupressão f

immunsupprimiert Ⓔ inmunodeprimido Ⓟ imunodeprimido

Immunsystem n Ⓔ sistema m inmune Ⓟ sistema m imune (o imunológico)

Immunvaskulitis f Ⓔ inmunovasculitis f Ⓟ imunovasculite f

Impetigo f Ⓔ impétigo m Ⓟ impétigo m

Impfpaß m Ⓔ cartón m de vacunas Ⓟ cartão m das vacinas

Impfung f Ⓔ vacunación f Ⓟ vacinação f

Implantat n Ⓔ implante m Ⓟ implante m

Implantierung f Ⓔ implantación f Ⓟ implantação f

impotent Ⓔ impotente Ⓟ impotente

Impotenz f Ⓔ impotencia f Ⓟ impotência f

impulsiv Ⓔ impulsivo Ⓟ impulsivo

Impulsiv-Petit-Mal m Ⓔ Pequeño Mal m impulsivo Ⓟ Pequeno Mal m impulsivo

in Ruhe Ⓔ en reposo Ⓟ em repouso

Inappetenz f Ⓔ inapetencia f Ⓟ inapetência f

Indikation f (für…) Ⓔ indicación f
(de…) Ⓟ indicação f (de…)
indiziert (ist i. bei…) Ⓔ indicado (es i.
con…) Ⓟ indicado (é i. com…)
Infarkt m **(migränöser/ 'stiller')** Ⓔ infarto m (migrañoso/ silencioso)
Ⓟ enfarte m (migranoso/ silencioso), infarto m (bras.)
Infarkt m, **ischämischer** Ⓔ accidente
isquémico Ⓟ acidente m isquémico
Infarzierung f Ⓔ infartización f
Ⓟ enfartização f
Infektion f, **Entzündung** f Ⓔ infección f Ⓟ infecção f
infektiös Ⓔ infeccioso Ⓟ infeccioso
infertil Ⓔ infértil Ⓟ infértil
Infertilität f Ⓔ infertilidad f Ⓟ infertilidade f
Infiltrat n Ⓔ infiltrado m Ⓟ infiltrado m
Infiltration f Ⓔ infiltración f
Ⓟ infiltração f
infiltrieren Ⓔ infiltrar Ⓟ infiltrar
infolge (von…) Ⓔ debido (a…)
Ⓟ devido (a…)
Information f Ⓔ información f
Ⓟ informação f
Infrarotlicht n Ⓔ rayos mpl infrarrojos Ⓟ raios mpl infravermelhos
Infusion f Ⓔ infusión f Ⓟ infusão f
Inhalation n Ⓔ inhalación f
Ⓟ inalação f
inhalieren Ⓔ inhalar Ⓟ inalar
Inhibitor m Ⓔ inhibidor m Ⓟ inibidor m
Injektion f **(konjunktivale)** Ⓔ inyección f (conjuntival) Ⓟ inje(c)ção f
(conjuntival)
injizieren Ⓔ inyectar Ⓟ inje(c)tar
inkarzeriert Ⓔ incarcerado Ⓟ encarcerado
inkonstant Ⓔ inconstante Ⓟ inconstante
Inkontinenz f **(Stuhl-/ Harn-/ bei Tag/
nachts/ gelegentliche/ totale)/**

Ⓔ incontinencia f (intestinal/ urina-
ria/ diurna/ nocturna/ ocasional/ total) Ⓟ incontinência f (intestinal/
urinária/ diurna/ nocturna/ ocasio-
nal/ total)
Inkubation f Ⓔ incubación f
Ⓟ incubação f
Inkubationszeit f Ⓔ período m de incubación Ⓟ período m de
incubação
Inkubator m Ⓔ incubadora f Ⓟ incubadora f
Innenohr n Ⓔ oído m interno Ⓟ ouvido m interno
Innenseite f Ⓔ cara f interna
Ⓟ face f interna
Innervationsgebiet n Ⓔ zona f de
inerva ción Ⓟ zona f de inervação
innervieren Ⓔ enervar, enfadar
Ⓟ enervar
inoperabel Ⓔ inoperable
Ⓟ inoperável
insbesondere Ⓔ especialmente
Ⓟ nomeadamente
Insektenstich m Ⓔ picada f de insecto
Ⓟ picada f de inse(c)to
Insemination f Ⓔ inseminación f
Ⓟ inseminação f
Insolation f, **Hitzschlag** m Ⓔ insolación f Ⓟ insolação f
Inspektion f Ⓔ inspección f Ⓟ in-
spe(c)ção f
instabil Ⓔ inestable Ⓟ instável
Insuffizienz f Ⓔ insuficiencia f Ⓟ insuficiência f
Insulin n Ⓔ insulina f Ⓟ insulina f
insulinabhängig Ⓔ insulinodependiente Ⓟ insulinodependente
Intelligenz f Ⓔ inteligencia f Ⓟ inteligência f
Intensivstation f Ⓔ unidad f de cuidados intensivos (UVI) Ⓟ unidade f
de cuidados intensivos
Intentionstremor m Ⓔ temblor m intencional Ⓟ tremor m intencional

Interaktion f (medikamentöse) Ⓔ interacción f (medicamentosa) Ⓟ interacção f (medicamentosa)

Interferon n Ⓔ interferón m Ⓟ interferão m

Interkostalraum m Ⓔ espacio m intercostal Ⓟ espaço m intercostal

intermittierend Ⓔ intermitente Ⓟ intermitente

international normalized ratio (INR) (Prothrombinzeit geteilt durch Normalwert) Ⓔ international normalised ratio (INR) Ⓟ international normalised ratio (INR)

interstitiell Ⓔ intersticial Ⓟ intersticial

Intertrigo n Ⓔ intertrigo m Ⓟ intertrigo m (o intertrigem m)

intracraniell Ⓔ intracraneano Ⓟ intracraneano

intramuskulär (i.m.) Ⓔ intramuscular (i.m.) Ⓟ intramuscular (i.m.)

intrathekal Ⓔ intratecal Ⓟ intratecal

intravenös (i.v.) Ⓔ endovenoso (e.v.), intravenoso (i.v.) Ⓟ endovenoso (e.v.), intravenoso (i.v.)

Intubation f (endotracheale) Ⓔ intubación f (endotraqueal), entubación f Ⓟ entubação f (endotraqueal), intubação f

intubiert Ⓔ intubado Ⓟ entubado

intuitiv Ⓔ intuitivo Ⓟ intuitivo

Invagination f Ⓔ invaginación f Ⓟ invaginação f

invasiv Ⓔ invasivo Ⓟ invasivo

Inversion f Ⓔ inversión f Ⓟ inversão f

Inversionsosteotomie f Ⓔ osteotomía f de inversión Ⓟ osteotomia f de inversão

Inzest m Ⓔ incesto m Ⓟ incesto m

Inzidenz f Ⓔ incidencia f Ⓟ incidência f

Inzision f, **Schnitt** m Ⓔ incisión f Ⓟ incisão f

Ion n Ⓔ ión m Ⓟ ião m, íon m (bras.)

Ionogramm n Ⓔ ionograma m Ⓟ ionograma m

ipsilateral Ⓔ ipsilateral Ⓟ ipsilateral

Iridozyklitis f Ⓔ iridociclitis f Ⓟ iridociclite f

Iris f Ⓔ iris f Ⓟ íris f

Iritis f Ⓔ iritis f Ⓟ irite f

irrelevant Ⓔ sin importancia f Ⓟ sem importância f

Irrtum m Ⓔ engaño m Ⓟ engano m

Ischämie f Ⓔ isquemia f Ⓟ isquémia f

ischämisch Ⓔ isquémico Ⓟ isquémico

Ischialgie f Ⓔ ciática f Ⓟ ciática f

isokor Ⓔ isocórico Ⓟ isocórico

isolieren Ⓔ aislar Ⓟ isolar

isoliert Ⓔ aislado Ⓟ isolado

Isolierung f Ⓔ aislamiento m Ⓟ isolamento m

isometrisch Ⓔ isométrico Ⓟ isométrico

isotonisch Ⓔ isotónico Ⓟ isotónico

Isotop n (radioaktives) Ⓔ isótopo m (radioativo) Ⓟ isótopo m (radioativo)

Isthmus m Ⓔ istmo m Ⓟ istmo m

J

Jacksonanfall *m* Ⓔ crisis *f* Jacksoniana Ⓟ crise *f* Jacksoniana

Jähzorn *m* Ⓔ irascibilidad *f* Ⓟ irascibilidade *f*

jammern Ⓔ lamentarse Ⓟ lamentarse

Jejunostomie *f* Ⓔ yeyunostomía *f* Ⓟ jejunostomia *f*

Jejunum *n* Ⓔ yeyuno *m* Ⓟ jejuno *m*

Jod *n* Ⓔ yodo *m* Ⓟ iodo *m*

jucken Ⓔ picar Ⓟ coçar (bras.)

Juckreiz *m*, **Pruritus** *m* (**jucken**) Ⓔ picor *m*, prurito *m* (picar) Ⓟ comichão *f* (dar c.)

Jugendlicher/e *m/f* Ⓔ adolescente *m/f* Ⓟ adolescente *m/f*

K

Kachexie f Ⓔ caquexia f Ⓟ caquexia f

Kaiserschnitt m Ⓔ cesárea f Ⓟ cesariana f

Kala-Azar m Ⓔ kala-azar m Ⓟ calazar m

Kalium n Ⓔ potasio m Ⓟ potássio m

Kalkaneus m Ⓔ calcáneo m Ⓟ calcâneo m

Kalorie f Ⓔ caloría f Ⓟ caloria f

Kalotte f Ⓔ calota f Ⓟ calota f

Kaltschweiß m Ⓔ sudoración f fría Ⓟ suores mpl frios

Kalzium n (o Calcium n) Ⓔ calcio m Ⓟ cálcio m

kapillär Ⓔ capilar Ⓟ capilar

Kapillargefäß n Ⓔ vaso m capilar Ⓟ vaso m capilar

Kapsel f Ⓔ cápsula f Ⓟ cápsula f

Karbunkel m Ⓔ carbunco m, carbúnculo m Ⓟ carbúnculo m

Kardia f (Magen-) Ⓔ cardias m Ⓟ cárdia f

Kardioembolie f Ⓔ ataque m cardioembólico Ⓟ acidente m cardioembólico

kardiogen Ⓔ cardiogénico Ⓟ cardiogénico

Kardiologe/-in m/f Ⓔ cardiólogo m/f Ⓟ cardiologista m/f

Kardiologie f Ⓔ cardiología f Ⓟ cardiologia f

Kardiomegalie f Ⓔ cardiomegalia f Ⓟ cardiomegalia f

Kardiomyopathie f (obstruktive) Ⓔ cardiomiopatía f (obstructiva) Ⓟ cardiomiopatia f (obstrutiva)

kardiovaskulär Ⓔ cardiovascular Ⓟ cardiovascular

Karies f Ⓔ caries f Ⓟ cárie f

kariös Ⓔ con caries Ⓟ cariado

Karotisgeräusch n Ⓔ soplo m carotídeo Ⓟ sopro m carotídeo

Karpaltunnel m Ⓔ túnel m carpiano Ⓟ túnel m cárpico

Karpaltunnelsyndrom n Ⓔ síndrome m del túnel carpiano Ⓟ síndroma m do túnel cárpico (o carpiano)

Karyotyp m Ⓔ cariotipo m Ⓟ cariótipo m

Kaskade f Ⓔ cascada f Ⓟ cascata f

Kassenarzt m Ⓔ médico m de la seguridad social Ⓟ médico m da caixa

Kassenpatient m Ⓔ enfermo m de la seguridad social Ⓟ doente m da caixa

Katabolismus m Ⓔ catabolismo m Ⓟ catabolismo m

Kataplexie f Ⓔ cataplexia f Ⓟ cataplexia f

Katarakt f Ⓔ cataratas f Ⓟ cataratas f

Katarrh m Ⓔ catarro m Ⓟ catarro m

Katastrophe f Ⓔ catástrofe f Ⓟ catástrofe f

Katastrophengebiet n Ⓔ zona f catastrófica Ⓟ zona f de catástrofe

Katatonie f Ⓔ catatonia f Ⓟ catatonia f

Katecholamin n Ⓔ catecolaminas f Ⓟ catecolamina f

Katheter m Ⓔ catéter m Ⓟ cateter m

Katheterisierung f (der Blase) Ⓔ sondaje m uretral Ⓟ algaliação f

Kauen n Ⓔ masticación f Ⓟ mastigação f

Kausalgie f Ⓔ causalgia f Ⓟ causalgia f

Kausalzusammenhang m Ⓔ nexo m causal Ⓟ nexo m causal

kauterisieren Ⓔ cauterizar Ⓟ cauterizar

Kaverne f Ⓔ caverna f Ⓟ caverna f

kavernös Ⓔ cavernoso Ⓟ cavernoso

Kehlkopf *m* Ⓔ laringe *f* Ⓟ laringe *f*

Keimzelle *f* Ⓔ célula *f* germinativa
Ⓟ célula *f* germinativa

Keloid *n* Ⓔ queloide *m* Ⓟ quelóide *m*

Kephalhämatom *n* Ⓔ cefalohematoma *m* Ⓟ cefalo-hematoma *m*

Keratitis *f* Ⓔ queratitis *f* Ⓟ queratite *f*

Keratomalazie *f* Ⓔ queratomalacia *f*
Ⓟ queratomalazia *f*

Keratose *f* **(aktinische)** Ⓔ ceratosis *f*
(actínica) Ⓟ ceratose *f* (actínica)

Kern *m* Ⓔ núcleo *m* Ⓟ núcleo *m*

Kernikterus *m* Ⓔ Kernicterus *m*
Ⓟ Kernicterus *m*

Kernspin *n* Ⓔ resonancia *f* Ⓟ ressonância *f*

Kernspintomografie *f* **(MNR)** Ⓔ resonancia *f* magnética nuclear (RMN)
Ⓟ ressonância *f* magnética nuclear
(RMN)

Ketoazidose *f* Ⓔ cetoacidosis *f* Ⓟ cetoacidose *f*

Ketonkörper *m* Ⓔ acetona *m*
Ⓟ corpo *m* cetónico

Ketose *f* Ⓔ cetosis *f* Ⓟ cetose *f*

Keuchhusten *m* Ⓔ tos *f* ferina
Ⓟ tosse *f* convulsa, coqueluche *f*
(bras.)

Kieferhöhle *f* Ⓔ seno *m* maxilar
Ⓟ seio *m* maxilar

Kielbrust *f* Ⓔ tórax *m* en quilla Ⓟ tórax *m* em quilha

Kinderarzt/-ärztin *m/f* Ⓔ pediatra *m/f*
Ⓟ pediatra *m/f*

Kindersterblichkeit *f* Ⓔ mortalidad *f*
infantil Ⓟ mortalidade *f* infantil

Kindesmißhandlung *f* Ⓔ abuso *m* de
menores Ⓟ violência *f* contra crianças

Kindheit *f* Ⓔ infancia *f*, niñería *f*
Ⓟ infância *f*, meninice *f*

Kinetose *f* Ⓔ cinetosis *f* Ⓟ cinetose *f*

Kinn *n* Ⓔ mentón *m* Ⓟ mento *m*,
queixo *m*

Kitzeln *n* Ⓔ cosquillas *fpl* Ⓟ cócegas *fpl*

Klage *f*, **Beschwerde** *f* Ⓔ queja *f*
Ⓟ queixa *f*

klagen (über...) Ⓔ quejarse (de...)
Ⓟ queixar-se (de...)

klagsam Ⓔ quejoso Ⓟ queixoso

Klammer *f* Ⓔ grapa *f* Ⓟ érina *f*

Klang *m*, **Ton** *m* Ⓔ son *m*, sonido *m*
Ⓟ som *m*

Klappenerkrankung *f* **(rheumatische)**
Ⓔ valvulopatía *f* (reumática)
Ⓟ valvulopatia *f* (reumática)

Klappenersatz *m*, **Herzklappe** *f*, **künstliche** Ⓔ prótesis *f* valvular Ⓟ pró-
tese *f* valvular

klar, hell Ⓔ claro Ⓟ claro

Klärung *f* Ⓔ esclarecimiento *m*
Ⓟ esclarecimento *m*

Klassifikation *f* Ⓔ clasificación *f*
Ⓟ classificação *f*

Klaustrophobie *f* Ⓔ claustrofobia *f*
Ⓟ claustrofobia *f*

klebend Ⓔ adhesivo Ⓟ adesivo

Kleinhirn- Ⓔ cerebeloso Ⓟ cerebeloso

Kleinhirn *n* Ⓔ cerebelo *m* Ⓟ cerebelo *m*

Kleinhirnbrückenwinkel *m*
Ⓔ ángulo *m* ponto-cerebeloso
Ⓟ ângulo *m* ponto cerebeloso

Kleinhirninfarkt *m* Ⓔ infarto *m* cerebeloso Ⓟ enfarte *m* cerebeloso

Kleinhirntonsillen *fpl* Ⓔ amígdalas *fpl*
cerebelares Ⓟ amígdalas *fpl* cerebelosas

Klemme *f* Ⓔ pinza *f* Ⓟ pinça *f*

Kleptomanie *f* Ⓔ cleptomanía *f*
Ⓟ cleptomania *f*

Klimakterium *n* Ⓔ climaterio *m*
Ⓟ climatério *m*

Klinik *f* Ⓔ clínica *f* Ⓟ clínica *f*

klinisch (*adj.*) Ⓔ clínico (*adj.*) Ⓟ clínico (*adj.*)

klinisch (*adv.*) Ⓔ clínicamente (*adv.*) Ⓟ clínicamente (*adv.*)

Klistier *n* Ⓔ enema *m* Ⓟ clister *m*

Klitoris *f* Ⓔ clítoris *m* Ⓟ clitóris *f*

klonisch Ⓔ clónico Ⓟ clónico (bras.: clônico)

Klonus *m* (erschöpflicher) Ⓔ clono *m* (o clonus *m* (agotable)) Ⓟ clónus *m* (esgotável)

klopfen, perkutieren Ⓔ percutir Ⓟ percutir

Klumpfuß *m* Ⓔ pie *m* equino Ⓟ pé *m* equino

Knie *n* Ⓔ rodilla *f* Ⓟ joelho *m*

knieend, im Knieen Ⓔ arrodillado Ⓟ ajoelhado

Kniekehle *f* Ⓔ corva *f* Ⓟ jarrete *m*

Kniescheibe *f* Ⓔ rótula *f* Ⓟ rótula *f*

Knochen *m* Ⓔ hueso *m* Ⓟ osso *m*

Knochen-, des Knochens Ⓔ óseo Ⓟ ósseo

Knochenalter *n* Ⓔ edad *f* ósea Ⓟ idade *f* óssea

Knochendichte *f* Ⓔ densidad *f* ósea Ⓟ densidade *f* óssea

Knochenhaut *f*, Periost *n* Ⓔ periostio *m* Ⓟ periósteo *m*

Knochenhautentzündung *f* Ⓔ periostitis *f* Ⓟ periostite *f*

Knochenimplantat *n* Ⓔ implante *m* óseo Ⓟ implante *m* ósteo

Knochenmark *n* Ⓔ médula *f* ósea Ⓟ medula *f* óssea

Knochenmarksdepression *f* Ⓔ depresión *f* de la médula ósea Ⓟ depressão *f* da medula óssea

Knochenmarkstransplantation *f* Ⓔ osteoplastia *f*, trasplante *m* de médula Ⓟ transplante *m* de medula

Knochensplitter *m* Ⓔ esquirla *f* Ⓟ esquírola *f*

Knorpel *m* Ⓔ cartílago *m* Ⓟ cartilagem *f*

knorpelig Ⓔ cartilaginoso Ⓟ cartilaginoso

Knötchen *n*, Nodulus *m* Ⓔ nódulo *m* Ⓟ nódulo *m*

Knoten *m* Ⓔ nudo *m* Ⓟ nó *m*

Koagel *m* Ⓔ coágulo *m* Ⓟ coágulo *m*

koaguliert Ⓔ coagulado Ⓟ coagulado

Koagulation *f*, Gerinnung *f* Ⓔ coagulación *f* Ⓟ coagulação *f*

Kochsalzlösung *f* (physiologische/ isotonische) Ⓔ solución *f* salina (fisiólogico/ isotónico) Ⓟ soro *m* (fisiólogico/ isotónico)

Koffein *n* Ⓔ cafeína *f* Ⓟ cafeína *f*

kohärent Ⓔ coherente Ⓟ coerente

Kohlendioxid *n* (CO_2) Ⓔ dióxido *m* de carbono (CO_2) Ⓟ dióxido *m* de carbono (CO_2)

Koitus *m*, Geschlechtsverkehr *m* Ⓔ coito *m* Ⓟ coito *m*

Kokke *f* Ⓔ coco *m* Ⓟ coco *m*

Kolik *f* Ⓔ cólico *m* Ⓟ cólica *f*

Kollabierung *f* Ⓔ colapsación *f* Ⓟ colapsação *f*

kollaborieren Ⓔ colaborar Ⓟ colaborar

Kollagen *n* Ⓔ colágeno *m* Ⓟ colagénio *m*

Kollagenose *f* Ⓔ colagenosis *f* Ⓟ colagenose *f*

Kollaps *m* Ⓔ colapso *m* Ⓟ colapso *m*

Kollateralkreislauf *m* Ⓔ circulación *f* colateral Ⓟ circulação *f* colateral

Kollege/-in *m/f* Ⓔ colega *m/f* Ⓟ colega *m/f*

kolloidal Ⓔ coloidal Ⓟ coloidal

Kolloidzyste *f* Ⓔ quiste *m* coloide Ⓟ quisto *m* coloide

Kolobom *n* Ⓔ coloboma *m* Ⓟ coloboma *m*

Koloskopie *f* Ⓔ colonoscopia *f* Ⓟ colonoscopia *f*

Kolostrum *n* Ⓔ calostro *m* Ⓟ colostro *m*

Kolpitis f Ⓔ colpitis f Ⓟ colpite f

Kolposkop n Ⓔ colposcópio m
  Ⓟ colposcópio m

Kolposkopie f Ⓔ colposcopia f
  Ⓟ colposcopia f

Koma n, **Coma** n **(hepaticum)**
  Ⓔ coma m (hepático) Ⓟ coma m
  (hepático)

Kombination f **(mit…)** Ⓔ combinación f (con…) Ⓟ combinação f
  (com…)

Komedone f Ⓔ comedón m
  Ⓟ comedão m

Kompartmentsyndrom n Ⓔ síndrome m compartimental Ⓟ síndroma m compartimental

kompensiert Ⓔ compensado
  Ⓟ compensado

Komplement n Ⓔ complemento m
  Ⓟ complemento m

Komplex m Ⓔ complejo m Ⓟ complexo m

Komplikation f Ⓔ complicación f
  Ⓟ complicação f

kompliziert Ⓔ complicado Ⓟ complicado

Kompresse f Ⓔ compresa f Ⓟ compressa f

komprimierend Ⓔ compresivo
  Ⓟ compressivo

Kondition f Ⓔ condición f
  Ⓟ condição f

Kondom n Ⓔ preservativo m Ⓟ preservativo m

Kondyle f Ⓔ cóndilo m Ⓟ côndilo m

Kondylom n Ⓔ condiloma m Ⓟ condiloma m

Konfabulation f Ⓔ confabulación f
  Ⓟ confabulação f

Konfiguration f **(Aortenk.)** Ⓔ configuración f (c. aórtica, c. de aorta)
  Ⓟ configuração f (c. aórtica)

Konisation f Ⓔ conización f
  Ⓟ conização f

konjugiert Ⓔ conjugado Ⓟ conjugado

Konjunktiva f, **Bindehaut** f Ⓔ conjuntiva f Ⓟ conjunctiva f

Konjunktivitis f Ⓔ conjuntivitis f
  Ⓟ conjunctivite f

konservativ Ⓔ conservador Ⓟ conservador

Konsistenz f Ⓔ consistencia f
  Ⓟ consistência f

konstitutionell Ⓔ constitucional
  Ⓟ constitutional

Konstitutionstyp m Ⓔ tipo m de constituición Ⓟ tipo m constituição

Kontakt m Ⓔ contacto m Ⓟ contacto m

Kontaktekzem n Ⓔ eczema m de contacto Ⓟ eczema m de contacto

Kontaktlinsen fpl Ⓔ lentes mpl de contacto Ⓟ lentes mpl de contacto

kontaminiert Ⓔ contaminado
  Ⓟ contaminado

Kontraindikation f Ⓔ contraindicación f Ⓟ contra-indicação f

kontraktil Ⓔ contráctil Ⓟ contrátil

Kontraktion f Ⓔ contracción f
  Ⓟ contracção f

Kontraktur f **(Dupuytren´sche K.)**
  Ⓔ contractura f (c. de Dupuytren)
  Ⓟ contra(c)tura f (c. de Dupuytren)

Kontrastmittel n **(mit/ ohne)** Ⓔ medio m de contraste m, contraste m)
  (con/ sin) Ⓟ meio m de contraste m (com/ sem)

Kontrastmittel n Ⓔ contraste m, medio m de contraste Ⓟ contraste m

Kontrastmittel n Ⓔ producto m de
  contraste Ⓟ produto m de contraste (o contraste)

Kontrastmittelanreicherung f **(ringförmige)** Ⓔ captación f (de producto)
  de contraste anular Ⓟ captação f
  (do produto) de contraste (em anel)

Kontrolle *f* **(engmaschige)** Ⓔ control *m* (apretado) Ⓟ controlo *m* (apertado)

Kontur *f* **(regelmäßige)** Ⓔ contorno *m* (regular) Ⓟ contorno *m* (regular)

Kontusion *f*, **Quetschung** *f* Ⓔ contusión *f* Ⓟ contusão *f*

Konus *m* Ⓔ cono *m* Ⓟ cone *m*

Konussyndrom *n* Ⓔ síndrome *m* del cono Ⓟ síndroma *m* do cone

konventionell Ⓔ convencional Ⓟ convencional

Konvulsion *f*, Ⓔ convulsión *f* Ⓟ convulsão *f*

Konzentrat *n* Ⓔ concentrado *m* Ⓟ concentrado *m*

Konzentration *f* Ⓔ concentración *f* Ⓟ concentração *f*

Konzentrationsschwierigkeit *f* Ⓔ dificultades *fpl* de concentración Ⓟ dificuldades *fpl* de concentração

Konzentrationsstörung *f* Ⓔ despiste *m* Ⓟ desatenção *f*

konzentrisch Ⓔ concéntrico Ⓟ concêntrico

Konzeption *f* Ⓔ concepción *f* Ⓟ concepção *f*

Koordination *f* Ⓔ coordinación *f* Ⓟ coordenação *f*

Koordinationsstörung *f* Ⓔ incoordinación *f* Ⓟ incoordenação *f*

koordinieren Ⓔ coordinar Ⓟ coordenar

Kopf *m* Ⓔ cabeza *f* Ⓟ cabeça *f*

Kopfhaut *f* **(behaarte)** Ⓔ scalp *m*, cuero *m* (cabelludo) Ⓟ escalpe *m*, couro *m* (cabeludo)

Kopflaus *f* Ⓔ piojo *m* Ⓟ piolho *m*

Kopfschmerz *m* **(leichter/ mäßiger/ intensiver/ schwerer)** Ⓔ cefalea *f* (ligera/ moderada/ intensa/ grave) Ⓟ cefaleia *f* (ligeira/ moderada/ intensa/ grave)

Kopfschmerz *m*, **postpunktioneller** Ⓔ cefalea *f* pospunción Ⓟ cefaleia *f* pós-punção

Kopfteil *n* **(Bett)** Ⓔ cabecera *f* Ⓟ cabeçeira *f*

Kornea *f*, **Hornhaut** *f* Ⓔ córnea *f* Ⓟ córnea *f*

Koronarerkrankung *f* Ⓔ enfermedad *f* coronaria Ⓟ doença *f* coronária

Körpergröße *f*, **Statur** *f* Ⓔ estatura *f* Ⓟ estatura *f*

Körperhälfte *f* Ⓔ hemicuerpo *m* Ⓟ hemicorpo *m*

Körperhaltung *f* Ⓔ actitud *f* Ⓟ atitude *f*

körperlich Ⓔ físico Ⓟ físico

Korpulenz *f* Ⓔ corpulencia *f* Ⓟ corpulência *f*

Korrektur *f* Ⓔ corrección *f* Ⓟ correcção *f*

Korrelation *f* Ⓔ correlación *f* Ⓟ correlação *f*

korrigieren Ⓔ corregir Ⓟ corrigir

Kortikosteroid *n* Ⓔ corticosteroide *m* Ⓟ corticosteróide *m*

Kost *f* **(flüssige/ weiche/ Brei-/ normale)** Ⓔ dieta *f* (líquida/ blanda/ pastosa/ normal) Ⓟ dieta *m* (líquido/ mole/ pastoso/ normal)

Kot *m* Ⓔ excremento *m* Ⓟ excremento *m*

Kotstein *m* Ⓔ coprolito *m* Ⓟ coprólito *m*

Kräftigung *f*, **Stärkung** *f* Ⓔ tonificación *f* Ⓟ tonificação *f*

Kraftprobe *f* Ⓔ prueba *f* de fuerza Ⓟ teste *m* de força

Krallenhand *f* Ⓔ mano *f* en garra Ⓟ mão *f* em garra

Krampf *m*, **Spasmus** *m* Ⓔ espasmo *m* Ⓟ espasmo *m*

krampfartig Ⓔ espasmódico Ⓟ cambrio, espasmódico

Krampfschwelle *f* **(Absinken/ Anstieg der K.)** Ⓔ umbral *m* epileptogénico

(descenso/ aumento de u. e.) Ⓔ limiar *m* epileptogénico (abaixamento/
aumento do l. e.)

krank Ⓔ enfermo Ⓟ enfermo

krank werden Ⓔ enfermar Ⓟ adoecer

Krankenakte *f*, **Prozess** *m* Ⓔ proceso *m* Ⓟ processo *m*

Krankenbericht *m* Ⓔ informe *m* (médico) Ⓟ boletim *m* médico

Krankengymnast/-in *m/f* Ⓔ fisioterapeuta *m/f* Ⓟ fisiatra *m/f*

Krankengymnastik *f* **(KG)** Ⓔ fisioterapia *f* Ⓟ fisioterapia *f*

Krankenhaus *n* Ⓔ hospital *m* Ⓟ hospital *m*

Krankenhausaufnahme *f* Ⓔ internamiento *m* Ⓟ internamento *m*

Krankenschwester/-pfleger *f/m* Ⓔ enfermera *f*/-o *m* Ⓟ enfermeira *f*/-o *m*

Krankenwagen *m* Ⓔ ambulancia *f*
Ⓟ ambulância *f*

krankhaft Ⓔ mórbido Ⓟ mórbido

krankhaft, pathologisch Ⓔ patológico Ⓟ patológico

Krankheit *f* Ⓔ enfermedad *f* Ⓟ doença *f*, enfermidade *f*

Krankheitsbeginn *m* Ⓔ hora *f* de inicio Ⓟ hora *f* de início

Krankheitsgipfel *m* Ⓔ pico *m* de la enfermedad Ⓟ pico *m* da doença

Krankheitswert *m* Ⓔ valor *m* patológico Ⓟ valor *m* patológico

kränklich, krankhaft Ⓔ enfermizo
Ⓟ enfermiço

Krankmeldung *f* Ⓔ baja *f* por enfermedad Ⓟ baixa *f* por doença

Krankschreibung *f*, **Erklärung** *f* **(krankschreiben)** Ⓔ declaración *f* (pasar
una d.) Ⓟ declaração *f* (passar uma
d.)

Krätze *f* Ⓔ escabiosis *f*, sarna *f* Ⓟ escabiose *f*, sarna *f*

kratzen, sich Ⓔ rascarse Ⓟ coçar-se

Kratzer *m* Ⓔ arañazo *m*
Ⓟ arranhão *m*

Kreatinin *n* Ⓔ creatinina *f* Ⓟ creatinina *f*

Krebs *m* Ⓔ cáncer *m* Ⓟ cancro *m*
(bras.: câncer *m*)

Krebszelle *f* Ⓔ célula *f* cancerosa
Ⓟ célula *f* cancerosa

kreislaufstabil Ⓔ hemodinámicamente
estable Ⓟ hemodinamicamente
estável

Kreißsaal *m* Ⓔ sala *f* de partos
Ⓟ sala *f* de partos

Kreuzband *n* Ⓔ ligamento *m* cruzado
Ⓟ ligamento *m* cruzado

Kreuzbein *n* Ⓔ isquion *m* Ⓟ ísquio *m*

Kreuzprobe *f* Ⓔ cross-matching *m*
Ⓟ cross-matching *m*

Kreuzreaktion *f* Ⓔ reacción *f* cruzada
Ⓟ reacção *f* cruzada

Kreuzresistenz *f* Ⓔ resistencia *f* cruzada Ⓟ resistência *f* cruzada

kribbeln Ⓔ hormiguear Ⓟ formigar

Kribbelparästhesie *f* Ⓔ hormigueo *m*
Ⓟ formigueiro *m*

Krise *f*, **myasthene** Ⓔ crisis *f* miasténica Ⓟ crise *f* miasténica

Krise *f*, **oculogyre** Ⓔ crisis *f* oculógira
Ⓟ crise *f* oculogyra

Kriterium *n* Ⓔ criterio *m* Ⓟ critério *m*

Krone *f* Ⓔ corona *f* Ⓟ coroa *f*

Kropf *m* Ⓔ bocio *m* Ⓟ bócio *m*

Krücke *f*, **Gehstütze** *f* Ⓔ muleta *f*
Ⓟ muleta *f*

Kryoglobulin *n* Ⓔ crioglobulina *f*
Ⓟ crioglobulina *m*

Kryotherapie *f* Ⓔ crioterapia *f*
Ⓟ crioterapia *f*

kryptogen Ⓔ criptogénico Ⓟ criptogénico

Kryptorchismus *m* Ⓔ criptorquismo *m* Ⓟ criptorquismo *m*

Kumarinderivat *n* Ⓔ cumarínico *m*
  Ⓟ cumarínico *m*
Kupfer *m* Ⓔ cobre *m* Ⓟ cobre *m*
Kur *f*, **Heilung** *f* Ⓔ cura *f* Ⓟ cura *f*
kurativ Ⓔ curativo Ⓟ curativo
Kürettage *f* Ⓔ curetaje *f* Ⓟ curetagem *f*
Kurvatur *f* Ⓔ curvatura *f* Ⓟ curvatura *f*
kurzatmig Ⓔ ahogo Ⓟ ofegante
kurzdauernd Ⓔ de corta duración
  Ⓟ de curta duração
kurzsichtig Ⓔ miope Ⓟ míope
Kurzsichtigkeit *f*, **Myopie** *f* Ⓔ miopía *f*
  Ⓟ miopia *f*
Kurzzeitgedächtnis *n* Ⓔ memoria *f* reciente Ⓟ memória *f* recente
Kutis *f* Ⓔ cutis *m* Ⓟ cútis *f*
Kyphose *f* Ⓔ cifosis *f* Ⓟ cifose *f*
Kyphoskoliose *f* Ⓔ cifoescoliosis *f*
  Ⓟ cifoescoliose *f*

L

Labor *n* Ⓔ laboratorio *m* Ⓟ laboratório *m*

Labyrinth *n* Ⓔ laberinto *m* Ⓟ labirinto *m*

Labyrinthitis *f* Ⓔ laberintitis *f* Ⓟ labirintite *f*

lachen Ⓔ reír Ⓟ rir

Lagerung *f*, **Haltung** *f*, **Stellung** *f* Ⓔ posición *f*, postura *f* Ⓟ posição *f*, postura *f*

Lagerungsschwindel *m*, **benigner paroxysmaler** Ⓔ vértigo *m* posicional benigno paroxístico Ⓟ vertigem *f* posicional benigna paroxística

Lagophthalmus *m* Ⓔ lagoftalmo *m* Ⓟ lagoftalmos *m*

Lähmung *f*, **periodische hypokaliämische** Ⓔ parálisis *f* periódica hipocalémica Ⓟ paralisia *f* periódica hipokaliémica

Laktase *f* Ⓔ lactasa *f* Ⓟ lactase *f*

Laktation *f* Ⓔ lactación *f* Ⓟ lactação *f*

lakunär Ⓔ lacunar Ⓟ lacunar

lallen Ⓔ balbucear Ⓟ balbuciar

Laminektomie *f* Ⓔ laminectomía *f* Ⓟ laminectomia *f*

lang Ⓔ largo, extenso Ⓟ comprido

Länge *f* Ⓔ longitud *f* Ⓟ comprimento *m*

langdauernd Ⓔ de larga duración Ⓟ de longa duração

längerdauernd Ⓔ prolongado Ⓟ prolongado

Langerhanssche Inseln *fpl* Ⓔ islotes *mpl* de Langerhans Ⓟ ilhotas *fpl* de Langerhans

Langzeitgedächtnis *n* Ⓔ memoria *f* remota Ⓟ memória *f* remota

Langzeitprognose *f* Ⓔ pronóstico *m* a largo plazo Ⓟ prognóstico *m* a longo prazo

Langzeitwirkung *f* Ⓔ acción *f* prolongada Ⓟ acção *f* prolongada

Lanzette *f* Ⓔ lanceta *f* Ⓟ lanceta *f*

lanzinierend Ⓔ lancinante Ⓟ lancinante

Laparoskop *n* Ⓔ laparoscopio *m* Ⓟ laparoscópio *m*

Laparoskopie *f* Ⓔ laparoscopia *f* Ⓟ laparoscopia *f*

Laparotomie *f* Ⓔ laparotomía *f* Ⓟ laparotomia *f*

Lappen *m* Ⓔ lobo *m* Ⓟ lobo *m*

Laryngektomie *f* Ⓔ laringectomía *f* Ⓟ laringectomia *f*

Laryngitis *f* Ⓔ laringitis *f* Ⓟ laringite *f*

Laryngoskop *n* Ⓔ laringoscopio *m* Ⓟ laringoscópio *m*

Laryngoskopie *f* Ⓔ laringoscopia *f* Ⓟ laringoscopia *f*

Laryngospasmus *m* Ⓔ laringoespasmo *m* Ⓟ laringospasm *m*

Laryngotracheobronchitis *f* Ⓔ laringotraqueobronquitis *f* Ⓟ laringotraqueobronquite *f*

Lasègue *m* **(links bei 60° positiv)** Ⓔ Lasègue (positivo a 60° a la izquierda) Ⓟ Lasègue (positivo a 60° á esquerdo)

Laser *m* Ⓔ láser *m* Ⓟ laser *m*

Läsion *f*, **Verletzung** *f* **(entsprechende L. in der bildgebenden Diagnostik)** Ⓔ lesión *f* (l. imagiológica correspondiente) Ⓟ lesão *f* (l. imagiológica correspondente)

lästig, ärgerlich Ⓔ aburrido Ⓟ enfadonho

latent Ⓔ latente Ⓟ latente

Latenz *f* Ⓔ latencia *f* Ⓟ latência *f*

Latenzzeit *f* Ⓔ período *m* de latencia Ⓟ período *m* de latência

lateral Ⓔ lateral Ⓟ lateral

Lateralsklerose *f*, amyotrophe (LA) Ⓔ esclerosis *f* lateral amiotrófica (ELA) Ⓟ esclerose *f* lateral amiotrófica (ELA)

lauwarm Ⓔ templado Ⓟ morno

lebensbedrohlich Ⓔ amenazante de la vida Ⓟ amaceador da vida

Lebenserwartung *f* Ⓔ esperanza *f* de vida Ⓟ esperança *f* de vida

Lebensgefahr *f* Ⓔ peligro *m* de vida Ⓟ perigo *m* de vida

Lebensmittelvergiftung *f* Ⓔ intoxicación *f* alimenticia Ⓟ intoxicação *f* alimentar

lebensmüde Ⓔ cansado de la vida Ⓟ cansado da vida

Lebensweise *f* Ⓔ régimen *m* Ⓟ regime *m*

Leber *f* Ⓔ hígado *m* Ⓟ fígado *m*

Leberfleck *m* Ⓔ cloasma *m*, mancha *f* Ⓟ pinta *f* (bras.)

Lebertoxizität *f* Ⓔ hepatotoxicidad *f* Ⓟ hepatotoxicidade *f*

Leberwert *m* Ⓔ valor *m* hepático Ⓟ valor *m* hepático

Leberzirrhose *f* Ⓔ cirrosis *f* hepática Ⓟ cirrose *f* hepática

lebhaft Ⓔ vivo Ⓟ vivo

Leiche *f* Ⓔ cadáver *m* Ⓟ cadáver *m*

Leichenstarre *f* Ⓔ rigidez *f* cadavérica Ⓟ rigidez *f* cadavérica

leiden (an...) Ⓔ sufrir (de...) Ⓟ sofrer (de...)

Leiomyom *n* Ⓔ leiomioma *m* Ⓟ leiomioma *m*

Leiomyosarkom *n* Ⓔ leiomiosarcoma *m* Ⓟ leiomios(s)arcoma *m*

Leishmaniase *f* Ⓔ leismaniasis *f* Ⓟ leishmaníase *f*

Leiste *f* Ⓔ ingle *f* Ⓟ virilha *f*

Leistenhernie *f* Ⓔ hernia *f* inguinal Ⓟ hérnia *f* inguinal

Lentigo *f* Ⓔ lentigo *m* Ⓟ lentigo *m*

Lepra *f* Ⓔ lepra *f* Ⓟ lepra *f*

leprös Ⓔ leproso Ⓟ leproso

Leptospirose *f* Ⓔ leptospirosis *f* Ⓟ leptospirose *f*

Lernschwierigkeiten *fpl* Ⓔ dificultades *fpl* de aprendizaje Ⓟ dificuldades *fpl* de aprendizagem

lesbisch, Lesbierin *f* Ⓔ lésbica (*adj.* + *f*) Ⓟ lésbica (*adj.* + *f*)

Lesebrille *f* Ⓔ anteojos *mpl* para leer Ⓟ óculos *mpl* au ler

letal Ⓔ letal Ⓟ letal

Lethargie *f* Ⓔ letargia *f* Ⓟ letargia *f*

Leukämie *f*, (akute/ chronische lymphatische (ALL/CLL)) Ⓔ leucemia *f* (linfoide (o linfática) aguda/ crónica) Ⓟ leucemia *f* (linfóide (o linfática) aguda/ crónica)

Leukenzephalopathie *f*, (ischämische) Ⓔ leucoencefalopatía *f* (isquémica) Ⓟ leucoencefalopatia *f* (isquémica)

Leukopenie *f* Ⓔ leucopenia *f* Ⓟ leucopenia *f*

Leukose *f* Ⓔ leucosis *f* Ⓟ leucose *f*

Leukozyt *m* Ⓔ leucocito *m* Ⓟ leucócito *m*

Leukozytose *f* Ⓔ leucocitosis *f* Ⓟ leucocitose *f*

Libido *f* Ⓔ líbido *f* Ⓟ líbido *m*

Lichen *n* planum Ⓔ liquen *m* plano Ⓟ líquen *m* plano

lichenifiziert Ⓔ liquenificado Ⓟ liquenificado

Lichenifizierung *f* Ⓔ liquenificación *f* Ⓟ liquenificação *f*

Lichtexposition *f* Ⓔ exposición *f* a la luz Ⓟ exposição *f* à luz

Lichtreaktion *f* Ⓔ reacción *f* a la luz Ⓟ reacção *f* à luz

lichtscheu Ⓔ lucífugo Ⓟ lucífugo

Lichtscheu *f* Ⓔ fotofobia *f* Ⓟ fotofobia *f*

Lichtüberempfindlichkeit *f* Ⓔ intolerancia *f* a la luz Ⓟ intolerância *f* à luz

Lichtwahrnehmung *f* Ⓔ percepción *f* luminosa Ⓟ percepção *f* luminosa

Lidödem n Ⓔ edema m palpebral Ⓟ edema m palpebral

Lidspalte f Ⓔ hendidura f palpebral Ⓟ fenda f palpebral

liegend Ⓔ tumbado, echado Ⓟ deitado

lindern Ⓔ mitigar Ⓟ mitigar

Linkshänder m Ⓔ zurdo m Ⓟ canhoto m

Linksherzinsuffizienz f Ⓔ insuficiencia f ventricular (IV) izquierda Ⓟ insuficiência f ventricular esquerda

Linse f Ⓔ lente m (del ojo) Ⓟ lente m (do olho)

Linsenkern m Ⓔ lenticular m, núcleo m lenticular Ⓟ lenticular m, núcleo m lenticular

Lipase f Ⓔ lipasa f Ⓟ lípase f

Lipom n Ⓔ lipoma m Ⓟ lipoma m

Liposarkom n Ⓔ liposarcoma m Ⓟ liposarcoma m

Lippe f Ⓔ labio m Ⓟ lábio m

Liquor m Ⓔ liquor m Ⓟ liquor m

Liquor m **cerebrospinalis** Ⓔ líquido m cefalorraquídeo (LCR) Ⓟ líquido m céfalo-raquidiano (LCR)

Liquorraum m Ⓔ espacio m de liquor Ⓟ espaço m do liquor

Lithium n Ⓔ litio m Ⓟ lítio m

Lithotrypsie f Ⓔ litotricia f Ⓟ litotripsia f

Lobektomie f Ⓔ lobectomía f Ⓟ lobectomia f

Lobulus m, **Ohrläppchen** n Ⓔ lóbulo m Ⓟ lóbulo m

Loch n, **Öffnung** f Ⓔ abertura f, agujero m Ⓟ buraco m

Locked-in-Syndrom n Ⓔ síndrome m locked-in Ⓟ sindroma m locked-in

Loge f **de Guyon** Ⓔ canal m de Guyon Ⓟ loca f de Guyon

Logopädische Behandlung f Ⓔ logopedia f Ⓟ terapia f de fala e linguagem

Logorrhoe f Ⓔ logorrea f Ⓟ logorreia f

Lokalisation f Ⓔ localización f Ⓟ localização f

lokalisiert, punktuell Ⓔ localizado Ⓟ localizado

Lordose f Ⓔ lordosis f Ⓟ lordose f

Lösung f Ⓔ solución f, suelto m Ⓟ solução f, soluto m

Lumbago m, 'Hexenschuß'(m) Ⓔ lumbago m Ⓟ lumbago m

lumbal Ⓔ lumbar Ⓟ lombar

Lumbalgie f Ⓔ lumbalgia f Ⓟ lombalgia f

Lumbalkanalstenose f Ⓔ canal m lumbal estrecho Ⓟ canal m lumbar estreito

Lumbalpunktion f (LP) Ⓔ punción f lumbar (PL) Ⓟ punção f lombar (PL)

lumbosakral Ⓔ lumbosacro Ⓟ lombo-sagrado

Lumen n Ⓔ lumen m Ⓟ lúmen m

Lunge f Ⓔ pulmón m Ⓟ pulmão m

Lungenauskultation f Ⓔ auscultación f pulmonar (AP) Ⓟ auscultação f pulmonar (AP)

Lungenembolie f Ⓔ embolia f pulmonar Ⓟ embolia f pulmonar

Lungenerkrankung f, **chronisch obstruktive (COLD)** Ⓔ enfermedad f pulmonar obstructiva crónica (EPOC) Ⓟ doença f pulmonar obstructiva crónica (DPOC)

Lungeninfiltrat n Ⓔ infiltrado m pulmonar Ⓟ infiltrado m pulmonar

Lungenödem n Ⓔ edema m pulmonar Ⓟ edema m pulmonar

Lupus m **(erythematosus)** Ⓔ lúpus m (eritematosus) Ⓟ lúpus m (eritematosus)

Lutschtablette f Ⓔ pastilla f Ⓟ pastilha f

Luxation f Ⓔ luxación f Ⓟ luxação f

luxieren Ⓔ luxar Ⓟ luxar

luxiert Ⓔ luxado Ⓟ luxado

Lymphadenitis *f* Ⓔ linfadenitis *f*
Ⓟ linfadenite *f*

Lymphadenopathie *f* Ⓔ linfadenopatía *f* Ⓟ linfadenopatia *f*

Lymphangiom *n* Ⓔ linfangioma *m*
Ⓟ linfangioma *m*

Lymphangiosarkom *n* Ⓔ linfangiosarcoma *m* Ⓟ linfangio(s)sarcoma *m*

lymphatisch, Lymph... Ⓔ linfático
Ⓟ linfático

Lymphdrainage *f* Ⓔ bombeo *m*
linfático Ⓟ bombagem *f* linfática

Lymphdrüse *f* Ⓔ glándula *f* linfática
Ⓟ glândula *f* linfática

Lymphe *f* Ⓔ linfa *f* Ⓟ linfa *f*

Lymphgefäß *n* Ⓔ vaso *m* linfático
Ⓟ vaso *m* linfático

Lymphknoten *m* Ⓔ nódulo *m*
linfático, ganglio *m* linfático
Ⓟ linfonodo *m*, nódulo *m* linfático,
gânglio *m* linfático

Lymphoblast *m* Ⓔ linfoblasto *m*
Ⓟ linfoblasto *m*

Lymphödem *n* Ⓔ linfedema *m*
Ⓟ linfedema *m*

Lymphom *n* Ⓔ linfoma *m* Ⓟ linfoma *m*

Lymphozyt *m* Ⓔ linfocito *m* Ⓟ linfócito *m*

Lymphozytopenie *f* Ⓔ linfocitopenia *f* Ⓟ linfocitopenia *f*

Lyse *f* Ⓔ lisis *f* Ⓟ lise *f*

M

Madenwurm *m*, **Oxyure** *m*
Ⓔ oxiuro *m* Ⓟ oxiúrio *m*
Magen *m* Ⓔ estómago *m* Ⓟ estômago *m*
Magenentleerung *f* **(verzögerte)**
Ⓔ vaciamiento *m* gástrico (retardo)
Ⓟ esvaziamento *m* gástrico (retardo)
Magengeschwür *n* Ⓔ úlcera *f* gástrica
Ⓟ úlcera *f* gástrica
Magenkrampf *m* Ⓔ cólico *m* gástrico,
convulsión *f* estomacal Ⓟ cólica *f*
estomacal, convulsão *f* estomacal
Magensäure *f* Ⓔ ácido *m* gástrico
Ⓟ ácido *m* gástrico
Magenschmerzen *mpl* Ⓔ gastralgia *f*
Ⓟ gastralgia *f*
Magensonde *f* **(nasal)** Ⓔ sonda *f*
nasogástrica (SNG) Ⓟ sonda *f*
nasogástrica (SNG)
Magenspülung *f* Ⓔ lavado *m* gástrico
Ⓟ lavagem *f* gástrica
Magnesium *n* Ⓔ magnesio *m*
Ⓟ magnésio *m*
Makroadenom *n* Ⓔ macroadenoma *m*
Ⓟ macroadenoma *m*
Makrophage *m* Ⓔ macrófago *m*
Ⓟ macrófago *m*
makroskopisch Ⓔ macroscópico
Ⓟ macroscópico
Makrosomie *f*, **fetale** Ⓔ macrosomía *f*
fetal Ⓟ macrossomia *f* fetal
Makrozyt *m* Ⓔ macrocito *m* Ⓟ macrócito *m*
makrozytär Ⓔ macrocítico Ⓟ macrocítico
Makula *f* Ⓔ mácula *f* Ⓟ mácula *f*
makulo-papulös Ⓔ maculo-papular
Ⓟ maculo-papular

Malabsorption *f* Ⓔ malabsorción *f*
Ⓟ malabsorção *f* (o má absorção *f*)
Malaria *f* Ⓔ malaria *f*, paludismo *m*
Ⓟ malária *f*, paludism(o) *m*, sezonismo *m*
Malariaanfall *m* Ⓔ ataque *m* de paludismo Ⓟ sezões *fpl*
Malazie *f* Ⓔ malacia *f* Ⓟ malacia *f*
Malformation *f* Ⓔ malformación *f*
Ⓟ malformação *f*
maligne, bösartig Ⓔ maligno Ⓟ maligno
Malleolus *m* Ⓔ maléolo *m* Ⓟ maléolo *m*
Malnutrition *f* Ⓔ mala nutrición *f*
Ⓟ má nutrição *f*
Mamille *f* Ⓔ pezón *m* Ⓟ mamilo *m*
Mamma *f* Ⓔ mama *f* Ⓟ mama *f*
Mammografie *f* Ⓔ mamografía *f*
Ⓟ mamografia *f*
Mandibula *f*, **Unterkiefer** *m* Ⓔ mandíbula *f* Ⓟ mandíbula *f*
Mangel *m* **(an…)** Ⓔ carencia *f* (de…),
deficiencia *f* (de…) Ⓟ carência *f*
(de…), deficiência *f* (de…)
Mangelerscheinung *f* Ⓔ síntoma *m*
carencial Ⓟ sintoma *m* carencial
Manie *f* Ⓔ manía *f* Ⓟ mania *f*
manisch(-depressiv) Ⓔ maníaco(-de-
presiva) Ⓟ maníaco(-depressiva)
männlich Ⓔ masculino, macho
Ⓟ masculino, macho (bras.)
Marasmus *m* Ⓔ marasmo *m* Ⓟ marasmo *m*
Marker *m* Ⓔ marcador *m* Ⓟ marcador *m*
Masern *mpl* Ⓔ sarampión *m* Ⓟ sarampo *m*
Massage *f* Ⓔ masaje *m* Ⓟ massagem *f*
Massenbewegung *f* Ⓔ movimiento *m*
de masa Ⓟ movimento *m* de massa
Masseneffekt *m* Ⓔ efecto *m* de masa
Ⓟ efeito *m* de massa

Masseterreflex *m* Ⓔ reflejo *m* masetérico Ⓟ reflexo *m* masseterino

massiv Ⓔ macizo Ⓟ maciço

Mastektomie *f* Ⓔ mastectomía *f*
Ⓟ mastectomia *f*

Mastitis *f* Ⓔ mastitis *f* Ⓟ mastite *f*

Mastodynie *f* Ⓔ mastodinia *f*
Ⓟ mastodinia *f*

Mastoiditis *f* Ⓔ mastoiditis *f* Ⓟ mastoidite *f*

mazerieren Ⓔ macerar Ⓟ macerar

mechanisch Ⓔ mecánico Ⓟ mecánico

medial Ⓔ medial Ⓟ medial

Mediastinitis *f* Ⓔ mediastinitis *f*
Ⓟ mediastinite *f*

Mediastinum *n* Ⓔ mediastino *m*
Ⓟ mediastino *m*

Medikament *n* Ⓔ medicamento *m*
Ⓟ medicamento *m*

Medikamenteneinnahme *f* Ⓔ ingestión *f* medicamentosa Ⓟ ingestão *f*
medicamentosa

Medikamentenfieber *n* Ⓔ fiebre *f* medicamentosa Ⓟ febre *f* medicamentosa

medikamentös Ⓔ medicamentoso
Ⓟ medicamentoso

medikamentös-toxisch Ⓔ toxicomedicamentoso Ⓟ toxicomedicamentoso

Medikation *f* mit Aggregationshemmern Ⓔ terapéutica *f* antiagregante Ⓟ terapêutica *f* antiagregante

medizinisch, ärztlich Ⓔ médico
Ⓟ médico

Medulla *f* Ⓔ médula *f* Ⓟ medula *f*

Medulloblastom *n* Ⓔ meduloblastoma *m* Ⓟ meduloblastoma *m*

Megakaryozyt *m* Ⓔ megacariocito *m*
Ⓟ megacariócito *m*

Megakolon *n* Ⓔ megacolon *m*
Ⓟ megacólon *m*

Mehrgebärende *f* Ⓔ multípara *f*
Ⓟ multípara *f*

Mekonium *n* Ⓔ meconio *m* Ⓟ mecónio *m* (bras.: mecônio *m*)

Melancholie *f* Ⓔ melancolía *f* Ⓟ melancolia *f*

melancholisch Ⓔ melancólico
Ⓟ melancólico

Melanin *n* Ⓔ melanina *f* Ⓟ melanina *m*

Melanoblastom *n* Ⓔ melanoblastoma *m* Ⓟ melanoblastoma *m*

Melanom *n* Ⓔ melanoma *m* Ⓟ melanoma *m*

melden, sich Ⓔ registrarse Ⓟ registar-se

meldepflichtig Ⓔ de declaración *f* obligatoria Ⓟ de declaração *f* obrigatória

Membran *f* Ⓔ membrana *f* Ⓟ membrana *f*

Menarche *f* (mit x Jahren) Ⓔ menarquía *f* (a los x años) Ⓟ menarca *f*
(aos x anos)

Meningeom *n* Ⓔ meningioma *m*
Ⓟ meningioma *m*

Meningeosis *f* Ⓔ meningiosis *f*
Ⓟ meningeose *f*

Meningismus *m* Ⓔ meningismo *m*
Ⓟ sinal *m* meníngeo

Meningitis *f* (Meningokokkenmeningitis) Ⓔ meningitis *f* (meningocócica) Ⓟ meningite *f* (meningocócica)

Meningoenzephalitis *f* Ⓔ encefalomeningitis *f*, meningoencefalitis *f*
Ⓟ encefalomeningite *f*, meningoencefalite *f*

Meningozele *f* Ⓔ meningocele *m*
Ⓟ meningocelo *m*

Meniskus *m* Ⓔ menisco *m* Ⓟ menisco *m*

Menopause *f* Ⓔ menopausia *f*
Ⓟ menopausa *m*

Menstruation *f*, **Periode** *f* Ⓔ menstruación *f* Ⓟ menstruação *f*

deutsch – spanisch – portugiesisch

Menstruationszyklus *m* Ⓔ ciclo *m* menstrual Ⓟ ciclo *m* menstrual

mental Ⓔ mental Ⓟ mental

Meralgia *f* **paraesthetica** Ⓔ meralgia *f* parestética Ⓟ meralgia *f* parestética

Merkfähigkeit *f* Ⓔ capacidad *f* de memorizar Ⓟ capacidade *f* de memorização

Mesenchym *n* Ⓔ mesénquima *m* Ⓟ mesênquima *m*

Mesenchymzelle *f* Ⓔ célula *f* mesenquimatosa Ⓟ celula *f* mesenquimatosa

Mesenterium *n* Ⓔ mesentério *m* Ⓟ mesentério *m*

Mesenzephalon *n* Ⓔ metencéfalo *m* Ⓟ metencéfalo *m*, mesencéfalo *m*

Mesometrium *n* Ⓔ mesometrio *m* Ⓟ mesométrio *m*

Mesothel *n* Ⓔ mesotelio *m* Ⓟ mesotélio *m*

Meßbereich *m* Ⓔ alcance *m* de medición Ⓟ alcança *m* de medição

Messung *f* Ⓔ medición *f* Ⓟ medição *f*

metabolisch Ⓔ metabólico Ⓟ metabólico

Metabolismus *m* Ⓔ metabolismo *m* Ⓟ metabolismo *m*

Metaphyse *f* Ⓔ metáfisis *f* Ⓟ metáfise *f*

Metastase *f* Ⓔ metástasis *f* Ⓟ metástase *f*

Metastasierung *f* Ⓔ metastización *f* Ⓟ metastização *f*

metastatisch Ⓔ metastático Ⓟ metastático

Metatarsalgie *f* Ⓔ metatarsalgia *f* Ⓟ metatarsalgia *f*

Meteorismus *m* Ⓔ meteorismo *m* Ⓟ meteorismo *m*

Methämoglobin *n* Ⓔ metahemoglobina *f* Ⓟ metemoglobina *m*

Methode *f* Ⓔ método *m* Ⓟ método *m*

Metrodynie *f* Ⓔ metrodinia *f* Ⓟ metrodinia *f*

Metrorrhagie *f* Ⓔ metrorragia *f* Ⓟ metrorragia *f*

Migräne *f* **(klassische)** Ⓔ migraña *f*, jaqueca *f* (clásica) Ⓟ migraine *f*, enxaqueca *f* (clássica)

Mikroadenom *n* Ⓔ microadenoma *m* Ⓟ microadenoma *m*

Mikroangiopathie *f* Ⓔ enfermedad *f* de los pequeños vasos Ⓟ doença *f* dos pequenos vasos

Mikroorganismus *m* Ⓔ microorganismo *m* Ⓟ microorganismo *m*

Mikroskop *n* Ⓔ microscopio *m* Ⓟ microscópio *m*

Mikrozephalie *f* Ⓔ microcefalia *f* Ⓟ microcefalia *f*

mikrozytär Ⓔ microcítico Ⓟ microcítico

Miktionssynkope *f* Ⓔ síncope *f* miccional Ⓟ síncope *f* miccional

Milchschorf *m* Ⓔ crosta *f* láctea, dermatitis *f* del cuero cabelludo Ⓟ crosta *f* láctea

Milchzahn *m* Ⓔ diente *m* de leche Ⓟ dente *m* de leite

Milz *f* Ⓔ bazo *m* Ⓟ baço *m*

Mimik *f* Ⓔ mímica *f* Ⓟ mímica *f*

Minderung *f* **der Arbeitsfähigkeit (Einschränkung der A. um X % bis zum ...)** Ⓔ reducción *f* de la capacidad de trabajo (r. de la c. de tr. temporaria en un ...% hasta ...) Ⓟ desvalorização *f* (incapacidade temporária parcial com uma desvalorização de X% até ...)

Miosis *f* Ⓔ miosis *f* Ⓟ miose *f*

miotisch Ⓔ miótico Ⓟ miótico

Mißbildung *f*, Ⓔ malformación *f* Ⓟ malformação *f*

Mißbrauch *m* Ⓔ abuso *m* Ⓟ abuso *m*

Mißverhältnis *n*, **Kind-zu-Becken**
  Ⓔ incompatibilidad *f* fetopélvica
  Ⓟ imcompatibilidade *f* feto-pélvica
Mitarbeit *f* Ⓔ colaboración *f*
  Ⓟ colaboração *f*
Mitesser *m* Ⓔ espina *f* Ⓟ espinha *f*
mitochondrial Ⓔ mitocondrial
  Ⓟ mitocondrial
Mitochondriopathie *f* Ⓔ mitocondriopatía *f* Ⓟ mitocondriopatia *f*
Mitose *f* Ⓔ mitosis *f* Ⓟ mitose *f*
Mitralinsuffizienz *f* Ⓔ insuficiencia *f*
  mitral Ⓟ insuficiência *f* mitral
Mitralklappe *f* Ⓔ válvula *f* mitral
  Ⓟ válvula *f* mitral
Mitralklappenstenose *f* Ⓔ estenosis *f*
  mitral Ⓟ estenose *f* mitral
Mittel *n* **(der ersten Wahl)**
  Ⓔ fármaco *m* (de primera opción)
  Ⓟ fármaco *m* (da primeira escolha)
Mittel *n* Ⓔ remedio *m*, medicamento *m* Ⓟ remédio *m*
Mittelfuß *m* Ⓔ metatarso *m* Ⓟ metatarso *m*
Mittelhand *f* Ⓔ metacarpo *m* Ⓟ metacarpo *m*
Mittellinie *f* Ⓔ línea *f* media
  Ⓟ linha *f* média
Mittelohr *n* Ⓔ oído *m* medio Ⓟ ouvido *m* médio
möglich Ⓔ potencial Ⓟ potencial
Molar *m* Ⓔ molar *m* Ⓟ molar *m*
Molluscum *n* **contagiosum, Dellwarze** *f*
  Ⓔ molusco *m* contagioso Ⓟ mol-
  luscum *m* contagiosum
mongoloid Ⓔ mongoloide Ⓟ mongolóide
Monokelhämatom *n* Ⓔ hematoma *m*
  periorbitario Ⓟ hematoma *m* em
  monóculo (o periorbitário)
Mononukleose *f*, **infektiöse, Pfeiffer-**
  sches Drüsenfieber *n* Ⓔ mononucleosis *f* infecciosa Ⓟ mononucleose *f* infecciosa

Monoparese *f* **(des linken Beines)**
  Ⓔ monoparesia *f* (crural izquierda)
  Ⓟ monoparésia *f* (crural esquerda)
Monozyt *m* Ⓔ monocito *m* Ⓟ monócito *m*
Morbidität *f* Ⓔ morbilidad *f* Ⓟ morbilidade *f*
morbilliform Ⓔ morbiliforme
  Ⓟ morbiliforme
Morbus Fahr *m* Ⓔ síndrome *m* de
  Fahr Ⓟ síndroma *m* de Fahr
Morbus Ménière *m* Ⓔ enfermedad *f* de
  Ménière Ⓟ doença *f* de Ménière
morgendlich Ⓔ matinal Ⓟ matinal
Morgenurin *m* Ⓔ orina *f* matinal
  Ⓟ urina *f* de manhã
moribund Ⓔ moribundo Ⓟ moribundo
Morphologie *f* Ⓔ morfología *f*
  Ⓟ morfologia *f*
morphologisch Ⓔ morfológico
  Ⓟ morfológico
Mortalität *f* Ⓔ mortalidad *f* Ⓟ mortalidade *f*
Motilität *f* **(Augenm.)** Ⓔ motilidad *f*
  (ocular) Ⓟ motilidade *f* (ocular)
motorisch Ⓔ motor Ⓟ motor
Moya-Moya-Syndrom *n* Ⓔ enfermedad *f* de Moya-Moya Ⓟ doença *f* de
  Moya-Moya
MRT *n* **mit Gefäßdarstellung** Ⓔ angio
  RMN *f* Ⓟ angio RMN *f*
Müdigkeit *f* Ⓔ fatiga *f* Ⓟ fadiga *f*
Mukoviszidose *f* Ⓔ mucoviscidosis *f*
  Ⓟ mucoviscidose *f*
Mukozele *f* Ⓔ mucocele *m* Ⓟ mucocele *f*
multifokal Ⓔ multifocal Ⓟ multifocal
Multiple Sklerose *f* **(MS)** Ⓔ esclerosis *f*
  múltiple (EM) Ⓟ esclerose *f* múlti-
  pla (EM)
multiresistent Ⓔ multirresistente
  Ⓟ multirresistente

deutsch – spanisch – portugiesisch

Multisystematrophie f (MSA) Ⓔ atrofia f sistemática múltiple Ⓟ atrofia f
de sistemas múltiplos

Multisystemdegeneration f Ⓔ degeneración f multisistémica Ⓟ degenerescência f multisistémica

Multisystemerkrankung f (**degenerative**) Ⓔ enfermedad f (degenerativa) multisistémica Ⓟ doença f
(degenerativa) multisistémica

multisystemisch Ⓔ multisistémico
Ⓟ multissistémico

Mumps m Ⓔ papera f Ⓟ papeira f,
caxumba f (bras.)

Mund m Ⓔ boca f Ⓟ boca f

Mund..., Wangen.... Ⓔ bucal Ⓟ bucal

Mundgeruch m Ⓔ hálito m
Ⓟ hálito m

Mundtrockenheit f Ⓔ sequedad f de la
boca Ⓟ secura f da boca

Mundwinkel m, **schiefer** Ⓔ desvío m
de la comisura labial Ⓟ desvio m da
comissura labial

münzförmig Ⓔ numular Ⓟ numular

Muskel- Ⓔ muscular Ⓟ muscular

Muskel m Ⓔ músculo m Ⓟ músculo m

Muskeldystrophie f Ⓔ distrofia f muscular (DM) Ⓟ distrofia f muscular
(DM)

Muskeleigenreflex m (MER) Ⓔ reflejo m osteotendinoso (ROT)
Ⓟ reflexo m osteotendinoso (ROT)

Muskelkontraktur f Ⓔ contractura f
muscular Ⓟ contra(c)tura f muscular

Muskelkrampf m Ⓔ calambre m
Ⓟ cãibra f

Muskelrelaxanz n Ⓔ relajante m muscular Ⓟ relaxante m muscular

Muskelrelaxation f Ⓔ relajamiento m
muscular Ⓟ relaxamento m muscular

Muskelriß m Ⓔ rotura f muscular
Ⓟ rotura f muscular

Muskelschwäche f Ⓔ debilidad f muscular Ⓟ fraqueza f muscular

Muskeltonus m Ⓔ tono m muscular
Ⓟ tónus m muscular

Muskelzerrung f Ⓔ distensión f muscular Ⓟ distensão f muscular

Muskulatur f (**glatte/ quergestreifte**)
Ⓔ musculatura f (lisa/ estriada)
Ⓟ musculatura f (lisa/ estriada)

muskulös Ⓔ musculado Ⓟ musculado

Muster n Ⓔ patrón m Ⓟ padrão m

Mutation f Ⓔ mutación f
Ⓟ mutação f

Mutilation f, **Verstümmelung** f Ⓔ mutilación f Ⓟ mutilação f

Mutismus m Ⓔ mutismo m Ⓟ mutismo m

Mutterkornalkaloid n Ⓔ alcaloide m
de la cáscara del centeno Ⓟ alcalóide m da cravagem do centeio

Muttermund m, **äußerer** Ⓔ orificio m
externo del cuello (OEC) Ⓟ orifício m externo (do) colo (OEC)

Myalgie f Ⓔ mialgia f Ⓟ mialgia f

Myasthenia gravis f Ⓔ miastenia f gravis Ⓟ miastenia f gravis

Myasthenie....., myasthenisch Ⓔ miasténico Ⓟ miasténico

Mydriasis f Ⓔ midríasis f Ⓟ midríase f

Myelin n Ⓔ mielina f Ⓟ mielina f

Myelinolyse f, **funikuläre** Ⓔ mielinosis f funicular Ⓟ mielinólise f funicular

Myelinolyse f, **zentrale pontine**
Ⓔ mielinosis f centro-póntica
Ⓟ mielinólise f centro-pôntica

Myelinscheide f Ⓔ vaina f de mielina
Ⓟ bainha f de mielina

Myelitis f Ⓔ mielitis f Ⓟ mielite f

Myelofibrose f Ⓔ mielofibrosis f
Ⓟ mielofibrose f

Myelogramm n Ⓔ mielograma m
 Ⓟ mielograma m
Myelographie f Ⓔ mielografía f
 Ⓟ mielografia f
Myelom n Ⓔ mieloma m Ⓟ mieloma m
Myelomeningozele f Ⓔ mielomeningocelo m Ⓟ mielomeningocelo m
Myelopathie f, **cervikale** Ⓔ mielopatía f cervical Ⓟ mielopatia f cervical
Myelozele f Ⓔ mielocele m Ⓟ mielocele f
Mykose f Ⓔ micosis f Ⓟ micose f
mykotisch, Pilz- Ⓔ micótico Ⓟ micótico
Myoclonus m Ⓔ mioclono m
 Ⓟ mioclono m
Myofibrom n Ⓔ fibromioma m Ⓟ fibromioma m
myogen Ⓔ miógeno Ⓟ miogéneo
Myoglobinurie f Ⓔ mioglobinuria f
 Ⓟ mioglobinúria f
Myokard n Ⓔ miocardio m
 Ⓟ miocárdio m
Myokarditis f Ⓔ miocarditis f
 Ⓟ miocardite f
Myoklonie f Ⓔ mioclonía f Ⓟ mioclonia f
Myom n Ⓔ mioma m Ⓟ mioma m
Myopathie f Ⓔ miopatía f Ⓟ miopatia f
Myositis f Ⓔ miositis f Ⓟ miosite f
Myotonie f **(dystrophische)** Ⓔ miotonía f (distrófica) Ⓟ miotonia f (distrófica)
Myringitis f Ⓔ miringitis f Ⓟ miringite f
Myxödem n Ⓔ mixedema m Ⓟ mi-
 xedema m
Myxom n Ⓔ mixoma m Ⓟ mixoma m
Myzetom n Ⓔ micetoma m Ⓟ micetoma m

N

N. (Nervus *m*) **abduzens (VI)** Ⓔ N. (nervio *m*) motor ocular (u oculomotor) externo (abductor) (VI) Ⓟ N. (nervo *m*) motor ocular (o oculomotor) externo (abductor) (VI)

N. (Nervus *m*) **acessorius (XI)** Ⓔ N. (nervio *m*) espinal (XI) Ⓟ N. (nervo *m*) espinhal (XI)

N. (Nervus *m*) **facialis (VII)** Ⓔ N. (nervio *m*) facial (VII) Ⓟ N. (nervo *m*) facial (VII)

N. (Nervus *m*) **femoralis** Ⓔ N. (nervio *m*) femoral Ⓟ N. (nervo *m*) femoral

N. (Nervus *m*) **glossopharyngeus (IX)** Ⓔ N (nervio *m*) glosofaríngeo (IX) Ⓟ N. (nervo *m*) glossofaríngeo (IX)

N. (Nervus *m*) **hypoglossus (XII)** Ⓔ N. (nervio *m*) hipogloso (XII) Ⓟ N. (nervo *m*) hipoglosso (XII)

N. (Nervus *m*) **ischiadicus** Ⓔ N. (nervio *m*) ciático Ⓟ N. (nervo *m*) ciático

N. (Nervus *m*) **medianus** Ⓔ N. (nervio *m*) mediano Ⓟ N. (nervo *m*) mediano

N. (Nervus *m*) **musculocutaneus** Ⓔ N. (nervio *m*) musculocutáneo Ⓟ N. (nervo *m*) musculocutâneo

N. (Nervus *m*) **oculomotorius (III)** Ⓔ N. (nervio *m*) motor ocular común (u oculomotor interno) (III) Ⓟ N. (nervo *m*) motor ocular comum (o oculomotor interno) (III)

N. (Nervus *m*) **olfactorius (I)** Ⓔ N. (nervio *m*) olfativo (I) Ⓟ N. (nervo *m*) olfactivo (I)

N. (Nervus *m*) **opticus (II)** Ⓔ N. (nervio *m*) óptico (II) Ⓟ N. (nervo *m*) óptico (II)

N. (Nervus *m*) **radialis** Ⓔ N. (nervio *m*) radial Ⓟ N. (nervo *m*) radial

N. (Nervus *m*) **recurrens (X)** Ⓔ N. (nervio *m*) recurrente (X) Ⓟ N. (nervo *m*) recurrente (X)

N. (Nervus *m*) **trigeminus (V)** Ⓔ N. (nervio *m*) trigémio (V) Ⓟ N. (nervo *m*) trigémio (V)

N. (Nervus *m*) **trochlearis (IV)** Ⓔ N. (nervio *m*) patético (IV) Ⓟ N. (nervo *m*) patético (IV)

N. (Nervus *m*) **ulnaris** Ⓔ N. (nervio *m*) cubital Ⓟ N. (nervo *m*) cubital

N. (Nervus *m*) **vagus (X)** Ⓔ N. (nervio *m*) vago (o neumogástrico) (X) Ⓟ N. (nervo *m*) vago (o pneumogástrico) (X)

N. (Nervus *m*) **vestibulocochlearis (VIII)** Ⓔ N. (nervio *m*) auditivo (VIII) Ⓟ N. (nervo *m*) auditivo (VIII)

Nabelhernie *f* Ⓔ hernia *f* umbilical Ⓟ hérnia *f* umbilical

Nabelschnur *f* Ⓔ cordón *m* umbilical Ⓟ cordão *m* umbilical

Nabelschnureinklemmung *f* Ⓔ estrangulación *m* del cordón umbilical Ⓟ estrangulação *f* do cordão umbilical

Nabelschnurvorfall *m* Ⓔ prolapso *m* del cordón umbilical Ⓟ prolapso *m* do cordão umbilical

nach (zeitl.) Ⓔ después Ⓟ após

nach vorne Ⓔ hacia delante Ⓟ para diante

Nachgeburt *f* Ⓔ páreas *fpl* secundinas Ⓟ páreas *fpl* secundinas

nachlassend Ⓔ remitente Ⓟ remitente

Nachtblindheit *f* Ⓔ hemeralopía *f* Ⓟ hemeralópsia *f*

Nachtdienst *m* Ⓔ servicio *m* nocturno Ⓟ serviço *m* no(c)turno

Nachtschweiß *m* Ⓔ sudoración *f* nocturna Ⓟ suores *mpl* nocturnos

nachuntersuchen Ⓔ reevaluar Ⓟ reavaliar

Nachwehen *fpl* Ⓔ dolores *mpl* puerperales Ⓟ dores *fpl* puerperais

Nackensteife *f* **(endgradige)** Ⓔ rigidez *f* (terminal) de nuca Ⓟ rigidez *f* (terminal) da nuca

nackt Ⓔ desnudo Ⓟ nu

Nadel *f* Ⓔ aguja *f* Ⓟ agulha *f*

Nadelhalter *m* Ⓔ portagujas *m* Ⓟ porta-agulhas *f*

Naevus *m* **(N. unsicherer Dignität)** Ⓔ nevus *m* (o nevo *m*) (n. de comportamiento incierto) Ⓟ nevus *m* (o nevo *m*) (n. de comportamento incerto)

Nagel *m* **(Finger-/Zehen-) (eingewachsener)** Ⓔ uña *f* Ⓟ unha *f* (encravada)

Nagelbett *n* Ⓔ lecho *m* ungueal Ⓟ leito *m* ungueal (o l. da unha)

Nahrungsverweigerung *f* Ⓔ recusa *f* alimentar Ⓟ recusa *f* alimentar

Naht *f* Ⓔ sutura *f* Ⓟ sutura *f*

Narbe *f* Ⓔ cicatriz *f* Ⓟ cicatriz *f*

Narbenbildung *f* Ⓔ cicatrización *f* Ⓟ cicatrisação *f*

Narkolepsie *f* Ⓔ narcolepsia *f* Ⓟ narcolepsia *f*

Narkose *f* Ⓔ narcosis *f* Ⓟ narcose *f*

Narzismus *m* Ⓔ narcisismo *m* Ⓟ narcisismo *m*

Nase *f* Ⓔ nariz *f* Ⓟ nariz *f*

Nasenbein *n* Ⓔ hueso *m* nasal, vómer *m* Ⓟ vómer *m*

Nasenflügel *m* Ⓔ ala *f* de la nariz Ⓟ asa *f* do nariz

Nasenloch *n* Ⓔ narina *f* Ⓟ narina *f*

Nasenseptum *n* Ⓔ septo *m* nasal Ⓟ septo *m* nasal

Nasenspitze *f* Ⓔ punta *f* de la nariz Ⓟ ponta *f* do nariz

Nasenspray *n* Ⓔ spray *m* nasal Ⓟ spray *m* nasal

Nasentropfen *mpl* Ⓔ gotas *fpl* nasales Ⓟ gotas *fpl* nasais

Nasolabialfalte *f* Ⓔ pliegue *m* nasolabial Ⓟ prega *f* naso-labial (o prega nasogeniana)

Nasopharynx *m* Ⓔ nasofaringe *f* Ⓟ nasofaringe *f*

Natrium *n* Ⓔ sodio *m* Ⓟ sódio *m*

Naturheilkunde *f* Ⓔ medicina *f* naturista Ⓟ medicina *f* naturalista

Nebenhöhle *f* Ⓔ seno *m* perinasal Ⓟ seio *m* peri-nasal

Nebenniere *f* Ⓔ glándula *f* suprarrenal Ⓟ glândula *f* suprarrenal

Nebennierenkapsel *f* Ⓔ cápsula *f* suprarrenal Ⓟ cápsula *f* supra-renal

Nebenschilddrüse *f* Ⓔ glándula *f* paratiroides Ⓟ glândula *f* paratiróide

Nebenwirkung *f* Ⓔ efecto *m* secundario Ⓟ efeito *m* secundário

Neigung *f* **(zu..)** Ⓔ tendencia *f* (a…) Ⓟ tendência *f* (para…)

Nekrose *f* Ⓔ necrosis *f* Ⓟ necrose *f*

nekrotisch Ⓔ necrótico Ⓟ necrótico

nekrotisierend Ⓔ necrotizante Ⓟ necrotizante

Neologismus *m* Ⓔ neologismo *m* Ⓟ neologismo *m*

neonatal Ⓔ neonatal Ⓟ neonatal

Neoplasie *f* Ⓔ neoplasia *f* Ⓟ neoplasia *f*

neoplastisch Ⓔ neoplásico Ⓟ neoplásico

Nephritis *f* Ⓔ nefritis *f* Ⓟ nefrite *f*

nephritisch Ⓔ nefrítico Ⓟ nefrítico

Nephrolithiasis *f* Ⓔ nefrolitiasis *f* Ⓟ nefrolitíase *f*

Nephrologie *f* Ⓔ nefrología *f* Ⓟ nefrologia *f*

Nephrom *n* Ⓔ nefroma *m* Ⓟ nefroma *m*

Nephropathie *f* Ⓔ nefropatía *f* Ⓟ nefropatia *f*

Nephrose *f* Ⓔ nefrosis *f* Ⓟ nefrose *f*

Nephrosklerose *f* Ⓔ nefroesclerosis *f* Ⓟ nefrosclerose *f*

Nephrostomie *f* Ⓔ nefrostomía *f* Ⓟ nefrostomia *f*

nephrotoxisch Ⓔ nefrotóxico Ⓟ nefrotóxico

Nephrotoxizität *f* Ⓔ nefrotoxicidad *f* Ⓟ nefrotoxicidade *f*

Nerv *m* Ⓔ nervio *m* Ⓟ nervo *m*

Nervenaustrittspunkt *m* Ⓔ punto *m* de salida del nervio Ⓟ ponto *m* de saída do nervo

Nervenleitgeschwindigkeit *f* Ⓔ velocidad *f* de conducción nervosa Ⓟ velocidade *f* de condução nervosa

Nervensystem *n* (**autonomes peripheres**) Ⓔ sistema *m* nervioso (autónomo/ periférico) Ⓟ sistema *m* nervoso (autónomo/ periférico)

Nervensystem *n*, **zentrales (ZNS)** Ⓔ sistema *m* nervioso central (SNC) Ⓟ sistema *m* nervoso central (SNC)

Nervenwurzel *f* Ⓔ raíz *f* nerviosa Ⓟ raiz *f* nervosa

nervös werden, aufbrausen Ⓔ enervarse, enfadarse Ⓟ enervar-se

Nervosität *f* Ⓔ nerviosismo *m* Ⓟ enervamento *m*, nervosismo *m*

neu, frisch Ⓔ reciente Ⓟ recente

Neugeborenenstation *f* Ⓔ departamento *m* de neonatos Ⓟ berçário *m*

Neugeborenes *n* Ⓔ neonato *m*, recién nacido *m* (RN) Ⓟ neonato *m*, recém nascido *m* (RN)

Neuralgie *f* Ⓔ neuralgia *f* Ⓟ nevralgia *f* (o neuralgia *f*)

Neuralrohr *n* Ⓔ tubo (m) neural Ⓟ tubo *m* neural

Neurasthenie *f* Ⓔ neurastenia *f* Ⓟ neurastenia *f*

Neurinom *n* Ⓔ neurinoma *m* Ⓟ neurinoma *m*

Neuritis *f* Ⓔ neuritis *f* Ⓟ nevrite *f*, neurite *f*

Neuroblastom *n* Ⓔ neuroblastoma *m* Ⓟ neuroblastoma *m*

Neurochirurg/-in *m/f* Ⓔ neurocirujano/-a *m/f* Ⓟ neurocirurgião *m/f*

Neurodermitis *f* Ⓔ neurodermitis *f* (o neurodermatitis *f*) Ⓟ neurodermite *f* (o neurodermatite *f*)

Neurofibromatose *f* Ⓔ neurofibromatosis *f* Ⓟ neurofibromatose *f*

neurogen Ⓔ neurógeno, neurogénico/-a Ⓟ neurogéneo, neurogénico/-a

Neuroglia *f* Ⓔ neuroglia *f* Ⓟ neuróglia *f*

Neuroleptikasyndrom *n*, **malignes** Ⓔ síndrome *m* maligno inducido por neurolépticos Ⓟ síndroma *m* maligno inducido por neurolépticos

Neuroleptikum *n* Ⓔ neuroléptico *m* Ⓟ neuroléptico *m*

Neurologe/-in *m/f* Ⓔ neurólogo/-a *m/f* Ⓟ neurologista *m/f*

neurologisch Ⓔ neurológico Ⓟ neurológico

neuromuskulär Ⓔ neuromuscular Ⓟ neuromuscular

Neuron *n* Ⓔ neurona *m* Ⓟ neurónio *m* (bras.: neurônio *m*)

Neuronitis *f* (**vestibularis**) Ⓔ neuronitis *f* (vestibular) Ⓟ neuronite *f* (o nevrite *f* (vestibular)

neuroophthalmologisch Ⓔ neuroftalmológico Ⓟ neurooftalmológico

Neuropathie *f* (**periphere/ alkoholtoxische**) Ⓔ neuropatía *f* (periférica/ tóxico-alcohólica) Ⓟ neuropatia *f* (o nevropatia *f*) (periférica/ tóxica-alcoólica)

Neuropsychologie *f* Ⓔ neuropsicología *f* Ⓟ neuropsicologia *f*

neuropsychologisch Ⓔ neuropsicológico Ⓟ neuropsicológico

Neurose *f* Ⓔ neurosis *f* Ⓟ neurose *f*

neurotisch Ⓔ neurótico Ⓟ neurótico

Neurotransmitter *m* Ⓔ neurotransmisor *m* Ⓟ neurotransmissor *m*

Neutropenie *f* Ⓔ neutropenia *f* Ⓟ neutropenia *f*

nicht palpierbar Ⓔ impalpable Ⓟ impalpável

nicht ratsam Ⓔ desaconsejado Ⓟ desaconselhado

nicht wahrnehmbar Ⓔ imperceptible Ⓟ imperceptível

Niere *f* Ⓔ riñón *m* Ⓟ rim *m*

Nierenfunktion *f* Ⓔ función *f* renal Ⓟ função *f* renal

Niereninsuffizienz *f* **(akute/ chronische) (NI)** Ⓔ insuficiencia *f* renal (aguda/ crónica) (IRA/ IRC) Ⓟ insuficiência *f* renal (aguda/ crónica) (IRA/ IRC)

Nierenkolik *f* Ⓔ cólico *m* renal Ⓟ cólica *f* renal

Nierenlager *n* Ⓔ lecho *m* renal Ⓟ leito *m* renal

Nierenschale *f* Ⓔ recipiente *m* para vómitos Ⓟ recipiente *m* para vómitos

Nierenstein *m* Ⓔ cálculo *m* renal Ⓟ cálculo *m* renal

Nierentubulus *m* Ⓔ túbulo *m* renal Ⓟ túbulo *m* renal

Niesen *n* Ⓔ estornudo *m* Ⓟ espirro *m*

niesen Ⓔ estornudar Ⓟ espirrar

nodulär Ⓔ nodular Ⓟ nodular

Nodulus *m*, **Knötchen** *n* Ⓔ nódulo *m* Ⓟ nódulo *m*

Noma (Stomatitis gangränosa) Ⓔ noma *m* Ⓟ noma *m*

Norm *f* Ⓔ norma *f* Ⓟ norma *f*

Normaldruckhydrozephalus *m* Ⓔ hidrocefalia *f* normotensiva Ⓟ hidrocefalia *f* normotensiva

Normaltyp *m* Ⓔ normotipo *m* Ⓟ normotipo *m*

Normbereich *m* **(im N.)** Ⓔ límites *mpl* de la normalidad (dentro de los l. de la n.) Ⓟ limites *mpl* da normalidade (dentro dos l. da n.)

Normvariante *f* Ⓔ variante *f* de la norma Ⓟ variante *f* da normalidade

Notarzt/-ärztin *m/f* Ⓔ médico/-a *m/f* de urgencia Ⓟ médico/-a *m/f* de urgência

Notfall *m* Ⓔ emergencia *f* Ⓟ emergência *f*

Notfallambulanz *f*, **dringender Fall** *m* Ⓔ urgencia *f* Ⓟ urgência *f*

Notwendigkeit *f* Ⓔ necesidad *f* Ⓟ necessidade *f*

nüchtern Ⓔ ayuno (en ayuno) Ⓟ jejum (em jejum)

Nucleolus *m* Ⓔ nucleolo *m* Ⓟ nucléolo *m*

Nucleus caudatus *m* Ⓔ núcleo *m* caudado Ⓟ núcleo *m* caudado

Nucleus pulposus *m* Ⓔ núcleo *m* pulposo Ⓟ núcleo *m* pulposo

Nucleus subthalamicus *m* Ⓔ núcleo *m* subtalámico Ⓟ núcleo *m* subtalâmico

Nullipara *f* Ⓔ nulípara *f* Ⓟ nulípara *f*

Nutzen *m* **(therapeutischer)** Ⓔ beneficio *m* terapéutico Ⓟ benefício *m* (terapêutico)

Nykturie *f* Ⓔ nicturia *f* Ⓟ nictúria *f*

Nystagmus *m* Ⓔ nistagmo *m* Ⓟ nistagmo *m*

deutsch – spanisch – portugiesisch

O

obdachlos, Obdachloser m Ⓔ desabrigado (*adj.* + *m*), destapado (*adj.* +*m*)
Ⓟ desabrigado (*adj.* + *m*)

oben genannte/r f/m Ⓔ la/ el mencionada/-o f/m Ⓟ epígrafada/o f/m

Oberbauchschmerz m Ⓔ dolor m epigástrico Ⓟ dor f epigástrica

Oberfläche f Ⓔ superficie f Ⓟ superfície f

Oberflächenempfinden n Ⓔ sensibilidad f superficial Ⓟ sensibilidade f superficial

Oberkiefer m Ⓔ maxilar m superior Ⓟ maxilar m superior

Oberkörper m Ⓔ medio-cuerpo m, hemicuerpo m Ⓟ meio-corpo m

Oberlid n Ⓔ párpado m superior Ⓟ pálpebra f superior

Oberlippe f Ⓔ labio m superior Ⓟ lábio m superior

Oberschenkel m Ⓔ muslo m Ⓟ coxa f

Oberschwester f Ⓔ primera enfermera f Ⓟ primeira-enfermeira f

Obliteration f Ⓔ obliteración f Ⓟ obliteração f

Obstipation f Ⓔ estreñimiento m Ⓟ obstipação f

Obstruktion f, **Einengung** f Ⓔ obstrucción f Ⓟ obstrução f

obstruktiv Ⓔ obstructivo Ⓟ obstru(c)tivo

obszön Ⓔ obsceno Ⓟ obsceno

Ödem n (**zytotoxisches/ vasogenes**)
Ⓔ edema m (citotóxico/ vasogénico) Ⓟ edema m (citotóxico/ vasogénico)

ödematös Ⓔ edematoso Ⓟ edematoso

Odynophagie f Ⓔ odinofagia f Ⓟ odinofagia f

offenbar, offenkundig, durchgängig Ⓔ patente Ⓟ patente

Öffnung f Ⓔ abertura f, orificio m Ⓟ abertura f, orifício m

Ohnmacht f, **Bewußtlosigkeit** f Ⓔ desmayo m, lipotimia f Ⓟ desmaio m, lipotímia f

ohnmächtig, bewußtlos Ⓔ desmayado Ⓟ desmaiado

ohnmächtig/ bewußtlos werden Ⓔ desmayar Ⓟ desmaiar

Ohr n Ⓔ oreja f Ⓟ orelha f

Ohrensausen n Ⓔ zumbido m Ⓟ zumbido m

Ohrenschmerz m Ⓔ dolor m de oído Ⓟ dor f nos ouvidos

Ohrmuschel f Ⓔ concha f del oído (o pabellón m auricular) Ⓟ concha f do ouvido (o pavilhão auricular)

Ohrspeicheldrüse f, **Parotis** f Ⓔ glándula f parótida Ⓟ glândula f parótida

Okulomotorik f Ⓔ motilidad f ocular Ⓟ oculomotricidade f

Olekranon n Ⓔ olécranon m Ⓟ olecrânio m

Oligodendrogliom n Ⓔ oligodendroglioma m Ⓟ oligodendroglioma m

Oligohydramnion n Ⓔ oligoamnios m (o oligohidramnios m) Ⓟ oligoâmnios m (o oligohidrâmnios m)

Oligomenorrhoe f Ⓔ oligomenorrea f Ⓟ oligomenorréia f

Oligophrenie f Ⓔ oligofrenia f Ⓟ oligofrenia f

Oligospermie f Ⓔ oligospermia f Ⓟ oligospermia f

Oligurie f Ⓔ oliguria f Ⓟ oligúria f

Omentum n Ⓔ epiplón m Ⓟ omento m (o epíploon m)

Omphalocele f Ⓔ onfalocele f Ⓟ onfalocele f

Onkologie *f* Ⓔ oncología *f* Ⓟ oncología *f*

onkologisch Ⓔ oncológico Ⓟ oncológico

Onycholyse *f* Ⓔ onicolisis *f* Ⓟ onicólise *f*

Onychomykose *f* Ⓔ onicomicosis *f* Ⓟ onicomicose *f*

Operateur/-in *m/f* Ⓔ operador/-a *m/f* Ⓟ operador/-a *m/f*

Operation *f*, **Chirurgie** *f* Ⓔ cirugía *f* Ⓟ cirurgia *f*

Operationsfeld *n* Ⓔ campo *m* operatorio Ⓟ campo *m* operatório

Operationsrisiko *n* Ⓔ riesgo *m* operatorio Ⓟ risco *m* operatório

Operationssaal *m* (OP) Ⓔ quirófano *m* Ⓟ sala *f* operações, bloco *m* operatório ('bloco')

Operationsschwester *f* Ⓔ enfermera *f* instrumentista Ⓟ enfermeira *f* instrumentista (bras.: e. de cirugia)

Opfer *n* Ⓔ víctima *f* Ⓟ víctima *f*

Ophthalmie *f* Ⓔ oftalmia *f* Ⓟ oftalmia *f*

Ophthalmologe/-in *m/f* Ⓔ oftalmólogo/-a *m/f* Ⓟ oftalmologista *m/f*

Ophthalmologie *f* Ⓔ oftalmología *f* Ⓟ oftalmologia *f*

Ophthalmoparese *f* (internukleäre) Ⓔ oftalmoparesia *f* (internuclear) Ⓟ oftalmoparésia *f* (internuclear)

Ophthalmoplegie *f* Ⓔ oftalmoplejía *f* Ⓟ oftalmoplegia *f*

Ophthalmoskop *n*, **Augenspiegel** *m* Ⓔ oftalmoscopio *m* Ⓟ oftalmoscópio *m*

Opisthotonus *m* Ⓔ opistótono *m* Ⓟ opistótono *m*

opportunistisch Ⓔ oportunista Ⓟ oportunista

Opposition *f* Ⓔ oposición *f* Ⓟ oposição *f*

oral Ⓔ oral Ⓟ oral

Orbita *f* Ⓔ órbita *f* Ⓟ órbita *f*

Orbitopathie *f* (endokrine) Ⓔ orbitopatía *f* (endocrina) Ⓟ orbitopatia *f* (endócrina)

Orchitis *f* Ⓔ orquitis *f* Ⓟ orquite *f*

Organ *n* Ⓔ órgano *m* Ⓟ órgão *m*

organisch Ⓔ orgánico Ⓟ orgânico

Organomegalie *f* Ⓔ organomegalia *f* Ⓟ organomegalia *f*

Orgasmus *m* Ⓔ orgasmo *m* Ⓟ orgasmo *m*

orientiert Ⓔ orientado Ⓟ orientado

Orientiertheit *f* (räumliche/ zeitliche/ zur Person/ situativ) Ⓔ orientación *f* (espacial/ temporal/ personal/ situacional) Ⓟ orientação *f* (espacial/ temporal/ personal/ situacional)

Orthese *f* Ⓔ ortesis *f* Ⓟ órtese *f*

Orthopäde/-in *m/f* Ⓔ ortopedista *m/f*, traumatólogo/-a *m/f* Ⓟ ortopedista *m/f*

Orthopädie *f* Ⓔ ortopedia *f* Ⓟ ortopedia *f*

Orthopnoe *f* Ⓔ ortopnea *f* Ⓟ ortopnéia *f*

orthostatisch Ⓔ ortostático Ⓟ ortostático

örtlich Ⓔ local Ⓟ local

Ösophagitis *f* Ⓔ esofagitis *f* Ⓟ esofagite *f*

Ösophagus *m* Ⓔ esófago *m* Ⓟ esófago *m* (bras.: esôfago *m*)

Ösophagusvarizen *fpl* Ⓔ varices *fpl* esofágicas Ⓟ varizes *fpl* esofágicas

Osteitis *f* Ⓔ osteitis *f* Ⓟ osteíte *f*

Osteoblastom *n* Ⓔ osteoblastoma *m* Ⓟ osteoblastoma *m*

Osteochondrose *f* Ⓔ osteocondrosis *f* Ⓟ osteocondrose *f*

Osteolyse *f* Ⓔ osteolisis *f* Ⓟ osteólise *f*

Osteom *n* Ⓔ osteoma *m* Ⓟ osteoma *m*

Osteomalazie *f* Ⓔ osteomalacia *f* Ⓟ osteomalácia *f*

Osteomyelitis *f* Ⓔ osteomielitis *f*
Ⓟ osteomielite *f*

Osteoporose *f* Ⓔ osteoporosis *f*
Ⓟ osteoporose *f*

Osteosarkom *n* Ⓔ osteosarcoma *m*
Ⓟ osteos(s)arcoma *m*

Osteosynthese *f* Ⓔ osteosíntesis *f*
Ⓟ osteos(s)íntese *f*

Osteotomie *f* Ⓔ osteotomía *f* Ⓟ osteotomia *f*

Östrogen *n* Ⓔ estrógeno *m* Ⓟ estrogénio *m* (bras.: estrogênio *m*)

Otosklerose *f* Ⓔ otosclerosis *f*
Ⓟ otosclerose *f*

Otoskop *n* Ⓔ otoscopio *m* Ⓟ otoscópio *m*

Ovar *m*, **Eierstock** *m* Ⓔ ovario *m*
Ⓟ ovário *m*

Ovarial- Ⓔ ovárico Ⓟ ovárico

Ovarialzyste *f* Ⓔ quiste *m* del ovario
Ⓟ cisto *m* (o quisto *m* de ovário

Ovulation *f* Ⓔ ovulación *f*
Ⓟ ovulação *f*

Ovulationshemmer *m* Ⓔ inhibidor *m*
de ovulación Ⓟ inibidor *m* da
ovulação

Ozaena *f* Ⓔ ozena *m* Ⓟ ozena *m*

P

Pachymeningitis f Ⓔ paquimeningitis f Ⓟ paquimeningite f

Pädiatrie f Ⓔ pediatría f Ⓟ pediatria f

Pädophilie f Ⓔ pedofilia f Ⓟ pedofilia f

palliativ Ⓔ paliativo Ⓟ paliativo

Palmomentalreflex m Ⓔ reflejo m palmomentoniano Ⓟ reflexo m palmomentoniano

Palpitation f, Herzklopfen n Ⓔ palpitación f Ⓟ palpitação f

Panaritium n Ⓔ panadizo m Ⓟ panarício m

Panarteriitis nodosa f Ⓔ panarteritis f nodosa Ⓟ panarterite f nodosa

Pancoasttumor m Ⓔ tumor m de Pancoast Ⓟ tumor m de Pancoast

Pandemie f Ⓔ pandemia f Ⓟ pandemia f

Panenzephalitis f, subakute sklerosierende (SSPE) Ⓔ panencefalitis f subaguda esclerosante Ⓟ panencefalite f subaguda esclerosante

Panik f Ⓔ pánico m Ⓟ pânico m

Panikstörung f Ⓔ disturbio m por pánico Ⓟ perturbação f de pânico

Pankreas m Ⓔ páncreas m Ⓟ pâncreas m

Pankreatitis f Ⓔ pancreatitis f Ⓟ pancreatite f

Papel f Ⓔ pápula f Ⓟ pápula f

Papille f Ⓔ papila f Ⓟ papila f

Papillenödem n Ⓔ papiledema m) Ⓟ edema m papilar (o papiledema m)

Papillenödem n Ⓔ papiledema m Ⓟ papiledema m

Papillitis f Ⓔ papilitis f Ⓟ papilite f

Papillom n Ⓔ papiloma m Ⓟ papiloma m

papulovesikulös Ⓔ pápulo vesicular Ⓟ pápulo vesicular

Paradontitis f Ⓔ paradontitis f Ⓟ paradontite f

Paradontose f Ⓔ paradontosis f Ⓟ paradontose f

Paralyse f, Lähmung f Ⓔ parálisis f Ⓟ paralisia f

Parameter m Ⓔ parámetro m Ⓟ parâmetro m

Parametritis f Ⓔ parametritis f Ⓟ parametrite f

Parametrium n Ⓔ parametrio m Ⓟ paramétrio m

paraneoplastisch Ⓔ paraneoplásico Ⓟ paraneoplásico

paranoid Ⓔ paranoico Ⓟ paranóide (o paranóico)

Paraparese f Ⓔ paraparesia f Ⓟ paraparésia f

Paraphimose f Ⓔ parafimosis f Ⓟ parafimose f

Paraproteinämie f Ⓔ paraproteinemia f Ⓟ paraproteinémia f

Parasit m Ⓔ parásito m Ⓟ parasita m

Parasitose f Ⓔ parasitosis f Ⓟ parasitose f

Paraspastik f Ⓔ paraespasticidad f Ⓟ paraespasticidade f

Parästhesie f Ⓔ parestesia f Ⓟ parestesia f

Parasympathikus m Ⓔ parasimpático m Ⓟ parassimpático m

Paratyphus m Ⓔ paratifus m Ⓟ paratifo m

Parazentese f Ⓔ paracentesis f Ⓟ paracentese f

Parenchym n Ⓔ parénquima m Ⓟ parênquima f

parenchymatös Ⓔ parenquimatoso Ⓟ parenquimatoso

Parenchymdichte f Ⓔ espesura f parenquimatosa Ⓟ espessura f parenquimatosa

parenteral Ⓔ parenteral (o parentérico) Ⓟ parenteral (o parentérico)

paretisch, gelähmt Ⓔ parético Ⓟ parético

Parkinsonsche Krankheit f Ⓔ enfermedad f de Parkinson Ⓟ doença f de Parkinson

Parodontitis f Ⓔ parodontitis f Ⓟ parodontite f

Paronychie f Ⓔ paroníquia f Ⓟ paroníquia f

Parosmie f Ⓔ parosmia f Ⓟ parosmia f

Parotis f Ⓔ parótida f Ⓟ parótida f

Parotitis epidemica f, **Mumps** m Ⓔ parotiditis f epidémica Ⓟ parotidite f epidémica

paroxysmal Ⓔ paroxístico Ⓟ paroxístico

partiell Ⓔ parcial Ⓟ parcial

Partikel m Ⓔ partícula f Ⓟ partícula f

passiv Ⓔ pasivo Ⓟ passivo

Paste f Ⓔ pasta f Ⓟ pasta f

Patella f, **Kniescheibe** f Ⓔ patela f, rótula f Ⓟ patela f (o rótula f)

Patellarsehnenreflex m **(PSR)** Ⓔ reflejo m rotuliano Ⓟ reflexo m rotiliano

pathogen Ⓔ patógeno Ⓟ patogénico

Pathogenese f Ⓔ patogénesis f Ⓟ patogénese f (bras.: patogênese f)

pathognomonisch Ⓔ patognomónico Ⓟ patognomónico

Pathologe/-in m/f Ⓔ patologista m/f Ⓟ patologista m/f

Patient m Ⓔ enfermo m Ⓟ doente m

Patient/-in m/f Ⓔ paciente m/f Ⓟ paciente m/f (bras.), doente m/f

Pellagra f Ⓔ pelagra f Ⓟ pelagra f

Pemphigus m Ⓔ pénfigo m Ⓟ pênfigo m

Pendelnystagmus m Ⓔ nistagmo m pendular Ⓟ nistagmo m pendular

Penetranz f Ⓔ penetrancia f Ⓟ penetrância f

Penis m Ⓔ pene m Ⓟ pénis m

Penizillin n Ⓔ penicilina f Ⓟ penicilina f

Perforation f Ⓔ perforación f Ⓟ perfuração f

Perfusion f Ⓔ perfusión f Ⓟ perfusão f

Perfusionsdruck m Ⓔ presión f de perfusión Ⓟ pressão f de perfusão

Perfusor m Ⓔ bomba f de inyección Ⓟ bomba f de inje(c)ção

perianal Ⓔ perianal Ⓟ perianal

Periarthritis f **(humeroscapularis)** Ⓔ periartritis f (escápulo-humeral) Ⓟ periartrite f (escápulo-umeral)

Perichondrium n Ⓔ pericondrio m Ⓟ pericôndrio m

peridural Ⓔ peridural Ⓟ peridural

Perikard n Ⓔ pericardio m Ⓟ pericárdio m

Perikarderguß m Ⓔ derrame m pericárdico Ⓟ derrame m pericárdico

Perikarditis f Ⓔ pericarditis f Ⓟ pericardite f

Perimetrium n Ⓔ perimetrio m Ⓟ perimétrio m

Periode f Ⓔ período m Ⓟ período m

periodisch Ⓔ periódico Ⓟ periódico

periorbital Ⓔ periorbitario Ⓟ periorbitário

peripher Ⓔ periférico Ⓟ periférico

Peristaltik f Ⓔ peristáltico m (o peristaltismo m) Ⓟ peristáltico m (o peristaltismo m)

Peritoneum n, **Bauchfell** n Ⓔ peritoneo m Ⓟ peritónio m (o peritoneu m)

Peritonitis f Ⓔ peritonitis f Ⓟ peritonite f

Perkussion f Ⓔ percusión f Ⓟ percussão f

perkutan Ⓔ percutáneo Ⓟ percutâneo

perniziös Ⓔ pernicioso Ⓟ pernicioso

Persönlichkeit f **(gestörte)** Ⓔ personalidad f (perturbada) Ⓟ personalidade f (perturbada)

Persönlichkeitsveränderung f Ⓔ alteración f de la personalidad Ⓟ alteração f da personalidade

Pessar m, **Diaphragma** n Ⓔ pesario m Ⓟ pessário m

Pessimismus m Ⓔ pesimismo m Ⓟ pessimismo m

Petechie f Ⓔ petequia f Ⓟ petéquia f

pfeifen Ⓔ silbar Ⓟ assobiar

Pfeifen n, **Giemen** n (Lungenauskultation) Ⓔ jadeo m, silbido m, sonidos mpl silbantes Ⓟ sibilo m

pfeifen, giemen(Lungenauskultation) Ⓔ silbar Ⓟ sibilar

Pflaster n Ⓔ adhesivo m Ⓟ adesivo m

Pflegepersonal n, **Krankenpflege** f Ⓔ personal m de enfermería Ⓟ enfermagem f

Pfortader f Ⓔ vena f porta Ⓟ veia f porta

Phagozyt m Ⓔ fagocito m Ⓟ fagócito m

Phagozytose f Ⓔ fagocitosis f Ⓟ fagocitose f

Phakolyse f Ⓔ facólisis f Ⓟ facólise f

Phakomatose f Ⓔ facomatosis f Ⓟ facomatose f

Phalange f Ⓔ falange f Ⓟ falange f

Phalanx f Ⓔ falange f Ⓟ falange f

Phänomen n Ⓔ fenómeno m Ⓟ fenómeno m

Phänotyp m Ⓔ fenotipo m Ⓟ fenótipo m

Phantomschmerz m Ⓔ dolor m fantasma Ⓟ dor f fantasma

Phäochromozytom n Ⓔ feocromocitoma m Ⓟ feocromocitoma m

pharmakologisch Ⓔ farmacológico Ⓟ farmacológico

Pharyngitis f Ⓔ faringitis f Ⓟ faringite f

Pharynx m Ⓔ faringe f Ⓟ faringe f

Phase f Ⓔ fase f Ⓟ fase f

Phenylketonurie f Ⓔ fenilcetonuria f Ⓟ fenilcetonúria f

Phlebitis f Ⓔ flebitis f Ⓟ flebite f

Phlebographie f Ⓔ flebografía f Ⓟ flebografia f

Phlegmone f Ⓔ flemón m Ⓟ fleimão m

Phobie f Ⓔ fobia f Ⓟ fobia f

phobisch Ⓔ fóbico Ⓟ fóbico

Phonation f Ⓔ fonación f Ⓟ fonação f

Phosphatase f, **alkalische** Ⓔ fosfatasa f alcalina Ⓟ fosfatase f alcalina

Phosphor m Ⓔ fósforo m Ⓟ fósforo m

Photodermatitis f Ⓔ fotodermatitis f Ⓟ fotodermatite f

Photosensibilisierung f Ⓔ fotosensibilización f Ⓟ fotosensibilização f

physiologisch Ⓔ fisiológico Ⓟ fisiológico

Physiotherapie f, **Krankengymnastik** f **(KG)** Ⓔ medicina f física Ⓟ medicina f física

Phytotherapie f Ⓔ fitoterapia f Ⓟ fitoterapia f

Pia f Ⓔ piamadre f Ⓟ pia(-máter) f

Pickel m Ⓔ grano m, espinilla f Ⓟ borbulha f

Pigmentierung f Ⓔ pigmentación f Ⓟ pigmentação f

Pilonidalzyste f Ⓔ quiste m pilonidal Ⓟ cisto m pilonídeo (o quisto m pilonidal)

Pilz m Ⓔ hongo m Ⓟ fungo m

Pilz- Ⓔ micológico/-a Ⓟ micológico/-a

Pilzerkrankung f Ⓔ micosis f Ⓟ micose f

Pinealom n Ⓔ pinealoma m Ⓟ pinealoma m

Pipette f Ⓔ pipeta f Ⓟ pipeta f

Pityriasis f Ⓔ pitiriasis f Ⓟ pitiríase f

Pityriasis f (versicolor/rosea)) Ⓔ pitiríasis f (versicolor/ rósea) Ⓟ pitiríase f (versícolor/ rósea)

Placenta f praevia Ⓔ placenta f previa Ⓟ placenta f prévia

Plaque f, atheromatöse Ⓔ placa f de ateroma Ⓟ placa f de ateroma

Plasma- Ⓔ plasmático Ⓟ plasmático

Plasma n Ⓔ plasma m (sanguíneo) Ⓟ plasma m (sanguíneo)

Plasmapherese f Ⓔ plasmaféresis f Ⓟ plasmaferese f

Plasmid n Ⓔ plasmidio m Ⓟ plasmídio m

Plasmodium n Ⓔ plasmodium m Ⓟ plasmódio m

plastisch Ⓔ plástico Ⓟ plástico

Plättchen- Ⓔ plaquetar Ⓟ plaquetar

Plättchenaggregation f Ⓔ agregación f plaquetar Ⓟ agregação f plaquetária

Plättchenaggregationsfaktor m Ⓔ factor m agregante de plaquetas Ⓟ factor m aggregador de plaquetas

Plattenepithel n Ⓔ epitelio m pavimentoso Ⓟ epitélio m pavimentoso

Plattfuß m Ⓔ pie m plano Ⓟ pé m chato

Platysma n Ⓔ platisma m Ⓟ platisma m

Plazebo n Ⓔ placebo m Ⓟ placebo m

Plazentalösung f, vorzeitige Ⓔ desprendimiento m prematuro de la placenta Ⓟ descolamento m prematuro da placenta

Plazentaschranke f Ⓔ barrera f placentar Ⓟ barreira f placentar

Plegie f, Lähmung f (vollständige) Ⓔ plejia f Ⓟ plegia f

Pleozytose f Ⓔ pleocitosis f Ⓟ pleocitose f

Pleura f Ⓔ pleura f Ⓟ pleura f

Pleurablatt n Ⓔ hoja f pleural Ⓟ folheto m pleural

Pleuraerguß m Ⓔ derrame m pleural Ⓟ derrame m pleural

Pleuraflüssigkeit f Ⓔ líquido m pleural Ⓟ líquido m pleural

Pleurasack m Ⓔ saco m pleural Ⓟ saco m pleural

Pleuraschwarte f Ⓔ paquipleuritis f Ⓟ paqui-pleurite f

Pleuritis f Ⓔ pleuritis f Ⓟ pleurite f

Pleurodynie f Ⓔ pleurodinia f Ⓟ pleurodinia f

Plexus m (choroideus) Ⓔ plexo m (coroideo) Ⓟ plexo m (coroideu)

Plombe f, Blei n Ⓔ empaste m (diente), plomo m Ⓟ chumbo m

plombieren Ⓔ empastar Ⓟ chumbar

plötzlich Ⓔ abrupto, súbito, de repente, repentino Ⓟ abrupto, súbito, brusco

Pneumokokkenmeningitis f Ⓔ meningitis f neumocócica Ⓟ meningite f pneumocócica

Pneumologie f Ⓔ neumología f Ⓟ pneumologia f

Pneumonie f Ⓔ neumonía f Ⓟ pneumonia f

Pneumothorax m Ⓔ neumotórax m Ⓟ pneumotórax m

Pocken fpl Ⓔ viruela f Ⓟ varíola f

Poliklinik f Ⓔ policlínica f Ⓟ policlínica f

Poliomyelitis f Ⓔ poliomielitis f Ⓟ poliomielite f (o pólio m)

Pollen m Ⓔ polen m Ⓟ pólen m

Pollinose f, Heuschnupfen m Ⓔ polinosis f Ⓟ polinose f

Polyarteriitis f **nodosa** Ⓔ poliarteritis f
nudosa Ⓟ poliarteriite f nodosa
Polydaktylie f Ⓔ polidactilia f Ⓟ polidactilia f
Polydipsie f Ⓔ polidipsia f Ⓟ polidipsia f
Polyglobulie f Ⓔ poliglobulia f
Ⓟ poliglobulia f
Polyhydramnion n Ⓔ polihidramnios m Ⓟ polihidrâmnios m
Polymyalgia rheumatica f Ⓔ polimialgia f reumática Ⓟ polimialgia f
reumática
Polymyositis f Ⓔ polimiositis f
Ⓟ polimiosite f
Polyneuritis f Ⓔ polineuritis f)
Ⓟ polinevrite f (o polineurite f)
Polyneuropathie f Ⓔ polineuropatía f
Ⓟ polineuropatia f
Polyp m Ⓔ pólipo m Ⓟ pólipo m
Polypektomie f **(endoskopische)**
Ⓔ polipectomía f (endoscópica)
Ⓟ polipectomia f (endoscópica)
Polypnoe f Ⓔ polipnea f Ⓟ polipneia f
polypoid Ⓔ polipoide Ⓟ polipóide
Polyposis f, **intestinale** Ⓔ poliposis f
intestinal Ⓟ polipose f intestinal
Polysomnografie f Ⓔ polisomnografia f Ⓟ polisomnografia f
polytop Ⓔ politópico Ⓟ politópico
polytraumatisiert Ⓔ politraumatizado Ⓟ politraumatizado
Polyurie f Ⓔ poliuria f Ⓟ poliúria f
polyzystisch Ⓔ poliquístico Ⓟ policístico
Polyzythämie f Ⓔ policitemia f
Ⓟ policitémia f (o policitemia f)
Pore f Ⓔ poro m Ⓟ poro m
Porphyrie f Ⓔ porfiria f Ⓟ porfiria f
postoperativ Ⓔ post-operatorio
Ⓟ pós-operatório
Potential n Ⓔ potencial m Ⓟ potencial m

Potentiale npl, **akustisch evozierte**
(AEP´s) Ⓔ potenciales mpl evocados acústicos (PEA) Ⓟ potenciais mpl evocados acústicos (PEA)
Potentiale npl, **somatosensorisch evo-**
zierte (SSEPs) Ⓔ potenciales mpl
evocados somatosensitivos (PESS)
Ⓟ potenciais mpl evocados somatossensitivos (PESS)
Potentiale npl, **visuell evozierte (VEPs)**
Ⓔ potenciales mpl evocados visua-
les (PEV) Ⓟ potenciais mpl evocados visuais (PEV)
Potenz f Ⓔ potencia f Ⓟ potência f
Potenzstörung f Ⓔ alteración f de la
potencia Ⓟ perturbação f da potência
Prädelir n Ⓔ predelirio m Ⓟ prédelírio m
Prädisposition f Ⓔ predisposición f
Ⓟ predisposição f
Präeklampsie f Ⓔ preeclampsia f
Ⓟ pré-eclâmpsia f
praktisch Ⓔ práctico Ⓟ prático
Pränataldiagnostik f Ⓔ diagnóstico m
pre-natal Ⓟ diagnóstico m pré-
natal
Präputium n Ⓔ prepucio m Ⓟ prepúcio m
Prävalenz f Ⓔ prevalencia f Ⓟ prevalência f
Prävention f **(Primär-/ Sekundärp.)**
Ⓔ prevención f (primaria/ secundaria) Ⓟ prevenção f (primária/
secundária)
präventiv Ⓔ preventivo Ⓟ preventivo
Praxis f Ⓔ consultorio m Ⓟ consultório m
Presbyakusis f Ⓔ presbiacusia f
Ⓟ presbiacúsia f
Priapismus m Ⓔ priapismo m
Ⓟ priapismo m
primäre/r Ⓔ primario Ⓟ primário

Prinzmetalangina f Ⓔ angina f de Prinzmetal Ⓟ angina f de Prinzmetal

Prion n Ⓔ prion m Ⓟ prião f

Privatpatient m Ⓔ enfermo m privado Ⓟ doente m privado

Produktion f (von...) Ⓔ producción f (de...) Ⓟ produção f (de...)

Profil n, **Seitenaufnahme** f Ⓔ perfil m Ⓟ perfil m

Prognose f Ⓔ pronóstico m Ⓟ prognóstico m (bras.: prognose f)

Prognosefaktor m Ⓔ factor m pronóstico Ⓟ factor m prognóstico

Proktitis f Ⓔ proctitis f Ⓟ proctite f

Prolaktin n Ⓔ prolactina f Ⓟ prolactina m

Prolaps m Ⓔ prolapso m Ⓟ prolapso m

Pronation f Ⓔ pronación f Ⓟ pronação f

prophylaktisch (Adj.) Ⓔ profiláctico (adj.) Ⓟ profiláctico (adj.)

Prophylaxe f Ⓔ profilaxia f Ⓟ profilaxia f

Prostata f Ⓔ próstata f Ⓟ próstata f

Prostata-, der Prostata Ⓔ prostático Ⓟ prostático

Prostataentzündung f Ⓔ prostatitis f Ⓟ prostatite f

Prostatahypertrophie f Ⓔ hipertrofia f prostática Ⓟ hipertrofia f prostática

Prostatektomie f Ⓔ prostatectomía f Ⓟ prostatectomia f

Protein n, **C-reaktives (CRP)** Ⓔ proteína f C reactiva (PCR) Ⓟ proteína f C reactiva (PCR)

Proteinbindung f Ⓔ ligación f a las proteínas Ⓟ ligação f às proteínas

Proteinurie f Ⓔ proteinuria f Ⓟ proteinúria f

Prothese f Ⓔ prótesis f Ⓟ prótese f

Prothrombin n Ⓔ protrombina f Ⓟ protrombina m

Prothrombinzeit f Ⓔ tiempo m de protrombina Ⓟ tempo m de protrombina

Protrusion f Ⓔ protrusión f Ⓟ protrusão f

prozentual Ⓔ porcentual Ⓟ percentual

pruriginös Ⓔ pruriginoso Ⓟ pruriginoso

Pruritus m, **Jucken** n, **Juckreiz** m Ⓔ picor m, prurito m Ⓟ prurigo m (o prúrigo m), comichão f (dar c.)

Psammom n Ⓔ psamoma m Ⓟ psamoma m

Pseudarthrose f Ⓔ pseudoartrosis f Ⓟ pseudartrose f (o pseudoartrose f)

Pseudobulbärparalyse f Ⓔ parálisis f pseudobulbar Ⓟ paralisia f pseudobulbar

Pseudolymphom n Ⓔ pseudolinfoma m Ⓟ pseudolinfoma m

Psoriasis f Ⓔ psoriasis f Ⓟ psoríase f (o psoriasis f)

Psychiater/ -in m/f Ⓔ psiquiatra m/f Ⓟ psiquiatra m/f

Psychiatrie f Ⓔ psiquiatría f Ⓟ psiquiatria f

psychiatrisch Ⓔ psiquiátrico Ⓟ psiquiátrico

psychisch Ⓔ psíquico Ⓟ psíquico

Psychoanalyse f Ⓔ psicoanálisis m Ⓟ psicoanálise f

psychogen Ⓔ psicogénico Ⓟ psicogénico

psychomotorisch Ⓔ psicomotor Ⓟ psicomotor

Psychopath/-in m/f Ⓔ psicópata m/f Ⓟ psicopata m/f

psychopathisch Ⓔ psicopático Ⓟ psicopático

psychopathologisch Ⓔ psicopatológico Ⓟ psicopatológico

Psychose f (schizoaffektive) Ⓔ psicosis f (esquizo-afectiva) Ⓟ psicose f (esquizo-afectiva)

psychosomatisch Ⓔ psicosomático Ⓟ psicossomático

Psychotherapie f Ⓔ psicoterapia f Ⓟ psicoterapia f

psychotisch Ⓔ psicótico Ⓟ psicótico

psychotrop Ⓔ psicotropo Ⓟ psicotropo

Pterygium n Ⓔ pterigión m Ⓟ pterígio m

Ptose f Ⓔ ptosis f Ⓟ ptose f

Pubertät f Ⓔ pubertad f Ⓟ puberdade f

Puder n, Pulver n Ⓔ polvo m Ⓟ pó m

Pulmonaratresie f Ⓔ atresia f pulmonar Ⓟ atrésia f pulmonar

Pulpitis f Ⓔ pulpitis f Ⓟ pulpite f

Puls m, Handgelenk n Ⓔ pulso m Ⓟ pulso m

pulsierend Ⓔ pulsátil Ⓟ pulsatil

Pulsschlag m Ⓔ pulsación f Ⓟ pulsação f

punktförmig Ⓔ puntiforme Ⓟ punctiforme

punktieren, stechen Ⓔ picar Ⓟ picar

Punktion f Ⓔ punción f Ⓟ punção f

Pupille f Ⓔ pupila f Ⓟ pupila f

Pupillenerweiterung f Ⓔ dilatación f pupilar Ⓟ dilatação f pupilar

Pupillenreaktion f Ⓔ reacción f pupilar Ⓟ reacção f pupilar

Pupillenreflex m Ⓔ reflejo m pupilar Ⓟ reflexo m pupilar

Pupillenstarre f Ⓔ iridoplegia f Ⓟ iridoplegia f

Purpura f Ⓔ púrpura f Ⓟ púrpura f

Pustel f Ⓔ pústula f Ⓟ pústula f

pusten Ⓔ soplar Ⓟ soprar

Putamen n Ⓔ putamen m Ⓟ putamen m

Pyelitis f Ⓔ pielitis f Ⓟ pielite f

Pyelonephritis f Ⓔ pielonefritis f Ⓟ pielonefrite f

Pyknolepsie f Ⓔ picnolepsia f Ⓟ picnolepsia f

Pylorus m Ⓔ píloro m Ⓟ piloro m

Pylorusplastik f Ⓔ piloroplastia f Ⓟ piloroplastia f

Pylorusstenose f Ⓔ estenosis f pilórica Ⓟ estenose f pilórica

Pyodermie f Ⓔ piodermitis f Ⓟ piodermite f

pyramidal, Pyramiden... Ⓔ piramidal Ⓟ piramidal

Pyramide f Ⓔ pirámide f Ⓟ pirâmide f

Pyramidenbahn f Ⓔ vía f piramidal Ⓟ via f piramidal

Pyramidenbahnzeichen n Ⓔ signo m piramidal Ⓟ sinal m piramidal

Pyurie f Ⓔ piuria f Ⓟ piúria f

Q

Quadrant *m* Ⓔ cuadrante *m* Ⓟ quadrante *m*

Quadrantenanopsie *f* Ⓔ cuadrantanopsia *f* Ⓟ quadrantanópsia *f*

Quadrizeps *m* Ⓔ cuádriceps *m* Ⓟ quadricípede *m* (o quadríceps *m*)

Quarantäne *f* Ⓔ cuarentena *f* Ⓟ quarantena *f*

Quecksilber *n* Ⓔ mercurio *m* Ⓟ mercúrio *m*

Querfortsatz *m* Ⓔ apófisis *f* transversa Ⓟ apófise *f* transversa

Querschnittsyndrom *n* Ⓔ síndrome *m* parapléjico Ⓟ sindroma *m* paraplégico

Quickzeit *f* Ⓔ tiempo *m* de Quick Ⓟ tempo *m* de Quick

R

Rachen *m* Ⓔ garganta *f* Ⓟ garganta *f*

Rachenring *m* Ⓔ anillo *m* amigdalino Ⓟ anel *m* amigdalino

Rachitis *f* Ⓔ raquitismo *m* Ⓟ raquitismo *m*

rachitisch Ⓔ raquítico Ⓟ raquítico

Radialisparese *f* Ⓔ paresia *f* (o parexia *f*) radial Ⓟ parésia *f* radial

radikulär Ⓔ radicular Ⓟ radicular

Radikulitis *f* Ⓔ radiculitis *f* Ⓟ radiculite *f*

Radikulopathie *f* Ⓔ radiculopatía *f* Ⓟ radiculopatia *f*

radioaktiv Ⓔ radiactivo Ⓟ radioa(c)tivo

Radiologe/-in *m/f* Ⓔ radiólogo/-a *m/f* Ⓟ radiologista *m/f*

Radius *m* Ⓔ radio *m* Ⓟ rádio *m*

Radiusperiostreflex *m* **(RPR)** Ⓔ reflejo *m* radial Ⓟ reflexo *m* radial

Rate *f* **(von...)** Ⓔ tasa *f* (de...) Ⓟ taxa *f* (de...)

raten Ⓔ aconsejar Ⓟ aconselhar

Rauchen *n* Ⓔ fumar *m*, consumo *m* de tabaco Ⓟ fumo *n*, consumo *m* de tabaco

Raucher *m* Ⓔ fumador *m* Ⓟ fumador *m* (bras.: fumante *m*)

rauh Ⓔ áspero Ⓟ áspero

Raum *m* **(raumfordern)** Ⓔ espacio *m* (ocupar e.) Ⓟ espaço *m* (ocupar e.)

Raumforderung *f* Ⓔ ocupación *f* de espacio Ⓟ ocupação *f* de espaço

Rauschmittel *n* Ⓔ estupefaciente *m* Ⓟ estupefaciente *m*

räuspern, sich Ⓔ carraspear Ⓟ pigarrear

Raynaud-Syndrom *n* Ⓔ fenómeno *m* de Raynaud Ⓟ fenómeno *m* de Raynaud

reabsorbieren Ⓔ reabsorber Ⓟ reabsorver

Reabsorption *f* Ⓔ reabsorción *f* Ⓟ reabsorção *f*

Reaktion *f*, **allergische** Ⓔ reacción *f* alérgica Ⓟ reacção *f* alérgica

reaktiv Ⓔ reactivo Ⓟ reactivo

Reaktivierung *f* Ⓔ reactivación *f* Ⓟ reactivação *f*

Reanimation *f* Ⓔ reanimación *f* Ⓟ reanimação *f*

Reboundeffekt *m* Ⓔ efecto *m* de rebote Ⓟ efeito *m* rebound

Recessus *m* Ⓔ receso *m* Ⓟ recesso *m*

rechtshändig, Rechtshänder *m* Ⓔ diestro (*adj.* + *m*) Ⓟ destro (*adj.* + *m*)

Rechtsherzinsuffizienz *f* Ⓔ insuficiencia *f* ventricular (IV) derecha Ⓟ insuficiência *f* ventricular direita

Rechtsmedizin *f* Ⓔ medicina *f* forense Ⓟ medicina *f* forense

Recruitment *n* Ⓔ recrutamiento *m* Ⓟ recrutamento *m*

Rede *f*, **hier: Bericht** *m* **der Krankengeschichte (zusammenhängend u. adäquat)** Ⓔ discurso *m* (coherente y adecuado) Ⓟ discurso *m* (coerente e adequado)

Reflex *m* Ⓔ reflejo *m* Ⓟ reflexo *m*

Reflex *m*, **oculocephaler** Ⓔ reflejo *m* oculocefálico Ⓟ reflexo *m* oculocefálico

Reflex *m*, **oculovestibulärer** Ⓔ reflejo *m* oculovestibular Ⓟ reflexo *m* oculovestibular

Reflexblase *f* Ⓔ vejiga *f* refleja Ⓟ bexiga *f* reflexa

Reflexdystrophie *f*, **sympathische** Ⓔ distrofia *f* refleja simpática Ⓟ distrofia *f* reflexa simpática

Reflux *m* Ⓔ reflujo *m* Ⓟ refluxo *m*

Reflux *m* **(gastroösophagealer)** Ⓔ reflujo *m* (gastro-esofágico) Ⓟ refluxo *m* (gastro-esofágico)

Refluxösophagitis *f* Ⓔ esofagitis *f* de reflujo Ⓟ esofagite *f* de refluxo

refraktär (gegen...) Ⓔ refractario (a...) Ⓟ refra(c)tário (a...)

Refraktion *f* Ⓔ refracción *f* Ⓟ refracção *f*

Refraktionsfehler Ⓔ error *m* de refracción Ⓟ erro *m* de refracção

Regenerierung *f* Ⓔ regeneración *f* Ⓟ regeneração *f*

Region *f* **(in der Lendenregion)** Ⓔ región *f* (en la r. lumbal) Ⓟ região *f* (na região lombar)

Regurgitation *f* Ⓔ regurgitación *f* Ⓟ regurgitação *f*

Rehabilitation *f* Ⓔ rehabilitación *f* Ⓟ reabilitação *f*

Reife *f* Ⓔ madurez *f* Ⓟ maturidade *f*

Reihe *f*, **Aufeinanderfolge** *f* Ⓔ secuela *f* Ⓟ sequela *f* (bras.: seqüela *f*)

rein Ⓔ puro/-a Ⓟ puro/-a

Reinfarkt *m* Ⓔ reinfarto *m* Ⓟ reenfarte *m*

Reinfektion *f* Ⓔ reinfección *f* Ⓟ reinfecção *f*

Reithosenanästhesie *f* Ⓔ anestesia *f* en silla Ⓟ anestesia *f* em sela

Reizbarkeit *f* Ⓔ irritabilidad *f* Ⓟ irritabilidade *f*

Reizblase *f* Ⓔ vejiga *f* irritable Ⓟ bexiga *f* irritável

Reizung *f* Ⓔ irritación *f* Ⓟ irritação *f*

Rekanalisierung *f* Ⓔ recanalización *f* Ⓟ recanalização *f*

rektal Ⓔ rectal Ⓟ re(c)tal

Rektoskopie *f* Ⓔ rectoscopia *f* Ⓟ rectoscopia *f*

Rektozele *f* Ⓔ rectocele *m* Ⓟ retocele *f*

Rektum *n* Ⓔ recto *m* Ⓟ recto *m*

Rektumampulle *f* Ⓔ ampolla *f* rectal Ⓟ ampola *f* re(c)tal

Remission *f* Ⓔ remisión *f* Ⓟ remissão *f*

Renin *n* Ⓔ renina *m* Ⓟ renina *m*

Rente *f* **(in Rente gehen)** Ⓔ reforma *f*, jubilación *f* (reformarse, jubilarse) Ⓟ reforma *f* (reformar-se)

repetitiv Ⓔ repetitivo Ⓟ repetitivo

Reposition *f* Ⓔ reposición *f* Ⓟ reposição *f*

Resektion *f* Ⓔ resección *f* Ⓟ ressecção *f*

resezierbar, nicht Ⓔ irresecable Ⓟ irressecável

Residualepilepsie *f* Ⓔ epilepsia *f* residual Ⓟ epilepsia *f* residual

Residualzyste *f* Ⓔ quiste *m* residual Ⓟ quisto *m* residual

resistent (gegenüber...) Ⓔ resistente (a...) Ⓟ resistente (a...)

Resistenz *f*, **Widerstand** *m* **(gegen...)** Ⓔ resistencia *f* (a...) Ⓟ resistência *f* (a...)

Rest-, Residual- Ⓔ residual Ⓟ residual

Restharn *m* Ⓔ residuo *m* de orina Ⓟ resíduo *m* de urina

Retention *f* Ⓔ retención *f* Ⓟ retenção *f*

Retikulozyt *m* Ⓔ reticulocito *m* Ⓟ reticulócito *m*

Retina *f* Ⓔ retina *f* Ⓟ retina *f*

Retinakulum *n* Ⓔ retináculo *m* Ⓟ retináculo *m*

Retinitis *f* Ⓔ retinitis *f* Ⓟ retinite *f*

Retinopathie *f* **(Grad X)** Ⓔ retinopatía *f* (de grado X) Ⓟ retinopatia *f* (de grau X)

Retrobulbärneuritis *f* Ⓔ neuritis *f* retrobulbar Ⓟ nevrite *f* retrobulbar

Retrognathie *f* Ⓔ retrognatismo *m* Ⓟ retrognatismo *m*

retrograd Ⓔ retrógrado Ⓟ retrógrado

retroperitoneal Ⓔ retroperitoneal Ⓟ retroperitoneal

Retroperitoneum *n* Ⓔ retroperitoneo *m* Ⓟ retroperitoneu *m*

Retroversion *f* Ⓔ retroversión *f* Ⓟ retroversão *f*

reversibel Ⓔ reversible Ⓟ reversível

Revision *f* Ⓔ revisión *f* Ⓟ revisão *f*

rezessiv Ⓔ recesivo Ⓟ recessivo

Rezidiv *n* Ⓔ recidiva *f* Ⓟ recidiva *m*

Rhabdomyolyse *f* Ⓔ rabdomiolisis *f* Ⓟ rabdomiólise *f*

Rhabdomyom *n* Ⓔ rabdomioma *m* Ⓟ rabdomioma *m*

Rhagade *f* Ⓔ rágade *f* Ⓟ rágada *f*

Rhesusfaktor *m* Ⓔ factor *m* Rh Ⓟ fator *m* Rh

Rheumafaktor *m* Ⓔ factor *m* reumatoide Ⓟ factor *m* reumatóide

rheumatisch Ⓔ reumático Ⓟ reumático

Rhinoliquorrhoe *f* Ⓔ rinoliquidorrea *f* Ⓟ rinorráquia *f*

Rhinophym *n* Ⓔ rinofima *m* Ⓟ rinófima *m*

Rhinorrhoe *f* Ⓔ rinorrea *f* Ⓟ rinorreia *f*

Rhizotomie *f* Ⓔ rizotomía *f* Ⓟ rizotomia *f*

Rhombenzephalon *n* Ⓔ rombencéfalo *m* Ⓟ rombencéfalo *m*

rhythmisch Ⓔ rítmico Ⓟ rítmico

Ribonukleinsäure *f* (RNS, RNA) Ⓔ ácido *m* ribonucleico (ARN, RNA) Ⓟ ácido *m* ribonucléico (RNA)

Richtung *f* Ⓔ dirección *f* Ⓟ direcção *f*

Riesenzellarteriitis *f* Ⓔ arteritis *f* de células gigantes Ⓟ arterite *f* de células gigantes

Rigor *m* (mit Zahnradphänomen) Ⓔ rigidez *f* (en rueda dentada) Ⓟ rigidez *f* (em roda dentada)

Rinde *f* (motorische/ prämotorische) Ⓔ área *f* (motora/ premotora) Ⓟ área *f* (motor/ prémotor)

ringförmig Ⓔ anular, forma *f* anular Ⓟ anelar, forma *f* anelar, em anel

Rippe *f* Ⓔ costilla *f* Ⓟ costela *f*

Rippenbogen *m* Ⓔ arco *m* costal Ⓟ arco *m* costal

Rippenbogen *m*, unterer Ⓔ reborde *m* costal Ⓟ rebordo *m* costal

Risiko *n* (hohes/ geringes) Ⓔ riesgo *m* (alto/ bajo) Ⓟ risco *m* (alto/ baixo)

Risikofaktor *m* Ⓔ factor *m* de riesgo Ⓟ factor *m* de risco

röcheln, rasseln Ⓔ estertorar Ⓟ estertorar

Rollstuhl *m* Ⓔ silla *f* de ruedas Ⓟ cadeira *f* de rodas

Romberg´scher Stehversuch *m* Ⓔ prueba *f* de Romberg Ⓟ teste *m* de Romberg

Röntgenuntersuchung *f* Ⓔ radiografía *f* (Ray-X) Ⓟ radiografia *f* (Ray-X)

Rosazea *f* Ⓔ rosácea *f* Ⓟ rosácea *f*

Rotation *f* Ⓔ rotación *f* Ⓟ rotação *f*

Rotatorenmanschette *f* Ⓔ pulsera *f* de rotadores Ⓟ coifa *f* dos rotatores

Röteln *fpl* Ⓔ rubéola *f*, Ⓟ rubéola *f*, sarampo *m* alemão (bras.)

Rötung *f* Ⓔ rubor *m* Ⓟ vermelhidão *f*, rubor *m*

Routine *f* (routinemäßig) Ⓔ rutina *f* (por r.) Ⓟ rotina *f* (por r.)

Rückbildung *f* (in R.) Ⓔ regresión *f* (en r.) Ⓟ regressão *f* (em r.)

Rückenmark *n* Ⓔ médula *f* espinal Ⓟ medula *f* espinal

Rückfall *m* Ⓔ recaída *f* Ⓟ recaída *f*

Rückfallrate *f* Ⓔ recurrencia *f* Ⓟ recorrência *f*

Rückgrat *n* Ⓔ espinazo *m* Ⓟ espinhaço *m*

Rückkehr *f* Ⓔ regreso *m* Ⓟ regresso *m*

Ruhe *f* Ⓔ reposo *m* Ⓟ repouso *m*

ruhigstellen Ⓔ inmobilizar Ⓟ imobilizar

Ruhr *f* Ⓔ disentería *f* Ⓟ disenteria *f*

Rülpsen *n* Ⓔ eruptos *mpl* Ⓟ arrotos *mpl*

Rumpf *m* Ⓔ tronco *m* Ⓟ tronco *m*

Rumpfataxie *f* Ⓔ ataxia *f* del tronco
Ⓟ ataxia *f* do tronco

rundlich Ⓔ rollizo Ⓟ arredondado

runzeln (die Stirn) Ⓔ arrugar (la
frente) Ⓟ enrugar (a testa)

Ruptur *f* Ⓔ ruptura *f* Ⓟ ruptura *f*

Rush *m* Ⓔ rash *f* Ⓟ rash *f*

Rush-Phänomen *n* Ⓔ rash *m* cutáneo
Ⓟ rash *m* cutâneo

S

Salbe f ⒠ pomada f ⒫ pomada f
Salmonellen fpl ⒠ salmonelas fpl
⒫ salmonelas fpl
Salmonellose f ⒠ salmonelosis f
⒫ salmonelose f
Salpingektomie f ⒠ salpingectomía f
⒫ salpingectomia f
Salpingitis f ⒠ salpingitis f ⒫ salpingite f
salzig ⒠ salado ⒫ salgado
Sarkoidose f, Morbus m Boeck ⒠ sarcoidosis f ⒫ sarcoidose f
Sarkom n ⒠ sarcoma m ⒫ sarcoma m
Sauerstoff m ⒠ oxígeno m ⒫ oxigénio m
Sauerstoffgabe f ⒠ oxigenoterapia f
⒫ oxigenoterapia f
Sauerstoffversorgung f (ausreichende)
⒠ oxigenación f (adecuada)
⒫ oxigenação f (adequada)
Säugling m ⒠ lactante m ⒫ lactante m
Saugreflex m ⒠ reflejo m de succión
⒫ reflexo m de sucção
Schädel m ⒠ craneo m ⒫ crânio m
Schädelbasis f ⒠ base f del cráneo
⒫ base f do crânio
Schädelgrube f (vordere/ hintere)
⒠ fosa f (posterior/ anterior)
⒫ fossa f (posterior/ anterior)
Schädel-Hirntrauma n (SHT) ⒠ traumatismo m cráneo-encefálico
⒫ traumatismo m crânio encefálico
(TCE)
Schädellage f ⒠ presentación f
cefálica ⒫ apresentação f cefálica
Schambein n ⒠ pubis m ⒫ púbis m

schämen, sich ⒠ tener vergüenza
⒫ sentir-se envergonhado
Scharlach m ⒠ escarlatina f ⒫ escarlatina f
Scheide f, Vagina f ⒠ vagina f
⒫ boca f do corpo (popular)
schielen ⒠ ser bizco, bizcar ⒫ ser
vesgo (o ser estrábico)
Schienbein n ⒠ tablilla f ⒫ canela f
Schiene f ⒠ tablilla f ⒫ tala f
schienen ⒠ clavar ⒫ entalar
Schilddrüse f ⒠ glándula f tiroides
⒫ glândula f tireóide
Schilddrüsenfunktion f ⒠ función f tiroidea ⒫ função f tiroideia
Schillingtest m ⒠ prueba f de Schilling ⒫ prova f de Schilling
Schistozyt m ⒠ esquizocito m ⒫ esquizócito m
schizo-affektiv ⒠ esquizoafectivo
⒫ esquizo-afectivo
schizophren ⒠ esquizofrénico ⒫ esquizofrénico
Schizophrenie f ⒠ esquizofrenia f
⒫ esquizofrenia f
Schlaf m ⒠ sueño m ⒫ sono m
Schlaf-Apnoe-Syndrom n ⒠ síndrome m de apnea del sueño ⒫ síndroma m da sono-apneia
Schlafentzug m ⒠ privación f de
sueno ⒫ privação f do sono
Schläfe f ⒠ fuente f ⒫ fonte f
schlaff ⒠ fláccido ⒫ flácido
schlaff, erschöpft ⒠ flojo ⒫ frouxo
Schlaflosigkeit f ⒠ insomnio m
⒫ insónia f (bras.: insônia f)
Schlafmittel n ⒠ somnífero m ⒫ sonífero m
Schlafstörung f ⒠ alteración f del
sueño ⒫ alteração f do sono
Schlaf-Wach-Rhythmus m ⒠ ritmo m
sueño-vigilia ⒫ ritmo m sono-
vigília
Schlaganfall m, Hirninfarkt m ⒠ accidente m vascular cerebral (AVC)

ⓟ acidente *m* vascular cerebral (AVC)

schlagen ⓔ golpear ⓟ bater

Schlangenbiß *m* ⓔ mordedura *f* de serpiente ⓟ mordedura *f* de serpente

schlank ⓔ delgado ⓟ delgado

schleichend, chronisch ⓔ crónico ⓟ crónico (bras.: crônico)

Schleiersehen *n* ⓔ visualización *f* enturbiada ⓟ visão *f* turva

Schleim *m* ⓔ moco *m*, pituita *f* ⓟ muco *m*

Schleimhaut *f* ⓔ mucosa *f* ⓟ mucosa *f*

schließen ⓔ cerrar ⓟ fechar

Schluckauf *m* ⓔ hipo *m* ⓟ soluços *mpl*

schlucken ⓔ deglutir, tragar ⓟ deglutir, engolir

Schluckschwierigkeiten *fpl* ⓔ dificultad *f* de deglución ⓟ dificuldade *f* de deglutição

schlurfen, schleifen lassen ⓔ arrastrar ⓟ arrastar

Schlüsselbein *n*, **Clavikula** *f* ⓔ clavícula *f* ⓟ clavícula *f*

Schmerz *m* (**hämmernd/stechend/unerträglich/heftig/brennend/dumpf/drückend/diffus/krampfartig**) ⓔ dolor *m* (palpitante/ lacerante/ insoportable/ violento/ quemante/ sordo/ oprimente/ difuso/ espasmódico) ⓟ dor *f* (em martelada/ em picada/ insuportável/ violenta/ em queimadura/ surda/ compressiva/ diffusa/ espasmódica)

Schmerzattacke *f* ⓔ crisis *f* de dolor ⓟ crise *f* dolorosa

Schmerzempfinden *n* ⓔ sensibilidad *f* dolorosa ⓟ sensibilidade *f* dolorosa

Schmerzensgeld *n* ⓔ indemnización *f* ⓟ inde(m)nização *f*

schmerzhaft ⓔ doloroso, álgico ⓟ doloroso, álgico

Schmerzreiz *m* ⓔ estímulo *m* doloroso ⓟ estímulo *m* doloroso

Schmerzschwelle *f* ⓔ umbral *m* de la tolerancia al dolor ⓟ limiar *m* da tolerância à dor

schnarchen ⓔ roncar ⓟ roncar, ressonar

schneiden ⓔ cortar ⓟ cortar

Schneidezahn *m* ⓔ incisivo *m* ⓟ incisivo *m*

Schnupfen *m* ⓔ rinitis *f* ⓟ rinite *f*

Schock *m* (**hypovolämischer**) ⓔ shock *m* (hipovolémico) ⓟ choque *m* (hipovolémico)

Schorf *m*, **Kruste** *f* ⓔ crosta *f* ⓟ crosta *f* (o crusta *f*), casca *f* (bras.)

Schraube *f* ⓔ tornillo *m* ⓟ parafuso *m*

Schreck *m* ⓔ susto *m* ⓟ susto *m*

Schreibkrampf *m* ⓔ calambre *m* del escribiente ⓟ cãibra *f* do escrivão

Schreitreflex *m* ⓔ reflejo *m* de la marcha ⓟ reflexo *m* da marcha

Schrift *f* ⓔ escritura *f* ⓟ escrita *f*

Schrumpfniere *f* ⓔ riñón *m* atrófico ⓟ rim *m* atrofiado

Schub *m*, **Entladung** *f* (**EEG**) ⓔ descarga *f* ⓟ surto *m*

Schulbildung *f* ⓔ escolaridad *f* ⓟ escolaridade *f*

Schuldgefühl *n* ⓔ culpabilidad *f* ⓟ culpabilidade *f*

Schuldkomplex *m* ⓔ complejo *m* de culpa ⓟ complexo *m* de culpa

Schulmedizin *f* ⓔ medicina *f* convencional ⓟ medicina *f* convencional

Schulter *f* ⓔ hombro *m* ⓟ ombro *m*

Schulterblatt *n* ⓔ epiplón *m*, omoplato *m* ⓟ epíploon *m*, omoplata *f*

Schultergelenksluxation *f* ⓔ luxación *f* de la articulación del hombro ⓟ desarranjo *m* articular do ombro

Schultergürtel *m* Ⓔ cintura *f* escapular Ⓟ cintura *f* escapular

Schulterlage *f* Ⓔ presentación *f* de hombro Ⓟ apresentação *f* de ombro

Schuppe *f* (Kopf-) Ⓔ caspa *f* Ⓟ caspa *f*

schuppend Ⓔ descamativo Ⓟ descamativo

Schüttelfrost *m* Ⓔ escalofrío *m* Ⓟ arrepio *m*

schützen (vor...) Ⓔ proteger (de...) Ⓟ proteger (de...)

schwach Ⓔ flaco, débil Ⓟ fraco

Schwächegefühl *n* Ⓔ sensación *f* de flaqueza Ⓟ sensação *f* de fraqueza

schwächen Ⓔ debilitar Ⓟ enfraquecer

Schwächung *f* Ⓔ debilitamiento *m* Ⓟ enfraquecimento *m*

schwanger Ⓔ embarazada Ⓟ grávida

Schwangerschaft *f* Ⓔ embarazo *m* Ⓟ gravidez *f*

Schwangerschaftsabbruch *m* Ⓔ interrupción *f* voluntaria del embarazo (IVE) Ⓟ interrupção *f* voluntária de gravidez (IVG)

Schwangerschaftsdiabetes *m* Ⓔ diabetes *f* gestacional Ⓟ diabetes *m* gestacional

Schwangerschaftstest *m* Ⓔ prueba *f* de embarazo Ⓟ teste *m* de gravidez

schwanken Ⓔ oscilar Ⓟ oscilar

Schwankung *f* Ⓔ oscilación *f* Ⓟ oscilação *f*

Schweigepflicht *f* Ⓔ secreto *m* profesional Ⓟ segredo *m* profissional

Schweiß *m* Ⓔ sudor *m* Ⓟ suor *m*

Schweißdrüse *f* Ⓔ glándula *f* sudorípara Ⓟ glândula *f* sudorífera

Schweißsekretion *f* Ⓔ secreción *f* sudorípara Ⓟ secreção *f* sudorípora

Schwellung *f* Ⓔ hinchazón *f* Ⓟ inchaço *m*

schwer(wiegend) Ⓔ grave Ⓟ grave

Schwerbehinderter *m* Ⓔ persona *f* con deficiencia grave Ⓟ pessoa *f* com deficiência grave

Schweregrad *m* Ⓔ gravedad *f* Ⓟ gravidade *f*

Schwierigkeit *f* (Schwierigkeiten haben bei...) Ⓔ dificultad *f* (tener d. en... o de...) Ⓟ dificuldade *f* (ter d. em ...o de...)

Schwindel *m* (phobischer) Ⓔ vértigo *m* (fóbico) Ⓟ vertigem *f* (fóbica)

Schwindel *m* Ⓔ vértigo *m*, mareo *m* desvanecimiento *m* Ⓟ tontura *f*

schwindelig Ⓔ mareado Ⓟ vertigens

Schwindelsyndrom *n* Ⓔ síndrome *m* vertiginoso Ⓟ síndroma *m* vertiginoso

schwitzen Ⓔ transpirar Ⓟ transpirar

Schwitzen *n* Ⓔ sudor *m* Ⓟ sudação *f*

Schwitzen *n*, **vermehrtes** Ⓔ hipersudoresis *f* Ⓟ hipersudorese *f*

Seborrhoe *f* Ⓔ seborrea *f* Ⓟ seborreia *f*

sedativ Ⓔ sedante Ⓟ sedativo

Sedierung *f* Ⓔ sedación *f* Ⓟ sedação *f*

Sediment *n* Ⓔ sedimento *m* Ⓟ sedimento *m*

Segment *n* Ⓔ segmento *m* Ⓟ segmento *m*

Segment-, segmentförmig Ⓔ segmental Ⓟ segmentar

sehen, hinschauen (nach...) Ⓔ mirar (para...) Ⓟ olhar (para...)

Sehne *f* Ⓔ tendón *m* Ⓟ tendão *m*

Sehnenzerrung *f* Ⓔ distensión *f* del tendón Ⓟ distensão *f* do tendão

Sehschärfe *f* Ⓔ agudeza *f* visual Ⓟ acuidade *f* visual

Sehstörung *f* Ⓔ alteración *f* de la visión Ⓟ alteração *f* da visão

Sehtest *m* Ⓔ prueba *f* visual
Ⓟ teste *m* visual

Seiltänzergang *m* Ⓔ andar en la cuerda Ⓟ andar na corda

seit X Tagen Ⓔ desde hace X días
Ⓟ desde há X dias

Seite *f* Ⓔ lado *m* Ⓟ lado *m*

seitendifferent, unsymmetrisch
Ⓔ asimétrico Ⓟ assimétrico

Seitendifferenz *f* Ⓔ diferencia *f* lateral
Ⓟ diferença *f* lateral

seitengleich, symmetrisch Ⓔ simétrico Ⓟ simétrico

Seitenhorn *n* Ⓔ cuerno *m* temporal
Ⓟ corno *m* (o cornu *m*) temporal

Seitenlage *f*, **stabile** Ⓔ posición *f* lateral de seguridad Ⓟ posição *f* lateral de segurança

Sekret *n* Ⓔ secreción *f* Ⓟ secreção *f*

Selbsthilfeorganisation *f* Ⓔ organización *f* de autoayuda
Ⓟ organização *f* de auto-ajuda

Selbstmordversuch *m* Ⓔ tentativa *f* de suicidio Ⓟ tentativa *f* de suicídio

Selbstverstümmelung *f* Ⓔ mutilación *f* voluntaria Ⓟ mutilação *f* voluntária

Sella *f* **(turcica)** Ⓔ silla *f* (turca)
Ⓟ sela *f* (turca)

selten Ⓔ raro Ⓟ raro

Seminom *n* Ⓔ seminoma *m* Ⓟ seminoma *m*

senil Ⓔ senil Ⓟ senil

senken Ⓔ bajar Ⓟ baixar

sensibel (auf...) Ⓔ sensible (a...)
Ⓟ sensível (a...)

Sensibilitätsstörung *f* Ⓔ alteración *f* de la sensibilidad Ⓟ alteração *f* sensibilidade

Sepsis *f* Ⓔ sepsis *f* Ⓟ sepsis *f*

Septikämie *f* Ⓔ septicemia *f* Ⓟ septicémia *f*

septisch Ⓔ séptico Ⓟ séptico

Septum *n* Ⓔ septo *m* Ⓟ septo *m*

Septum *n* **pellucidum** Ⓔ septo *m* pelúcido Ⓟ septo *m* pelúcido

Serum- Ⓔ seroso Ⓟ sérico

Serumkonversion *f* Ⓔ seroconversión *f* Ⓟ seroconversão *f*

Serumkrankheit *f* Ⓔ enfermedad *f* del suero Ⓟ doença *f* do soro

Serumröhrchen *n* Ⓔ tubo *m* seroso
Ⓟ tubo *m* soro

Seuchengefahr *f* Ⓔ peligro *m* de epidemia Ⓟ perigo *m* de epidemia

sexuell Ⓔ sexual Ⓟ sexual

Shigellose *f* Ⓔ shigelosis *f* Ⓟ shigelose *f*

Shy-Draeger-Syndrom *n* Ⓔ síndrome *m* Shy-Draeger Ⓟ sindroma *m* Shy-Draeger

sich ausbreiten (auf..., über...)
Ⓔ propagar (por..) Ⓟ propagar (para...)

sich erstrecken, sich ausbreiten Ⓔ extenderse Ⓟ espalhar-se

Sichelzellenanämie *f* Ⓔ anemia *f* de células falciformes Ⓟ anemia *f* de células falciformes

Sideropenie *f* Ⓔ sideropenia *f*, ferropenia *f* Ⓟ sideropenia *f*

signifikant Ⓔ significativo Ⓟ significativo

Silikose *f* Ⓔ silicosis *f* Ⓟ silicose *f*

Simulant/-in *m/f* Ⓔ simulador/ a *m/f*
Ⓟ simulador/ a *m/f*

Simulation *f* Ⓔ simulación *f* Ⓟ fingimento *m*

Sinus- Ⓔ sinusal Ⓟ sinusal

Sinus *m* **(rectus/ longitudinalis/ superior/ lateralis)** Ⓔ seno *m* (recto/ longitudinal/ superior/ lateral)
Ⓟ seio *m* (recto/ longitudinal/ superior/ lateral)

Sinus *m* **cavernosus** Ⓔ seno *m* cavernoso Ⓟ seio *m* cavernoso

Sinusitis *f* **(frontalis)** Ⓔ sinusitis *f* (frontal) Ⓟ sinusite *f* (frontal)

Sinusknoten *m* Ⓔ nódulo *m* sinusal
   Ⓟ nódulo *m* sinusal
Siphon *m* Ⓔ sifón *m* Ⓟ sifão *m*
Sirup *m* Ⓔ jarabe *m* Ⓟ xarope *m*
Sitzbad *n* Ⓔ baño *m* de asiento
   Ⓟ banho *m* sentado
Sitzung *f* Ⓔ sesión *f* Ⓟ sessão *f*
Skala *f* Ⓔ escala *f* Ⓟ escala *f*
Skalenus-Anterior-Syndrom *n* Ⓔ sín-
   drome *m* del escaleno anterior
   Ⓟ síndroma *m* do escaleno anterior
Skalpell *n* Ⓔ escalpelo *m* Ⓟ escal-
   pelo *m*
Skelett *n* Ⓔ esqueleto *m* Ⓟ esque-
   leto *m*
Skelettanomalie *f* Ⓔ anomalía *f* esque-
   lética Ⓟ anomalia *f* esquelética
skeptisch Ⓔ escéptico Ⓟ céptico
Skleren *fpl* Ⓔ escleróticas *fpl*
   Ⓟ escleróticas *fpl*
Skleritis *f* Ⓔ escleritis *f* Ⓟ esclerite *f*
Sklerodermie *f* Ⓔ esclerodermia *f*
   Ⓟ esclerodermia *f*
Sklerose *f* Ⓔ esclerosis *f* Ⓟ esclerose *f* (o esclerosis *f*
Sklerose *f*, **tuberöse** Ⓔ esclerosis *f* tuberosa Ⓟ tuberose *f* esclerosa (o
   esclerose *f* tuberosa)
Skoliose *f* Ⓔ escoliosis *f* Ⓟ escoliose *f*
Skoliose *f* (, **links-/rechtskonvexe**)
   Ⓔ escoliose *f* (de convexidad iz-
   quierda/ derecha) Ⓟ escoliose *f* (de
   convexidade esq./dir.)
Skorbut *m* Ⓔ escorbuto *m* Ⓟ escorbuto *m*
Skotom *n* Ⓔ escotoma *m* Ⓟ escotoma *m*
Skrotum *n* Ⓔ escroto *m* Ⓟ escroto *m*
slow virus *m* Ⓔ virus *m* lento Ⓟ vírus *m* lento
Smegma *n* Ⓔ esmegma *m* Ⓟ esmegma *m*, smegma *m*
Sodbrennen *n* Ⓔ ardor *m*/ acidez *f* de
   estómago Ⓟ azia *f*

sofort Ⓔ inmediato (de inmediato)
   Ⓟ imediato (de imediato)
somatisch Ⓔ somático Ⓟ somático
Sommersprosse *f* Ⓔ peca *f* Ⓟ sarda *f*
somnolent Ⓔ soñoliento Ⓟ sono-
   lento
Somnolenz *f* Ⓔ somnolencia *f* Ⓟ sonolência *f*
Sonde *f* Ⓔ sonda *f* Ⓟ sonda *f*
Sonnenbrand *m* Ⓔ quemadura *f* solar
   Ⓟ queimadura *f* do sol
Spannungskopfschmerz *m* Ⓔ cefalea *f*
   tensional Ⓟ cefaleia *f* tipo tensão
Spastik *f* Ⓔ espasticidad *f* Ⓟ espasti-
   cidade *f*
Spatel *m* Ⓔ espátula *f* Ⓟ espátula *f*
Spätdyskinesie *f* Ⓔ disquinesia *f* tar-
   día Ⓟ discinesia *f* tardia
Spätfolge *f* Ⓔ consecuencia *f* tardía
   Ⓟ consequência *f* tardia
Spätkomplikation *f* Ⓔ complicación *f*
   tardía Ⓟ complicação *f* tardia
Speichel *m* Ⓔ saliva *f* Ⓟ saliva *f*
Speicheldrüse *f* Ⓔ glándula *f* salivar
   Ⓟ glândula *f* salivar
Speichelfluß *m* Ⓔ salivación *f*, tia-
   lismo *m* Ⓟ salivação *f*
Spekulum *n* Ⓔ espéculo *m* Ⓟ expéculo *m*
Spender *m* (**Blut-, Organ-**) Ⓔ donante *m* Ⓟ doador *m*
Spermium *n* Ⓔ esperma *m* Ⓟ esperma *m*
spezifisch Ⓔ específico Ⓟ específico
Spezifität *f* Ⓔ especificidad *f*
   Ⓟ especifidade *f*
Sphärozyt *m* Ⓔ esferocito *m* Ⓟ esferócito *m*
Sphenoid *n* Ⓔ esfenoides *m* Ⓟ esfenóide *m*
Sphinkter- Ⓔ esfinteriano Ⓟ es-
   fin(c)teriano
Sphinkter *m* Ⓔ esfínter *m* Ⓟ es-
   fín(c)ter *m*

Sphinkterotomie f Ⓔ esfinterotomía f
Ⓟ esfin(c)terotomia f

Sphinkterstörung f Ⓔ alteración f esfinteriana Ⓟ alteração f esfincteriana

Spiegel m (im Blut) Ⓔ nivel m Ⓟ nível m

Spina bifida f Ⓔ espina f bífida
Ⓟ espinha f bifida

spinal Ⓔ espinal Ⓟ espinal

Spinalkanalstenose f (zervikale/ lumbale) Ⓔ canal m (cervical/ lumbar) estrecho Ⓟ canal m (cervical/ lumbar) estreito

spinozellulär Ⓔ espinocelular
Ⓟ espinho-celular

Spirale f Ⓔ dispositivo m intra-uterino (DIU) Ⓟ dispositivo m intra-uterino (DIU)

Spirochät m Ⓔ espiroqueta f Ⓟ espiroqueta m

spitz, scharf Ⓔ afilado Ⓟ afiado

Spitze f (spike), Zacke f (EEG/EKG)
Ⓔ punta f (EEG/ECG) Ⓟ ponta f (EEG/ECG)

Splenektomie f Ⓔ esplenectomía f
Ⓟ esplenectomia f

Spondylarthrose f Ⓔ espondiloartrosis f Ⓟ espondilartrose f

Spondylitis ankylosans f, Morbus m Bechterew Ⓔ espondilitis f anquilosante Ⓟ espondilite f anquilosante

Spondylodiszitis f (tuberkulöse)
Ⓔ espondilodiscitis f (tuberculosa)
Ⓟ espondilodiscite f (tuberculosa)

Spondylolisthesis f Ⓔ espondilolistesis f Ⓟ espondilolistesis f

Spondylose f (, zervikale/lumbale)
Ⓔ espondilosis f (cervical/ lumbal)
Ⓟ espondilose f (cervical/ lombar)

Spongioblastom n Ⓔ espongioblastoma m Ⓟ espongioblastoma m

spontan Ⓔ espontáneo Ⓟ espontâneo

Spontanabort m Ⓔ aborto m espontáneo Ⓟ aborto m espontâneo (AE)

Spontanatmung f Ⓔ ventilación f espontánea Ⓟ ventilação f espontânea

Spontangeburt f (zeitgerechte)
Ⓔ parto m (a término) eutócico (PTE) Ⓟ parto m (ao termo) eutócico (PTE)

Spontanremission f Ⓔ remisión f espontánea Ⓟ remissão f espontânea

sporadisch, vereinzelt Ⓔ esporádico, aislado Ⓟ esporádico

Sportverletzung f Ⓔ lesión f deportiva Ⓟ lesão f desportiva

Sprachapraxie f Ⓔ apraxia f del habla Ⓟ apraxia f da fala

Sprache f (i. S. von Sprechweise)
Ⓔ lenguaje m Ⓟ linguagem f

Sprachregion f (Nichtsprachregion)
Ⓔ área f (no) elocuente Ⓟ área f (não) eloquente

Sprechstunde f Ⓔ consulta f Ⓟ consulta f

Spritze f Ⓔ jeringuilla f, inyección f
Ⓟ seringa f

Sprue f Ⓔ esprue f, muguet f
Ⓟ sprue f, espru m

Sprunggelenk n, oberes Ⓔ articulación f tibiotarsiana Ⓟ articulação f tibiotársica

spülen Ⓔ enjuagar Ⓟ enxugar

spülen (Mund) Ⓔ enjuagar Ⓟ bochechar

spülen, waschen Ⓔ lavar Ⓟ lavar

Spulwurm m Ⓔ lombriz f, ascaris m
Ⓟ lombriga f, ascáride f

spüren, fühlen Ⓔ sentir Ⓟ sentir

stabil Ⓔ estable Ⓟ estável

stabilisieren Ⓔ estabilizar Ⓟ estabilizar

Stabilität f Ⓔ estabilidad f Ⓟ estabilidade f

Stadium *n* Ⓔ estadio *m* Ⓟ estádio *m*

Standardisierung *f* Ⓔ estandarización *f* Ⓟ standardização *f*

Staphylokokke *f* Ⓔ estafilococo *m* Ⓟ estafilococo *m*

Staphylokokkeninfektion *f* Ⓔ infección *f* estafilocócica Ⓟ infecção *f* estafilocócica

Stärke *f*, **Intensität** *f* Ⓔ intensidad *f* Ⓟ intensidade *f*

stärken Ⓔ tonificar Ⓟ tonificar

Stase *f*, **Stauung** *f* Ⓔ estasis *f* Ⓟ estase *f*

Station *f* Ⓔ enfermería *f* Ⓟ enfermaria *f*

stationär (von...bis...) Ⓔ internado (de... a...) Ⓟ internado (de... a...)

Staub *m* Ⓔ polvo *m* Ⓟ poeiras *fpl*

Stauung *f* Ⓔ congestión *f* Ⓟ turgescência *f*

Stauungspapille *f* Ⓔ estasis *f* papilar Ⓟ estase *f* papilar

Steatorrhoe *f* Ⓔ esteatorrea *f* Ⓟ esteatorreia *f*

Steatose *f* Ⓔ esteatosis *f* Ⓟ esteatose *f*

Steatosis hepatis *f* Ⓔ esteatosis *f* hepática Ⓟ esteatose *f* hepática

stechend Ⓔ picado Ⓟ picado

stehend Ⓔ en pie Ⓟ em pé

steif, mit Rigor Ⓔ rígido Ⓟ rígido

Steißbein *n* Ⓔ cóccix *m* Ⓟ cóccix *m*

Stellung *f*, **Haltung** *f*, **Lagerung** *f* Ⓔ posición *f*, postura *f* Ⓟ posição *f*, postura *f*

Stenose *f* Ⓔ estenosis *f* Ⓟ estenose *f*

sterben Ⓔ fallecer Ⓟ falecer

sterben (an..., durch...) Ⓔ fallecer (por...) Ⓟ falecer (por...)

Stereotypie *f* Ⓔ esterotipia *f* Ⓟ esteriotipia *f*

steril Ⓔ estéril Ⓟ estéril

Sterilisation *f* Ⓔ esterilización *f* Ⓟ esterilização *f*

Sterilität *f* Ⓔ esterilidad *f* Ⓟ esterilidade *f*

Sternocleidomastoideus *m* Ⓔ esternocleidomastoideo *m* Ⓟ esternocleidomastoideo *m*

Sternum *n* Ⓔ esternón *m* Ⓟ esterno *m*

Steroid *n* Ⓔ esteroide *m* Ⓟ esteróide *m*

Stethoskop *n* Ⓔ estetoscopio *m* Ⓟ estetoscópio *m*

Stich *m*, **Einstich** *m* Ⓔ picada *f* Ⓟ picad(el)a *f*

Stich *m*, **Klammer** *f* (Fäden ziehen) Ⓔ punto *m* (tirar os puntos) Ⓟ ponto *m* (tirar os pontos)

Stiftzahn *m* Ⓔ pivote *m* Ⓟ pivô *m*

stillen Ⓔ amamantar Ⓟ amamentar

stillen (Butung) Ⓔ estancar Ⓟ estancar

Stillstand *m* Ⓔ parada *f* Ⓟ parada *f*

Stillzeit *f* Ⓔ lactancia *f* Ⓟ aleitamento *m*

Stimmband *n* Ⓔ cuerda *f* vocal Ⓟ corda *f* vocal

Stimmbandlähmung *f* Ⓔ parálisis *f* laríngea Ⓟ paralisia *f* laríngea

Stimme *f*, **Sprache** *f* (i. S. von Sprechweise) (dysarthrische/ spastische) Ⓔ voz *f* (disártrica/ espástica) Ⓟ voz(f) (disártrica/ espástica)

stimmlos Ⓔ afónico Ⓟ afónico

Stimmung *f* Ⓔ humor *m* Ⓟ humor *m*

Stimmungsschwankungen *fpl* Ⓔ inestabilidad *f* de humor Ⓟ instabilidade *f* de humor

Stimulation *f* Ⓔ estimulación *f* Ⓟ estimulação *f*

Stirn *f* Ⓔ frente *f* Ⓟ testa *f*

Stirnhöhle *f* Ⓔ seno *m* frontal Ⓟ seio *m* frontal

stöhnen Ⓔ gemir Ⓟ gemer

stolpern (über…), schwanken Ⓔ tropezar (con…) Ⓟ tropeçar (em…,com…)

Stoma *n* Ⓔ estoma *m* Ⓟ estoma *m*

Stomatitis *f* **(aphthosa)** Ⓔ estomatitis *f* (aftosa) Ⓟ estomatite *f* (aftosa)

Störung *f* **(neuropsychologische)** Ⓔ disturbio *m* (neuro-psicológico) Ⓟ distúrbio *m* (neuro-psicológico)

Störung *f*, **vegetative** Ⓔ alteración *f* vegetativa Ⓟ alteração *f* vegetativa

Störung *f*, **psychosomatische** Ⓔ alteración *f* psicosomática Ⓟ perturbação *f* psicossomática

stottern Ⓔ tartamudear Ⓟ gaguejar

Strabismus *m* **(convergens/ divergens)** Ⓔ estrabismo *m* (convergente/ divergente) Ⓟ estrabismo *m* (convergente/ divergente)

Strahlenchirurgie *f* Ⓔ radiocirugía *f* Ⓟ radiocirurgia *f*

Strahlendosis *f* Ⓔ dosis *f* de radiación Ⓟ dose *f* de radiação

strahlenempfindlich Ⓔ radiosensible Ⓟ radiossensível

Strategie *f* Ⓔ estrategia *f* Ⓟ estratégia *f*

strecken Ⓔ estirar Ⓟ esticar

Streckseite *f* Ⓔ cara *f* extensora Ⓟ face *f* extensora

Streckung *f* **(passive)** Ⓔ tracción *f* Ⓟ tracção *f*

Streckung *f*, **Extension** *f*, **Ausdehnung** *f*, **Ausmaß** *n* Ⓔ extensión *f* Ⓟ extensão *f*

Streckverband *m* Ⓔ vendaje *f* de extensión, ligadura *f* extensible Ⓟ penso *m* extensor, ligadura *f* extensível

Streptokokke *f* Ⓔ estreptococo *m* Ⓟ estreptococo *m*

Streß *m* **(körperlicher/ psychischer)** Ⓔ estrés *m* (físico/ psíquico) Ⓟ stress *m* (físico/ psícico)

Stria *f* Ⓔ estría *f* Ⓟ estria *f*

Striatum *n* Ⓔ estriado *m* Ⓟ estriado *m*

Stridor *m* Ⓔ estridor *m* Ⓟ estridor *m*

Stroma *n* Ⓔ estroma *m* Ⓟ estroma *m*

Struktur *f* Ⓔ estructura *f* Ⓟ estrutura *f*

Strukturanomalie *f* Ⓔ anomalía *f* estructural Ⓟ anomalia *f* estrutural

Struma *f* Ⓔ estruma *m* Ⓟ estruma *m*

strumpfförmig Ⓔ en media Ⓟ em peúga

Studie *f*, **klinische** Ⓔ ensayo *m* clínico Ⓟ ensaio *m* clínico

Stuhl *m* **(harter/ weicher/ breiiger/ flüssiger)** Ⓔ heces *f* (duras/ blandas/ pastosas/ líquidas) Ⓟ fezes *f* (duras/ moldadas/ pastosas/ líquidas)

Stuhlgang *m* Ⓔ evacuación *f* Ⓟ evacuação *f*

Stuhlgang haben Ⓔ evacuar Ⓟ evacuar

Stuhlinkontinenz *f* Ⓔ continencia *f* intestinal Ⓟ continência *f* intestinal

stumm Ⓔ mudo Ⓟ mudo

stumm (klinisch stumm) Ⓔ silencioso (clínicamente silencioso) Ⓟ silencioso (clínicamente silencioso)

stumpf Ⓔ romo, rombo Ⓟ rombo

Stumpf *m* Ⓔ muñón *m* Ⓟ coto *m*, arnela *f*

Stupor *m* Ⓔ estupor *m* Ⓟ estupor *m*

stuporös Ⓔ estuporoso Ⓟ estuporoso

Sturz *m* Ⓔ caída *f* Ⓟ queda *f*

stützen, (er)tragen Ⓔ aguantar Ⓟ aguentar

Stützstrümpfe *mpl* Ⓔ medias *fpl* elásticas Ⓟ meias *fpl* elásticas

subakut Ⓔ subagudo Ⓟ subagudo

Subarachnoidealblutung *f* **(SAB)** Ⓔ hemorragia *f* subaracnoidea (HSA) Ⓟ hemorragia *f* subaracnoideia (HSA)

Subarachnoidealraum *m* Ⓔ espacio *m* subaracnoideo Ⓟ espaço *m* subaracnoideu

Subclavian-Steal-Syndrom *n* Ⓔ síndrome *m* del robo de la subclavia Ⓟ síndroma *m* de roubo da subclávia

subdural Ⓔ subdural Ⓟ subdural

Subduralraum *m* Ⓔ espacio *m* subdural Ⓟ espaço *m* subdural

subikterisch Ⓔ subictérico Ⓟ subictérico

subkutan (s.c.) Ⓔ subcutáneo (s.c.), hipodérmico Ⓟ subcutâneo (s.c.)

Substanz *f* Ⓔ agente *m* Ⓟ agente *m*

Substanzia nigra *f* Ⓔ sustancia *f* negra Ⓟ substância *f* negra

Substraktionsangiografie *f* Ⓔ angiografía *f* de substracción Ⓟ angiografia *f* de subtracção

suchen (nach...) Ⓔ buscar, procurar Ⓟ pesquisar

Suizid *m*, **Selbstmord** *m* Ⓔ suicidio *m* Ⓟ suicídio *m*

Suizidgedanken *mpl* Ⓔ ideas *fpl* suicidas Ⓟ ideação *f* suicida

Supervision *f* Ⓔ supervisión *f* Ⓟ supervisão *f*

Supinatorloge *f* Ⓔ canal *m* del supinador Ⓟ loca *f* de supinador

Suppositorium *n* Ⓔ supositorio *m* Ⓟ supositório *m*

supraaortal Ⓔ supraaórtico Ⓟ supraaórtico

Suprarenin *n* Ⓔ suprarrenina *m* Ⓟ supra-renina *m*

Surfactant *n* Ⓔ surfactante *m*, tensoactivo *m* Ⓟ surfactante *m*

süß Ⓔ dulce Ⓟ doce

Symmetrie *f* Ⓔ simetría *f* Ⓟ simetria *f*

Sympathikus *m* Ⓔ simpático *m* Ⓟ simpático *m*

Symphyse *f* Ⓔ sínfisis *f* Ⓟ sínfise *f*

Symptom *n* Ⓔ síntoma *m* Ⓟ sintoma *m*

symptomatisch Ⓔ sintomático Ⓟ sintomático

Symptombeginn *m* Ⓔ modo *m* de instalación Ⓟ modo *m* de instalação

Synapse *f* Ⓔ sinapsis *f* Ⓟ sinapse *f*

Synarthrose *f* Ⓔ sinartrosis *f* Ⓟ sinartrose *f*

synchron Ⓔ sincrónico Ⓟ síncrono

Syndrom *n* Ⓔ síndrome *m* Ⓟ síndroma *m* (bras.: síndrome *m*)

Syndrom *n*, **apallisches** Ⓔ síndrome *m* apalico Ⓟ síndroma *m* apálico

Syndrom *n*, **dementielles** Ⓔ síndrome *m* demencial Ⓟ síndrome *m* demencial

Synechie *f* Ⓔ sinequia *f* Ⓟ sinéquia *f*

Synkope *f* Ⓔ síncope *f* Ⓟ síncope *f*

Synkope *f*, **vasovagale** Ⓔ ataque *f* vasovagal Ⓟ síncope *f* vasovagal

Synovia *f* Ⓔ membrana *f* sinovial Ⓟ sinóvia *f*

Synthese *f* Ⓔ síntesis *f* Ⓟ síntese *f*

synthetisch Ⓔ sintético Ⓟ sintético

Syphilis *f* Ⓔ sífilis *f* Ⓟ sífilis *f*

Syringobulbie *f* Ⓔ siringobulbia *f* Ⓟ siringobulbia *f*

Syringomyelie *f* Ⓔ siringomielia *f* Ⓟ siringomielia *f*

Syringotomie *f* Ⓔ siringotomía *f* Ⓟ siringotomia *f*

Systemerkrankung *f*, **degenerative** Ⓔ degeneración *f* sistémica Ⓟ degenerescência *f* sistémica

systemisch Ⓔ sistémico Ⓟ sistémico

systolisch Ⓔ sistólico Ⓟ sistólico

Szintigrafie *f* Ⓔ cintigrafía *f* Ⓟ cintigrafia *f*

Szintigramm *n* Ⓔ cintigrama *m* Ⓟ cintigrama *m*

T

Tabak *m* Ⓔ tabaco *m* Ⓟ tabaco *m*

Tabakmißbrauch *m* Ⓔ tabaquismo *m* Ⓟ tabagismo *m*

Tachyarrhythmie *f* Ⓔ taquiarritmia *f* Ⓟ taquiarritmia *f*

Tachykardie *f* Ⓔ taquicardia *f* Ⓟ taquicardia *f*

Tachypnoe *f* Ⓔ taquipnea *f* Ⓟ taquipneia *f* (o taquipnéia *f*)

täglich Ⓔ diariamente Ⓟ diariamente

Taille *f* Ⓔ cintura *f* Ⓟ cintura *f*

Tampon *m* Ⓔ tampón *m* Ⓟ tampão *m*

Tamponade *f* Ⓔ tamponamiento *m* Ⓟ tamponamento *m*

tamponieren Ⓔ taponar Ⓟ tapar

Tarsaltunnel *m* Ⓔ túnel *m* del tarso Ⓟ túnel *m* do tarso

Tarsaltunnelsyndrom *n* (inneres/ äußeres) Ⓔ síndrome(m) del túnel tarsiano (mediano/ anterior) Ⓟ sindroma *m* do túnel társico (mediano/anterior)

tastbar Ⓔ palpable Ⓟ palpável

Tastbefund *m*, rektaler Ⓔ tacto *m* rectal Ⓟ toque *m* rectal

Tätowierung *f* Ⓔ tatuaje *m* Ⓟ tatuagem *f*

taub, empfindungslos Ⓔ durmiente, insensible Ⓟ dormente, insensível

taub, gehörlos Ⓔ sordo Ⓟ surdo

Taubheit *f* Ⓔ sordera *f* Ⓟ surdez *f*

Taubheitsgefühl *n* Ⓔ sensación *f* de sordera Ⓟ sensação *f* surdea

Taubheitsgefühl *n*, Anästhesie *f* Ⓔ anestesia *f* Ⓟ anestesia *f*

taubstumm (*adj.*), Taubstummer *m* Ⓔ sordomudo (*adj.* + *m*) Ⓟ surdo-mudo (*adj.* + *m*)

Technik *f* Ⓔ técnica *f* Ⓟ técnica *f*

Teerstuhl *m* Ⓔ melena *f* Ⓟ melena *f*

Teleangiektasie *f* Ⓔ telangiectasia *f* Ⓟ telangiectasia *f*

Temperament *n* Ⓔ temperamento *m* Ⓟ temperamento *m*

Temperatur *f* (axilläre) Ⓔ temperatura *f* (axilar) Ⓟ temperatura *f* (axilar)

Temperaturempfinden *n* Ⓔ sensibilidad *f* térmica Ⓟ sensibilidade *f* térmica

Temporalisbiopsie *f* Ⓔ biopsia *f* temporal Ⓟ biópsia *f* temporal

Tendinitis *f* Ⓔ tendinitis *f* Ⓟ tendinite *f*

Tendovaginitis *f* Ⓔ tenovaginitis *f* Ⓟ tendovaginite *f*

Tenesmus *m* Ⓔ tenesmo *m* Ⓟ tenesmo *m*

Tennisarm *m* Ⓔ codo *m* del tenista Ⓟ cotovelo *m* de tenista

Tentorium cerebelli *n* Ⓔ tienda *f* del cerebelo Ⓟ tenda *f* do cerebelo

teratogen Ⓔ teratógeno Ⓟ teratogénico

Territorium *n*, Versorgungsgebiet *n* Ⓔ territorio *m* Ⓟ território *m*

Tetanie *f* Ⓔ tetania *f* Ⓟ tetania *f*

Tetanus *m* Ⓔ tétanos *m* Ⓟ tétano *m*

Tetraparese *f* Ⓔ tetraparesia *f* Ⓟ tetraparésia *f*

Tetraplegie *f* Ⓔ tetraplejía *f* Ⓟ tetraplegia *f*

Thalamus *m* Ⓔ tálamo *m* Ⓟ tálamo *m*

Thalamus-, des Thalamus Ⓔ talámico Ⓟ talámico

Thalassämie *f* Ⓔ talasemia *f* Ⓟ talassémia *f*

Thenar *m* Ⓔ tenar *m* Ⓟ tenár *m*

theoretisch Ⓔ teórico Ⓟ teorético

Therapeut/-in *m/f* Ⓔ terapeuta *m/f*
Ⓟ terapeuta *m/f*

Therapie *f* Ⓔ terapéutica *f*, terapia *f*
Ⓟ terapêutica *f*, terapia *f*

Therapieplan *m* Ⓔ plano *m* terapéutico Ⓟ plano *m* terapêutico

Thorakotomie *f* Ⓔ toracotomía *f*
Ⓟ toracotomia *f*

Thorax *m* Ⓔ tórax *m* Ⓟ tórax *m*

Thoraxschmerz *m* Ⓔ toracalgia *f*
Ⓟ toracalgia *f*

Thoraxschnitt *m* Ⓔ toracocentesis *f*
Ⓟ toracocentese *f*

Thrombangiitis obliterans *f* Ⓔ tromboangitis *f* obliterante Ⓟ trombangiíte *f* obliterante

Thromboembolierisiko *n* Ⓔ riesgo *m*
tromboembólico Ⓟ risco *m* tromboembólico

Thrombolyse *f* Ⓔ trombolisis *f*
Ⓟ trombólise *f*

Thrombophlebitis *f* Ⓔ tromboflebitis *f* Ⓟ tromboflebite *f*

Thrombose *f* (tiefe/ oberflächliche venöse) Ⓔ trombosis *f* (venosa pro-
funda/ superficial) Ⓟ trombose *f*
(venosa profunda/ superficial)

Thrombosestrümpfe *mpl* Ⓔ medias *fpl* antitrombóticas
Ⓟ meias *fpl* antitrombose

thrombosieren Ⓔ trombosar
Ⓟ trombosar

thrombosiert Ⓔ trombosado
Ⓟ trombosado

Thrombozyt *m*, **Blutplättchen** *n*
Ⓔ plaqueta *f* Ⓟ plaqueta *f*

Thrombozytopenie *f* Ⓔ trombocitopenia *f* Ⓟ trombo(cito)penia *f*

Thrombus *m* Ⓔ trombo *m*
Ⓟ trombo *m*

Thymom *n* Ⓔ timoma *m* Ⓟ timoma *m*

Thymus *m* Ⓔ timo *m* Ⓟ timo *m*

Thyreoiditis *f* Ⓔ tiroiditis *f* Ⓟ tiroidite *f*

Thyreotoxikose *f* Ⓔ tirotoxicosis *f*
Ⓟ tirotoxicose *f*

Thyroidea *f* Ⓔ tiroide *f* Ⓟ tiróide *f*

Thyroxin *n* Ⓔ tiroxina *m* Ⓟ tiroxina *m*

Tibia *f* Ⓔ tibia *f* Ⓟ tíbia *f*

Tic *m* Ⓔ tic *m* Ⓟ tique *m*

Tiefe *f* Ⓔ profundidad *f* Ⓟ profundidade *f*

Tiefensensibilität *f* Ⓔ sensibilidad *f*
profunda Ⓟ sensibilidade *f* profunda

Tinea *f* Ⓔ tiña *f* Ⓟ tinha *f*

Tinktur *f* Ⓔ tintura *f* Ⓟ tintura *f*

Tinnitus *m* Ⓔ tinnitus *m*, acúfeno *m*
Ⓟ tinito *m* (o tinitus *m*), acufeno *m*

Titer *m* Ⓔ título *m* Ⓟ titer *m*

Tod *m* Ⓔ fallecimiento *m* Ⓟ falecimento *m*

todkrank Ⓔ a la muerte Ⓟ à morte
(bras.)

Tokolyse *f* Ⓔ tocólisis *f* Ⓟ tocólise *f*

tolerieren Ⓔ tolerar Ⓟ tolerar

Tollwut *f* Ⓔ rabia *f* Ⓟ raiva *f*

Ton *m*, **Klang** *m* Ⓔ son *m*, sonido *m*
Ⓟ som *m*

tonisch Ⓔ tónico Ⓟ tónico

Tonsille *f* Ⓔ amígdala *f* Ⓟ amígdala *f*

Tonsillektomie *f* Ⓔ amigdalectomía *f*
Ⓟ amigdalectomia *f*

Tonsillitis *f* Ⓔ amigdalitis *f* Ⓟ amigdalite *f*

Torsion *f* Ⓔ torsión *f* Ⓟ torsão *f*

Torsionsdystonie *f* Ⓔ distonía *f* de torsión Ⓟ distonia *f* de torsão

Torticollis *m* (spasmodicus), **Schiefhals** *m* Ⓔ torticolis *m* (espasmódico) Ⓟ torcicolo *m* (o torticolis *m*)
(espasmódico)

tot Ⓔ muerto Ⓟ morto

Totenschein *m* Ⓔ certificado *m* de defunción Ⓟ atestado *m* de óbito

Toxin *n* Ⓔ toxina *f* Ⓟ toxina *f*

toxisch Ⓔ tóxico Ⓟ tóxico

Tracheobronchitis f Ⓔ traqueobronquitis f Ⓟ traqueobronquite f
Trachom n Ⓔ tracoma m Ⓟ tracoma m
Tragus m Ⓔ tragus m, trago m
Ⓟ tragus m (o trago m)
Träne f Ⓔ lágrima f Ⓟ lágrima f
Tränen n Ⓔ lacrimeo m Ⓟ lacrimejo m
Tränenkanal m Ⓔ canal m lacrimal
Ⓟ canal m lacrimal
Tränensack m Ⓔ saco m lagrimal
Ⓟ saco m lacrimal
Tranquilizer m Ⓔ tranquilizante m
Ⓟ tranquilizante m
Transaminase f Ⓔ transaminasa f
Ⓟ transaminase f
transependymal Ⓔ transependimario
Ⓟ transependimário
transitorisch (*Adj.*) Ⓔ transitorio
Ⓟ transitório (*adj.*)
Transplantatabstoßung f Ⓔ rechazo m de trasplante Ⓟ rejeição f
de transplante
Transplantation f, Transplantat n
Ⓔ trasplante m, injerto m
Ⓟ transplante m (o transplantação f)
transplazentar Ⓔ transplacentar
Ⓟ transplacentar
Transsudat n Ⓔ trasudado m
Ⓟ transudato m
Trapezius m Ⓔ músculos m trapecios
Ⓟ trapésio m
Traum m Ⓔ sueño m Ⓟ sonho m
Trauma n Ⓔ trauma m Ⓟ trauma m
traumatisch Ⓔ traumático
Ⓟ traumático
Traurigkeit f Ⓔ tristeza f Ⓟ tristeza f
Tremor m (**essenzieller**) Ⓔ temblor m
(idiopático o esencial) Ⓟ tremor m
(essencial)
Trepanation f Ⓔ trepanación f
Ⓟ trepanação f
Trichine f Ⓔ triquina f Ⓟ triquina f

Trichinose f Ⓔ triquinosis f Ⓟ triquinose f
Trichterbrust f Ⓔ tórax m en embudo
Ⓟ tórax m em funil
Trigeminusneuralgie f Ⓔ neuralgia f
de trigémino Ⓟ nevralgia f de trigémio
Triglycerid n Ⓔ triglicérido m Ⓟ triglicérido m
Trikuspidalklappe f Ⓔ válvula f tricúspide Ⓟ válvula f tricúspide
Trikuspidalklappeninsuffizienz f
Ⓔ insuficiencia f tricúspide Ⓟ insuficiência f tricúspide
Trimester n Ⓔ trimestre m Ⓟ trimestre m
Trismus m Ⓔ trismo m Ⓟ trismo m
Trisomie f Ⓔ trisomía f Ⓟ trissomia f
Trizeps m Ⓔ tríceps m Ⓟ tricípite m
Trizepssehnenreflex m (**TSR**) Ⓔ reflejo m tricipital Ⓟ reflexo m tricipital
Trochanter m Ⓔ trocánter m Ⓟ trocânter m
Trockenheit f Ⓔ sequedad f Ⓟ secura f
Trommelfell n Ⓔ tímpano m Ⓟ tímpano m (membrana f do t.), membrana f timpânica
Trommelfellperforation f Ⓔ perforación f del tímpano Ⓟ perforação f
timpânica
Trömnerreflex m Ⓔ reflejo m Troemner-Hoffmann Ⓟ reflexo m Troemner-Hoffmann
Tropfen m, **Gicht** f Ⓔ gota f Ⓟ gota f
trophisch Ⓔ trófico Ⓟ trófico
Trübung f Ⓔ turbación f
Ⓟ turvação f
Tubargravidität f Ⓔ embarazo m
tubárico Ⓟ gravidez f tubárica
Tuberkel m Ⓔ tubérculo m Ⓟ tubérculo m
Tuberkulose f (**Tbc**) Ⓔ tuberculosis f
(TB) Ⓟ tuberculose f

Tubus *m* **(endotrachealer)** Ⓔ tubo *m*
(endotraqueal) Ⓟ tubo *m* (endotraqueal)

Tumor- Ⓔ tumoral Ⓟ tumoral

Tumor *m* Ⓔ tumor *m* Ⓟ tumor *m*

Tumormarker *m* Ⓔ marcador *m* tumoral Ⓟ marcador *m* tumoral

Typ *m* Ⓔ tipo *m* Ⓟ tipo *m*

Typhus *m* Ⓔ fiebre *m* tifoidea Ⓟ febre *m* tifóide

typisch Ⓔ típico Ⓟ típico

U

übel, mit Übelkeit Ⓔ con náuseas
Ⓟ agoniado
Übelkeit f Ⓔ náusea f, náuseas fpl
Ⓟ náusea f, enjoo m
übelriechend Ⓔ fétido Ⓟ fétido
Überdosierung f Ⓔ sobredosis f
Ⓟ sobredosagem f
Überdosis f Ⓔ dosis f excesiva
Ⓟ dose f excessiva
überempfindlich (gegen..) Ⓔ hipersensible (a…) Ⓟ hipersensível
(a…)
Überempfindlichkeit f Ⓔ hipersensibilidad f Ⓟ hipersensibilidade f
Überempfindlichkeitsreaktion f Ⓔ reacción f de hipersensibilidad f
Ⓟ reacção f de hipersensibilidade f
Übergang m, **zervikokranialer** Ⓔ juntura f occipitovertebral Ⓟ charneira f cervico-occipital (o craniovertebral)
Übergewicht n Ⓔ sobrepeso m
Ⓟ sobrepeso m
überlagern Ⓔ superponer Ⓟ sobre-
pôr
Überlastung f Ⓔ sobrecarga f Ⓟ sobrecarga f
Überleben n Ⓔ supervivencia f
Ⓟ sobrevivência f
Überlebenszeit f Ⓔ sobrevida f
Ⓟ sobrevida f
Überleitungszeit f (Verlängerung der
Ü.) Ⓔ tiempo m de conducción
(prolongación del t. de cond.)
Ⓟ tempo m de condução (aumento
do t. de cond.)
übermäßig Ⓔ exagerado Ⓟ exagerado

überschreiten Ⓔ exceder Ⓟ ultrapassar
übertragbar Ⓔ transmisible
Ⓟ transmissível
Überträger m Ⓔ vector m Ⓟ transmissor m
Übertragung f Ⓔ transmisión f, contagio m Ⓟ transmissão f
Übertragungsweg m Ⓔ modo m de
transmisión Ⓟ modo m de
transmissão
überwachen Ⓔ monitorizar, vigilar
Ⓟ monitorizar, vigiar (o vigilar)
Überwachung f, **Vigilanz** f Ⓔ vigilancia f Ⓟ vigilância f
überweisen (in…, zu…) Ⓔ enviar
(a…) Ⓟ enviar (para…)
Überweisungsschein m Ⓔ impreso m
de transferencia Ⓟ impresso m de
transferência
Überwiegen n Ⓔ preponderancia f
Ⓟ preponderância f
überwinden Ⓔ superar Ⓟ superar
überzeugt Ⓔ convencido Ⓟ convencido
übrige/s Ⓔ restante Ⓟ restante
Ulcus n **cruris** Ⓔ úlcera f varicosa
Ⓟ úlcera f varicosa (da perna)
Ulcus n, **trophisches** Ⓔ úlcera f trófica
Ⓟ úlcera f trófica
Ulna f Ⓔ cúbito m Ⓟ cúbito m
Ultraschall m Ⓔ ultrasonografía f
Ⓟ ultrasonografia f
Ulzeration f Ⓔ ulceración f
Ⓟ ulceração f
Umfeld n, **soziales** Ⓔ contexto m social Ⓟ contexto m social
umhergehen Ⓔ deambular Ⓟ deambular
umknicken (mit dem Fuß) Ⓔ torcer (el
pie) Ⓟ torcer (o pé)
umschrieben Ⓔ circunscrito Ⓟ circunscrito
Umstand m **(genauerer)** Ⓔ circunstancia f Ⓟ circunstância f

Umweltfaktoren *mpl* Ⓔ factores *mpl* ambientales Ⓟ factores *mpl* ambienciais

unabhängig (von...) Ⓔ independiente (de...) Ⓟ independente (de...)

unbekannt Ⓔ desconocido Ⓟ desconhecido

undifferenziert Ⓔ indiferenciado Ⓟ indiferenciado

unerschöpflich Ⓔ inagotable Ⓟ inesgotável

Unfähigkeit *f* **(zu...)** Ⓔ incapacidad *f* (de...) Ⓟ incapacidade *f* (de...)

Unfallhergang *m* Ⓔ transcurso *m* del accidente Ⓟ decorrer *m* do acidente

ungefähr Ⓔ aproximadamente Ⓟ aproximadamente

ungepflegt Ⓔ descuidado Ⓟ descuidado

unheilbar, nicht behandelbar Ⓔ intratable Ⓟ intratável

unilateral Ⓔ unilateral Ⓟ unilateral

unkontrolliert Ⓔ descontrolado Ⓟ descontrolado

unkoordiniert Ⓔ descoordinado Ⓟ descoordenado

Unreife *f* Ⓔ inmadurez *f* Ⓟ imaturidade *f*

unspezifisch Ⓔ inespecífico Ⓟ inespecífico

unter.... Ⓔ inferior a... Ⓟ inferior a...

Unterarm *m* Ⓔ antebrazo *m* Ⓟ antebraço *m*

unterbewußt, Unterbewußtsein *n* Ⓔ subconsciente (*adj.* + *m*) Ⓟ subconsciente (*adj.* + *m*)

unterbrechen Ⓔ interrumpir Ⓟ interromper

Unterbrechung *f* Ⓔ interrupción *f* Ⓟ interrupção *f*

unterernährt Ⓔ desnutrido Ⓟ desnutrido

Unterernährung *f* Ⓔ subalimentación *f* Ⓟ subalimentação *f*

Untergewicht *n* Ⓔ falta *f* de peso Ⓟ falta *f* de peso

Unterkiefer *m* Ⓔ maxilar *m* inferior Ⓟ maxilar *m* inferior

Unterlid *n* Ⓔ párpado *m* inferior Ⓟ pálpebra *f* inferior

Unterlippe *f* Ⓔ labio *m* inferior Ⓟ lábio *m* inferior, beiço *m*

unterschreiben Ⓔ firmar Ⓟ assinar

Unterstützung *f* Ⓔ apoyo *m* Ⓟ apoio *m*

untersuchen Ⓔ examinar Ⓟ examinar

Untersuchung *f*, **Beurteilung** *f* Ⓔ evaluación *f* Ⓟ avaliação *f*

Untersuchung *f*, **Diagnostik** *f* Ⓔ investigación *f* Ⓟ investigação *f*

Untersuchung *f*, **klinische** Ⓔ examen *m* clínico Ⓟ exame *m* clínico

Untersuchung *f*, **körperliche** Ⓔ examen *m* físico Ⓟ exame *m* físico

Untersuchung *f*, **Studie** *f* **(...zur Abklärung)** Ⓔ estudio *m* (...para (o en) estudio) Ⓟ estudo *m* (...para (o em) estudo)

Untersuchungsliege *f*, **Trage** *f* Ⓔ camilla *f* Ⓟ maca *f*

Untersuchungsstuhl *m* Ⓔ asignatura *f*/ silla *f* de examen Ⓟ cadeira *f* de exame

unverändert Ⓔ inalterado Ⓟ inalterado

Unverträglichkeit *f* Ⓔ intolerancia *f* Ⓟ intolerância *f*

unvollständig Ⓔ incompleto Ⓟ incompleto

unwillkürlich Ⓔ involuntario Ⓟ involuntário

Unwohlsein *n* Ⓔ mal estar *m* Ⓟ mal estar *m* (o má-estar *m*)

unzufrieden Ⓔ descontento Ⓟ descontente

unzugänglich Ⓔ inaccesible Ⓟ inacessível

Urämie f Ⓔ uremia f Ⓟ urémia f

Ureteritis f Ⓔ uretritis f Ⓟ uretrite f

Urikämie f Ⓔ uricemia f Ⓟ uricémia f

Urin m Ⓔ orina f Ⓟ urina f

Urinieren n, **Miktion** f Ⓔ micción f Ⓟ micção f

Urinkultur f Ⓔ urincultivo m Ⓟ urocultura f

Urographie f Ⓔ urografía f Ⓟ urografia f

Urolithiasis f Ⓔ urolitiasis f Ⓟ urolitíase f

Urologe/-in m/f Ⓔ urólogo m Ⓟ urologista m/f

Urologie f Ⓔ urología f Ⓟ urologia f

Ursache f (unbekannter) Ⓔ causa f (desconocida) Ⓟ causa f (desconhecida)

Ursache f, **Ätiologie** f Ⓔ etiología f Ⓟ etiologia f

Urteilsfähigkeit f Ⓔ capacidad f de juzgar Ⓟ capacidade f de julgamento

Urtikaria f Ⓔ urticaria f Ⓟ urticária f

Uterus m (**myomatosus**) Ⓔ matriz f, útero m (miomatoso) Ⓟ útero m (miomatoso)

Uterusanomalie f Ⓔ anomalía f uterina Ⓟ anomalia f uterina

Uvea f Ⓔ úvea f Ⓟ úvea f

Uveitis f Ⓔ uveitis f Ⓟ uveíte f

V

Vagina f Ⓔ vagina f Ⓟ vagina f
Vaginalflora f Ⓔ flora f vaginal
  Ⓟ flora f vaginal
Vaginalöffnung f Ⓔ orificio m vaginal
  Ⓟ orifício m vaginal
Vaginitis f Ⓔ vaginitis f Ⓟ vaginite f
Vagotomie f Ⓔ vagotomía f Ⓟ vagotomia f
Validität f Ⓔ validez f Ⓟ validade f
variieren, sich verändern Ⓔ variar
  Ⓟ variar
Varikozele f Ⓔ varicocele m Ⓟ varicocela f (o varicocelo m)
Varize f Ⓔ variz f Ⓟ variz f
Vaseline f Ⓔ vaselina f Ⓟ vaselina f
vaskulär Ⓔ vascular Ⓟ vascular
Vaskularisierung f Ⓔ vascularización f
  Ⓟ vascularização f
Vaskulitis f Ⓔ vasculitis f Ⓟ vasculite f
Vasodilatation f Ⓔ vasodilatación f
  Ⓟ vasodilatação f
vasogen Ⓔ vasogénico Ⓟ vasogénico
Vasomotorenaktivität f Ⓔ reactividad f vasomotora Ⓟ reactividade f
  vasomotora
Vasomotorenaktivität f Ⓔ vasomotoricidad f Ⓟ vasomotricidade f
vasomotorisch Ⓔ vasomotor Ⓟ vasomotor
Vasospasmus m Ⓔ vasoespasmo m
  Ⓟ vasoespasmo m
vasovagal Ⓔ vasovagal Ⓟ vasovagal
vegetativ Ⓔ vegetativo Ⓟ vegetativo
Vena f **Galenii** Ⓔ vena f Galenii
  Ⓟ veia f de galeno
Vene f Ⓔ vena f Ⓟ veia f
venös Ⓔ venoso Ⓟ venoso

Ventrikel m Ⓔ ventrículo m Ⓟ ventrículo m
Ventrikeleinblutung f Ⓔ hemorragia f
  intraventricular Ⓟ hemorragia f intraventricular
Ventrikelkompression f Ⓔ compresión f del ventrículo
  Ⓟ compressão f do ventrículo
Ventrikelsystem n Ⓔ sistema m ventricular Ⓟ sistema m ventricular
verabreichen Ⓔ administrar Ⓟ administrar
verändert Ⓔ alterado Ⓟ alterado
Veränderung f Ⓔ alteración f
  Ⓟ alteração f
Verantwortung f (die V. übernehmen)
  Ⓔ responsabilidad f (asumir la r.)
  Ⓟ responsabilidade f (assumir a r.)
Verband m Ⓔ vendaje f Ⓟ penso m
Verbandpflege f, **Verbandwechsel** m
  Ⓔ cuidados m de curas Ⓟ cuidado m de penso
Verbandsmull m Ⓔ gasa f Ⓟ gaze f
verbergen Ⓔ ocultar Ⓟ ocultar
verbinden Ⓔ pensar Ⓟ pensar
Verbrauchskoagulopathie f Ⓔ coagulopatía f de consumo Ⓟ coagulopatia f de consumo
Verbrennung f Ⓔ quemadura f
  Ⓟ queimadura f
verbrühen, sich Ⓔ escaldarse Ⓟ escaldar-se
**verbunden (mit…), in Zusammenhang
  (mit…)** Ⓔ asociado (a…) Ⓟ associado (a…)
Verdacht m (mit V. auf..) Ⓔ sospecha f
  (con s. de) Ⓟ suspeita f (com s. de)
verdächtig (in Hinblick auf…) Ⓔ susceptible (de…), sospechoso (de …)
  Ⓟ susce(p)tível (de …)
Verdachtsdiagnose f Ⓔ hipótesis f diagnóstico Ⓟ hipótese m diagnóstico
verdauen Ⓔ digerir Ⓟ digerir

deutsch – spanisch – portugiesisch

Verdauung f Ⓔ digestión f
   Ⓟ digestão f

Verdauungsbeschwerden fpl Ⓔ indigestión f Ⓟ indigestão f

verdickt Ⓔ engrosado/-a Ⓟ espessado/a

Verdoppelung f Ⓔ doblamiento m
   Ⓟ desdobramento m

Verengung f Ⓔ estrechamiento m
   Ⓟ estreitamento m

Verengung f der Koronararterien
   Ⓔ vasoespasmo m coronario
   Ⓟ vasoespasmo m coronário

vererben, weitergeben Ⓔ transmitir
   Ⓟ transmitir

Verfolgungswahn m Ⓔ manía f de persecución Ⓟ mania f de perseguição

verfügbar Ⓔ disponible Ⓟ disponível

Vergeßlichkeit f Ⓔ falta f de memoria
   Ⓟ falta f de memória

Vergiftung f Ⓔ envenenamiento m
   Ⓟ envenenamento m

Vergiftung f, **Intoxikation** f Ⓔ intoxicación f Ⓟ intoxicação f

Verhalten n Ⓔ comportamiento m
   Ⓟ comportamento m

verhalten, sich Ⓔ comportarse
   Ⓟ comportar se

Verhaltensauffälligkeit f Ⓔ alteración f del comportamiento
   Ⓟ pertubação f do comportamento

Verhältnis n, **Beziehung** f Ⓔ relación f
   Ⓟ relação f

Verhärtung f Ⓔ callosidad f Ⓟ calosidade f

verhindern Ⓔ impedir Ⓟ impedir

Verhütungsmethode f Ⓔ método m anticonceptivo Ⓟ método m anticoncepcional

verkalkt Ⓔ calcificado Ⓟ calcificado

Verkalkung f Ⓔ calcificación f
   Ⓟ calcificação f

Verkäsung f Ⓔ caseificación f
   Ⓟ caseificação f

Verkennung f, **illusionäre, Illusion** f
   Ⓔ ilusión f Ⓟ ilusão f

Verklebung f der Pleurablätter
   Ⓔ pleurodesis f Ⓟ pleuradesis f

Verknöcherung f Ⓔ osificación f
   Ⓟ ossificação f

verkrampft Ⓔ contraído Ⓟ contraído

Verkürzung f Ⓔ acortamiento m
   Ⓟ encurtamento m

verlängern Ⓔ prolongar Ⓟ prolongar

verlängern, sich Ⓔ alargarse
   Ⓟ alongar-se

verlangsamt Ⓔ retardado Ⓟ retardado

Verlangsamung f Ⓔ ablandamiento m, lentificación f Ⓟ abrandamento m, lentificação f

Verlauf m (**gutartiger/ bösartiger**)
   Ⓔ curso m (benigno/ maligno), evolución f (benigna/ maligna)
   Ⓟ curso m (benigno/ maligno), evolução f (benigna/ maligna)

Verlauf m Ⓔ transcurso m, curso m
   Ⓟ decurso m (o decorrer m

Verlauf m (**örtl.**) Ⓔ curso m Ⓟ trajecto m

verlaufen Ⓔ transcurrir Ⓟ decorrer

verlegen Ⓔ transferir Ⓟ transferir

Verlegung f Ⓔ transferencia f
   Ⓟ transferência f

Verlegung f der Atemwege Ⓔ obstrucción f de las vías aéreas
   Ⓟ obstrução f das vias aéreas

Verletzte/r f/m Ⓔ herido/-a Ⓟ sinistrada/o f/m

Verletzung f Ⓔ herida f Ⓟ ferimento m

Verletzungsfolge f Ⓔ consecuencia f de traumatismo Ⓟ consequência f de traumatismo

Verletzungszeichen n Ⓔ signo m de trauma Ⓟ sinal m de trauma

Verlust m **(von Appetit/ Interesse/ Energie/ Freude)** Ⓔ pérdida f (del apetito/ del interés/ de la energía/ del placer) Ⓟ perda f (de apetite/ do interesse/ de energia/ do prazer)

vermindern Ⓔ disminuir Ⓟ diminuir

Verminderung f **(des Risikos)** Ⓔ reducción f (del riesgo) Ⓟ redução f (do risco)

Verminderung f Ⓔ disminución f Ⓟ diminuição f

vernachlässigen Ⓔ descuidar Ⓟ descuidar

vernarben Ⓔ cicatrizar Ⓟ cicatrizar

verneinen Ⓔ negar Ⓟ negar

vermuten Ⓔ suponer Ⓟ suspeitar

verrückt, irr Ⓔ loco Ⓟ louco

Verschlechterung f Ⓔ deterioro m Ⓟ deterioração f

verschleiert (v. sehen) Ⓔ borroso, nublado (ver b.) Ⓟ enevoado (ver en.)

Verschleiß m Ⓔ desgaste m Ⓟ desgaste m

verschleppen Ⓔ descurar Ⓟ descurar

verschlimmern, sich Ⓔ agravarse Ⓟ agravar-se

Verschlimmerung f Ⓔ agravamiento m Ⓟ agravamento m

Verschluß m Ⓔ oclusión f Ⓟ oclusão f

verschreiben, rezeptieren Ⓔ recetar Ⓟ receitar

Verschreibung f Ⓔ prescripción f Ⓟ prescrição f

verschwommen Ⓔ desfocado Ⓟ desfocado

versichern Ⓔ afirmar Ⓟ afirmar

Verständnis n Ⓔ comprensión f Ⓟ compreensão f

verstärkt (durch...) Ⓔ aumentado (por...) Ⓟ aumentado (por...)

versteckt Ⓔ oculto Ⓟ oculto

verstopft Ⓔ atascado Ⓟ entupido

Verstümmelung f Ⓔ mutilación f Ⓟ aleijão m, mutilação f

Versuch m Ⓔ ensayo m Ⓟ ensaio m

versuchsweise Ⓔ experimental, probador Ⓟ probatório

vertebro-basilär Ⓔ vertebrobasilar Ⓟ vértebro-basilar

Vertex m Ⓔ vértice m Ⓟ vértice m

verursachen Ⓔ causar Ⓟ causar

verursacht (durch...) Ⓔ causado (por...) Ⓟ causado (por...)

Verwachsung f Ⓔ adherencia f Ⓟ aderência f

verwertbar, von Bedeutung Ⓔ valorizable Ⓟ valorizável

verwirrt Ⓔ confuso Ⓟ confuso

Verwirrtheit f Ⓔ confusión f Ⓟ confusão f

Verwirrtheitszustand m Ⓔ estado m confusional Ⓟ estado m confusional

Verzögerung f Ⓔ retardo m Ⓟ retardação f, retardamento m

Verzögerung f, **Verlangsamung** f Ⓔ retardamiento m, retraso m Ⓟ retardamento m

vesikulär Ⓔ vesicular Ⓟ vesicular

Vesikularatmen n Ⓔ murmullo m vesicular (MV) Ⓟ murmúrio m vesicular (MV)

vesikulös Ⓔ vesiculoso Ⓟ vesiculoso

Vibrationsempfinden n Ⓔ sensibilidad f vibratoria Ⓟ sensibilidade f vibratória

Virämie f Ⓔ viremia f Ⓟ virémia f

virämisch Ⓔ virémico Ⓟ virémico

Virilisierung f Ⓔ virilización f Ⓟ virilização f

Virulenz f Ⓔ virulencia f Ⓟ virulência f

Virus n Ⓔ virus m Ⓟ vírus m

Virusinfektion *f* Ⓔ infección *f* viral, virosis *f*, virosis *f* Ⓟ infecção *f* viral (o vírica), virose *f*

Virustatikum *n* Ⓔ virostático *m* Ⓟ virostático *m*

Visite *f* Ⓔ visita *f* Ⓟ visita *f*

viskös Ⓔ viscoso Ⓟ viscoso

Visus *m* Ⓔ visión *f* Ⓟ visão *f*

Visus *m*, **Sicht** *f* (**aus pädiatrischer Sicht**) Ⓔ vista *f* (desde el punto de vista pediátrico) Ⓟ vista *f* (do ponto de vista pediátrico)

Vitalparameter *m* Ⓔ parámetro *m* vital Ⓟ parâmetro *m* vital

Vitaminmangel *m* Ⓔ déficit *m* vitamínico Ⓟ défice *m* vitamínico

Vitiligo *f* Ⓔ vitíligo *m* Ⓟ vitiligo *m*

Vitium *n*, **Defekt** *m*, **Fehler** *m* Ⓔ defecto *m* Ⓟ vício *m*

Vollnarkose *f* Ⓔ anestesia *f* general Ⓟ anestesia *f* geral

vollständig Ⓔ completo Ⓟ completo

voluminös, ausgedehnt Ⓔ voluminoso Ⓟ volumoso

Volvulus *m* Ⓔ vólvulo *m* Ⓟ vólvulo *m* (o volvo *m*)

von Bedeutung Ⓔ relevante Ⓟ relevante

Vor…, vorherig Ⓔ previo Ⓟ prévio

vorausgegangen Ⓔ precedido Ⓟ precedido

vorbeugen, sich Ⓔ inclinarse Ⓟ inclinar-se

vorbeugen Ⓔ prevenir Ⓟ prevenir

vorbeugend Ⓔ preventivo/-a Ⓟ preventivo/-a

Vorderhorn *n* Ⓔ cuerno *m* frontal Ⓟ corno *m* (o cornu *m*) frontal

Vorderstrang *m* Ⓔ cordón *m* anterior Ⓟ cordão *f* anterior

Vorderwurzel *f* Ⓔ raíz *f* anterior Ⓟ raiz *f* anterior

Vorerkrankungen *fpl* (persönliche/ in der Familie/ ohne Bedeutung/ wichtige) Ⓔ antecedentes *mpl* (persona-les/ familiares/ irrelevantes/ significativos) Ⓟ antecedentes *mpl* (pessoais/ familiares/ irrelevantes/ significativos)

Vorgehen *n* Ⓔ procedimiento *m* Ⓟ procedimento *m*

Vorgeschichte *f* (**in der V. klassische Migräne**) Ⓔ historia *f* (h. de migraña clásica) Ⓟ história *f* (h. de migraine clássica)

vorhanden Ⓔ presente Ⓟ presente

Vorhofflimmern *n* Ⓔ fibrilación *f* auricular (FA) Ⓟ fibrilhação *f* auricular (FA)

Vorhofflimmern, mit Ⓔ fibrilado Ⓟ fibrillhado

Vorschrift *f*, **Anweisung** *f* (**nach Vorschrift**) Ⓔ prescripción *f* (conforme a p.) Ⓟ prescrição *f* (conforme a p.)

Vorsicht *f* (**vorsichtig**) Ⓔ precaución *f* (con p.), prudencia *f* Ⓟ precaução *f* (com p.), prudência *f*

Vorsorgeuntersuchung *f* Ⓔ examen *m* preventivo Ⓟ exame *m* preventivo

vorwiegend (**adv.**) Ⓔ predominantemente (adv.) Ⓟ predominantemente (adv.)

Vorwölbung *f* Ⓔ hinchazón *f* Ⓟ abaulamento *m*

vorzeitig Ⓔ precoz Ⓟ precoce

vorzeitig, Früh- Ⓔ pretérmino Ⓟ pré-termo

Vulva *f* Ⓔ vulva *f* Ⓟ vulva *f*

Vulvovaginitis *f* Ⓔ vulvovaginitis *f* Ⓟ vulvovaginite *f*

W

wach ⒠ despierto, vigil ⒫ acordado,
  vigil
wach, bewußtseinsklar ⒠ consciente
  ⒫ consciente
wachsen ⒠ crecer ⒫ crescer
Wachstum n ⒠ crecimiento m
  ⒫ crescimento m
Wachstumshormon n ⒠ hormona f de
  crecimiento ⒫ hormona f (bras.:
  hormônio) de crescimento
Wachstumsverzögerung f ⒠ retraso m del crecimiento ⒫ atraso m
  de crescimento
Wachzustand m ⒠ vigilia f ⒫ vigília f
Wade f ⒠ pantorrilla f ⒫ barriga f
  da perna
Wadenkrampf m ⒠ calambre m de la
  pantorrilla ⒫ cãibra f da barriga da
  perna
wahrnehmbar, verständlich ⒠ perceptible ⒫ perceptível
Wahrnehmung f, Auffassung f ⒠ percepción f ⒫ percepção f
wahrscheinlicher/e (adj.) ⒠ probable
  (adj.) ⒫ provável (adj.)
Wand f ⒠ pared f ⒫ parede f
Wanderniere f ⒠ riñón m fluctuante
  ⒫ rim m flutuante
Wange f ⒠ mejilla f ⒫ bochecha f
Wartezimmer n ⒠ sala f de espera
  ⒫ sala f de espera
Warze f ⒠ verruga f ⒫ verruga f
wasserlassen, urinieren ⒠ orinar
  ⒫ urinar
wäßrig ⒠ aguadillo ⒫ aguadilho
Wattetupfer m ⒠ algodón m
  ⒫ algodão m
wechselnd ⒠ alternado ⒫ alternado

Wehe f ⒠ dolor m de parto ⒫ dor f
  de parto
weiblich ⒠ femenino ⒫ feminino
weich ⒠ blando ⒫ mole
Weisheitszahn m ⒠ diente m del juicio ⒫ dente m do siso
weitsichtig ⒠ présbita ⒫ presbita
Weitsichtigkeit f ⒠ hipermetropía f
  ⒫ hipermetropia f
Welle f (EEG, EKG) ⒠ onda f (EEG,
  ECG) ⒫ onda f (EEG, ECG)
Wendung f, äußere ⒠ versión (externa) ⒫ versão f externa (VE)
Wert m ⒠ valor m ⒫ valor m
widersprüchlich ⒠ contradictorio
  ⒫ contraditório
Widerwillen m (gegen…) ⒠ repugnancia f (de…) ⒫ repugnância f
  (de…)
Wiederaufnahme f ⒠ recaptación f
  ⒫ recaptação f
wiederaufnehmen (die Arbeit w.)
  ⒠ retornar (al trabajo) ⒫ retomar
  (r. o trabalho)
Wiederbelebungsversuch m ⒠ tentativa f de reanimación ⒫ tentativa f
  de reanimação
wiederholen ⒠ repetir ⒫ repetir
wiederholt ⒠ repetido, recurrente
  ⒫ repetido, recorrente
Wiederholung f (wiederholt) ⒠ repetición f (de r.) ⒫ repetição f (de r.)
wiederkommen ⒠ volver ⒫ voltar
Willenlosigkeit f ⒠ abulia f ⒫ abulia f
Wimper f, Zilie f ⒠ cilio m, pestaña f
  ⒫ cílio m, pestana f
Windeldermatitis f ⒠ dermatitis f del
  pañal ⒫ dermite f das fraldas
Windpocken fpl, Varizellen fpl ⒠ varicela f ⒫ varicela f
Wirbel- ⒠ vertebral ⒫ vertebral
Wirbel m ⒠ vértebra f ⒫ vértebra f
Wirbelkanal m ⒠ agujero m vertebral
  ⒫ buraco m vertebral

deutsch – spanisch – portugiesisch

Wirbelkörper *m* Ⓔ cuerpo *m* vertebral
　Ⓟ corpo *m* vertebral

Wirbelsäule *f* Ⓔ columna *f* vertebral
　Ⓟ coluna *f* vertebral

wirksam (w. sein bei…) Ⓔ eficaz (ser
　e. en…) Ⓟ eficaz (ser e. em…)

Wirksamkeit *f* Ⓔ eficacia *f*
　Ⓟ eficácia *f*

Wirkung *f* **(unerwünschte)** Ⓔ efecto *m*
　(indeseable) Ⓟ efeito *m*
　(indesejável)

Wochenbett *n* Ⓔ puerperio *m*
　Ⓟ puerpério *m*

Wochenfluß *m* Ⓔ locuos *mpl* Ⓟ ló-
　quios *mpl*

Wunde *f* Ⓔ herida *f* Ⓟ ferida *f*

Wundfieber *n* Ⓔ fiebre *f* traumática
　Ⓟ febre *f* traumática

wundliegen, sich Ⓔ ulcerarse Ⓟ ul-
　cerar-se

Wundversorgung f, **Verbandwechsel** *m*
　Ⓔ atención *f* a las heridas
　Ⓟ atenção *f* às feridas

Würgereflex *m* Ⓔ reflejo *m* del vó-
　mito Ⓟ reflexo *m* do vómito

Wurm *m* Ⓔ lombriz *m* Ⓟ verme *m*

X

Xanthelasma *n* Ⓔ xantelasma *m*
Ⓟ xantelasma *m*

xanthochrom Ⓔ xantocrómico
Ⓟ xantocromático

Xanthopsie *f* Ⓔ xantopsia *f* Ⓟ xantopsia *f*

Xerodermie *f* Ⓔ xeroderma *f* Ⓟ xeroderma *f*

Xerophthalmie *f* Ⓔ xeroftalmía *f*
Ⓟ xeroftalmia *f*

Xerostomie *f* Ⓔ xerostomía *f* Ⓟ xerostomia *f*

Xylocain *n* Ⓔ xilocaína *m* Ⓟ xilocaína *m*

Z

Zacke f Ⓔ pico m Ⓟ pico m

Zahn m Ⓔ diente m Ⓟ dente m

Zahnarzt/-ärztin m/f Ⓔ dentista m/f Ⓟ dentista m/f

Zahnbelag m Ⓔ sarro m Ⓟ sarro m

Zahnfüllung f Ⓔ material m de obturación Ⓟ material m de obturação

Zahnkanal m Ⓔ canal m dentario Ⓟ canal m dentário

Zahnprothese f, **Gebiß** n Ⓔ prótesis f dental Ⓟ prótese f dentária

Zahnradphänomen n Ⓔ fenómeno m de la rueda dentada Ⓟ fenómeno m da roda dentada

Zahnschmelz m Ⓔ esmalte m dental Ⓟ esmalte m

Zahnschmerz m Ⓔ dolor m de diente Ⓟ dor f de dente

Zahnspange f Ⓔ aparato m ortodóntico Ⓟ aparelho m de dentes

Zahnstatus m Ⓔ status m dentario Ⓟ status m dentário

Zahnstein m Ⓔ tártaro m Ⓟ tártaro m

Zahnwurzel f Ⓔ raíz f del diente Ⓟ raiz f do dente

Zange f, **Pinzette** f Ⓔ fórceps m Ⓟ fórceps m

Zangengeburt f Ⓔ parto m con fórceps Ⓟ parto m com fórceps

Zäpfchen n, **Uvula** f Ⓔ úvula f Ⓟ úvula f

Zeckenbißradikulitis f Ⓔ radiculitis f de la garrapata Ⓟ radiculite f da carraça

Zehe f, **Finger** m Ⓔ dedo m Ⓟ dedo m

Zeichen n (+ Gen.) Ⓔ estigma m (de…) Ⓟ estigma m (de…)

Zeichen n (von…) Ⓔ evidencia f (de…) Ⓟ evidência f (de…)

Zeigefinger m Ⓔ indicador m Ⓟ indicador m

zeitgerecht Ⓔ de término Ⓟ de termo

zeitweise, hin und wieder Ⓔ ocasionalmente Ⓟ ocasionalmente

Zelle f Ⓔ célula f Ⓟ célula f

Zellkultur f Ⓔ cultivo m celular Ⓟ cultura f celular

Zentralskotom n Ⓔ escotoma m central Ⓟ escotoma m central

Zerrung f Ⓔ distensión f Ⓟ distensão f

zerstören Ⓔ destruir Ⓟ destruir

Zervixektomie f Ⓔ cervicectomía f Ⓟ cervicectomia f

Zervizitis f Ⓔ cervicitis f Ⓟ cervicite f

Ziel n Ⓔ objetivo m Ⓟ objectivo m

zirkulierend Ⓔ circulante Ⓟ circulante

Zirkumzision f Ⓔ circuncisión f Ⓟ circuncisão f

Zirrhose f Ⓔ cirrosis f Ⓟ cirrose f

zirrhotisch Ⓔ cirrótico Ⓟ cirrótico

Zisterne f (basale) Ⓔ cisterna f (de la base) Ⓟ cisterna f (da base)

zittern Ⓔ temblar Ⓟ tremer

zu bevorzugen Ⓔ preferible Ⓟ preferível

Zugang m (venöser) Ⓔ acceso m (venoso) Ⓟ acesso m (venoso)

zunehmen Ⓔ engordar, ganar peso Ⓟ engordar, ganhar peso

Zunge f, **Sprache** f Ⓔ lengua f Ⓟ língua f

Zungenbelag m Ⓔ saburra f Ⓟ saburra f

Zungenbiß m Ⓔ mordedura f de la lengua Ⓟ mordedura f da língua

zurückgehen Ⓔ disminuir Ⓟ regredir

zusammenfließen Ⓔ confluir
  Ⓟ confluir
Zusammenhang *m* **(in Z. stehen mit ...)**
  Ⓔ relación *f* (está relacionado/-a
  con...) Ⓟ relação *f* (relacionar-se
  com ...)
zusammentreffen Ⓔ coincidir
  Ⓟ coincidir
zusammenziehen Ⓔ astringir Ⓟ adstringir
Zusatzuntersuchung *f* Ⓔ examen *m*
  complementario Ⓟ exame *m* complementar
Zustand *m* Ⓔ estado *m* Ⓟ estado *m*
Zwang *m* Ⓔ obsesión *f* Ⓟ obcessão *f*
Zwangsgedanke *m* Ⓔ pensamiento *m*
  obsesivo Ⓟ pensamento *m* obsessivo
Zwangshandlung *f* Ⓔ acto *m* obsesivo Ⓟ a(c)to *m* obsessivo
Zwangsjacke *f* Ⓔ camisa *f* de fuerza
  Ⓟ camisa-*f* de-fuerza
Zwangsstörung *f* Ⓔ perturbación *f* obsesivo-compulsiva (POC)
  Ⓟ perturbação *f* obsessivo-compulsiva (POC)
Zweifel *m*, **Frage** *f* Ⓔ duda *f* Ⓟ dúvida *f*
zweifelhaft Ⓔ dudoso Ⓟ duvidoso
Zwerchfell *n*, **Diaphragma** *n* Ⓔ diafragma *m* Ⓟ diafragma *m*
Zwerchfellhernie *f* Ⓔ hernia *f*
  diafragmática Ⓟ hérnia *f*
  diafragmática
Zwerchfellkuppel *f* Ⓔ cúpula *f*
  diafragmática Ⓟ cúpula *f*
  diafragmática
Zwillinge *mpl* **(eineiige)** Ⓔ gemelos *mpl* (idénticos) Ⓟ gémeos *mpl*
Zwischenfall *m* Ⓔ intercurrencia *f*
  Ⓟ intercorrência *f*
zwischenmenschlich Ⓔ interpersonal
  Ⓟ interpessoal
Zyanose *f* Ⓔ cianosis *f* Ⓟ cianose *f*
zyanotisch Ⓔ cianótico Ⓟ cianótico

zyklisch Ⓔ cíclico Ⓟ cíclico
Zyklus *m* Ⓔ ciclo *m* Ⓟ ciclo *m*
Zylinder *m* Ⓔ cilindro *m* Ⓟ cilin-
  dro *m*
Zylinderepithel *n* Ⓔ epitelio *m* cilín-
  drico Ⓟ epitélio *m* cilíndrico
Zyste *f* Ⓔ quiste *m* Ⓟ cisto *m*,
  quisto *m*
Zystitis *f* Ⓔ cistitis *f* Ⓟ cistite *f*
Zystizerkose *f* Ⓔ cisticercosis *f*
  Ⓟ cisticercose *f*
Zystoskopie *f*, **Blasenspiegelung** *f*
  Ⓔ cistoscopia *f* Ⓟ cistoscopia *f*
Zystozele *f* Ⓔ cistocele *m* Ⓟ cistocele *m*
Zytomegalie *f* Ⓔ citomegalia *f*
  Ⓟ citomegália *f*
Zytomegalievirus *n* Ⓔ citomegalovirus *m* Ⓟ citomegalovírus *m*
Zytoplasma *n* Ⓔ citoplasma *m* Ⓟ citoplasma *m*
zytostatisch (*adj.*), **Zytostatikum** *n*
  Ⓔ citostático (*adj.* + *m*)
  Ⓟ citostático (*adj.* + *m*)
zytotoxisch Ⓔ citotóxico Ⓟ citotóxico

Diccionario de Medicina

español – alemán – portugués

español – alemán – portugués

A

a la muerte ⒟ todkrank ⒫ à morte
  (bras.)
abdomen m ⒟ Abdomen n ⒫ abdómen m
abdominal ⒟ abdominell ⒫ abdominal
abducción f ⒟ Abduktion f
  ⒫ abdução f
aberración f cromosómica ⒟ Chromosomenaberration f
  ⒫ aberração f cromossómica
abertura f ⒟ Öffnung f ⒫ abertura f
abertura f occipital ⒟ Foramen n
  magnum ⒫ buraco m occipital
abertura f, agujero m ⒟ Loch n, Öffnung f ⒫ buraco m
ablación f ⒟ Ablatio f ⒫ ablação f
ablandamiento m ⒟ Verlangsamung f ⒫ abrandamento m
ablandar ⒟ aufweichen ⒫ amolecer
abolición f ⒟ Erloschensein n, Aufhebung f ⒫ abolição f
abortar ⒟ abtreiben, Fehlgeburt haben ⒫ abortar
aborto m ⒟ Abort m ⒫ aborto m
aborto m espontáneo ⒟ Spontanabort m ⒫ aborto m espontâneo (AE)
abrasión m ⒟ Abrasio f ⒫ abrasão f
abrupto ⒟ plötzlich ⒫ abrupto
absceso m ⒟ Abszeß m ⒫ abcesso m, abscesso m (bras.)
absorción f ⒟ Absorption f
  ⒫ absorção f
absorver ⒟ absorbieren ⒫ absorver
abstemio ⒟ enthaltsam ⒫ abstémio
abstinencia f (abstenerse de esfuerzo)
  ⒟ Abstinenz f (Anstrengungen vermeiden) ⒫ abstinência f (fazer a.
  de esforços)

abulia f ⒟ Willenlosigkeit f ⒫ abulia f
aburrido ⒟ lästig, ärgerlich ⒫ enfadonho
abuso m ⒟ Mißbrauch m
  ⒫ abuso m
abuso m de menores ⒟ Kindesmißhandlung f ⒫ violência f contra crianças
acalasia f ⒟ Achalasie f ⒫ acalásia f
acantocitosis f ⒟ Akanthozytose f
  ⒫ acantocitose f
acantoma m ⒟ Akanthom n
  ⒫ acantoma m
ácaro m de polvo doméstico ⒟ Hausstaubmilbe f ⒫ ácaro m do pó da
  casa
acatisia f ⒟ Akathisie f ⒫ acatísia f
acceso m (venoso) ⒟ Zugang m (venöser) ⒫ acesso m (venoso)
accidente m de trabajo ⒟ Arbeitsunfall m ⒫ acidente m de trabalho
accidente m vascular cerebral (AVC)
  ⒟ Schlaganfall m, Hirninfarkt m
  ⒫ acidente m vascular cerebral
  (AVC)
accidente isquémico ⒟ Infarkt m,
  ischämischer ⒫ acidente m isquémico
acción f prolongada ⒟ Langzeitwirkung f ⒫ acção f prolongada
acelerado ⒟ beschleunigt ⒫ acelerado
acentuación f ⒟ Betonung f
  ⒫ acentuação f
acentuado ⒟ ausgeprägt, betont
  ⒫ acentuado
acetábulo m ⒟ Gelenkpfanne f
  ⒫ acetábulo m
acetona m ⒟ Ketonkörper m
  ⒫ corpo m cetónico
Acianótico ⒟ azyanotisch ⒫ acianótico
ácido m desoxiribónucleico (ADN,
  DNA) ⒟ Desoxyribonukleinsäure f

(DNS, DNA) Ⓓ ácido *m* desoxiribonucléico (DNA)

ácido *m* fólico Ⓓ Folsäure *f*
Ⓟ ácido *m* fólico

ácido *m* gástrico Ⓓ Magensäure *f*
Ⓟ ácido *m* gástrico

ácido *m* ribonucleico (ARN, RNA)
Ⓓ Ribonukleinsäure *f* (RNS, RNA)
Ⓟ ácido *m* ribonucléico (RNA)

ácido *m* salicílico Ⓓ Acetylsalicylsäure *f* Ⓟ ácido *m* salicílico

ácido *m* úrico Ⓓ Harnsäure *f*
Ⓟ ácido *m* úrico

acidófilo Ⓓ azidophil Ⓟ acidófilo

acidosis *f* (**metabólica/ respiratoria**)
Ⓓ Azidose *f* (metabolische/ respiratorische) Ⓟ acidose *f* (metabólica/
respiratória)

acinético Ⓓ akinetisch Ⓟ acinético

acné *m* Ⓓ Akne *f* Ⓟ acne *f*

acomodación *f* Ⓓ Akkomodation *f*
Ⓟ acomodação *f*

acompañante *m/f* Ⓓ Begleitperson *f*
Ⓟ acompanhante *m/f*

aconsejar Ⓓ raten Ⓟ aconselhar

acortamiento *m* Ⓓ Verkürzung *f*
Ⓟ encurtamento *m*

acrofobia *f* Ⓓ Akrophobie *f* Ⓟ acrofobia *f*

acromegalia *f* Ⓓ Akromegalie *f*
Ⓟ acromegalia *f*

actitud *f* Ⓓ Körperhaltung *f* Ⓟ atitude *f*

actividad *f* (**a la actividad física**)
Ⓓ Aktivität *f* (bei körperlicher A.)
Ⓟ actividade *f* (em a. física)

actividad *f* **de base (EEG)** Ⓓ Grundaktivität *f* (EEG) Ⓟ actividade *f* de
base (EEG)

acto *m* **obsesivo** Ⓓ Zwangshandlung *f*
Ⓟ a(c)to *m* obsessivo

acto *m* **sexual** Ⓓ Geschlechtsverkehr *m* Ⓟ acto *m* sexual, ato *m* sexual (bras.)

acueducto *m* Ⓓ Aquädukt *m*
Ⓟ aqueduto *m*

acúfeno *m* Ⓓ Tinnitus *m* Ⓟ acufeno *m*

acupuntura *f* Ⓓ Akupunktur *f*
Ⓟ acupun(c)tura *f*

adaptar Ⓓ anpassen, anlegen
Ⓟ adaptar

adecuado Ⓓ angemessen Ⓟ adequado

adecuado a la edad Ⓓ altersentsprechend Ⓟ adequado à idade

adelgazar Ⓓ abmagern Ⓟ emagrecer

adelgazar, perder peso Ⓓ abnehmen
(Gewicht) Ⓟ perder peso

adenitis *f* Ⓓ Adenitis *f* Ⓟ adenite *f*

adenocarcinoma *m* Ⓓ Adenokarzinom *n* Ⓟ adenocarcinoma *m*

adenoide *f* Ⓓ Adenoid *n* Ⓟ adenóide *f*

adenoma *m* Ⓓ Adenom *n* Ⓟ adenoma *m*

adenoma *m* **de epífisis** *f* Ⓓ Epiphysenadenom *n* Ⓟ adenoma *m* pituitário

adenoma *m* **de hipófisis** *m* (**pituitario**)
Ⓓ Hypophysenadenom *n* Ⓟ ade-
noma *m* da hipófise

adenomegalia *f* Ⓓ Adenomegalie *f*
Ⓟ adenomegalia *f*

adherencia *f* Ⓓ Verwachsung *f*
Ⓟ aderência *f*

adherente Ⓓ anhaftend Ⓟ aderente

adhesión *f* Ⓓ Adhäsion *f* Ⓟ adesão *f*

adhesivo Ⓓ klebend Ⓟ adesivo

adhesivo *m* Ⓓ Pflaster *n* Ⓟ adesivo *m*

adiadococinesia *f* Ⓓ Adiadochokinese *f* Ⓟ adiadococinésia *f*

administrar Ⓓ verabreichen Ⓟ administrar

admisión *f* Ⓓ Aufnahme *f* (im Krankenhaus) Ⓟ admissão *f*

adolescencia *f* Ⓓ Adoleszenz *f*
Ⓟ adolescência *f*

adolescente *m/f* ⒟ Jugendlicher/e *m/f* ⒫ adolescente *m/f*

adormecer ⒟ einschlafen ⒫ adormecer

adormecimiento *m* ⒟ Einschlafen *n*, Taubheitsgefühl *n* ⒫ adormecimento *m*

adquirido ⒟ erworben ⒫ adquirido

adquirir ⒟ erwerben ⒫ adquirir

adrenalina *m* ⒟ Adrenalin *n* ⒫ adrenalina *m*

aducción *f* ⒟ Adduktion *f* ⒫ adução *f*

adulto *m* ⒟ Erwachsener *m* ⒫ adulto *m*

aerobio, aeróbico ⒟ aerob ⒫ aeróbio

aerosol *m* ⒟ Aerosol *n* ⒫ aerossol *m*

afasia *f* **(o afaxia** *f***) (motora, sensorial, amnéstica, global)** ⒟ Aphasie *f* (motorische/ sensorische/ amnestische/ globale) ⒫ afasia *f* (motora/ sensorial/ amnéstica/ global)

afásico ⒟ aphasisch ⒫ afásico

afectar ⒟ berühren, erreichen ⒫ atingir

afectividad *f* ⒟ Affektivität *f* ⒫ afectividade *f*

afectivo ⒟ affektiv ⒫ afectivo

afecto *m*, **sensación** *f* ⒟ Gefühl *n*, Affekt *m* ⒫ afecto *m*

aferente ⒟ afferent ⒫ aferente

afilado ⒟ spitz, scharf ⒫ afiado

afirmar ⒟ versichern ⒫ afirmar

afonía *f* ⒟ Aphonie *f* ⒫ afonia *f*

afónico ⒟ stimmlos ⒫ afónico

afta *m* ⒟ Aphte *f* ⒫ afta *f*

agarrar ⒟ festhalten ⒫ segurar

agente *m* ⒟ Substanz *f* ⒫ agente *m*

agitación *f* ⒟ Agitation *f* ⒫ agitação *f*

agitado ⒟ agitiert ⒫ agitado

agnosia *f* ⒟ Agnosie *f* ⒫ agnosia *f*

agonía *f* ⒟ Agonie *f* ⒫ agonia *f*

agonista *m* ⒟ Agonist *m* ⒫ agonista *m*

agorafobia *f* ⒟ Agoraphobie *f* ⒫ agorafobia *f*

agotamiento *m* ⒟ Erschöpfung *f* ⒫ esgotamento *m*

agrafia *f* ⒟ Agraphie *f* ⒫ agrafia *f*

agramatismo *m* ⒟ Agrammatizismus *m* ⒫ agramatismo *m*

agranulocitosis *f* ⒟ Agranulozytose *f* ⒫ agranulocitose *f*

agravamiento *m* ⒟ Verschlimmerung *f* ⒫ agravamento *m*

agravarse ⒟ verschlimmern, sich ⒫ agravar-se

agregación *f* **plaquetar** ⒟ Plättchenaggregation *f* ⒫ agregação *f* plaquetária

aguadillo ⒟ wäßrig ⒫ aguadilho

aguantar ⒟ stützen, (er)tragen ⒫ aguentar

agudeza *f* **visual** ⒟ Sehschärfe *f* ⒫ acuidade *f* visual

agudo ⒟ akut ⒫ agudo

aguja *f* ⒟ Nadel *f* ⒫ agulha *f*

agujero *m* **vertebral** ⒟ Wirbelkanal *m* ⒫ buraco *m* vertebral

ahogo ⒟ kurzatmig ⒫ ofegante

aislado ⒟ isoliert ⒫ isolado

aislamiento *m* ⒟ Isolierung *f* ⒫ isolamento *m*

aislar ⒟ isolieren ⒫ isolar

ala *f* **de la nariz** ⒟ Nasenflügel *m* ⒫ asa *f* do nariz

alargarse ⒟ verlängern, sich ⒫ alongar-se

albúmina *f* ⒟ Albumin *n* ⒫ albumina *f*

alcaloide *m* **de la cáscara del centeno** ⒟ Mutterkornalkaloid *n* ⒫ alcalóide *m* da cravagem do centeio

alcalosis *f* **(metabólica/ respiratoria)** ⒟ Alkalose *f* (metabolische/ respiratorische) ⒫ alcalose *f* (metabólica/ respiratória)

alcance *m* **de medición** ⒟ Meßbereich *m* ⒫ alcança *m* de medição

alcohol *m* ⒟ Alkohol *m* ⒫ álcool *m*

alcoholemia *f* ⒟ Blutalkoholspiegel *m* ⒫ alcoolémia *f*

alcoholismo *m* ⒟ Alkoholkrankheit *f* ⒫ alcoolismo *m*

aldosterona *f* ⒟ Aldosteron *n* ⒫ aldosterona *m*

alergeno *m* ⒟ Allergen *n* ⒫ alergéno *m*

alergia *f* **(a…)** ⒟ Allergie *f* (gegen…) ⒫ alergia *f* (a…)

alérgico (a…) ⒟ allergisch (gegen…) ⒫ alérgico (a…)

alexia *f* ⒟ Alexie *f* ⒫ alexia *f*

algia *f* **facial (atípica)** ⒟ Gesichtsschmerz *m* (atypischer) ⒫ algia *f* facial (atípica)

álgico ⒟ schmerzhaft ⒫ álgico

algodón *m* ⒟ Wattetupfer *m* ⒫ algodão *m*

alimentación *f* ⒟ Ernährung *f* ⒫ alimentação *f*

aliviar ⒟ lindern, erleichtern ⒫ aliviar

alivio *m* ⒟ Erleichterung *f*, Linderung *f* ⒫ alívio *m*

alopecia *f* ⒟ Alopezie *f* ⒫ alopécia *f*

alopecia *f* **areata** ⒟ Alopezia *f* areata ⒫ pelada *f*

alta *f* **(tener el a.)** ⒟ Entlassung *f* (entlassen werden) ⒫ alta *f* (ter a.)

alteración *f* ⒟ Veränderung *f* ⒫ alteração *f*

alteración *f* **de la audición** ⒟ Hörstörung *f* ⒫ alteração *f* da audição

alteración *f* **de la conducción cardíaca** ⒟ Herzüberleitungsstörung *f* ⒫ perturbação *f* da condução cardíaca

alteración *f* **de la personalidad** ⒟ Persönlichkeitsveränderung *f* ⒫ alteração *f* da personalidade

alteración *f* **de la potencia** ⒟ Potenzstörung *f* ⒫ perturbação *f* da potência

alteración *f* **de la sensibilidad** ⒟ Sensibilitätsstörung *f* ⒫ alteração *f* sensibilidade

alteración *f* **de la visión** ⒟ Sehstörung *f* ⒫ alteração *f* da visão

alteración *f* **del afecto** ⒟ Affektstörung *f* ⒫ perturbação *f* do afecto

alteración *f* **del comportamiento** ⒟ Verhaltensauffälligkeit *f* ⒫ pertubação *f* do comportamento

alteración *f* **del sueño** ⒟ Schlafstörung *f* ⒫ alteração *f* do sono

alteración *f* **del yo** ⒟ Ichstörung *f* ⒫ perturbação *f* do eu

alteración *f* **esfinteriana** ⒟ Sphinkterstörung *f* ⒫ alteração *f* esfincteriana

alteración *f* **psicosomática** ⒟ Störung(f), psychosomatische ⒫ perturbação *f* psicossomática

alteración *f* **vegetativa** ⒟ Störung *f*, vegetative ⒫ alteração *f* vegetativa

alterado ⒟ verändert ⒫ alterado

alternado ⒟ wechselnd ⒫ alternado

altura *f* ⒟ Größe *f*, Höhe *f* ⒫ altura *f*

alucinación *f* ⒟ Halluzination *f* ⒫ alucinação *f*

alveolitis *f* ⒟ Alveolitis *f* ⒫ alveolite *f*

alveolo *m* ⒟ Alveole *f* ⒫ alvéolo *m*

amalgama *f* ⒟ Amalgam *n* ⒫ amálgama *m*

amamantar ⒟ stillen ⒫ amamentar

amargo ⒟ bitter ⒫ amargo

amaurosis *f* ⒟ Amaurose *f* ⒫ amaurose *f*

ambliopía *f* ⒟ Amblyopie *f* ⒫ ambliopia *f*

ambulancia *f* ⒟ Krankenwagen *m* ⒫ ambulância *f*

ambulante, ambulatorio ⒟ ambulant (*Adj.*) ⒫ ambulante

ameba *f* Ⓓ Amöbe *f* Ⓟ ameba *f*

amebiasis *f* Ⓓ Amöbiasis *f* Ⓟ amebiase *f*

amenazante de la vida Ⓓ lebensbedrohlich Ⓟ amaceador da vida

amenorrea *f* Ⓓ Amenorrhoe *f* Ⓟ amenorreia *f*

amigable Ⓓ freundlich Ⓟ amigável

amígdala *f* Ⓓ Tonsille *f* Ⓟ amígdala *f*

amígdalas *fpl* **cerebelares** Ⓓ Kleinhirntonsillen *fpl* Ⓟ amígdalas *fpl* cerebelosas

amigdalectomía *f* Ⓓ Tonsillektomie *f* Ⓟ amigdalectomia *f*

amigdalitis *f* Ⓓ Tonsillitis *f* Ⓟ amigdalite *f*

amilasa *f* Ⓓ Amylase *f* Ⓟ amílase *f*

amiloide Ⓓ Amyloid-, amyloid Ⓟ amilóide

amiloide *m* Ⓓ Amyloid *n* Ⓟ amiloide *m*

amnesia *f* **(global transitoria)** Ⓓ Amnesie *f* (globale transitorische) (TGA) Ⓟ amnésia *f* (global transitória)

amnésico Ⓓ amnestisch Ⓟ amnésico

amniocentesis *f* Ⓓ Amniozentese *f* Ⓟ amniocentese *f*

amplitud *f* Ⓓ Amplitude *f* Ⓟ amplitude *f*

ampolla *f* Ⓓ Ampulle *f* Ⓟ ampola *f*

ampolla *f* **de quemadura** Ⓓ Brandblase *f* Ⓟ empola *f* de queimadura

ampolla *f* **rectal** Ⓓ Rektumampulle *f* Ⓟ ampola *f* re(c)tal

amputación *f* Ⓓ Amputation *f* Ⓟ amputação *f*

anaeróbico *m* Ⓓ anaerob, Anaerobier *m* Ⓟ anaeróbio *m*

anafiláctico Ⓓ anaphylaktisch Ⓟ anafilá(c)tico

analgesia *f* Ⓓ Analgesie *f* Ⓟ analgesia *f*

analgésico *m* Ⓓ analgetisch, Analgetikum *n* Ⓟ analgésico *m*

análisis *m* Ⓓ Analyse *f* Ⓟ análise *f*

análisis *m* **de sangre** Ⓓ Blutprobe *f* Ⓟ análise *f* de sangue

anamnesis *f* Ⓓ Anamnese *f* Ⓟ anamnese *f*

anastomosis *f* Ⓓ Anastomose *f* Ⓟ anastomose *f*

anatomía *f* Ⓓ Anatomie *f* Ⓟ anatomia *f*

anatómico Ⓓ anatomisch Ⓟ anatómico

anchura *f* Ⓓ Breite *f* Ⓟ largura *f*

andar a ciegas Ⓓ Blindgang *m* Ⓟ andar às cegas

andar en la cuerda Ⓓ Seiltänzergang *m* Ⓟ andar na corda

andrógeno *m* Ⓓ Androgen *n* Ⓟ andrógénio *m*

anemia *f* **(aplásica/ hemolítica/ hipercrómica/ macrocítica/ megaloblástica/ microcítica/ normocítica/ perniciosa)** Ⓓ Anämie *f* (aplastische/ hämolytische/ makrozytäre/ megaloblastische/ mikrozytäre/ normozytäre/ perniziöse) Ⓟ anemia *f* (aplástica/ hemolítica/ hipercrómica/ macrocítica/ megaloblástica/ microcítica/ normocítica/ perniciosa)

anemia *f* **de células falciformes** Ⓓ Sichelzellenanämie *f* Ⓟ anemia *f* de células falciformes

anémico Ⓓ anämisch, blutarm Ⓟ anémico

anencefalia *f* Ⓓ Anenzephalie *f* Ⓟ anencefalia *f*

anestesia *f* Ⓓ Taubheitsgefühl *n*, Anästhesie *f* Ⓟ anestesia *f*

anestesia *f* **en silla** Ⓓ Reithosenanästhesie *f* Ⓟ anestesia *f* em sela

anestesia *f* **general** Ⓓ Vollnarkose *f* Ⓟ anestesia *f* geral

español – alemán – português

anestesia f local ⒟ Betäubung f, lokale ⒫ anestesia f local

anestesiar ⒟ betäuben ⒫ anestesiar

anestésico m ⒟ Anästhetikum n ⒫ anestésico m

anestesiología f ⒟ Anästhesie f (..abteilung) ⒫ anestesiologia f

anestesista m/f ⒟ Anästhesist m/f ⒫ anestesista m/f

aneurisma m ⒟ Aneurysma n ⒫ aneurisma m

anexitis f ⒟ Adnexitis f ⒫ anexite f

anfetamina f ⒟ Amphetamin n ⒫ anfetamina f

angeitis f ⒟ Angeitis f ⒫ angeíte f

angiectasia f ⒟ Angiektasie f ⒫ angiectasia f

angina f ⒟ Angina f ⒫ angina f

angina f de pecho ⒟ Angina f pectoris ⒫ angina f de peito

angina f de Prinzmetal ⒟ Prinzmetalangina f ⒫ angina f de Prinzmetal

angio RMN f ⒟ MRT n mit Gefäßdarstellung ⒫ angio RMN f

angioblastoma m ⒟ Angioblastom n ⒫ angioblastoma m

angiodisplacia f ⒟ Angiodysplasie f ⒫ angiodisplasia f

angioedema m ⒟ Angioödem n ⒫ angioedema m

angiografía f ⒟ Angiographie f ⒫ angiografia f

angiografía f de substracción ⒟ Substraktionsangiografie f ⒫ angiografia f de subtracção

angioma m (cavernoso) ⒟ Angiom n (kavernöses) ⒫ angioma m (cavernoso)

angiopatía f ⒟ Angiopathie f ⒫ angiopatia f

angor m ⒟ Beklemmungsgefühl n (in der Brust) ⒫ angor m

ángulo m ponto-cerebeloso ⒟ Kleinhirnbrückenwinkel m ⒫ ângulo m ponto cerebeloso

angustia f ⒟ Beklemmung f, Angst f ⒫ angústia f

anhedonía f ⒟ Freudlosigkeit f ⒫ anedonia f

anhidrosis f ⒟ Anhydrose f ⒫ anidrose f

anillo m amigdalino ⒟ Rachenring m ⒫ anel m amigdalino

anillo m de Kayser-Fleisher ⒟ Cornealring m, Kayser-Fleisher´scher ⒫ anel m Kayser-Fleisher

anillo m de la pelvis ⒟ Beckenring m ⒫ anel m da bacia

anisocitosis f ⒟ Anisozytose f ⒫ anisocitose f

anisocoria f ⒟ Anisokorie f ⒫ anisocoria f

ano m ⒟ Anus m ⒫ ânus m

anomalía f ⒟ Anomalie f ⒫ anomalia f

anomalía f cromosómica ⒟ Chromosomenanomalie f ⒫ anomalia f cromossómica

anomalía f esquelética ⒟ Skelettanomalie f ⒫ anomalia f esquelética

anomalía f estructural ⒟ Strukturanomalie f ⒫ anomalia f estrutural

anomalía f uterina ⒟ Uterusanomalie f ⒫ anomalia f uterina

anómalo ⒟ anormal ⒫ anómalo

anorexia f ⒟ Anorexie f ⒫ anorexia f

anoréxico ⒟ anorektisch ⒫ anoréctico

anoréxico m ⒟ Appetitzügler m ⒫ supressor m de apetite

anosmia f ⒟ Anosmie f ⒫ anosmia f

anosognosia f ⒟ Anosognosie f ⒫ anosognosia f

anotar ⒟ aufschreiben ⒫ anotar

anovulatorio ⒟ anovulatorisch ⒫ anovulatório

anoxia f fetal durante el parto ⒟ Geburtsasphyxie f ⒫ anóxia f fetal durante o parto

anquilosis f Ⓓ Ankylose f Ⓟ ancilose f, anquilose f

ansiedad f Ⓓ Angstgefühl n Ⓟ ansiedade f

ansioso Ⓓ ängstlich Ⓟ ansioso

antagonista m Ⓓ Antagonist m
Ⓟ antagonista m

antebrazo m Ⓓ Unterarm m Ⓟ ante-braço m

antecedentes mpl (personales/ familia-
res/ irrelevantes/ significativos)
Ⓓ Vorerkrankungen fpl (persönli-
che/ in der Familie/ ohne Bedeutung/
wichtige) Ⓟ antecedentes mpl (pes-
soais/ familiares/ irrelevantes/ significativos)

anteojos mpl para leer Ⓓ Lesebrille f
Ⓟ óculos mpl au ler

anteversión f Ⓓ Anteversion f
Ⓟ anteversão f

antiácido m Ⓓ Antazidum n
Ⓟ antiácido m

antiagregación f Ⓓ Aggregationshemmung f Ⓟ antiagregação f

antibiograma m Ⓓ Antibiogramm n
Ⓟ antibiograma m

antibioterapia f Ⓓ Antibiotikatherapie f Ⓟ antibioterapia f

antibiótico m Ⓓ Antibiotikum n
Ⓟ antibiótico m

anticolinérgico m Ⓓ Anticholinergikum n Ⓟ anticolinérgico m

anticoncepción f Ⓓ Empfängnisverhütung f, Kontrazeption f
Ⓟ anticoncepção f

anticonvulsivo m Ⓓ Antikonvulsivum n Ⓟ anticonvulsivo m

anticuerpo m Ⓓ Antikörper m
Ⓟ anticorpo m

antidepresivo m (tricíclico) Ⓓ Antidepressivum n (trizyklisches) Ⓟ antidepressivo m (tricíclico)

antídoto m Ⓓ Antidot n Ⓟ antídoto m

antiemético m Ⓓ Antiemetikum n
Ⓟ antiemético m

antígeno m Ⓓ Antigen n Ⓟ antigénio m (bras.: antígeno m)

antígeno m carcinoembrionario
Ⓓ Antigen n, carcinoembriogenes
(CEA) Ⓟ antigénio m carcinoem-
briogénio

antihipertensivo m Ⓓ Antihypertonikum n Ⓟ anti-hipertensor m

antimicótico (adj.+ m) Ⓓ Antimykotikum n, antimykotisch (adj.) Ⓟ antimicótico (adj. + m)

antiparkinsoniano m Ⓓ Antiparkinsonmittel n Ⓟ antiparkinsónico m

antipirético (adj.+ m) Ⓓ antipyretisch
(Adj.), Antipyretikum n Ⓟ antipirético (adj. + m)

antiséptico (adj.+ m) Ⓓ antiseptisch
(Adj.), Antiseptikum n Ⓟ antiséptico (adj. + m)

antrectomía f Ⓓ Antrektomie f
Ⓟ antrectomia f

antro m Ⓓ Antrum n (Magen-)
Ⓟ antro m

anular Ⓓ ringförmig Ⓟ anelar, em
anel

anuria f Ⓓ Anurie f Ⓟ anúria f

apálico Ⓓ apallisch Ⓟ apálico

aparato m ortodóntico Ⓓ Zahnspange f Ⓟ aparelho m de dentes

aparecimiento m Ⓓ Auftreten n
Ⓟ aparecimento m

apatía f Ⓓ Apathie f Ⓟ apatia f

apático Ⓓ apathisch Ⓟ apático

apéndice m Ⓓ Blinddarm m
Ⓟ apêndice m

apendicectomía f Ⓓ Appendektomie f Ⓟ apendicectomia f

apendicitis f Ⓓ Appendizitis f
Ⓟ apendicite f

apetito m Ⓓ Appetit m Ⓟ apetite m

apirético Ⓓ fieberfrei Ⓟ apirético

aplanamiento m Ⓓ Abflachung f
Ⓟ aplanamento m

español – alemán – portugués

aplasia f ⒟ Aplasie f ⒫ aplasia f

aplásico ⒟ aplastisch ⒫ aplástico

aplicación f (de...) ⒟ Applikation f
(von...) ⒫ aplicação f (de...)

aplicar ⒟ anlegen ⒫ aplicar

apnea f ⒟ Apnoe f ⒫ apneia f

apófisis f ⒟ Apophyse f ⒫ apófise f

apófisis f espinosa ⒟ Dornfortsatz m
⒫ apófise f espinhosa

apófisis f transversa ⒟ Querfortsatz m ⒫ apófise f transversa

aponeurosis f ⒟ Aponeurose f
⒫ aponevrose f (o aponeurose f)

apoyo m ⒟ Unterstützung f
⒫ apoio m

apraxia f ⒟ Apraxie f ⒫ apraxia f

apraxia f de la marcha ⒟ Gangapraxie f ⒫ apraxia f da marcha

apraxia f del habla ⒟ Sprachapraxie f
⒫ apraxia f da fala

apreciación f ⒟ Beurteilung f
⒫ apreciação f

apretar ⒟ drücken ⒫ apertar

aproximadamente ⒟ ungefähr
⒫ aproximadamente

aracnoidea f ⒟ Arachnoidea f
⒫ aracnóide f

aracnoiditis f ⒟ Arachnoiditis f
⒫ aracnoidite f

aracnopatía f ⒟ Arachnopathie f
⒫ aracnopatia f

arañazo m ⒟ Kratzer m
⒫ arranhão m

arco m costal ⒟ Rippenbogen m
⒫ arco m costal

arco m dorsal del pie ⒟ Fußrücken m
⒫ arco m dorsal do pé

arder ⒟ brennen ⒫ arder

ardiente ⒟ brennend ⒫ ardente

ardor m ⒟ Brennen n ⒫ ardor m

ardor m/ acidez f de estómago
⒟ Sodbrennen n ⒫ azia f

área f (motora/ premotora) ⒟ Rinde f
(motorische/ prämotorische)
⒫ área f (motor/ prémotor)

área f (no) elocuente ⒟ Sprachregion f (Nichtsprachregion) ⒫ área f
(não) eloquente

arenillas fpl ⒟ Grieß m ⒫ areias fpl

arrastrar ⒟ schlurfen, schleifen lassen
⒫ arrastar

arreflexia f ⒟ Areflexie f ⒫ arrefléxia f

arritmia f ⒟ Arrhythmie f ⒫ arritmia f

arrítmico ⒟ arhythmisch ⒫ arrítmico

arrodillado ⒟ im Knieen, knieend
⒫ ajoelhado

arrugar (la frente) ⒟ runzeln (die
Stirn) ⒫ enrugar (a testa)

artefacto m ⒟ Artefakt n ⒫ ar-
tefa(c)to m

artefacto m de movimiento ⒟ Bewegungsartefakt n ⒫ artefa(c)to m de
movimiento

arteria f ⒟ Arterie f ⒫ artéria f

arterial ⒟ Arterien-, arteriell ⒫ arterial

arteriola f ⒟ Arteriole f ⒫ arteríola f

arteriopatía f ⒟ Gefäßerkrankung f
⒫ arteriopatia f

arteriosclerosis f ⒟ Arteriosklerose f
⒫ arteriosclerose f

arteriosclerótico ⒟ arteriosklerotisch
⒫ arteriosclerótico

arteritis f (temporal) ⒟ Arteriitis f
(temporalis) ⒫ arterite f (temporal)

arteritis f de células gigantes ⒟ Riesenzellarteriitis f ⒫ arterite f de células gigantes

articulación f ⒟ Gelenk n
⒫ articulação f

articulación f de la cadera ⒟ Hüftgelenk n ⒫ articulação f coxo-femural

articulación f de la muñeca ⒟ Handgelenk n ⒫ articulação f do punho

articulación f metacarpofalángica
⒟ Fingergrundgelenk n, Zehen-

. grundgelenk *n* Ⓓ articulação *f* metacarpofalângica

articulación *f* **tibiotarsiana** Ⓓ Sprunggelenk *n* , *oberes* Ⓟ articulação *f*
tibiotársica

articulación *f* **verbal** Ⓓ Artikulation *f*
Ⓟ articulação *f* verbal

artritis *f* **(reumática)** Ⓓ Arthritis *f*
(rheumatoide (rA)) Ⓟ artrite *f*
(reumatóide)

artropatía *f* Ⓓ Gelenkerkrankung *f*
Ⓟ artropatia *f*

artroscopia *f* Ⓓ Arthroskopie *f*
Ⓟ artroscopia *f*

artrosis *f* Ⓓ Arthrose *f* Ⓟ artrose *f*

artrosis *f* **coxofemoral** Ⓓ Coxarthrose *f* Ⓟ coxartrose *f*

asa *f* **del ilíaco** Ⓓ Darmbeinschaufel *f*
Ⓟ asa *f* do ílio

ascaris *m* Ⓓ Spulwurm *m*
Ⓟ ascáride *f*

ascendente Ⓓ aufsteigend Ⓟ ascendente

ascitis *f* Ⓓ Aszites *m* Ⓟ ascite *f*

asco *m* **(tener asco de...)** Ⓓ Ekel *m*
(sich ekeln vor...) Ⓟ nojo *m* (ter
nojo de...)

aséptico Ⓓ aseptisch Ⓟ asséptico

asignatura *f*/ **silla** *f* **de examen** Ⓓ Untersuchungsstuhl *m* Ⓟ cadeira *f* de
exame

asimetría *f* Ⓓ Asymmetrie *f* Ⓟ assimetria *f*

asimétrico Ⓓ seitendifferent, unsymmetrisch Ⓟ assimétrico

asintomático Ⓓ asymptomatisch
Ⓟ assintomático

asistir en el parto (de alg.) Ⓓ entbinden (j-n.) Ⓟ partejar (alg.)

asma *m* Ⓓ Asthma *n* Ⓟ asma *f*

asma *m* **brónquica** Ⓓ Bronchialasthma *n* Ⓟ asma *f* brônquica

asmático Ⓓ asthmatisch Ⓟ asmático

asociado (a...) Ⓓ in Zusammenhang
(mit...),verbunden (mit...) Ⓟ associado (a...)

áspero Ⓓ rauh Ⓟ áspero

aspiración *f* **(de...)** Ⓓ Aspiration *f*, Absaugen *n* (von...) Ⓟ aspiração *f*
(de...)

astenia *f* Ⓓ Asthenie *f* Ⓟ astenia *f*

astigmatismo *m* Ⓓ Astigmatismus *m*
Ⓟ astigmatismo *m*

astringente Ⓓ adstringierend Ⓟ adstringente

astringir Ⓓ zusammenziehen Ⓟ adstringir

astrocito *m* Ⓓ Astrozyt *m* Ⓟ astrócito *m*

astrocitoma *m* Ⓓ Astrozytom *n*
Ⓟ astrocitoma *m*

asumir (que...) Ⓓ davon ausgehen
(daß...) Ⓟ assumir (que...)

atadura *f*, **lazo** *m* Ⓓ Bandage *f*
Ⓟ atadura *f*

ataque *m* Ⓓ Attacke *f* Ⓟ ataque *m*

ataque *m* **cardioembólico** Ⓓ Kardioembolie *f* Ⓟ acidente *m* cardioembólico

ataque *m* **de paludismo** Ⓓ Malariaanfall *m* Ⓟ sezões *fpl*

ataque *m* **isquémico transitorio (AIT)**
Ⓓ Attacke *f*, transitorische ischämische (TIA) Ⓟ acidente *m* isquémico
transitório (AIT)

ataque *f* **vasovagal** Ⓓ Synkope *f*, vasovagale Ⓟ síncope *f* vasovagal

atascado Ⓓ verstopft Ⓟ entupido

ataxia *f* **(sensorial/ cerebelar)** Ⓓ Ataxie *f* (sensorische/ cerebelläre)
Ⓟ ataxia *f* (sensorial/ cerebelar)

ataxia *f* **de la marcha** Ⓓ Gangataxie *f*
Ⓟ ataxia *f* da marcha

ataxia *f* **del tronco** Ⓓ Rumpfataxie *f*
Ⓟ ataxia *f* do tronco

ataxia *f* **hereditaria** Ⓓ Heredoataxie *f*
Ⓟ ataxia *f* hereditária

atelectasia *f* ⒟ Atelektase *f* ⒫ atelectasia *f*

atención *f* (dar particular at. a...)
ⒹAufmerksamkeit *f* (etwas besonders be(ob)achten) ⒫ atenção *f*, (dar particular at. a...)

atención *f* a las heridas ⒟ Wundversorgung *f*, Verbandwechsel *m* ⒫ atenção *f* às feridas

ateroma *m* ⒟ Atherom *n* ⒫ ateroma *m*

ateromatoso ⒟ atheromatös ⒫ ateromatoso

aterosclerosis *f* ⒟ Atherosklerose *f* ⒫ aterosclerose *f*

atetosis *f* ⒟ Athetose *f* ⒫ atetose *f*

atipia *f* ⒟ Atypie *f* ⒫ atipia *f*

atípico ⒟ atypisch ⒫ atípico

atmósfera *f* relacional ⒟ Gesprächsatmosphäre *f* ⒫ atmosfera *m* relacional

atonía *f* ⒟ Atonie *f* ⒫ atonia *f*

atonía *f* intestinal ⒟ Darmatonie *f* ⒫ atonia *f* intestinal

atresia *f* ⒟ Atresie *f* ⒫ atrésia *f*

atresia *f* pulmonar ⒟ Pulmonaratresie *f* ⒫ atrésia *f* pulmonar

atributo *m* clínico (sugestivo del diagnóstico) ⒟ Hinweis *m*, klinischer (auf eine best. Erkrankung) ⒫ atributo *m* clínico (sugestivo do diagnóstico)

atrofia *f* ⒟ Atrophie *f* ⒫ atrofia *f*

atrofia *f* sistemática múltiple ⒟ Multisystematrophie *f* (MSA) ⒫ atrofia *f* de sistemas múltiplos

atrofiar ⒟ atrophieren ⒫ atrofiar

atropello *m* ⒟ Angefahrenwerden *n* ⒫ atropelamento *m*

audífono *m* ⒟ Hörgerät *n* ⒫ aparelho *m* acústico (bras.: a. de surdez)

audiograma *m* ⒟ Audiogramm *n* ⒫ audiograma *m*

aumentado (por...) ⒟ verstärkt (durch...) ⒫ aumentado (por...)

aumento *m* (de...) ⒟ Anstieg *m* (von...) ⒫ aumento *m* (de...)

aumento *m* de peso ⒟ Gewichtszunahme *f* ⒫ aumento *m* de peso

aura *f* ⒟ Aura *f* ⒫ aura *f*

auscultación *f* ⒟ Auskultation *f* ⒫ auscultação *f*

auscultación *f* cardíaca (AC) ⒟ Auskultation *f* des Herzens ⒫ auscultação *f* cardíaca (AC)

auscultación *f* pulmonar (AP) ⒟ Lungenauskultation *f* ⒫ auscultação *f* pulmonar (AP)

auscultar ⒟ auskultieren ⒫ auscultar

ausencia *f* (de...) ⒟ Absence *f*, Fehlen *n* (von...) ⒫ ausência *f* (de...)

ausente ⒟ fehlend ⒫ ausente

autoinmune ⒟ Autoimmun- ⒫ autoimune

autopsia *f* ⒟ Autopsie *f* ⒫ autópsia *f*

autopsiar ⒟ autopsieren ⒫ autopsiar

autosómico ⒟ autosomal ⒫ autosómico

auxiliar *f/m* médico ⒟ Arzthelfer/in *m/f* ⒫ auxiliar *m/f* de acção médica

auxiliar *f* de ambulación ⒟ Gehhilfe *f* ⒫ auxiliar *f* de marcha

auxilio *m* (pedir a.) ⒟ Hilfe *f* (um H. bitten) ⒫ auxílio *m* (pedir a.)

axila *f* ⒟ Axilla *f*, Achsel *f* ⒫ axila *f*

ayunar ⒟ fasten ⒫ jejuar

ayuno (en ayuno) ⒟ nüchtern ⒫ jejum (em jejum)

azoospermia *f* ⒟ Azoospermie *f* ⒫ azoospermia *f*

azotemia *f* ⒟ Azotämie *f* ⒫ azotemia *f*

B

bacilo m ⒟ Bazillus m Ⓟ bacilo m

bacteria f ⒟ Bakterie f Ⓟ batéria f

bacteriemia f ⒟ Bakteriämie f Ⓟ bacteriémia f

bacteriología f ⒟ Bakteriologie f Ⓟ bacteriologia f

bacteriuria f ⒟ Bakteriurie f Ⓟ bacteriúria f

baja f por enfermedad ⒟ Krankmeldung f Ⓟ baixa f por doença

bajada f de tensión ⒟ Blutdruckabfall m Ⓟ baixa f tensional

bajar ⒟ senken Ⓟ baixar

balance m hídrico ⒟ Flüssigkeitsbilanz f Ⓟ balanço m hídrico

balanitis f ⒟ Balanitis f Ⓟ balanite f

balbucear ⒟ lallen Ⓟ balbuciar

balismo m ⒟ Ballismus m Ⓟ balismo m

banco m de sangre ⒟ Blutbank f Ⓟ banco m de sangue

bandas fpl oligoclonales ⒟ Banden fpl, oligoklonale Ⓟ bandas fpl oligoclonais

baño m de asiento ⒟ Sitzbad n Ⓟ banho m sentado

barbitúrico m ⒟ Barbiturat n Ⓟ barbitúrico m

barrera f hematoencefálica ⒟ Blut-Hirnschranke f Ⓟ barreira f hematoencefálica

barrera f placentar ⒟ Plazentaschranke f Ⓟ barreira f placentar

barriga f ⒟ Bauch m Ⓟ barriga f

basalioma m ⒟ Basaliom n Ⓟ basalioma m

base f del cráneo ⒟ Schädelbasis f Ⓟ base f do crâneo

bastón m ⒟ Gehstock m Ⓟ bengala f

bazo m ⒟ Milz f Ⓟ baço m

beneficio m terapéutico ⒟ Nutzen m (therapeutischer) Ⓟ benefício m (terapêutico)

benigno ⒟ benigne, gutartig Ⓟ benigno

beriberi m ⒟ Beriberi m Ⓟ beribéri m

bicipite f, bíceps f ⒟ Bizeps m Ⓟ bicípite m

bifurcación f ⒟ Bifurkation f Ⓟ bifurcação f

bilateral ⒟ beidseits Ⓟ bilateral

biliar ⒟ Gallen- Ⓟ biliar

bilis f ⒟ Galle f Ⓟ bílis f

biopsia f cutánea ⒟ Hautbiopsie f Ⓟ biópsia f cutânea

biopsia f temporal ⒟ Temporalisbiopsie f Ⓟ biópsia f temporal

blando ⒟ weich Ⓟ mole

blastoma m ⒟ Blastom n Ⓟ blastoma m

blefaritis f ⒟ Blepharitis f Ⓟ blefarite f

blefaroespasmo m ⒟ Blepharospasmus m Ⓟ blefarospasmo m

bloqueador beta m, β-bloqueante m ⒟ Betablocker m Ⓟ bloqueador-β m

bloqueo m ⒟ Blockierung f Ⓟ bloqueio m

bloqueo m auriculo-ventricular ⒟ AV-Block m Ⓟ bloqueio m aurículo-ventricular

boca f ⒟ Mund m Ⓟ boca f

bocio m ⒟ Kropf m Ⓟ bócio m

bolsa f amniótica ⒟ Fruchtblase f Ⓟ bolsa f amniótica

bomba f de inyección ⒟ Perfusor m Ⓟ bomba f de inje(c)ção

bombeo m linfático ⒟ Lymphdrainage f Ⓟ bombagem f linfática

borracho (adj.+ m) ⒟ betrunken (adj.), Betrunkener m Ⓟ bêbedo (adj. + m)

borroso, nublado (ver b.) Ⓓ verschleiert (v. sehen) Ⓟ enevoado (ver en.)
bostezar Ⓓ gähnen Ⓟ bocejar
botulismo *m* Ⓓ Botulismus *m* Ⓟ botulismo *m*
bradicardia *f* Ⓓ Bradykardie *f*
Ⓟ bradicárdia *f*
bradicinesia *f* Ⓓ Bradykinese *f*
Ⓟ bradicinésia *f*
bradicinético Ⓓ bradykinetisch
Ⓟ bradicinético
bradipsiquismo *m* Ⓓ Denkverlangsamung *f* Ⓟ bradipsiquismo *m*
braquiofacial Ⓓ brachiofazial
Ⓟ braquio-facial
brazo *m* Ⓓ Arm *m* Ⓟ braço *m*
broncoconstricción *f* Ⓓ Bronchokonstriktion *f* Ⓟ broncoconstrição *f*
broncodilatador *m* Ⓓ Bronchodilatator *m* Ⓟ broncodilatador *m*
broncoespasmo *m* Ⓓ Bronchospasmus *m* Ⓟ broncospasmo *m*
bronconeumonía *f* Ⓓ Bronchopneumonie *f* Ⓟ broncopneumonia *f*
broncoscopia *f* Ⓓ Bronchoskopie *f*
Ⓟ broncoscopia *f*
bronquiectasia *f* Ⓓ Bronchiektasie *f*
Ⓟ bronciectasia *f* (o bronquiectasia *f*
bronquiolitis *f* Ⓓ Bronchiolitis *f*
Ⓟ bronchiolite *f*
bronquiolos *mpl* Ⓓ Bronchiolen *fpl*
Ⓟ bronchíolos *mpl*
bronquios *mpl* Ⓓ Bronchien *mpl*
Ⓟ brônquios *mpl*
bronquitis *f* Ⓓ Bronchitis *f* Ⓟ bronquite *f*
bucal Ⓓ Mund…, Wangen…. Ⓟ bucal
bulbo *m* Ⓓ Bulbus *m* Ⓟ bulbo *m*
bulloso/ -a Ⓓ bullös Ⓟ bulloso/ -a
burbuja *f* Ⓓ Blase *f* (Haut-)
Ⓟ bolha *f*
bursitis *f* Ⓓ Bursitis *f* Ⓟ bursite *f*

buscar, procurar Ⓓ suchen (nach…)
Ⓟ pesquisar
bypass *m* Ⓓ Bypass *m* Ⓟ by-pass *m*

C

cabecera f ⒟ Kopfteil n (Bett) ⒫ cabeçeira f

cabello m ⒟ Haar n (Kopf-) ⒫ cabelo m

cabelludo ⒟ behaart ⒫ cabeludo

cabeza f ⒟ Kopf m ⒫ cabeça f

cadáver m ⒟ Leiche f ⒫ cadáver m

cadera f ⒟ Hüfte f ⒫ anca f

cafeína f ⒟ Koffein n ⒫ cafeína f

caída f ⒟ Sturz m ⒫ queda f

caída f del cabello ⒟ Haarausfall m
⒫ queda f de cabelo

caja f torácica ⒟ Brustkorb m
⒫ caixa f torácica

calambre m ⒟ Muskelkrampf m
⒫ cãibra f

calambre m de la pantorilla ⒟ Wadenkrampf m ⒫ cãibra f da barriga
da perna

calambre m del escribiente
⒟ Schreibkrampf m ⒫ cãibra f do
escrivão

calcañal m ⒟ Ferse f ⒫ calcanhar m

calcàneo m ⒟ Kalkaneus m ⒫ calcâneo m

calcificación f ⒟ Verkalkung f
⒫ calcificação f

calcificado ⒟ verkalkt ⒫ calcificado

calcinosis f ⒟ Calzinose f ⒫ calcinose f

calcio m ⒟ Kalzium n (o Calcium n)
⒫ cálcio m

cálculo m biliar ⒟ Gallenstein m
⒫ cálculo m biliar

cálculo m de la vejiga ⒟ Harnstein m
⒫ cálculo m da bexiga

cálculo m renal ⒟ Nierenstein m
⒫ cálculo m renal

callo m ⒟ Hühnerauge n ⒫ calo m

callosidad f ⒟ Verhärtung f ⒫ calosidade f

calmante m ⒟ Beruhigungsmittel n
⒫ calmante m

caloría f ⒟ Kalorie f ⒫ caloria f

calostro m ⒟ Kolostrum n ⒫ colostro m

calota f ⒟ Kalotte f ⒫ calota f

calva f (quedarse calvo) ⒟ Glatze f
(eine G. bekommen) ⒫ careca f (ficar calvo)

cama f ⒟ Bett n ⒫ leito m, cama f

cámara f hiperbárica ⒟ Druckkammer f ⒫ câmara f hiperbárica

camilla f ⒟ Untersuchungsliege f,
Trage f ⒫ maca f

camisa f de fuerza ⒟ Zwangsjacke f
⒫ camisa-(f)de-fuerza

campo m operatorio ⒟ Operationsfeld n ⒫ campo m operatório

campo m visual ⒟ Gesichtsfeld n
⒫ campo m visual

canal m (cervical/ lumbar) estrecho
⒟ Spinalkanalstenose f (zervikale/
lumbale) ⒫ canal m (cervical/ lumbar) estreito

canal m auditivo ⒟ Gehörgang m
⒫ canal m auditivo

canal m de Guyon ⒟ Loge f de Guyon
⒫ loca f de Guyon

canal m del aductor ⒟ Adduktorenkanal m ⒫ canal m do adutor

canal m del supinador ⒟ Supinatorloge f ⒫ loca f de supinador

canal m dentario ⒟ Zahnkanal m
⒫ canal m dentário

canal m lacrimal ⒟ Tränenkanal m
⒫ canal m lacrimal

canal m lumbal estrecho ⒟ Lumbalkanalstenose f ⒫ canal m lumbar
estreito

cáncer m ⒟ Krebs m ⒫ cancro m
(bras.: câncer m)

español – alemán – português

cáncer *m* **de mama** Ⓓ Brustkrebs *m*
Ⓟ cancro *m* (bras.: câncer *m*) do
seio

canino *m* Ⓓ Eckzahn *m* Ⓟ canino *m*

cansado de la vida Ⓓ lebensmüde
Ⓟ cansado da vida

cansancio *m* Ⓓ Ermüdung *f*, Erschöpfung *f* Ⓟ cansaço *m*

capacidad *f* **auditiva** Ⓓ Hörvermögen *n* Ⓟ audição *f*

capacidad *f* **de conducción de vehículos** Ⓓ Fahrtauglichkeit *f* Ⓟ capacidade *f* de condução veículos

capacidad *f* **de juzgar** Ⓓ Urteilsfähigkeit *f* Ⓟ capacidade *f* de julgamento

capacidad *f* **de memorizar** Ⓓ Merkfähigkeit *f* Ⓟ capacidade *f* de memorização

capacidad *f* **de resolución** Ⓓ Entscheidungsfähigkeit *f* Ⓟ capacidade *f* de resolução

capilar Ⓓ kapillär Ⓟ capilar

cápsula *f* Ⓓ Kapsel *f* Ⓟ cápsula *f*

cápsula *f* **articular** Ⓓ Gelenkkapsel *f* Ⓟ cápsula *f* articular

cápsula *f* **suprarrenal** Ⓓ Nebennierenkapsel *f* Ⓟ cápsula *f* supra-renal

captación *f* **(de producto) de contraste anular** Ⓓ Kontrastmittelanreicherung *f* (ringförmige) Ⓟ captação *f* (do produto) de contraste (em anel)

caquexia *f* Ⓓ Kachexie *f* Ⓟ caquexia *f*

cara *f* Ⓓ Gesicht *n*, Wange *f* Ⓟ face *f*

cara *f* **extensora** Ⓓ Streckseite *f* Ⓟ face *f* extensora

cara *f* **externa** Ⓓ Außenseite *f* Ⓟ face *f* externa

cara *f* **flexora** Ⓓ Beugeseite *f* Ⓟ face *f* flexora

cara *f* **interna** Ⓓ Innenseite *f* Ⓟ face *f* interna

carácter *m* Ⓓ Charakter *m* Ⓟ carácter *m*

carbón *m* **activado** Ⓓ Aktivkohle *f* Ⓟ carvão *m* activado

carbunco *m*, **carbúnculo** *m* Ⓓ Karbunkel *m* Ⓟ carbúnculo *m*

carcinoma *m* **brónquico (de células pequenaso c. b. de células de avena (oat-cell))** Ⓓ Bronchialkarzinom *n* (kleinzelliges) Ⓟ carcinoma *m* brônquico (de pequenas células)

cardíaco Ⓓ Herz-, des Herzens Ⓟ cardíaco

cardias *m* Ⓓ Kardia *f* (Magen-) Ⓟ cárdia *f*

cardiogénico Ⓓ kardiogen Ⓟ cardiogénico

cardiología *f* Ⓓ Kardiologie *f* Ⓟ cardiologia *f*

cardiólogo *m/f* Ⓓ Kardiologe/-in *m/f* Ⓟ cardiologista *m/f*

cardiomegalia *f* Ⓓ Kardiomegalie *f* Ⓟ cardiomegalia *f*

cardiomiopatía *f* **(obstructiva)** Ⓓ Kardiomyopathie *f* (obstruktive) Ⓟ cardiomiopatia *f* (obstrutiva)

cardiovascular Ⓓ kardiovaskulär Ⓟ cardiovascular

carencia *f* **(de...)** Ⓓ Mangel *m* (an...) Ⓟ carência *f* (de...)

caries *f* Ⓓ Karies *f* Ⓟ cárie *f*

cariotipo *m* Ⓓ Karyotyp *m* Ⓟ cariótipo *m*

carótida *f* **(primitiva/ interna/ externa)** Ⓓ Carotis *f* (communis/ interna/ externa) Ⓟ carótida *f* (primitiva/ interna/ externa)

carpo *m* Ⓓ Handwurzel *f* Ⓟ carpo *m*

carraspear Ⓓ räuspern, sich Ⓟ pigarrear

cartilaginoso Ⓓ knorpelig Ⓟ cartilaginoso

cartílago *m* Ⓓ Knorpel *m* Ⓟ cartilagem *f*

cartón *m* **de vacunas** Ⓓ Impfpaß *m* Ⓟ cartão *m* das vacinas

cascada *f* Ⓓ Kaskade *f* Ⓟ cascata *f*

caseificación f Ⓓ Verkäsung f Ⓟ caseificação f

caso m Ⓓ Fall m Ⓟ caso m

caspa f Ⓓ Schuppe f (Kopf-) Ⓟ caspa f

catabolismo m Ⓓ Katabolismus m Ⓟ catabolismo m

cataplexia f Ⓓ Kataplexie f Ⓟ cataplexia f

cataratas f Ⓓ Katarakt f Ⓟ cataratas f

catarro m Ⓓ Katarrh m Ⓟ catarro m

catástrofe f Ⓓ Katastrophe f Ⓟ catástrofe f

catatonia f Ⓓ Katatonie f Ⓟ catatonia f

catecolaminas f Ⓓ Katecholamin n Ⓟ catecolamina f

catéter m Ⓓ Katheter m Ⓟ cateter m

catéter m (o sonda f) vesical Ⓓ Blasenkatheter m Ⓟ sonda f vesical

caudado m Ⓓ Caudatum n Ⓟ caudado m

caudal Ⓓ caudal (o kaudal) Ⓟ caudal

causa f (desconocida) Ⓓ Ursache f (unbekannter) Ⓟ causa f (desconhecida)

causado (por...) Ⓓ verursacht (durch...) Ⓟ causado (por...)

causalgia f Ⓓ Kausalgie f Ⓟ causalgia f

causar Ⓓ verursachen Ⓟ causar

causar flatos Ⓓ blähen Ⓟ causar flatos

cauterizar Ⓓ kauterisieren Ⓟ cauterizar

caverna f Ⓓ Kaverne f Ⓟ caverna f

cavernoso Ⓓ kavernös Ⓟ cavernoso

cavidad f abdominal Ⓓ Bauchhöhle f Ⓟ cavidade f abdominal

cavidad f torácica Ⓓ Brusthöhle f Ⓟ cavidade f torácica

cefalea f (ligera/ moderada/ intensa/ grave) Ⓓ Kopfschmerz m (leichter/ mäßiger/ intensiver/ schwerer) Ⓟ cefaleia f (ligeira/ moderada/ intensa/ grave)

cefalea f de Horton Ⓓ Bing Horton Kopfschmerz m, Cluster- Headache m Ⓟ cefaleia f de Horton

cefalea f pospunción Ⓓ Kopfschmerz m, postpunktioneller Ⓟ cefaleia f pós-punção

cefalea f tensional Ⓓ Spannungskopfschmerz m Ⓟ cefaleia f tipo tensão

cefalohematoma m Ⓓ Kephalhämatom n Ⓟ cefalo-hematoma m

cegar Ⓓ erblinden Ⓟ cegar

ceguera f Ⓓ Blindheit f Ⓟ cegueira f

ceja f Ⓓ Augenbraue f Ⓟ sobrancelha f

célula f Ⓓ Zelle f Ⓟ célula f

célula f cancerosa Ⓓ Krebszelle f Ⓟ célula f cancerosa

célula f germinativa Ⓓ Keimzelle f Ⓟ célula f germinativa

célula f mesenquimatosa Ⓓ Mesenchymzelle f Ⓟ celula f mesenquimatosa

celulitis f Ⓓ Cellulitis f Ⓟ celulite f

ceratosis f (actínica) Ⓓ Keratose f (aktinische) Ⓟ ceratose f (actínica)

cerebelo m Ⓓ Kleinhirn n Ⓟ cerebelo m

cerebeloso Ⓓ Kleinhirn- Ⓟ cerebeloso

cerebral Ⓓ Hirn- Ⓟ cerebral

cerebritis f Ⓓ Cerebritis f Ⓟ cerebrite f

cerebro m Ⓓ Großhirn n Ⓟ cérebro m

cerrar Ⓓ schließen Ⓟ fechar

certificado m de defunción Ⓓ Totenschein m Ⓟ atestado m de óbito

certificado m médico Ⓓ Attest n, ärztliches Ⓟ atestado m médico

ceruloplasmina f Ⓓ Coeruloplasmin n Ⓟ ceruloplasmina m

cerumen *m* Ⓓ Cerumen *n* Ⓟ cerúmen *m*

cervical Ⓓ cervikal Ⓟ cervical

cervicalgia *f* Ⓓ Cervikalgie *f*, Nackenschmerz *m* Ⓟ cervicalgia *f*

cervicectomía *f* Ⓓ Zervixektomie *f* Ⓟ cervicectomia *f*

cervicitis *f* Ⓓ Zervizitis *f* Ⓟ cervicite *f*

cesación *f* Ⓓ Absetzen *n* Ⓟ cessação *f*

cesar Ⓓ absetzen Ⓟ cessar

cesárea *f* Ⓓ Kaiserschnitt *m* Ⓟ cesariana *f*

cetoacidosis *f* Ⓓ Ketoazidose *f* Ⓟ cetoacidose *f*

cetosis *f* Ⓓ Ketose *f* Ⓟ cetose *f*

chalazión *m* Ⓓ Chalazion *n* Ⓟ calázio *m*

chichón *m*, bulto *m* Ⓓ Beule *f* Ⓟ galo *m*

chorro *m* Ⓓ Harnstrahl *m* Ⓟ esguicho *m*

cianosis *f* Ⓓ Zyanose *f* Ⓟ cianose *f*

cianótico Ⓓ zyanotisch Ⓟ cianótico

ciática *f* Ⓓ Ischialgie *f* Ⓟ ciática *f*

cicatriz *f* Ⓓ Narbe *f* Ⓟ cicatriz *f*

cicatrización *f* Ⓓ Narbenbildung *f* Ⓟ cicatrisação *f*

cicatrizar Ⓓ vernarben Ⓟ cicatrizar

cíclico Ⓓ zyklisch Ⓟ cíclico

ciclo *m* Ⓓ Zyklus *m* Ⓟ ciclo *m*

ciclo *m* menstrual Ⓓ Menstruationszyklus *m* Ⓟ ciclo *m* menstrual

ciego Ⓓ blind Ⓟ cego

ciego *m* Ⓓ Coecum *n* Ⓟ ceco *m*

cifoescoliosis *f* Ⓓ Kyphoskoliose *f* Ⓟ cifoescoliose *f*

cifosis *f* Ⓓ Kyphose *f* Ⓟ cifose *f*

cilindro *m* Ⓓ Zylinder *m* Ⓟ cilindro *m*

cilio *m*, pestaña *f* Ⓓ Wimper *f*, Zilie *f* Ⓟ cílio *m*

cinetosis *f* Ⓓ Kinetose *f* Ⓟ cinetose *f*

cintigrafía *f* Ⓓ Szintigrafie *f* Ⓟ cintigrafia *f*

cintigrama *m* Ⓓ Szintigramm *n* Ⓟ cintigrama *m*

cintura *f* Ⓓ Taille *f* Ⓟ cintura *f*

cintura *f* escapular Ⓓ Schultergürtel *m* Ⓟ cintura *f* escapular

cintura *f* pélvica Ⓓ Beckengürtel *m* Ⓟ cintura *f* pélvica

circulación *f* colateral Ⓓ Kollateralkreislauf *m* Ⓟ circulação *f* colateral

circulación *f* de la sangre Ⓓ Blutkreislauf *m* Ⓟ circulação *f* sanguínea

circulante Ⓓ zirkulierend Ⓟ circulante

círculo *m* de Willis (polígono *m* de W.) Ⓓ Circulus *m* Willisii Ⓟ círculo *m* de Willis

circuncisión *f* Ⓓ Zirkumzision *f* Ⓟ circuncisão *f*

circunscrito Ⓓ umschrieben Ⓟ circunscrito

circunstancia *f* Ⓓ Umstand *m* (genauerer) Ⓟ circunstância *f*

cirrosis *f* Ⓓ Zirrhose *f* Ⓟ cirrose *f*

cirrosis *f* hepática Ⓓ Leberzirrhose *f* Ⓟ cirrose *f* hepática

cirrótico Ⓓ zirrhotisch Ⓟ cirrótico

cirugía *f* Ⓓ Operation *f*, Chirurgie *f* Ⓟ cirurgia *f*

cirugía *f* plástica Ⓓ Chirurgie *f*, plastische Ⓟ cirurgia *f* plástica

cirujano/-a *m/f* Ⓓ Chirurg/-in *m/f* Ⓟ cirurgião *m/f*

cisterna *f* (de la base) Ⓓ Zisterne *f* (basale) Ⓟ cisterna *f* (da base)

cisticercosis *f* Ⓓ Zystizerkose *f* Ⓟ cisticercose *f*

cistitis *f* Ⓓ Zystitis *f* Ⓟ cistite *f*

cistocele *m* Ⓓ Zystozele *f* Ⓟ cistocelo *m*

cistoscopia *f* Ⓓ Zystoskopie *f*, Blasenspiegelung *f* Ⓟ cistoscopia *f*

citomegalia *f* Ⓓ Zytomegalie *f* Ⓟ citomegália *f*

citomegalovirus *m* Ⓓ Zytomegalievirus *n* Ⓟ citomegalovírus *m*

citoplasma *m* Ⓓ Zytoplasma *n* Ⓟ citoplasma *m*

citostático (*adj.* + *m*) Ⓓ zytostatisch (*adj.*), Zytostatikum *n* Ⓟ citostático (*adj.* + *m*)

citotóxico Ⓓ zytotoxisch Ⓟ citotóxico

claro Ⓓ klar, hell Ⓟ claro

clasificación *f* Ⓓ Klassifikation *f* Ⓟ classificação *f*

clasificar Ⓓ einordnen Ⓟ classificar

claudicación *f* Ⓓ Claudicatio *f* Ⓟ claudicação *f*

claudicación *f* **intermitente** Ⓓ Claudicatio *f* intermittens Ⓟ claudicação *f* intermitente

claustrofobia *f* Ⓓ Klaustrophobie *f* Ⓟ claustrofobia *f*

clavar Ⓓ schienen Ⓟ entalar

clavícula *f* Ⓓ Schlüsselbein *n*, Clavikula *f* Ⓟ clavícula *f*

cleptomanía *f* Ⓓ Kleptomanie *f* Ⓟ cleptomania *f*

climaterio *m* Ⓓ Klimakterium *n* Ⓟ climatério *m*

clínica *f* Ⓓ Klinik *f* Ⓟ clínica *f*

clínicamente (*adv.*) Ⓓ klinisch (*Adv.*) Ⓟ clínicamente (*adv.*)

clínico (*adj.*) Ⓓ klinisch (*Adj.*) Ⓟ clínico (*adj.*)

clítoris *m* Ⓓ Klitoris *f* Ⓟ clitóris *f*

cloasma *m* Ⓓ Chloasma *n* Ⓟ cloasma *f*

cloasma *m*, **mancha** *f* Ⓓ Leberfleck *m* Ⓟ pinta *f* (bras.)

clónico Ⓓ klonisch Ⓟ clónico (bras.: clônico)

clono *m* (**o clonus** *m* (**agotable**)) Ⓓ Klonus *m* (erschöpflicher) Ⓟ clónus *m* (esgotável)

cloro *m* Ⓓ Chlor *n* Ⓟ cloro *m*

coagulación *f* Ⓓ Gerinnung *f*, Koagulation *f* Ⓟ coagulação *f*

coagulado Ⓓ koaguliert Ⓟ coagulado

coágulo *m* Ⓓ Koagel *m* Ⓟ coágulo *m*

coagulopatía *f* **de consumo** Ⓓ Verbrauchskoagulopathie *f* Ⓟ coagulopatia *f* de consumo

cobertura *f* **antibiótica** Ⓓ Abdeckung *f*, antibiotische Ⓟ cobertura *f* antibiótica

cobre *m* Ⓓ Kupfer *m* Ⓟ cobre *m*

coccigodinia *f* Ⓓ Coccigodynie *f* Ⓟ coccigodinia *f*

cóccix *m* Ⓓ Steißbein *n* Ⓟ cóccix *m*

cóclea *f* Ⓓ Cochlea *f* Ⓟ cóclea *f*

coclear Ⓓ cochleär Ⓟ coclear

coco *m* Ⓓ Kokke *f* Ⓟ coco *m*

codo *m* Ⓓ Ellbogen *m* Ⓟ cotovelo *m*

codo *m* **del tenista** Ⓓ Tennisarm *m* Ⓟ cotovelo *m* de tenista

coherente Ⓓ kohärent Ⓟ coerente

coincidir Ⓓ zusammentreffen Ⓟ coincidir

coito *m* Ⓓ Koitus *m*, Geschlechtsverkehr *m* Ⓟ coito *m*

colaboración *f* Ⓓ Mitarbeit *f* Ⓟ colaboração *f*

colaborar Ⓓ kollaborieren Ⓟ colaborar

colágeno *m* Ⓓ Kollagen *n* Ⓟ colagénio *m*

colagenosis *f* Ⓓ Kollagenose *f* Ⓟ colagenose *f*

colangiopancreatografía *f* **retrógrada endoscópica** (**CPRE**) Ⓓ Cholangio-Pankreatikographie *f*, retrograde endoskopische (**ERCP**) Ⓟ colangipancreatografia *f* endoscópica retrógrada (**CPRE**)

colapsación *f* Ⓓ Kollabierung *f* Ⓟ colapsação *f*

colapso *m* Ⓓ Kollaps *m* Ⓟ colapso *m*

colección *f* **hemática** Ⓓ Blutansammlung *f* Ⓟ colecção *f* hemática

colecistectomía f ⒹCholezystekto-
mie f Ⓟcolecistectomia f

colecistitis f ⒹCholezystitis f Ⓟco-
lecistite f

colectomía f ⒹKolektomie f Ⓟco-
lectomia f

coledocolitiasis f ⒹCholedocholithia-
sis f Ⓟcoledocolitiase f

colega m/f ⒹKollege/-in m/f Ⓟco-
lega m/f

Colegio m de Médicos ⒹÄrztekam-
mer f ⒻOrdem f dos Médicos

colelitiasis f ⒹCholelithiasis f Ⓟco-
lelitiase f

cólera m ⒹCholera f Ⓟcólera f

colérico Ⓓcholerakrank, cholerisch
Ⓟcolérico

colestasis f ⒹCholestase f Ⓟcole-
stase f

colesteatoma m ⒹCholesteatom n
Ⓟcolesteatoma m

colesterol m ⒹCholesterin n Ⓟco-
lesterol m

cólico m ⒹKolik f Ⓟcólica f

cólico m gástrico ⒹMagenkrampf m
Ⓟcólica f estomacal

cólico m hepático ⒹGallenkolik f
Ⓟcólica f hepática

cólico m renal ⒹNierenkolik f
Ⓟcólica f renal

colinérgico m ⒹCholinergikum n
Ⓟcolinérgico

colitis f pseudomembranosa ⒹColi-
tis f, pseudomembranöse Ⓟcolite f
pseudomembranosa

colitis f ulcerativa ⒹColitis f ulzerosa
Ⓟcolite f ulcerativa

collar m cervical ⒹHalskrause f
Ⓟcolar m cervical

coloboma m ⒹKolobom n Ⓟcolo-
boma m

colocar Ⓓeinreiben, einführen, aufbringen, anbringen, einsetzen
Ⓟcolocar

coloidal Ⓓkolloidal Ⓟcoloidal

colon m (ascendente/ transverso/ des-
cendente/ sigmoide) ⒹColon n
(ascendens/ transversum/ descen-
dens/ sigmoideum) Ⓟcólon m (as-
cendente/ transverso/ descendente/
sigmoide)

colon m irritable ⒹColon n irritabile
Ⓟcólon m irritável

colonoscopia f ⒹKoloskopie f
Ⓟcolonoscopia f

color f de la piel (normal/ pálida/ cianó-
tica/ ictérica) ⒹHautfarbe f (nor-
mal/ blass/ zyanotisch/ ikterisch)
Ⓟcor f da pele (normal/ pálida/ cia-
nótica/ ictérica)

colostomía f ⒹDickdarmstoma n
Ⓟcolostomia m

colpitis f ⒹKolpitis f Ⓟcolpite f

colposcopia f ⒹKolposkopie f
Ⓟcolposcopia f

colposcópio m ⒹKolposkop n
Ⓟcolposcópio m

columna f vertebral ⒹWirbelsäule f
Ⓟcoluna f vertebral

coma m (hepático) ⒹKoma n,
Coma n (hepaticum) Ⓟcoma m
(hepático)

comadrona f ⒹHebamme f Ⓟpar-
teira f

combinación f (con...) ⒹKombina-
tion f (mit...) Ⓟcombinação f
(com...)

combinar (con...) Ⓓabsprechen, vereinbaren (mit...) Ⓟcombinar
(com...)

comedón m ⒹKomedone f
Ⓟcomedão m

compensado Ⓓkompensiert
Ⓟcompensado

complejo m ⒹKomplex m Ⓟcom-
plexo m

complejo m de culpa ⒹSchuldkom-
plex m Ⓟcomplexo m de culpa

complejo m inmune ⒹImmunkom-
plex m Ⓟcomplexo m imune

complemento *m* ⒟ Komplement *n*
⒫ complemento *m*
completo ⒟ vollständig ⒫ completo
complicación *f* ⒟ Komplikation *f*
⒫ complicação *f*
complicación *f* tardía ⒟ Spätkomplikation *f* ⒫ complicação *f* tardia
complicado ⒟ kompliziert ⒫ complicado
componente *m* ⒟ Bestandteil *m*
⒫ componente *m*
comportamiento *m* ⒟ Verhalten *n*
⒫ comportamento *m*
comportarse ⒟ verhalten, sich
⒫ comportar se
comprensión *f* ⒟ Verständnis *n*
⒫ compreensão *f*
compresa *f* ⒟ Kompresse *f*, Damenbinde *f* ⒫ compressa *f*, penso *m* higiénico
compresión *f* del ventrículo ⒟ Ventrikelkompression *f* ⒫ compressão *f*
do ventrículo
compresivo ⒟ komprimierend
⒫ compressivo
comprobación *f* ⒟ Bestätigung *f*
⒫ comprovação *f*
comprobar ⒟ bestätigen ⒫ comprovar
comprometer ⒟ einschränken
⒫ comprometer
con caries ⒟ kariös ⒫ cariado
con náuseas ⒟ übel, mit Übelkeit
⒫ agoniado
concentración *f* ⒟ Konzentration *f*
⒫ concentração *f*
concentrado *m* ⒟ Konzentrat *n*
⒫ concentrado *m*
concéntrico ⒟ konzentrisch ⒫ concêntrico
concepción *f* ⒟ Konzeption *f*
⒫ concepção *f*
concha *f* del oído (o pabellón *m* auricular) ⒟ Ohrmuschel *f* ⒫ concha *f*
do ouvido (o pavilhão auricular)

concomitante ⒟ Begleit-, begleitend
⒫ concomitante
condición *f* ⒟ Kondition *f*
⒫ condição *f*
condición *f* alimentaria ⒟ Ernährungszustand *m* ⒫ condição *f* alimentar
cóndilo *m* ⒟ Kondyle *f* ⒫ côndilo *m*
condiloma *m* ⒟ Kondylom *n*
⒫ condiloma *m*
condromalacia *f* ⒟ Chondromalazie *f*
⒫ condromalácia *f*
conectividad *f* ⒟ Bindegewebserkrankung *f* ⒫ conectividade *f*
confabulación *f* ⒟ Konfabulation *f*
⒫ confabulação *f*
configuración *f* ⒟ Konfiguration *f*
⒫ configuração *f*
configuración *f* aórtica, - de aorta
⒟ Aortenkonfiguration *f*
⒫ configuração *f* aórtica
confirmación *f* (por...) ⒟ Bestätigung *f* (durch...) ⒫ confirmação *f*
(por...)
confirmar ⒟ bestätigen ⒫ confirmar
confluir ⒟ zusammenfließen ⒫ confluir
confusión *f* ⒟ Verwirrtheit *f*
⒫ confusão *f*
confuso ⒟ verwirrt ⒫ confuso
congelación *f* ⒟ Erfrierung *f*
⒫ congelação *f*
congénito, innato ⒟ angeboren, kongenital ⒫ congénito
congestión *f* ⒟ Stauung *f* ⒫ turgescência *f*
congestión *f* de la vena yugular
⒟ Einflußstauung *f*, obere ⒫ turgescência *f* da veia jugular (TVJ)
conización *f* ⒟ Konisation *f*
⒫ conização *f*
conjugado ⒟ konjugiert ⒫ conjugado

conjuntiva f Ⓓ Konjunktiva f, Bindehaut f Ⓟ conjunctiva f

conjuntivitis f Ⓓ Konjunktivitis f
Ⓟ conjunctivite f

conmoción f Ⓓ Commotio f, Gehirnerschütterung f Ⓟ comoção f

cono m Ⓓ Konus m Ⓟ cone m

consanguíneo Ⓓ blutsverwandt
Ⓟ consanguíneo

consanguinidad f Ⓓ Blutsverwandtschaft f Ⓟ consanguineidade f

consciencia f Ⓓ Bewußtsein n
Ⓟ consciência f

consciente Ⓓ wach, bewußtseinsklar
Ⓟ consciente

consecuencia f (de…) Ⓓ Folge f
(von…) Ⓟ consequência f (de…)

consecuencia f de traumatismo
Ⓓ Verletzungsfolge f Ⓟ consequência f de traumatismo

consecuencia f tardía Ⓓ Spätfolge f
Ⓟ consequência f tardia

consejo m genético Ⓓ Beratung f, genetische Ⓟ aconselhamento m genético

consentir (con…) Ⓓ einverstanden
sein (mit…) Ⓟ consentir (com…)

conserva f de sangre Ⓓ Blutkonserve f Ⓟ conserva f de sangue

conservado Ⓓ erhalten Ⓟ conservado

conservador Ⓓ konservativ Ⓟ conservador

consistencia f Ⓓ Konsistenz f
Ⓟ consistência f

constante Ⓓ gleichbleibend Ⓟ constante

constipación f, resfriado m Ⓓ Erkältung f Ⓟ constipação f

constipado Ⓓ erkältet Ⓟ constipado

constitucional Ⓓ konstitutionell
Ⓟ constitutional

consulta f Ⓓ Sprechstunde f Ⓟ consulta f

consulta f doméstica Ⓓ Hausbesuch m Ⓟ consulta f no domicílio

consultorio m Ⓓ Praxis f Ⓟ consultório m

consumo m de alcohol Ⓓ Alkoholkonsum m Ⓟ consumo m de álcool

consumo m de drogas Ⓓ Drogenkonsum m Ⓟ consumo m de drogas

consumo m de tabaco Ⓓ Rauchen n
Ⓟ consumo m de tabaco

contacto m Ⓓ Kontakt m Ⓟ contacto m

contagiar Ⓓ anstecken Ⓟ contagiar

contagio m Ⓓ Ansteckung f
Ⓟ contágio m

contagioso Ⓓ ansteckend Ⓟ contagioso

contaminado Ⓓ kontaminiert
Ⓟ contaminado

contar los dedos Ⓓ Fingerzählen n
Ⓟ contagem f de dedos

contener (la respiración) Ⓓ anhalten
(den Atem) Ⓟ suster (a respiração)

contexto m social Ⓓ Umfeld n, soziales Ⓟ contexto m social

continencia f intestinal Ⓓ Stuhlinkontinenz f Ⓟ continência f intestinal

continencia f urinaria Ⓓ Harninkontinenz f Ⓟ continência f urinária

continuación f Ⓓ Fortsetzung f, Weiterführung f Ⓟ continuação f

contorno m (regular) Ⓓ Kontur f (regelmäßige) Ⓟ contorno m (regular)

contornos mpl (c. regulares/ irregulares) Ⓓ Begrenzung f (regelmäßige/
unregelmäßige B.) Ⓟ contornos mpl (c. regulares/ irregulares)

contracción f Ⓓ Kontraktion f
Ⓟ contracção f

contráctil Ⓓ kontraktil Ⓟ contrátil

contractura f (c. de Dupuytren)
Ⓓ Kontraktur f (Dupuytren´sche
K.) Ⓟ contra(c)tura f (c. de Du-
puytren)

contractura f muscular ⓓ Muskelkontraktur f ⓟ contra(c)tura f muscular

contradictorio ⓓ widersprüchlich ⓟ contraditório

contraer ⓓ anspannen ⓟ contrair

contraído ⓓ verkrampft ⓟ contraído

contraindicación f ⓓ Kontraindikation f ⓟ contra-indicação f

contraste m, medio m de contraste ⓓ Kontrastmittel n ⓟ contraste m

control m (apretado) ⓓ Kontrolle f (engmaschige) ⓟ controlo m (apertado)

control m tensional ⓓ Blutdruckkontrolle f ⓟ controlo m tensional

contusión f ⓓ Kontusion f, Quetschung f ⓟ contusão f

convalescencia f ⓓ Gesundung f ⓟ convalescença f

convencido ⓓ überzeugt ⓟ convencido

convencional ⓓ konventionell ⓟ convencional

convulsión f ⓓ Krampf m, Konvulsion f ⓟ convulsão f

convulsión f estomacal ⓓ Magenkrampf m ⓟ convulsão f estomacal

convulsión f febril ⓓ Fieberkrampf m ⓟ convulsão f febril

convulsión f respiratoria del afecto ⓓ Affektkrampf m ⓟ convulsão f respiratória do afecto

coordinación f ⓓ Koordination f ⓟ coordenação f

coordinar ⓓ koordinieren ⓟ coordenar

coprolito m ⓓ Kotstein m ⓟ coprólito m

corazón m ⓓ Herz n ⓟ coração m

corazón-pulmón m artificial ⓓ Herz-Lungen-Maschine f ⓟ coraçãopulmão m artificial

cordoma m ⓓ Chordom n ⓟ cordoma m

cordón m anterior ⓓ Vorderstrang m ⓟ cordão f anterior

cordón m posterior ⓓ Hinterstrang m ⓟ cordão f posterior

cordón m umbilical ⓓ Nabelschnur f ⓟ cordão m umbilical

cordotomía f ⓓ Chordotomie f ⓟ cordotomia f

corea f ⓓ Chorea f ⓟ coreia f

coreico ⓓ choreatiform ⓟ coréico

córnea f ⓓ Kornea f, Hornhaut f ⓟ córnea f

corona f ⓓ Krone f ⓟ coroa f

coronario, -a ⓓ coronar ⓟ coronário, -a

coronariopatía f ⓓ Coronarerkrankung f ⓟ coronariopatia f

corpulencia f ⓓ Korpulenz f ⓟ corpulência f

corrección f ⓓ Korrektur f ⓟ correcção f

corregir ⓓ korrigieren ⓟ corrigir

correlación f ⓓ Korrelation f ⓟ correlação f

corriente ⓓ häufig ⓟ corrente

corrimiento m (o exudado m) (vaginal) ⓓ Fluor m (vaginalis) ⓟ corrimento m (vaginal)

corrimiento m ocular ⓓ Augentränen n ⓟ corrimento m ocular

cortar ⓓ exzidieren, schneiden, einschneiden ⓟ excisar, cortar, incisar

corticosteroide m ⓓ Kortikosteroid n ⓟ corticosteróide m

corticoterapia f ⓓ Cortisontherapie f ⓟ corticoterapia f

corva f ⓓ Kniekehle f ⓟ jarrete m

cosquillas fpl ⓓ Kitzeln n ⓟ cócegas fpl

costilla f ⓓ Rippe f ⓟ costela f

costilla f cervical ⓓ Halsrippe f ⓟ costela f cervical

craneo m ⓓ Schädel m ⓟ crânio m

craniectomía f ⒹCraniektomie f
  Ⓟcraniectomia f

creatinina f ⒹKreatinin n Ⓟcreati-
nina f

crecer Ⓓwachsen Ⓟcrescer

crecimiento m ⒹWachstum n
  Ⓟcrescimento m

crema f ⒹCreme f Ⓟcreme m

crioglobulina f ⒹKryoglobulin n
  Ⓟcrioglobulina m

crioterapia f ⒹKryotherapie f
  Ⓟcrioterapia f

criptogénico Ⓓkryptogen Ⓟcripto-
génico

criptorquismo m ⒹKryptorchis-
mus m Ⓟcriptorquismo m

crisis f **asmática** ⒹAsthmaanfall m
  Ⓟcrise f asmática

crisis f **cataplèjica** ⒹAnfall m, kataplektischer Ⓟcrise f cataplèxica

crisis f **convulsiva generalizada, convulsión** f **de Grand Mal** ⒹGrand-Mal-
Anfall m (GM) Ⓟcrise f generalizada convulsiva (CGC)

crisis f **de dolor** ⒹSchmerzattacke f
  Ⓟcrise f dolorosa

crisis f **de gota** ⒹGichtanfall m
  Ⓟcrise f de gota

crisis f **hipertensión** ⒹBlutdruck-
krise f Ⓟcrise f hipertensiva

crisis f **Jacksoniana** ⒹJacksonan-
fall m Ⓟcrise f Jacksoniana

crisis f **miasténica** ⒹKrise f, myasthene Ⓟcrise f miasténica

crisis f **ocasional** ⒹGelegenheitsan-
fall m Ⓟcrise f ocasional

crisis f **oculógira** ⒹKrise f, oculogyre
  Ⓟcrise f oculogyra

crisis m **tónicoclónica generalizada**
(CTCG) ⒹGrand mal- Anfall (GM)
  Ⓟcrise m tónico-clónica generalizada (CTCG)

crisis f (convulsiva/ tónico-clónica/ fo-
cal/ motora/ sintomática/ parcial
compleja (CPC)/ mioclónico-

astática) ⒹAnfall (konvulsiver/ to-
nisch-klonischer/ fokaler/ motori-
scher/ symptomatischer/ partiell
komplexer/ myoklonisch-
astatischer) Ⓟcrise f (o crisis f
(convulsiva/ tónico-clónica/ focal/
motora/ sintomática/ partial complexa (CPC)/ mioclónico-astática)

criterio m ⒹKriterium n Ⓟcrité-
rio m

criterio m **deexclusión** ⒹAusschluß-
kriterium n Ⓟcritério m de
exclusão

criterio m **diagnóstico** ⒹDiagnosekri-
terium n Ⓟcritério m diagnóstico

cromosoma m ⒹChromosom n
  Ⓟcromossoma m

cromosoma m **sexual** ⒹGeschlechts-
chromosom n Ⓟcromossoma m
sexual

crónico Ⓓschleichend, chronisch
  Ⓟcrónico (bras.: crônico)

cross-matching m ⒹKreuzprobe f
  Ⓟcross-matching m

crosta f ⒹSchorf m, Kruste f
  Ⓟcrosta f (o crusta f), casca f
(bras.)

crosta f **láctea, dermatitis** f **del cuero cabelludo** ⒹMilchschorf m
  Ⓟcrosta f láctea

cruzado Ⓓgekreuzt Ⓟcruzado

cuadrantanopsia f ⒹQuadranten-
anopsie f Ⓟquadrantanópsia f

cuadrante m ⒹQuadrant m Ⓟqua-
drante m

cuádriceps m ⒹQuadrizeps m
  Ⓟquadricípede m (o quadríceps m)

cuadril m, **cadera** f ⒹHüfte f Ⓟqua-
dril m

cuadro m ⒹErscheinungsbild n
  Ⓟquadro m

cuadro m **de locomoción** ⒹGang-
bild n Ⓟquadro m de locomoção

cuarentena f ⒹQuarantäne f
  Ⓟquarantena f

cúbito *m* Ⓓ Ulna *f* Ⓟ cúbito *m*

cuello *m* **del útero** Ⓓ Gebärmutterhals *m*, Zervix *f* Ⓟ colo *m* do útero
(o uterino)

cuerda *f* **del tímpano** Ⓓ Chorda *f* tympani Ⓟ corda *f* do tímpano

cuerda *f* **vocal** Ⓓ Stimmband *n*
Ⓟ corda *f* vocal

cuerno *m* **frontal** Ⓓ Vorderhorn *n*
Ⓟ corno *m* (o cornu *m*) frontal

cuerno *m* **occipital** Ⓓ Hinterhorn *n*
Ⓟ corno *m* (o cornu *m*) occipital

cuerno *m* **temporal** Ⓓ Seitenhorn *n*
Ⓟ corno *m* (o cornu *m*) temporal

cuero *m* **(cabelludo)** Ⓓ Kopfhaut *f*
(behaarte) Ⓟ couro *m* (cabeludo)

cuerpo *m* Ⓓ Corpus *m* (Magen-), Körper *m* Ⓟ corpo *m*

cuerpo *m* **calloso** Ⓓ Corpus *n* callosum Ⓟ corpo *m* caloso

cuerpo *m* **extraño** Ⓓ Fremdkörper *m*
Ⓟ corpo *m* estranho

cuerpo *m* **vertebral** Ⓓ Wirbelkörper *m* Ⓟ corpo *m* vertebral

cuestionario *m* Ⓓ Fragebogen *m*
Ⓟ questionário *m*

cuidados *m* **de curas** Ⓓ Verbandpflege *f*, Verbandwechsel *m* Ⓟ cuidado *m* de penso

culpabilidad *f* Ⓓ Schuldgefühl *n*
Ⓟ culpabilidade *f*

cultivo *m* **celular** Ⓓ Zellkultur *f*
Ⓟ cultura *f* celular

cumarínico *m* Ⓓ Kumarinderivat *n*
Ⓟ cumarínico *m*

cúpula *f* **diafragmática** Ⓓ Zwerchfellkuppel *f* Ⓟ cúpula *f* diafragmática

cura *f* Ⓓ Kur *f*, Heilung *f* Ⓟ cura *f*

cura *f* **de adelgazamiento** Ⓓ Abmagerungskur *f* Ⓟ cura *f* de emagrecimento

curar Ⓓ heilen, gesundmachen o. -
werden Ⓟ sarar, curar

curativo Ⓓ kurativ Ⓟ curativo

curetaje *f* Ⓓ Ausschabung *f* Ⓟ raspagem *f*

curetaje *f* Ⓓ Kürettage *f* Ⓟ curetagem *f*

curso *m* Ⓓ Verlauf *m* (örtl.) Ⓟ trajecto *m*

curso *m* **(benigno/ maligno)** Ⓓ Verlauf *m* (gutartiger/ bösartiger)
Ⓟ curso *m* (benigno/ maligno)

curvatura *f* Ⓓ Kurvatur *f* Ⓟ curvatura *f*

cutáneo Ⓓ Haut-, der Haut
Ⓟ cutáneo

cutis *m* Ⓓ Kutis *f* Ⓟ cútis *f*

D

dacrioadenitis f ⒟ Dakryoadenitis f ⒫ dacrioadenite f

dador m **de sangre** ⒟ Blutspender m ⒫ dador m de sangue

daltónico ⒟ farbenblind ⒫ daltónico

daltonismo m ⒟ Farbenblindheit f ⒫ daltonismo m

de acuerdo con la edad ⒟ altersentsprechend ⒫ de acordo com a idade

de corta duración ⒟ kurzdauernd ⒫ de curta duração

de declaración f **obligatoria** ⒟ meldepflichtig ⒫ de declaração f obrigatória

de larga duración ⒟ langdauernd ⒫ de longa duração

de nuevo ⒟ erneut ⒫ de novo

de pies juntos ⒟ Engstand m, im ⒫ de pés juntos

de predominio m **braquial** ⒟ armbetont ⒫ de predomínio m braquial

de predominio m **crural** ⒟ beinbetont ⒫ de predomínio m crural

de repente, repentino ⒟ plötzlich ⒫ brusco

de término ⒟ zeitgerecht ⒫ de termo

deambular ⒟ umhergehen ⒫ deambular

debido (a...) ⒟ infolge (von...) ⒫ devido (a...)

débil ⒟ debil ⒫ débil

debilidad f **muscular** ⒟ Muskelschwäche f ⒫ fraqueza f muscular

debilitamiento m ⒟ Schwächung f ⒫ enfraquecimento m

debilitar ⒟ schwächen ⒫ enfraquecer

década f ⒟ Dekade f ⒫ década f

declaración f **(pasar una d.)** ⒟ Krankschreibung f, Erklärung f (krankschreiben) ⒫ declaração f (passar uma d.)

declinar ⒟ abfallen ⒫ declinar

decreciente ⒟ absteigend ⒫ decrescente

decúbito m ⒟ Dekubitus m ⒫ decúbito m

dedo m ⒟ Finger m, Zehe f ⒫ dedo m

dedo m **en martillo** ⒟ Hammerzehe f ⒫ dedo m em martelo

dedo m **gordo del pie** ⒟ Großzehe f ⒫ dedo m grande

defecación f ⒟ Defäkation f, Stuhlgang m ⒫ defecação f

defecto m ⒟ Vitium n, Defekt m, Fehler m ⒫ vício m, defeito m

defecto m **auditivo** ⒟ Hörfehler m ⒫ défice m auditivo

defecto m **de coagulación** ⒟ Gerinnungsstörung f ⒫ defeito m de coagulação

defensa f **(contra...)** ⒟ Abwehr f (gegen...) ⒫ defesa f (contra...)

defensa f **a la palpación** ⒟ Abwehrspannung f ⒫ defesa f à palpação (o a palpacer)

deficiencia f **(de...)** ⒟ Mangel m (an...) ⒫ deficiência f (de...)

deficiencia f ⒟ Behinderung f ⒫ deficiência f

deficiente m ⒟ Behinderte m ⒫ deficiente m

déficit m **neurológico (ligero/ mayor/ súbito/ focal)** ⒟ Ausfall m, neurologischer (leichter/ starker/ plötzlicher/ fokaler) ⒫ défice m neurológico (ligeiro/ major/ súbito/ focal)

déficit m **vitamínico** ⒟ Vitaminmangel m ⒫ défice m vitamínico deformación f Ⓞ Mißbildung f, Deformation f ⓟ deformação f

deformidad f ⓄDeformität f ⓟdeformidade f

degeneración f ⓄDegeneration f
ⓟdegenerescência f

degeneración f multisistémica
ⓄMultisystemdegeneration f
ⓟdegenerescência f multisistémica

degeneración f olivo-pontocerebelosa (OPCA) ⓄAtrophie f, olivo-ponto-cerebelläre (AOPC) ⓟdegenerescência f olivo-ponto-cerebelosa (OPCA)

degeneración f sistémica ⓄSystemerkrankung f, degenerative ⓟdegenerescência f sistémica

degenerativo Ⓞdegenerativ ⓟdegenerativo

deglutir Ⓞschlucken ⓟdeglutir

delegado m de salud ⓄAmtsarzt m
ⓟdelegado m de saúde

delgado Ⓞschlank ⓟdelgado

delimitado Ⓞbegrenzt ⓟdelimitado

delirante Ⓞdelirant ⓟdelirante

delirio m ⓄDelir n ⓟdelírio m

deltoides m ⓄDeltoideus m ⓟdeltóide m

demencia f (de Alzheimer) ⓄDemenz f (vom Alzheimertyp) ⓟdemência f (Alzheimer)

demente Ⓞdement ⓟdemente

densidad f ⓄDichte f ⓟdensidade f

densidad f ósea ⓄKnochendichte f
ⓟdensidade f óssea

dentadura f ⓄGebiß n ⓟdentadura f

dentista m/f ⓄZahnarzt/-ärztin m/f
ⓟdentista m/f

departamento m de neonatos
ⓄNeugeborenenstation f
ⓟberçário m

depender (de...) Ⓞabhängen (von...) ⓟdepender (de...)

dependiente Ⓞabhängig, auf Hilfe angewiesen ⓟdependente

depilar Ⓞenthaaren ⓟdepilar

deposición f ⓄAblagerung f
ⓟdeposição f

deposición f de complejos inmunes
ⓄImmunkomplexablagerung f
ⓟdeposição f de complexos imunes

depresión f (leve/ grave) ⓄDepression f (leichte/ schwere)
ⓟdepressão f (leve/ grave)

depresión f de la médula ósea
ⓄKnochenmarksdepression f
ⓟdepressão f da medula óssea

deprimido Ⓞdepressiv ⓟdeprimido

depuración f ⓄClearance f
ⓟdepuração f

dermatitis f (exfoliativa/ seborreica)
ⓄDermatitis f (exfoliativa/, seborrhoische) ⓟdermatite f (esfoliativa/ seborreica)

dermatitis f del pañal ⓄWindeldermatitis f ⓟdermite f das fraldas

dermatología f ⓄDermatologie f
ⓟdermatologia f

dermatólogo/-a m/f ⓄHautarzt/-ärztin m/f ⓟdermatologista m/f

dermatomicosis f ⓄDermatomykose f ⓟdermatomicose f

dermatosis f ⓄDermatose f ⓟdermatose f

dermografismo m ⓄDermographismus m ⓟdermografismo m

dermoide m ⓄDermoid n ⓟdermóide m

derramamiento m ⓄAbfluß m
ⓟderramamento m

derrame m ⓄErguß m ⓟderrame m

derrame m articular ⓄGelenkerguss m ⓟderrame m articular

derrame m pericárdico ⓄPerikarderguß m ⓟderrame m pericárdico

derrame *m* **pleural** ⓓ Pleuraerguß *m*
ⓟ derrame *m* pleural

desabrigado (*adj.* +*m*), **destapado** (*adj.* + *m*) ⓓ obdachlos, Obdachloser *m*
ⓟ desabrigado (*adj.* + *m*)

desaconsejado ⓓ nicht ratsam
ⓟ desaconselhado

desacostumbrar ⓓ abgewöhnen
ⓟ desacostumar

desamparado ⓓ hilflos ⓟ desamparado

descamación *f* (palmar/ plantar)
ⓓ Desquamation *f* (der Handflächen/ der Fußsohlen)
ⓟ descamação *f* (palmar/ plantar)

descamativo ⓓ schuppend ⓟ descamativo

descarga *f* ⓓ Schub *m*, Entladung *f* (EEG) ⓟ surto *m*, descarga *f*

descerebración *f* ⓓ Decerebration *f*
ⓟ descerebração *f*

descolocado, luxado ⓓ disloziert
ⓟ deslocado

descolocamiento *m* ⓓ Dislokation *f*
ⓟ deslocamento *m*

descolocarse, luxarse ⓓ auskugeln
ⓟ deslocar-se

descompensación *f* ⓓ Dekompensation *f* ⓟ descompensação *f*

descompensado ⓓ dekompensiert
ⓟ descompensado

descompresión *f* ⓓ Dekompression *f*
ⓟ descompressão *f*

desconocido ⓓ unbekannt ⓟ desconhecido

descontento ⓓ unzufrieden ⓟ descontente

descontraer(se) ⓓ entspannen (sich)
ⓟ descontrair(-se)

descontrolado ⓓ unkontrolliert
ⓟ descontrolado

descoordinado ⓓ unkoordiniert
ⓟ descoordenado

descripción *f* ⓓ Arztbericht *m* ⓟ relatório *m*

descubrir ⓓ freilegen ⓟ descobrir

descuidado ⓓ ungepflegt ⓟ descuidado

descuidar ⓓ vernachlässigen ⓟ descuidar

descurar ⓓ verschleppen ⓟ descurar

desde hace X días ⓓ seit X Tagen
ⓟ desde há X dias

deseado ⓓ gewünscht ⓟ desejado

desencadenable ⓓ enthemmt
ⓟ desencadeável

desencadenar ⓓ auslösen ⓟ desencadear

desenvolvimiento *m* (motor/ mental)
ⓓ Entwicklung *f* (motorische/ geistige) ⓟ desenvolvimento *m* (motor/ mental)

desequilibrio *m* (para el lado derecho)
ⓓ Gleichgewichtsstörung *f*, Fallneigung *f* (nach rechts) ⓟ desequilíbrio *m* (para o lado direito)

desfibrilación *f* ⓓ Defibrillierung *f*
ⓟ desfibrilação *f*

desfibrilador *m* ⓓ Defibrillator *m* ("Defi") ⓟ desfibrilador *m*

desfigurante ⓓ entstellend ⓟ mutilante

desfloramiento *m* ⓓ Defloration *f*
ⓟ desfloramento *m*

desfocado ⓓ verschwommen
ⓟ desfocado

desgaste *m* ⓓ Verschleiß *m* ⓟ desgaste *m*

deshidratación *f* ⓓ Dehydratation *f*
ⓟ desidratação *f*

deshidratado ⓓ dehydriert ⓟ desidratado

deshinchar ⓓ abschwellen ⓟ desinchar

desincronización *f* ⓓ Desynchronisierung *f* ⓟ dessincronização *f*

desinfección *f* ⓓ Desinfektion *f*
ⓟ desinfe(c)ção *f*

desinfectar Ⓓ desinfizieren Ⓟ des-
infe(c)tar

desinhibición f Ⓓ Enthemmung f
Ⓟ desinibição f

desintoxicación f Ⓓ Entgiftung f
Ⓟ desintoxicação f

desmamar Ⓓ abstillen Ⓟ desmamar

desmayado Ⓓ ohnmächtig, bewußtlos Ⓟ desmaiado

desmayar Ⓓ ohnmächtig/ bewußtlos
werden Ⓟ desmaiar

desmayo m Ⓓ Ohnmacht f, Bewußtlosigkeit f Ⓟ desmaio m

desmielinización f Ⓓ Demyelinisierung f Ⓟ de(s)mielinização f

desmielinizante Ⓓ demyelinisierend
Ⓟ desmielinizante

desnudarse (!desnúdese!) Ⓓ ausziehen (sich), freimachen (Machen Sie
sich frei!) Ⓟ despir (dispa!)

desnudo Ⓓ entkleidet Ⓟ despido

desnudo Ⓓ nackt Ⓟ nu

desnutrido Ⓓ unterernährt Ⓟ desnutrido

desorientado Ⓓ desorientiert
Ⓟ desorientado

despersonalización f Ⓓ Depersonalisation f Ⓟ despersonalização f

despertar Ⓓ aufwachen (beim Aufwachen) Ⓟ acordar (ao acordar)

despertar m (precoz) Ⓓ Erwachen n
(vorzeitiges) Ⓟ despertar m (precoce)

despierto Ⓓ wach Ⓟ acordado

despierto, vigil Ⓓ wach Ⓟ vigil

despiste m Ⓓ Konzentrationsstörung f Ⓟ desatenção f

desprendimiento m prematuro de la
placenta Ⓓ Plazentalösung f, vorzeitige Ⓟ descolamento m prematuro da placenta

después Ⓓ nach (zeitl.) Ⓟ após

destruir Ⓓ zerstören Ⓟ destruir

desvío m Ⓓ Abweichen n Ⓟ desvio m

desvío m de la comisura labial
Ⓓ Mundwinkel m, schiefer
Ⓟ desvio m da comissura labial

desvío m ocular (conjugado) Ⓓ Blickdeviation f (konjugierte) Ⓟ desvio m ocular (conjugado)

detallado Ⓓ ausführlich Ⓟ detalhado

detección f Ⓓ Erkennung f
Ⓟ dete(c)ção f

detección f precoz Ⓓ Früherkennung f Ⓟ dete(c)ção f precoce

deterioro m Ⓓ Verschlechterung f
Ⓟ deterioração f

deterioro m mental Ⓓ Abbau m, geistiger Ⓟ deterioração f mental

determinación f Ⓓ Bestimmung f
Ⓟ determinação f

diabetes f (mellitus/ insípida) Ⓓ Diabetes m (mellitus/ insipidus)
Ⓟ diabete(s) m (melito/ insípido)

diabetes f gestacional Ⓓ Schwangerschaftsdiabetes m Ⓟ diabetes m gestacional

diabético (adj. + m) Ⓓ diabetisch
(adj.), Diabetiker m Ⓟ diabético
(adj. + m)

diafisis f Ⓓ Diaphyse f Ⓟ diáfise f (o
diafisis f)

diafragma m Ⓓ Zwerchfell n, Diaphragma n Ⓟ diafragma m

diafragma m pélvico Ⓓ Beckenboden m Ⓟ diafragma m pélvico

diagnosticar Ⓓ diagnostizieren
Ⓟ diagnosticar

diagnóstico m Ⓓ Diagnose f Ⓟ diagnóstico m

diagnóstico m definitivo Ⓓ Enddiagnose f Ⓟ diagnóstico m definitivo

diagnóstico m diferencial Ⓓ Differentialdiagnose f Ⓟ diagnóstico m
diferencial

diagnóstico m errado Ⓓ Fehldiagnose f Ⓟ diagnóstico m errado

diagnóstico *m* **pre-natal** ⒟ Pränataldiagnostik *f* ⒫ diagnóstico *m* prénatal

diálisis *f* ⒟ Dialyse *f* ⒫ diálise *f*

diámetro *m* **(inf. a …/ mayor a …)** ⒟ Durchmesser (unter…/ über…) ⒫ diâmetro *m* (inf. a …/ maior a …)

diariamente ⒟ täglich ⒫ diariamente

diarrea *f* ⒟ Diarrhoe *f* ⒫ diarreia *f*

diástole *f* ⒟ Diastole *f* ⒫ diástole *f*

diastólico ⒟ diastolisch ⒫ diastólico

diátesis *f* **(atópica/ hemorrágica)** ⒟ Diathese *f* (atopische/ hämorrhagische) ⒫ diátese *f* (atópica/ hemorrágica)

diátesis *f* **hemorrágica** ⒟ Blutungsneigung *f*, Diathese *f*, hämorrhagische ⒫ diátese *f* hemorrágica

diencéfalo *m* ⒟ Dienzephalon *n* ⒫ diencéfalo *m*

diente *m* ⒟ Zahn *m* ⒫ dente *m*

diente *m* **de leche** ⒟ Milchzahn *m* ⒫ dente *m* de leite

diente *m* **del juicio** ⒟ Weisheitszahn *m* ⒫ dente *m* do siso

diestro (adj. + *m*) ⒟ rechtshändig, Rechtshänder *m* ⒫ destro (*adj. + m*)

dieta *f* **(líquida/ blanda/ pastosa/ normal)** ⒟ Kost *f* (flüssige/ weiche/ Brei-/ normale) ⒫ dieta *m* (líquido/ mole/ pastoso/ normal)

diferencia *f* **lateral** ⒟ Seitendifferenz *f* ⒫ diferença *f* lateral

dificultad *f* **(tener d. en… o de…)** ⒟ Schwierigkeit *f* (Schwierigkeiten haben bei…) ⒫ dificuldade *f* (ter d. em …o de…)

dificultad *f* **de deglución** ⒟ Schluckschwierigkeiten *fpl* ⒫ dificuldade *f* de deglutição

dificultades *fpl* **de aprendizaje** ⒟ Lernschwierigkeiten *fpl* ⒫ dificuldades *fpl* de aprendizagem

dificultades *fpl* **de concentración** ⒟ Konzentrationsschwierigkeit *f* ⒫ dificuldades *fpl* de concentração

dificultades *fpl* **en la marcha** ⒟ Gangstörung *f* ⒫ dificuldades *fpl* na marcha

difteria *f* ⒟ Diphtherie *f* ⒫ difteria *f*

difusión *f* ⒟ Diffusion *f* ⒫ difusão *f*

digerir ⒟ verdauen ⒫ digerir

digestión *f* ⒟ Verdauung *f* ⒫ digestão *f*

digitálico *m* ⒟ Digitalis(präparat) *n* ⒫ digitálico *m*

dilatación *f* ⒟ Dilatation *f*, Erweiterung *f* ⒫ dilatação *f*

dilatación *f* **pupilar** ⒟ Pupillenerweiterung *f* ⒫ dilatação *f* pupilar

dilatar ⒟ erweitern ⒫ dilatar

diluir ⒟ auflösen ⒫ diluir

dimensión *f* ⒟ Ausmaß *n* ⒫ dimensão *f*

diminución *f* **del campo visual (de un ojo)** ⒟ Gesichtsfeldeinschränkung *f* (auf einem Auge) ⒫ diminuição *f* do campo visual (de um olho)

dioptría *f* ⒟ Dioptrie *f* ⒫ dioptria *f*

dióxido *m* **de carbono (CO_2)** ⒟ Kohlendioxid *n* (CO_2) ⒫ dióxido *m* de carbono (CO_2)

diplopía *f* ⒟ Diplopie *f* ⒫ diplopia *f*

dirección *f* ⒟ Richtung *f* ⒫ direcção *f*

disartria *f* ⒟ Dysarthrie *f* ⒫ disartria *f*

disártrico ⒟ dysarthrisch ⒫ disártrico

discinesia *f* **(d. tardía a neurolépticos)** ⒟ Dyskinesie *f* (neuroleptikainduzierte Spätdyskinesie *f*) ⒫ discinésia *f* (d. tardia a neurolépticos)

discitis *f* ⒟ Diszitis *f* ⒫ discite *f*

disco *m* ⒟ Diskus *m* ⒫ disco *m*

discriminación f ⒟ Diskrimination f
⒫ discriminação f

discurso m (coherente y adecuado)
⒟ Rede f, hier: Bericht m der Krankengeschichte (zusammenhängend u.
adäquat)) ⒫ discurso m (coerente e
adequado)

disdiadococinesia f ⒟ Dysdiadochokinese f ⒫ disdiadococinésia f

disección f (arterial) ⒟ Dissektion f
(arterielle) ⒫ dissecção f (arterial)

disección f aórtica ⒟ Aortendissektion f ⒫ disseção f aórtica

disectomía f ⒟ Diskektomie f ⒫ discectomia f

diseminación f ⒟ Ausbreitung f
⒫ disseminação f

disentería f ⒟ Ruhr f ⒫ disenteria f

disestesia f ⒟ Dysästhesie f ⒫ disestesia f

disfagia f ⒟ Dysphagie f ⒫ disfagia f

disfásico ⒟ dysphasisch ⒫ disfásico

disfórico ⒟ dysphorisch ⒫ disfórico

disfunción f ⒟ Funktionsstörung f
⒫ disfunção f

disfunción f eréctil ⒟ Dysfunktion f,
erektile ⒫ disfunção f eréctil

disfuncional ⒟ dysfunktionell
⒫ disfuncional

disidrosis f ⒟ Dyshidrose f ⒫ disidrose f

disimulo m ⒟ Dissimulation f
⒫ dissimulação f

dismenorrea f ⒟ Dysmenorrhoe f
⒫ dismenorreia f

dismetría f ⒟ Dysmetrie f ⒫ dismetria f

disminución f ⒟ Verminderung f
⒫ diminuição f

disminuir ⒟ zurückgehen,
vermindern ⒫ regredir, diminuir

dismorfia f ⒟ Dysmorphie f ⒫ dismorfia f

disnomia f ⒟ Benennungsstörung f,
Dysnomie f ⒫ disnomia f

disociado ⒟ dissoziiert ⒫ dissociado

dispepsia f ⒟ Dyspepsie f ⒫ dispepsia f

displasia f (grado X) ⒟ Dysplasie f
(Grad X) ⒫ displasia f (grau X)

displásico ⒟ dysplastisch
⒫ displásico

dispnea f (o disnea f) ⒟ Dyspnoe f
⒫ dispneia f

disponible ⒟ verfügbar ⒫ disponível

dispositivo m intra-uterino (DIU)
⒟ Spirale f ⒫ dispositivo m intra-
uterino (DIU)

disquinesia f tardía ⒟ Spätdyskinesie f ⒫ discinesia f tardia

disrafia f ⒟ Dysrhaphie f ⒫ disrafia f

disregulación f (vegetativa) ⒟ Dysregulation f (vegetative)
⒫ desregulação f (vegetativa)

disritmia f ⒟ Dysrhythmie f ⒫ disritmia f

distensión f ⒟ Zerrung f
⒫ distensão f

distensión f del tendón ⒟ Sehnenzerrung f ⒫ distensão f do tendão

distensión f muscular ⒟ Muskelzerrung f ⒫ distensão f muscular

distocia f ⒟ Dystokie f ⒫ distocia f

distonía f ⒟ Dystonie f ⒫ distonia f

distonía f de torsión ⒟ Torsionsdystonie f ⒫ distonia f de torsão

distorsión f, distensión f ⒟ Distorsion f ⒫ distensão f

distrofia f (miotónica) ⒟ Dystrophie f
(myotonische) ⒫ distrofia f (miotónica)

distrofia f muscular (DM) ⒟ Muskeldystrophie f ⒫ distrofia f muscular
(DM)

distrofia f refleja simpática ⒟ Reflexdystrophie f, sympathische ⒫ distrofia f reflexa simpática

distrófico Ⓓ dystrophisch Ⓟ distrófico

disturbio m (neuro-psicológico) Ⓓ Störung f (neuropsychologische) Ⓟ distúrbio m (neuro-psicológico)

disturbio m, perturbación f a causa de ansiedad Ⓓ Angststörung f Ⓟ perturbação de ansiedade

disturbio m afectivo Ⓓ Affektstörung f Ⓟ distúrbio m afectivo

disturbio m de atención Ⓓ Aufmerksamkeitsstörung f Ⓟ distúrbio m de défice de atenção

disturbio m del conocimiento, - del sentido Ⓓ Bewußtseinsstörung f Ⓟ perturbação f da consciência

disturbio m hormonal Ⓓ Hormonstörung f Ⓟ distúrbio m hormonal

disturbio m por pánico Ⓓ Panikstörung f Ⓟ perturbação f de pânico

disturbio m por stress post traumático Ⓓ Belastungsreaktion f, posttraumatische Ⓟ perturbação f pós-stress traumático

disuria f Ⓓ Dysurie f Ⓟ disúria f

diuresis f Ⓓ Diurese f Ⓟ diurese f

diurético Ⓓ harntreibend Ⓟ diurético

diurético m (ahorrador de potasio) Ⓓ Diuretikum n (kaliumsparendes) Ⓟ diurético m (poupador de potássio)

diverticulitis f Ⓓ Divertikulitis f Ⓟ diverticulite f

divertículo m (de Meckel) Ⓓ Divertikel n (Meckelsches) Ⓟ divertículo m (de Meckel)

diverticulosis f Ⓓ Divertikulose f Ⓟ diverticulose f

doblamiento m Ⓓ Verdoppelung f Ⓟ desdobramento m

doblar Ⓓ beugen Ⓟ dobrar

dolor m (palpitante/ lacerante/ insoportable/ violento/ quemante/ sordo/ oprimente/ difuso/ espasmódico) Ⓓ Schmerz m (hämmernd/ stechend/ unerträglich/ heftig/ brennend/ dumpf/ drückend/ diffus/ krampfartig) Ⓟ dor f (em martelada/ em picada/ insuportável/ violenta/ em queimadura/ surda/ compressiva/ diffusa/ espasmódica)

dolor m de diente Ⓓ Zahnschmerz m Ⓟ dor f de dente

dolor m de oído Ⓓ Ohrenschmerz m Ⓟ dor f nos ouvidos

dolor m de parto Ⓓ Wehe f Ⓟ dor f de parto

dolor m en los miembros Ⓓ Gliederschmerz m Ⓟ dor f nos membros

dolor m epigástrico Ⓓ Oberbauchschmerz m Ⓟ dor f epigástrica

dolor m facial Ⓓ Gesichtsschmerz m Ⓟ dor f facial

dolor m fantasma Ⓓ Phantomschmerz m Ⓟ dor f fantasma

dolores mpl puerperales Ⓓ Nachwehen fpl Ⓟ dores fpl puerperais

doloroso Ⓓ schmerzhaft Ⓟ doloroso

donante m Ⓓ Spender m (Blut-, Organ-) Ⓟ doador m

dorso f de la mano Ⓓ Handrücken m Ⓟ planta f da mão

doseamiento m Ⓓ Dosierung f Ⓟ dosagem f

dosis f (en dosis alta/ baja) Ⓓ Dosis f (in hoher/ niedriger Dosis) Ⓟ dose f (em dose alta/ baixa)

dosis f Ⓓ Gabe f Ⓟ dose f

dosis f de radiación Ⓓ Strahlendosis f Ⓟ dose f de radiação

dosis f excesiva Ⓓ Überdosis f Ⓟ dose f excessiva

dragea f Ⓓ Dragee n Ⓟ drageia f (bras.: drágea f)

drenaje m Ⓓ Drainage f, Abfluß m Ⓟ drenagem f

dreno m Ⓓ Drain m Ⓟ dreno m

droga f Ⓓ Droge f Ⓟ droga f

droga *f* **hipotensora** Ⓓ Antihypertonikum *n* Ⓟ droga *f* hipotensora
ductus *m* **arterial** Ⓓ Ductus *m* arterio-
sus Ⓟ ducto *m* arterial
ductus *m* **torácico** Ⓓ Ductus *m* thoracicus Ⓟ ducto *m* torácico
duda *f* Ⓓ Zweifel *m*, Frage *f* Ⓟ dúvida *f*
dudoso Ⓓ zweifelhaft Ⓟ duvidoso
dulce Ⓓ süß Ⓟ doce
duodenitis *f* Ⓓ Duodenitis *f* Ⓟ duodenite *f*
duodeno *m* Ⓓ Duodenum *n* Ⓟ duodeno *m*
dura *f* **(o duramadre** *f***)** Ⓓ Dura *f*
Ⓟ dura *f* (o dura-máter *f*)
duración *f* **(de corta/ larga dur.)**
Ⓓ Dauer *f* (kurz-/ langdauernd)
Ⓟ duração *f* (de curta/ longa dur.)
duradero Ⓓ dauerhaft Ⓟ duradoiro
dural Ⓓ Dura-, der Dura Ⓟ dural
durmiente Ⓓ taub, empfindungslos
Ⓟ dormente

E

eclampsia *f* Ⓓ Eklampsie *f*
Ⓟ eclâmpsia *f*

ecocardiografía *f* **(transtorácica/ transesofágica)** ⒹEchocardiographieⓂ (transthorakale/ transösophageale)l Ⓟ ecocardiografia *f* (transtorácica/ transesofágica)

ecogenicidad *f* ⒹEchogenität *f*
Ⓟ ecogenicidade *f*

ecolalia *f* ⒹEcholalie *f* Ⓟ ecolália *f*

ectasia *f* ⒹEktasie *f* Ⓟ ectasia *f*

ectópico Ⓓektop Ⓟ ectópico

eczema *m* **(atópico)** ⒹEkzem *n* (atopisches) Ⓟ eczema *m* (atópico)

eczema *m* **de contacto** ⒹKontaktekzem *n* Ⓟ eczema *m* de contacto

edad *f* **(de aparición)** ⒹAlter *n* (bei Beginn der Symptomatik)
Ⓟ idade *f* (de aparecimento)

edad *f* **gestacional** ⒹGestationsalter *n* Ⓟ idade *f* gestacional

edad *f* **ósea** ⒹKnochenalter *n*
Ⓟ idade *f* óssea

edema *m* **(citotóxico/ vasogénico)**
ⒹÖdem *n* (zytotoxisches/ vasogenes) Ⓟ edema *m* (citotóxico/ vasogénico)

edema *m* **cerebral** ⒹHirnödem *n*
Ⓟ edema *m* cerebral

edema *m* **palpebral** ⒹLidödem *n*
Ⓟ edema *m* palpebral

edema *m* **pulmonar** ⒹLungenödem *n* Ⓟ edema *m* pulmonar

edematoso Ⓓödematös Ⓟ edematoso

educación *f* **vesical** ⒹBlasentraining *n* Ⓟ educação *f* vesical

efecto *m* **(indeseable)** ⒹWirkung *f* (unerwünschte) Ⓟ efeito *m* (indesejável)

efecto *m* **de masa** ⒹMasseneffekt *m*
Ⓟ efeito *m* de massa

efecto *m* **de rebote** ⒹReboundeffekt *m* Ⓟ efeito *m* rebound

efecto *m* **secundario** ⒹNebenwirkung *f* Ⓟ efeito *m* secundário

efectuar Ⓓdurchführen, realisieren
Ⓟ efectuar, realizar

eficacia *f* ⒹWirksamkeit *f*
Ⓟ eficácia *f*

eficaz (ser e. en…) Ⓓwirksam (w. sein bei…) Ⓟ eficaz (ser e. em…)

elástico Ⓓelastisch Ⓟ elástico

electrocardiograma *m* **(ECG)** ⒹElektrokardiogramm *n* (EKG) Ⓟ electrocardiograma *m* (ECG)

electrocauterización *f* ⒹElektrokauterisierung *f*
Ⓟ electrocauterização *f*

electrodiagnóstico *m* ⒹElektrophysiologie *f* Ⓟ electrodiagnóstico *m*

electroencefalograma *m* **(EEG)**
ⒹElektroenzephalogramm *n* (EEG) Ⓟ electroencefalograma *m* (EEG)

electroforesis *f* ⒹElektrophorese *f*
Ⓟ electroforese *m*

electroforesis *f* **de las proteínas** ⒹEiweißelektrophorese *f* Ⓟ electroforese *f* das proteinas

electrólito *m* ⒹElektrolyt *n* Ⓟ electrólito *m*

electroshock *m* ⒹElektroschock *m*
Ⓟ eletrochoque *m*

elefantiasis *f* ⒹElephantiasis *f*
Ⓟ elefantíase *f*

elevación *f* **(de…)** ⒹElevation f, Erhöhung *f* (von…) Ⓟ elevação *f* (de…)

elevar Ⓓanheben Ⓟ elevar

eliminar Ⓓeliminieren, beseitigen
Ⓟ eliminar

embarazada Ⓓ schwanger
 Ⓟ grávida
embarazo *m* Ⓓ Schwangerschaft *f*
 Ⓟ gravidez *f*
embarazo *m* extrauterino Ⓓ Extrauteringravidität *f* Ⓟ gravidez *f* extra-
 uterina
embarazo *m* tubárico Ⓓ Tubargravidität *f* Ⓟ gravidez *f* tubárica
embolectomía *f* Ⓓ Embolektomie *f*
 Ⓟ embolectomia *f*
embolia *f* Ⓓ Embolie *f* Ⓟ embolia *f*
embolia *f* cerebral Ⓓ Hirnembolie *f*
 Ⓟ embolia *f* cerebral
embolia *f* pulmonar Ⓓ Lungenembolie *f* Ⓟ embolia *f* pulmonar
embólico Ⓓ embolisch Ⓟ embólico
embolización *f* Ⓓ Embolisierung *f*
 Ⓟ embolização *f*
émbolo *m* Ⓓ Embolus *m* Ⓟ êmbolo *m*
embrión *m* Ⓓ Embryo *n*
 Ⓟ embrião *m*
embrionario Ⓓ embryonal
 Ⓟ embrionário
embriopatía *f* Ⓓ Embryopathie *f*
 Ⓟ embriopatia *f*
emergencia *f* Ⓓ Notfall *m* Ⓟ emergência *f*
emoción *f* Ⓓ Emotion *f* Ⓟ emoção *f*
emocional Ⓓ emotional Ⓟ emocional
emotividad *f* Ⓓ Emotionalität *f*
 Ⓟ emotividade *f*
empastar Ⓓ plombieren Ⓟ chumbar
empaste *m* (diente), plomo *m*
 Ⓓ Plombe *f*, Blei *n* Ⓟ chumbo *m*
empatía *f* Ⓓ Empathie *f* Ⓟ empatia *f*
empiema *m* Ⓓ Empyem *n* Ⓟ empiema *m*
en ambulatorio Ⓓ ambulant (*Adv.*)
 Ⓟ em ambulatório
en evolución *f* Ⓓ fortschreitend
 Ⓟ em evolução *f*

en guante Ⓓ handschuhförmig
 Ⓟ em luva
en marcha Ⓓ gehend, gehfähig
 Ⓟ em marcha
en martillo Ⓓ hämmernd Ⓟ em
 martelo
en media Ⓓ strumpfförmig Ⓟ em
 peúga
en pie Ⓓ stehend Ⓟ em pé
en reposo Ⓓ in Ruhe Ⓟ em repouso
enantema *m* Ⓓ Enanthem *n* Ⓟ enantema *m*
encamado Ⓓ bettlägerig Ⓟ acamado
encefálico Ⓓ Gehirn-, des Gehirns
 Ⓟ encefálico
encefalitis *f* Ⓓ Enzephalitis *f* Ⓟ encefalite *f*
encefalitis *f* por herpes simple (EHS)
 Ⓓ Herpes-Simplex-Enzephalitis *f*
 (HSE) Ⓟ encefalite *f* a herpes simplex (EHS)
encéfalo *m* Ⓓ Gehirn *n* Ⓟ encéfalo *m*
encefalomalacia *f* Ⓓ Enzephalomalazie *f* Ⓟ encefalomalácia *f*
encefalomeningitis *f* Ⓓ Meningoenzephalitis *f* Ⓟ encefalomeningite *f*
encefalomielitis *f* diseminada Ⓓ Enzephalomyelitis *f* disseminata
 Ⓟ encefalomielite *f* disseminata
encefalopatía *f* (espongiforme) Ⓓ Enzephalopathie *f* (spongiforme)
 Ⓟ encefalopatia *f* (espongiforme)
encía *f* Ⓓ Gingiva *f* Ⓟ gengiva *f*
enclavamiento *m* Ⓓ Einklemmung *f*
 Ⓟ encravamento *m*
endarterectomiía *f* Ⓓ Endarteriektomie *f* Ⓟ endarterectomia *f*
endémico Ⓓ endemisch Ⓟ endémico (bras.: endêmico)
endocardio *m* Ⓓ Endokard *n*
 Ⓟ endocárdio *m*
endocarditis *f* (bacteriana subaguda)
 Ⓓ Endokarditis *f* (bakterielle, sub-

español - alemán - portugués

akute) ℗ endocardite f (bacteriana subaguda)

endocervical Ⓓ endocervikal ℗ endocervical

endocrino Ⓓ endokrin ℗ endócrino

endocrinológico Ⓓ endokrinologisch ℗ endocrinológico

endocrinopatía f Ⓓ Endokrinopathie f ℗ endocrinopatia f

endógeno Ⓓ endogen ℗ endógeno

endometrio m Ⓓ Endometrium n ℗ endométrio m

endometriosis f Ⓓ Endometriose f ℗ endometriose f

endometritis f Ⓓ Endometritis f ℗ endometrite f

endoprótesis f Ⓓ Endoprothese f ℗ endoprótese f

endoprótesis f total de las caderas Ⓓ Hüftgelenks-Total-Endoprothese f (TEP) ℗ endoprótese f total da anca

endoscopia f Ⓓ Endoskopie f ℗ endoscopia f

endoscópico Ⓓ endoskopisch ℗ endoscópico

endoscopio m Ⓓ Endoskop n ℗ endoscópio m

endotelio m Ⓓ Endothel n ℗ endotélio m

endotelio m **vascular** Ⓓ Gefäßendothel n ℗ endotélio m vascular

endovenoso (e.v.) Ⓓ intravenös (i.v.) ℗ endovenoso (e.v.)

endurecimiento m Ⓓ Abhärtung f ℗ enrijamento m

enema m Ⓓ Klistier n ℗ clister m

enervar, enfadar Ⓓ innervieren ℗ enervar

enervarse, enfadarse Ⓓ nervös werden, aufbrausen ℗ enervar-se

enfermar Ⓓ krank werden ℗ adoecer

enfermedad f **(degenerativa) multisistémica** Ⓓ Multisystemerkrankung f

(degenerative) Ⓓ doença f (degenerativa) multisistémica

enfermedad f Ⓓ Krankheit f, Gebrechen n ℗ enfermidade f, doença f

enfermedad f **asociada** Ⓓ Begleiterkrankung f ℗ doença f associada

enfermedad f **autoinmune** Ⓓ Autoimmunerkrankung f ℗ doença f autoimune

enfermedad f **cardiovascular** Ⓓ Herz-Kreislauferkrankung f ℗ doença f cardiovascular

enfermedad f **coronaria** Ⓓ Koronarerkrankung f ℗ doença f coronária

enfermedad f **de Creutzfeld Jakob** Ⓓ Creutzfeld-Jakob-Erkrankung f ℗ doença f de Creutzfeld Jakob

enfermedad f **de la altitud, enfermedad** f **hipobárica** Ⓓ Höhenkrankheit f ℗ hipobaropatia f

enfermedad f **de los pequeños vasos** Ⓓ Mikroangiopathie f ℗ doença f dos pequenos vasos

enfermedad f **de Ménière** Ⓓ Morbus Ménière m ℗ doença f de Ménière

enfermedad f **de Moya-Moya** Ⓓ Moya-Moya-Syndrom n ℗ doença f de Moya-Moya

enfermedad f **de Parkinson** Ⓓ Parkinsonsche Krankheit f ℗ doença f de Parkinson

enfermedad f **del suero** Ⓓ Serumkrankheit f ℗ doença f do soro

enfermedad f **del tejido conjuntivo** Ⓓ Bindegewebserkrankung f ℗ doença f do tecido conjunctivo

enfermedad f **hereditaria** Ⓓ Erbkrankheit f ℗ doença f hereditária

enfermedad f **mental** Ⓓ Geisteskrankheit f ℗ doença f mental

enfermedad f **profesional** Ⓓ Berufskrankheit f ℗ doença f profissional

enfermedad f **pulmonar obstructiva crónica (EPOC)** Ⓓ Lungenerkrankung f, chronisch obstruktive

(COLD) Ⓟ doença *f* pulmonar obstructiva crónica (DPOC)

enfermedad *f* **venérea** Ⓓ Geschlechtskrankheit *f* Ⓟ doença *f* venérea

enfermera *f* **instrumentista** Ⓓ Operationsschwester *f* Ⓟ enfermeira *f* instrumentista (bras.: e. de cirurgia)

enfermera *f*/**-o** *m* Ⓓ Krankenschwester/-pfleger *f*/*m* Ⓟ enfermeira *f*/-o *m*

enfermería *f* Ⓓ Station *f* Ⓟ enfermaria *f*

enfermizo Ⓓ kränklich, krankhaft Ⓟ enfermiço

enfermo Ⓓ krank Ⓟ enfermo

enfermo *m* Ⓓ Patient *m* Ⓟ doente *m*

enfermo *m* **de la seguridad social** Ⓓ Kassenpatient *m* Ⓟ doente *m* da caixa

enfermo *m* **privado** Ⓓ Privatpatient *m* Ⓟ doente *m* privado

enfisema *m* Ⓓ Emphysem *n* Ⓟ enfisema *m*

engaño *m* Ⓓ Irrtum *m* Ⓟ engano *m*

engordar Ⓓ zunehmen Ⓟ engordar

engrosado/-a Ⓓ verdickt Ⓟ espessado/a

enjuagar Ⓓ spülen (Mund) Ⓟ bochechar, enxugar

enoftalmia *f* (**o enoftalmos** *m*) Ⓓ Enophthalmus *m* Ⓟ enoftalmia *f* (o enoftalmo *m*)

ensanchamiento *m* Ⓓ Erweiterung *f* Ⓟ alargamento *m*

ensayo *m* Ⓓ Versuch *m* Ⓟ ensaio *m*

ensayo *m* **clínico** Ⓓ Studie *f*, klinische Ⓟ ensaio *m* clínico

ensordecido Ⓓ abgedämpft Ⓟ ensurdecido

enteritis *f* Ⓓ Enteritis *f* Ⓟ enterite *f*

entorpecer Ⓓ einschlafen (Arm, Bein usw.) Ⓟ entorpecer

entorpecido Ⓓ eingeschlafen, lahm Ⓟ entorpecido

entrenamiento *m* **de marcha** Ⓓ Gangschule *f* Ⓟ treino *m* de marcha

entrevista *f* Ⓓ Gespräch *n* Ⓟ entrevista *f*

entrevistar Ⓓ befragen Ⓟ entrevistar

enuresis *f* Ⓓ Enuresis *f* Ⓟ enurese *f*

envejecimiento *m* Ⓓ Alterungsprozeß *m* Ⓟ envelhecimento *m*

envenenamiento *m* Ⓓ Vergiftung *f* Ⓟ envenenamento *m*

enviar (**a…**) Ⓓ überweisen (in…, zu…) Ⓟ enviar (para…)

enzima *m* Ⓓ Enzym *n* Ⓟ enzima *m*

eosinofilia *f* Ⓓ Eosinophilie *f* Ⓟ eosinofilia *f*

eosinofílico Ⓓ eosinophil Ⓟ eosinofílico

eosinófilo *m* Ⓓ Granulozyt *m*, eosinophiler Ⓟ eosinófilo *m*

epicanto *m* Ⓓ Epikanthus *m* Ⓟ epicantos *m*

epicondilitis *f* Ⓓ Epicondylitis *f* Ⓟ epicondilite *f*

epicóndilo *m* Ⓓ Epicondylus *m*, Epikondyle *f* Ⓟ epicôndilo *m*

epidemia *f* Ⓓ Epidemie *f* Ⓟ epidemia *f*

epidémico Ⓓ epidemisch Ⓟ epidémico (bras.: epidêmico)

epidemiología *f* Ⓓ Epidemiologie *f* Ⓟ epidemiologia *f*

epidermis *f* Ⓓ Epidermis *f* Ⓟ epiderme *f*

epidermoide *m* Ⓓ Epidermoid *n* Ⓟ epidermóide *m*

epididimitis *f* Ⓓ Epididymitis *f* Ⓟ epididimite *f*

epidural Ⓓ epidural Ⓟ epidural

epiescleritis *f* Ⓓ Episkleritis *f* Ⓟ epiesclerite *f*

epífisis *f* Ⓓ Epiphyse *f* (Knochen-) Ⓟ epífise *f* (o epífisis *f*)

epigastrio *m* Ⓓ Epigastrium *n* Ⓟ epigástrio *m*

epiglotis f ⒟ Epiglottis f ⒫ epiglote f

epilepsia f ⒟ Epilepsie f ⒫ epilepsia f

epilepsia f residual ⒟ Residualepilepsie f ⒫ epilepsia f residual

epiléptico ⒟ epileptisch ⒫ epiléptico

epiplón m ⒟ Omentum n, Schulterblatt ⒫ omento m (o epíploon m)

episiotomía f ⒟ Episiotomie f, Dammschnitt m ⒫ episiotomia f

episódico ⒟ episodisch ⒫ episódico

episodio m (de…) ⒟ Episode f (von…) ⒫ episódio m (de…)

episodio m amnésico ⒟ Episode f, amnestische ⒫ episódio m amnésico

epispadia f ⒟ Epispadie f ⒫ epispádia f

epistaxis f (o epistaxe f) ⒟ Epistaxis f, Nasenbluten n ⒫ epistaxis f (o epistaxe f)

epitelio m ⒟ Epithel n ⒫ epitélio m

epitelio m cilíndrico ⒟ Zylinderepithel n ⒫ epitélio m cilíndrico

epitelio m pavimentoso ⒟ Plattenepithel n ⒫ epitélio m pavimentoso

epitelioide ⒟ epitheloid ⒫ epitelióide

epitelioma m ⒟ Epitheliom n ⒫ epitelioma m

equilibrio m ⒟ Gleichgewicht n ⒫ equilíbrio m

equimosis f ⒟ Fleck m, blauer, Ekchymose f ⒫ nódoa f negra

equinococo m ⒟ Echinokokkus m ⒫ equinococus m

equinococosis f ⒟ Echinokokkose f ⒫ equinococose f

erección f ⒟ Erektion f ⒫ ere(c)ção f

erisipela f ⒟ Erysipel n ⒫ erisipela f

eritema m ⒟ Erythem n ⒫ eritema m

eritemato-descamativo/-a ⒟ erythrosquamös ⒫ eritemato-descamativo/-a

eritematoso ⒟ erythematös ⒫ eritematoso

eritroblasto m ⒟ Erythroblast m ⒫ eritroblasto m

eritrocito m ⒟ Erythrozyt m ⒫ eritrócito m

eritrocituria f ⒟ Erythrozyturie f ⒫ eritrocitúria f

eritrodermia f ⒟ Erythrodermie f ⒫ eritrodermia f

eritropoyesis f ⒟ Erythropoese f ⒫ eritropoiese f

error m ⒟ Fehler m ⒫ erro m

error m de refracción ⒟ Refraktionsfehler ⒫ erro m de refracção

eructar ⒟ aufstoßen (Magen) ⒫ arrotar

eructo m ⒟ Aufstoßen n (Magen) ⒫ eru(c)tação f

erupción f ⒟ Ausschlag m ⒫ erupção f

eruptos mpl ⒟ Rülpsen n ⒫ arrotos mpl

escabiosis f, sarna f ⒟ Krätze f ⒫ escabiose f

escala f ⒟ Skala f ⒫ escala f

escaldarse ⒟ verbrühen, sich ⒫ escaldar-se

escalofrío m ⒟ Schüttelfrost m ⒫ arrepio m

escalpelo m ⒟ Skalpell n ⒫ escalpelo m

escarlatina f ⒟ Scharlach m ⒫ escarlatina f

escéptico ⒟ skeptisch ⒫ céptico

esclarecimiento m ⒟ Klärung f ⒫ esclarecimento m

escleritis f ⒟ Skleritis f ⒫ esclerite f

esclerodermia f ⒟ Sklerodermie f ⒫ esclerodermia f

esclerosis f ⒟ Sklerose f ⒫ esclerose f (o esclerosis f)

esclerosis *f* **lateral amiotrófica (ELA)**
   Ⓓ Lateralsklerose *f*, amyotrophe
   (LA)   ⒫ esclerose *f* lateral amiotrófica (ELA)
esclerosis *f* **múltiple (EM)**   ⒹMultiple
   Sklerose *f* (MS)   ⒫ esclerose *f* múltipla (EM)
esclerosis *f* **tuberosa**   ⒹSklerose *f*, tuberöse   ⒫ tuberose *f* esclerosa (o
   esclerose *f* tuberosa)
escleróticas *fpl*   ⒹSkleren *fpl*
   ⒫ escleróticas *fpl*
escolaridad *f*   ⒹSchulbildung *f*
   ⒫ escolaridade *f*
escoliose *f* **(de convexidad izquierda/**
   derecha)   ⒹSkoliose *f* (, links-
   /rechtskonvexe)   ⒫ escoliose *f* (de
   convexidade esq./dir.)
escoliosis *f*   ⒹSkoliose *f*   ⒫ escoliose *f*
escorbuto *m*   ⒹSkorbut *m*   ⒫ escorbuto *m*
escoriación *f*   ⒹExkoriation *f*, Hautabschürfung *f*   ⒫ escoriação *f*
escote *m*   ⒹDecolleté *n*   ⒫ decote *m*
escotoma *m*   ⒹSkotom *n*   ⒫ escotoma *m*
escotoma *m* **centelleante**   ⒹFlim-
   merskotom *n*   ⒫ escotoma *m* cintillante
escotoma *m* **central**   ⒹZentralsko-
   tom *n*   ⒫ escotoma *m* central
escritura *f*   ⒹSchrift *f*   ⒫ escrita *f*
escroto *m*   ⒹSkrotum *n*   ⒫ escroto *m*
esfenoides *m*   ⒹSphenoid *n*   ⒫ esfenóide *m*
esferocito *m*   ⒹSphärozyt *m*   ⒫ esferócito *m*
esfigmomanómetro *m* **(tomar la ten-**
   sión)   ⒹBlutdruckmeßgerät *n* (den
   Blutdruck messen)   ⒫ esfigmomanometro *m* (tomar a tensión)
esfínter *m*   ⒹSphinkter *m*   ⒫ es-
   fín(c)ter *m*

esfinteriano   ⒹSphinkter-   ⒫ es-
   fin(c)teriano
esfinterotomía *f*   ⒹSphinkterotomie *f*
   ⒫ esfin(c)terotomia *f*
esfoliación *f*   ⒹHautabschürfung *f*
   ⒫ esfoladela *f*
esfuerzo *m*   ⒹAnstrengung *f*   ⒫ esforço *m*
esmalte *m* **dental**   ⒹZahnschmelz *m*
   ⒫ esmalte *m*
esmegma *m*   ⒹSmegma *n*   ⒫ esmegma *m*, smegma *m*
esofagitis *f*   ⒹÖsophagitis *f*   ⒫ esofagite *f*
esofagitis *f* **de reflujo**   ⒹRefluxöso-
   phagitis *f*   ⒫ esofagite *f* de refluxo
esófago *m*   ⒹÖsophagus *m*   ⒫ esófago *m* (bras.: esôfago *m*)
espacio *m* **(ocupar e.)**   ⒹRaum *m*
   (räumfordern)   ⒫ espaço *m* (ocupar
   e.)
espacio *m* **de liquor**   ⒹLiquorraum *m*
   ⒫ espaço *m* do liquor
espacio *m* **epidural**   ⒹEpidural-
   raum *m*   ⒫ espaço *m* epidural
espacio *m* **intercostal**   ⒹInterkostal-
   raum *m*   ⒫ espaço *m* intercostal
espacio *m* **subaracnoideo**   ⒹSub-
   arachnoidealraum *m*   ⒫ espaço *m*
   subaracnoideu
espacio *m* **subdural**   ⒹSubdural-
   raum *m*   ⒫ espaço *m* subdural
espasmo *m*   ⒹKrampf *m*, Spasmus *m*
   ⒫ espasmo *m*
espasmo *m* **facial**   ⒹFazialisspas-
   mus *m*   ⒫ espasmo *m* facial
espasmo *m* **ocular**   ⒹBlickkrampf *m*
   ⒫ crise *f* oculogira
espasmódico   Ⓓkrampfartig
   ⒫ espasmódico, cambrio
espasticidad *f*   ⒹSpastik *f*   ⒫ espasticidade *f*
espátula *f*   ⒹSpatel *m*   ⒫ espátula *f*
especialmente   Ⓓinsbesondere
   ⒫ nomeadamente

especificidad f ⒟ Spezifität f
ⓅⒹ especifidade f
específico ⒟ spezifisch Ⓟ específico
espéculo m ⒟ Spekulum n Ⓟ expéculo m
esperanza f de vida ⒟ Lebenserwartung f Ⓟ esperança f de vida
esperar ⒟ abwarten Ⓟ aguardar
esperma m ⒟ Spermium n Ⓟ esperma m
espesura f ⒟ Dicke f, Dichte f
ⓅⒹ espessura f
espesura f parenquimatosa ⒟ Parenchymdichte f Ⓟ espessura f parenquimatosa
espina f ⒟ Mitesser m Ⓟ espinha f
espina f bífida ⒟ Spina bifida f
ⓅⒹ espinha f bifida
espinal ⒟ spinal Ⓟ espinal
espinazo m ⒟ Rückgrat n Ⓟ espinhaço m
espinocelular ⒟ spinozellulär
ⓅⒹ espinho-celular
espiroqueta f ⒟ Spirochät m
ⓅⒹ espiroqueta m
esplenectomía f ⒟ Splenektomie f
ⓅⒹ esplenectomia f
espondilitis f anquilosante ⒟ Spondylitis ankylosans f, Morbus m Bechterew Ⓟ espondilite f anquilosante
espondiloartrosis f ⒟ Spondylarthrose f Ⓟ espondilartrose f
espondilodiscitis f (tuberculosa)
ⒹⒹ Spondylodiszitis f (tuberkulöse)
ⓅⒹ espondilodiscite f (tuberculosa)
espondilolistesis f ⒟ Spondylolisthesis f Ⓟ espondilolistesis f
espondilosis f (cervical/ lumbal)
ⒹⒹ Spondylose f (, zervikale/lumbale) Ⓟ espondilose f (cervical/ lombar)
espongioblastoma m ⒟ Spongioblastom n Ⓟ espongioblastoma m
espontáneo ⒟ spontan Ⓟ espontâneo

esporádico, aislado ⒟ sporadisch, vereinzelt Ⓟ esporádico
esprue f, muguet f ⒟ Sprue f
ⓅⒹ espru m, sprue f
esqueleto m ⒟ Skelett n Ⓟ esqueleto m
esquirla f ⒟ Knochensplitter m
ⓅⒹ esquírola f
esquistosomiasis f ⒟ Bilharziose f
ⓅⒹ esquistossomíase f
esquizoafectivo ⒟ schizo-affektiv
ⓅⒹ esquizo-afectivo
esquizocito m ⒟ Schistozyt m Ⓟ esquizócito m
esquizofrenia f ⒟ Schizophrenie f
ⓅⒹ esquizofrenia f
esquizofrénico ⒟ schizophren
ⓅⒹ esquizofrénico
estabilidad f ⒟ Stabilität f Ⓟ estabilidade f
estabilizar ⒟ stabilisieren Ⓟ estabilizar
estable ⒟ stabil Ⓟ estável
estadio m ⒟ Stadium n Ⓟ estádio m
estadio m final ⒟ Endstadium n
ⓅⒹ estádio m final
estado m ⒟ Zustand m Ⓟ estado m
estado m confusional ⒟ Verwirrtheitszustand m Ⓟ estado m confusional
estado m de consciencia ⒟ Bewußtseinslage f Ⓟ estado m de consciência
estado m general ⒟ Allgemeinzustand m Ⓟ estado m geral
estafilococo m ⒟ Staphylokokke f
ⓅⒹ estafilococo m
estancar ⒟ stillen (Butung)
ⓅⒹ estancar
estandarización f ⒟ Standardisierung f Ⓟ standardização f
estasis f ⒟ Stase f, Stauung f Ⓟ estase f
estasis f papilar ⒟ Stauungspapille f
ⓅⒹ estase f papilar

estatura *f* Ⓓ Körpergröße *f*, Statur *f* Ⓟ estatura *f*

esteatorrea *f* Ⓓ Steatorrhoe *f* Ⓟ esteatorreia *f*

esteatosis *f* Ⓓ Steatose *f* Ⓟ esteatose *f*

esteatosis *f* **hepática** Ⓓ Steatosis hepatis *f* Ⓟ esteatose *f* hepática

estenosis *f* Ⓓ Stenose *f* Ⓟ estenose *f*

estenosis *f* **aórtica** Ⓓ Aortenstenose *f* Ⓟ estenose *f* aórtica

estenosis *f* **mitral** Ⓓ Mitralklappenstenose *f* Ⓟ estenose *f* mitral

estenosis *f* **pilórica** Ⓓ Pylorusstenose *f* Ⓟ estenose *f* pilórica

estéril Ⓓ steril Ⓟ estéril

esterilidad *f* Ⓓ Sterilität *f* Ⓟ esterilidade *f*

esterilización *f* Ⓓ Sterilisation *f* Ⓟ esterilização *f*

esternocleidomastoideo *m* Ⓓ Sternocleidomastoideus *m* Ⓟ esternocleidomastoideo *m*

esternón *m* Ⓓ Sternum *n* Ⓟ esterno *m*

esteroide *m* Ⓓ Steroid *n* Ⓟ esteróide *m*

esterotipia *f* Ⓓ Stereotypie *f* Ⓟ esteriotipia *f*

estertor *m* **crepitante** Ⓓ Brodeln *n* (Lungenauskult.) Ⓟ fervores *mpl*

estertorar Ⓓ röcheln, rasseln Ⓟ estertorar

estetoscopio *m* Ⓓ Stethoskop *n* Ⓟ estetoscópio *m*

estigma *m* **(de...)** Ⓓ Zeichen *n* (+ *Gen.*) Ⓟ estigma *m* (de...)

estimulación *f* Ⓓ Stimulation *f* Ⓟ estimulação *f*

estimulador *m* **cardíaco** Ⓓ Herzschrittmacher *m* Ⓟ estimulador *m* cardíaco

estimular Ⓓ anregen Ⓟ estimular

estímulo *m* Ⓓ Antrieb *m*, Reiz *m* Ⓟ estímulo *m*

estímulo *m* **doloroso** Ⓓ Schmerzreiz *m* Ⓟ estímulo *m* doloroso

estirar Ⓓ strecken Ⓟ esticar

estoma *m* Ⓓ Stoma *n* Ⓟ estoma *m*

estómago *m* Ⓓ Magen *m* Ⓟ estômago *m*

estomatitis *f* **(aftosa)** Ⓓ Stomatitis *f* (aphthosa) Ⓟ estomatite *f* (aftosa)

estornudar Ⓓ niesen Ⓟ espirrar

estornudo *m* Ⓓ Niesen *n* Ⓟ espirro *m*

estrabismo *m* **(convergente/ divergente)** Ⓓ Strabismus *m* (convergens/ divergens) Ⓟ estrabismo *m* (convergente/ divergente)

estrangulación *m* **del cordón umbilical** Ⓓ Nabelschnureinklemmung *f* Ⓟ estrangulação *f* do cordão umbilical

estranguria *f* Ⓓ Harndrang *m*, imperativer Ⓟ urgência *f* urinária imperativa

estranguria *f* Ⓓ Harnzwang *m* Ⓟ estrangúria *f*

estrategia *f* Ⓓ Strategie *f* Ⓟ estratégia *f*

estrechamiento *m* Ⓓ Verengung *f* Ⓟ estreitamento *m*

estrechar Ⓓ einengen Ⓟ comprometer

estrechez *f*, **opresión** *f*, **estrangulamiento** *m* Ⓓ Einengung *f* Ⓟ compromisso *m*

estreñimiento *m* Ⓓ Obstipation *f* Ⓟ obstipação *f*

estreptococo *m* Ⓓ Streptokokke *f* Ⓟ estreptococo *m*

estrés *m* **(físico/ psíquico)** Ⓓ Streß *m* (körperlicher/ psychischer) Ⓟ stress *m* (físico/ psíquico)

estría *f* Ⓓ Stria *f* Ⓟ estria *f*

estriado *m* Ⓓ Striatum *n* Ⓟ estriado *m*

estridor *m* Ⓓ Stridor *m* Ⓟ estridor *m*

estrógeno m ⒟ Östrogen n ⒫ estrogénio m (bras.: estrogênio m)

estroma m ⒟ Stroma n ⒫ estroma m

estructura f ⒟ Struktur f ⒫ estrutura f

estruma m ⒟ Struma f ⒫ estruma m

estudio m (...para (o en) estudio) ⒟ Untersuchung f, Studie f (...zur Abklärung) ⒫ estudo m (...para (o em) estudo)

estudio m de coagulación ⒟ Gerinnungsstatus m ⒫ estudo m da coagulação

estupefaciente m ⒟ Rauschmittel n ⒫ estupefaciente m

estupor m ⒟ Stupor m ⒫ estupor m

estuporoso ⒟ stuporös ⒫ estuporoso

éter m ⒟ Äther m ⒫ éter m

etiología f ⒟ Ursache f, Ätiologie f ⒫ etiologia f

eufórico ⒟ euphorisch ⒫ eufórico

eupneico ⒟ eupnoisch ⒫ eupneico

evacuación f ⒟ Stuhlgang m ⒫ evacuação f

evacuar ⒟ Stuhlgang haben ⒫ evacuar

evaluación f ⒟ Untersuchung f, Beurteilung f ⒫ avaliação f

evento m ⒟ Ereignis n ⒫ evento m

evidencia f (de...) ⒟ Zeichen n (von...) ⒫ evidência f (de...)

evolución f (benigna/ maligna) ⒟ Verlauf m (gutartiger/ schlechter) ⒫ evolução f (benigna/ maligna)

evolutivo ⒟ fortschreitend, sich entwickelnd ⒫ evolutivo

exacerbación f ⒟ Exazerbation f ⒫ exacerbação f

exagerado ⒟ übermäßig ⒫ exagerado

examen m audiométrico ⒟ Audiometrie f ⒫ exame m audiométrico

examen m clínico ⒟ Untersuchung f, klinische ⒫ exame m clínico

examen m complementario ⒟ Zusatzuntersuchung f ⒫ exame m complementar

examen m de imagen ⒟ Diagnostik f, bildgebende ⒫ exame m imagiológico

examen m físico ⒟ Untersuchung f, körperliche ⒫ exame m físico

examen m preventivo ⒟ Vorsorgeuntersuchung f ⒫ exame m preventivo

examen m ultrasonográfico vascular ⒟ Gefäßultraschall m ⒫ exame m ultrasonográfico vascular

examinar ⒟ untersuchen ⒫ examinar

exangüe ⒟ blutleer ⒫ exangue

exantema m ⒟ Exanthem n ⒫ exantema m

exceder ⒟ überschreiten ⒫ ultrapassar

excéntrico ⒟ exzentrisch ⒫ excêntrico

excepción f (con e. de...) ⒟ Ausnahme f (mit A. von...) ⒫ excepção f (com e. de...)

excisión f ⒟ Exzision f ⒫ excisão f

excitabilidad f ⒟ Erregbarkeit f ⒫ excitabilidade f

excitación f ⒟ Erregung f ⒫ excitação f

excluir ⒟ ausschließen ⒫ excluir

exclusión f ⒟ Ausschluß m ⒫ exclusão f

excreción f ⒟ Ausscheidung f ⒫ excreção f (o excreto m)

excreción f ⒟ Darmentleerung f, Auswurf m ⒫ dejecção f

excremento m ⒟ Kot m ⒫ excremento m

exofítico ⒟ exophytisch ⒫ exofítico

exoftalmia f (o **exoftalmo** m)   ⅅ Exophthalmus m   ℗ exoftalmia f (o exoftalmo m)

exógeno   ⅅ exogen   ℗ exógeno

exostosis f   ⅅ Exostose f   ℗ exostose f

expansivo   ⅅ expansiv   ℗ expansivo

expectoración f   ⅅ Auswurf m   ℗ expectoração f

experimental, probador   ⅅ versuchsweise   ℗ probatório

experimentar   ⅅ ausprobieren   ℗ experimentar

explicación f   ⅅ Erklärung f   ℗ explicação f

explicar   ⅅ erklären   ℗ explicar

exploración f   ⅅ Exploration f   ℗ exploração f

exposición f **a la luz**   ⅅ Lichtexposition f   ℗ exposição f à luz

expresión f   ⅅ Ausdruck m (Gesichts-)   ℗ expressão f

extenderse   ⅅ sich erstrecken, sich ausbreiten   ℗ espalhar-se

extendido   ⅅ gestreckt   ℗ estendido

extensión f   ⅅ Streckung f, Extension f, Ausdehnung f, Ausmaß n   ℗ extensão f

extenso   ⅅ ausgedehnt   ℗ extenso

extirpación f   ⅅ Exstirpation f   ℗ extirpação f

extirpar   ⅅ entfernen, herausnehmen   ℗ extirpar

extracción f   ⅅ Extraktion f   ℗ extração f

extrapiramidal   ⅅ extrapyramidal   ℗ extrapiramidal

extrasístole f   ⅅ Extrasystole f   ℗ extrassístole f

extrasistolia f   ⅅ Extrasystolie f   ℗ extrasistolia f

extremidad f   ⅅ Extremität f   ℗ extremidade f

extubación f, **desentubación** f   ⅅ Extubierung f   ℗ extubação f

exudación f **del paladar**   ⅅ Geschmacksschwitzen n   ℗ sudação f do paladar

exudado m   ⅅ Exsudat n   ℗ exsudato m

eyaculación f (**precoz**)   ⅅ Ejakulation f, Samenerguß m (vorzeitiger)   ℗ ejaculação f (precoce)

F

facial Ⓓ Gesichts-, des Gesichtes Ⓟ facial

facólisis f Ⓓ Phakolyse f Ⓟ facólise f

facomatosis f Ⓓ Phakomatose f Ⓟ facomatose f

factor m **agregante de plaquetas** Ⓓ Plättchenaggregationsfaktor m Ⓟ factor m aggregador de plaquetas

factor m **de la coagulación** Ⓓ Gerinnungsfaktor m Ⓟ factor m da coagulação

factor m **de riesgo** Ⓓ Risikofaktor m Ⓟ factor m de risco

factor m **desencadenante** Ⓓ Auslösefaktor m Ⓟ factor m desencadeante

factor m **pronóstico** Ⓓ Prognosefaktor m Ⓟ factor m prognóstico

factor m **reumatoide** Ⓓ Rheumafaktor m Ⓟ factor m reumatóide

factor m **Rh** Ⓓ Rhesusfaktor m Ⓟ fator m Rh

factores mpl **ambientales** Ⓓ Umweltfaktoren mpl Ⓟ factores mpl ambienciais

fagocito m Ⓓ Phagozyt m Ⓟ fagócito m

fagocitosis f Ⓓ Phagozytose f Ⓟ fagocitose f

falange f Ⓓ Phalange f, Phalanx f Ⓟ falange f

fallecer Ⓓ sterben Ⓟ falecer

fallecer (por…) Ⓓ sterben (an…, durch…) Ⓟ falecer (por…)

fallecimiento m Ⓓ Tod m Ⓟ falecimento m

falta f **de memoria** Ⓓ Vergeßlichkeit f Ⓟ falta f de memória

falta f **de peso** Ⓓ Untergewicht n Ⓟ falta f de peso

familiar Ⓓ familiär Ⓟ familiar

faringe f Ⓓ Pharynx m Ⓟ faringe f

faringitis f Ⓓ Pharyngitis f Ⓟ faringite f

farmacia f Ⓓ Apotheke f Ⓟ farmácia f

fármaco m **(de primera opción)** Ⓓ Mittel n (der ersten Wahl) Ⓟ fármaco m (da primeira escolha)

fármaco m **antiinflamatorio (no esteroide (AINE))** Ⓓ Antiphlogistikum n (nicht steroidales) Ⓟ antiflogístico m

fármaco m **hipotensor** Ⓓ Antihypertonikum n Ⓟ fármaco m hipotensor

farmacológico Ⓓ pharmakologisch Ⓟ farmacológico

fascia f Ⓓ Faszie f Ⓟ fáscia f

fasciculación f Ⓓ Faszikulation f Ⓟ fasciculação f

fase f Ⓓ Phase f Ⓟ fase f

fatiga f Ⓓ Müdigkeit f Ⓟ fadiga f

fecundado Ⓓ befruchtet Ⓟ fecundado

femenino Ⓓ weiblich Ⓟ feminino

fémur m Ⓓ Femur m Ⓟ fémur m

fenestración f Ⓓ Fensterung f Ⓟ fenestração f

fenilcetonuria f Ⓓ Phenylketonurie f Ⓟ fenilcetonúria f

fenómeno m Ⓓ Phänomen n Ⓟ fenómeno m

fenómeno m **de la rueda dentada** Ⓓ Zahnradphänomen n Ⓟ fenómeno m da roda dentada

fenómeno m **de Raynaud** Ⓓ Raynaud-Syndrom n Ⓟ fenómeno m de Raynaud

fenotipo m Ⓓ Phänotyp m Ⓟ fenótipo m

feocromocitoma m Ⓓ Phäochromozytom n Ⓟ feocromocitoma m

ferritina f Ⓓ Ferritin n Ⓟ ferritina m

fétido Ⓓ übelriechend Ⓟ fétido

feto *m* Ⓓ Fetus *m* Ⓟ feto *m*

fetopatía *f* Ⓓ Fetopathie *f* Ⓟ fetopatia *f*

fetor *m*, olor *m* Ⓓ Geruch *m* Ⓟ odor *m*

fibra *f* Ⓓ Faser *f* Ⓟ fibra *f*

fibrilación *f* Ⓓ Fibrillieren *n* Ⓟ fibrilhação *f*

fibrilación *f* auricular (FA) Ⓓ Vorhofflimmern *n* Ⓟ fibrilhação *f* auricular (FA)

fibrilado Ⓓ mit Vorhofflimmern Ⓟ fibrillhado

fibrinógeno *m* Ⓓ Fibrinogen *n* Ⓟ fibrinogénio *m*

fibrinolisis *f* Ⓓ Fibrinolyse *f* Ⓟ fibrinólise *f*

fibroadenoma *m* Ⓓ Fibroadenom *n* Ⓟ fibroadenoma *m*

fibrodisplasia *f* Ⓓ Fibrodysplasie *f* Ⓟ fibrodisplasia *f*

fibroma *m* Ⓓ Fibrom *n* Ⓟ fibroma *m*

fibromioma *m* Ⓓ Myofibrom *n* Ⓟ fibromioma *m*

fibrosarcoma *m* Ⓓ Fibrosarkom *n* Ⓟ fibrossarcoma *m*

fibrosis *f* (quística) Ⓓ Fibrose *f* (zystische), Mukoviszidose *f* Ⓟ fibrose *f* (cística)

fibrositis *f* Ⓓ Fibrositis *f* Ⓟ fibrosite *f*

fiebre *f* Ⓓ Fieber *n* Ⓟ febre *f*

fiebre *m* amarilla Ⓓ Gelbfieber *n* Ⓟ febre *m* amarela

fiebre *f* del heno Ⓓ Heuschnupfen *m*, Pollinose *f* Ⓟ febre *f* dos fenos

fiebre *f* medicamentosa Ⓓ Medikamentenfieber *n* Ⓟ febre *f* medicamentosa

fiebre *m* tifoidea Ⓓ Typhus *m* Ⓟ febre *m* tifóide

fiebre *f* traumática Ⓓ Wundfieber *n* Ⓟ febre *f* traumática

fijación *f* Ⓓ Fixation *f* Ⓟ fixação *f*

firmar Ⓓ unterschreiben Ⓟ assinar

físico Ⓓ körperlich Ⓟ físico

fisiológico Ⓓ physiologisch Ⓟ fisiológico

fisioterapeuta *m/f* Ⓓ Krankengymnast/-in *m/f* Ⓟ fisiatra *m/f*

fisioterapia *f* Ⓓ Krankengymnastik *f* (KG) Ⓟ fisioterapia *f*

fístula *f* Ⓓ Fistel *f* Ⓟ fístula *f*

fistulización *f* Ⓓ Fistelbildung *f* Ⓟ fistulização *f*

fisura *f* Ⓓ Fissur *f* Ⓟ fissura *f*

fitoterapia *f* Ⓓ Phytotherapie *f* Ⓟ fitoterapia *f*

fláccido Ⓓ schlaff Ⓟ flácido

flaco, débil Ⓓ schwach Ⓟ fraco

flanco *m* Ⓓ Flanke *f* Ⓟ flanco *m*

flatulencia *f* Ⓓ Flatulenz *f* Ⓟ flatulência *f*

flebitis *f* Ⓓ Phlebitis *f* Ⓟ flebite *f*

flebografía *f* Ⓓ Phlebographie *f* Ⓟ flebografia *f*

flemón *m* Ⓓ Phlegmone *f* Ⓟ fleimão *m*

flexible Ⓓ beweglich Ⓟ flexível

flexión *f* Ⓓ Flektion *f* Ⓟ flexão *f*

flojo Ⓓ schlaff, erschöpft Ⓟ frouxo

flora *f* vaginal Ⓓ Vaginalflora *f* Ⓟ flora *f* vaginal

fluctuación *f* Ⓓ Fluktuation *f* Ⓟ flu(c)tuação *f*

fluctuante Ⓓ fluktuierend Ⓟ flu(c)tuante

fluctuar Ⓓ fluktuieren Ⓟ flu(c)tuar

fluido Ⓓ flüssig Ⓟ fluente

flujo *m* Ⓓ Ausfluß *m*, Fluor *n*, Blutfluß *m* Ⓟ segregação *f*, flúor *m*, fluxo *m*

fobia *f* Ⓓ Phobie *f* Ⓟ fobia *f*

fóbico Ⓓ phobisch Ⓟ fóbico

focal Ⓓ fokal Ⓟ focal

foco *m* Ⓓ Fokus *m*, Herd *m* Ⓟ foco *m*

foco *m* infeccioso Ⓓ Entzündungsherd *m* Ⓟ foco *m* infeccioso

foliculitis *f* Ⓓ Follikulitis *f* Ⓟ foliculite *f*

folículo *m* Ⓓ Follikel *m* Ⓟ folículo *m*

folículo *m* **Graaf** Ⓓ Graaf'scher Follikel *m* Ⓟ folículo *m* Graaf

fonación *f* Ⓓ Phonation *f* Ⓟ fonação *f*

fondo *m* **de ojo** Ⓓ Augenhintergrund *m* Ⓟ fundo *m* do olho (o ocular)

fonendoscopio *m* Ⓓ Hörgerät *n* Ⓟ fonendoscópio *m*

fontanela *f* Ⓓ Fontanelle *f* Ⓟ fontanela *f*

foramen *m* **intervertebral** Ⓓ Foramen *n* intervertebrale Ⓟ buraco *m* de conjugação

foramen *m* **ovale (abierto)** Ⓓ Foramen ovale *n* (offenes) Ⓟ foramen *m* ovale (aberto)

fórceps *m* Ⓓ Klemme *f*, Zange *f*, Pinzette *f* Ⓟ fórceps *m*

forma *f* Ⓓ Form *f* Ⓟ forma *f*

forma *f* **anular** Ⓓ ringförmig Ⓟ forma *f* anelar

fosa *f* **(posterior/ anterior)** Ⓓ Schädelgrube *f* (vordere/ hintere) Ⓟ fossa *f* (posterior/ anterior)

fosfatasa *f* **alcalina** Ⓓ Phosphatase *f*, alkalische Ⓟ fosfatase *f* alcalina

fósforo *m* Ⓓ Phosphor *m* Ⓟ fósforo *m*

fotodermatitis *f* Ⓓ Photodermatitis *f* Ⓟ fotodermatite *f*

fotofobia *f* Ⓓ Lichtscheu *f* Ⓟ fotofobia *f*

fotosensibilización *f* Ⓓ Photosensibilisierung *f* Ⓟ fotosensibilização *f*

fractura *f* Ⓓ Fraktur *f* Ⓟ fra(c)tura *f*

fractura *f* **del anillo pélvico** Ⓓ Beckenringfraktur *f* Ⓟ fra(c)tura *f* do anel da bacia

fractura *f* **en tallo verde** Ⓓ Grünholzfraktur *f* Ⓟ fra(c)tura *f* em ramo verde

fragmento *m* Ⓓ Fragment *n* Ⓟ fragmento *m*

frecuencia *f* Ⓓ Frequenz *f* Ⓟ frequência *f*

frecuencia *f* **cardíaca** Ⓓ Herzfrequenz *f* Ⓟ frequência *f* cardíaca

frémito *m* Ⓓ Fremitus *m* Ⓟ frémito *m* (bras.: frêmito *m*)

frente *f* Ⓓ Stirn *f* Ⓟ testa *f*

friccionar Ⓓ abreiben Ⓟ fri(c)cionar

frotis *m* Ⓓ Abstrich *m*, Ausstrich *m* Ⓟ esfregaço *m*

frotis *m* **de sangre (periférico)** Ⓓ Blutausstrich *m* (peripherer) Ⓟ esfregaço *m* de sangue (periférico)

fuente *f* Ⓓ Schläfe *f* Ⓟ fonte *f*

fuente *f* **de émbolos** Ⓓ Emboliequelle *f* Ⓟ fonte *f* de émbolos

fuga *f* **de ideas** Ⓓ Ideenflucht *f* Ⓟ fuga *f* das ideias

fumador *m* Ⓓ Raucher *m* Ⓟ fumador *m* (bras.: fumante *m*)

fumar *m* Ⓓ Rauchen *n* Ⓟ fumo *n*

función *f* Ⓓ Funktion *f* Ⓟ função *f*

función *f* **renal** Ⓓ Nierenfunktion *f* Ⓟ função *f* renal

función *f* **tiroidea** Ⓓ Schilddrüsenfunktion *f* Ⓟ função *f* tiroideia

función *f* **visuoespacial** Ⓓ Denken *n*, räumliches Ⓟ função *f* visuoespacial

funcional Ⓓ funktionell Ⓟ funcional

fundoscopia *f* Ⓓ Fundoskopie *f* Ⓟ fundoscopia *f*

funiculitis *f* Ⓓ Funikulitis *f* Ⓟ funiculite *f*

furúnculo *m* Ⓓ Furunkel *m* Ⓟ furúnculo *m*

G

gafas *fpl*, **lentes** *mpl* ⒟ Brille *f*
ⓅＰ óculos *mpl*

galactorrea *f* ⒟ Galaktorrhoe *f*
Ⓟ galactorreia *f*

galactosemia *f* ⒟ Galaktosämie *f*
Ⓟ galactosemia *f*

gammaglobulina *f* ⒟ Gammaglobulin *n* Ⓟ gamaglobulina *f*

ganar peso ⒟ zunehmen Ⓟ ganhar peso

ganglio *m* ⒟ Ganglion *n* Ⓟ gânglio *m*

ganglio *m* **de la base** ⒟ Basalganglion *n* Ⓟ gânglio *m* da base

ganglio *m* **linfático** ⒟ Lymphknoten *m* Ⓟ gânglio *m* linfático

gangrena *f* ⒟ Gangrän *f* Ⓟ gangrena *f*

gangrenoso ⒟ gangränös Ⓟ gangrenoso

garganta *f* ⒟ Rachen *m* Ⓟ garganta *f*

gasa *f* ⒟ Verbandsmull *m* Ⓟ gaze *f*

gasimetría *f* (arterial/ venosa) ⒟ Blutgasanalyse *f* (arterielle/ venöse) Ⓟ gasimetria *f* (arterial/ venosa)

gastralgia *f* ⒟ Magenschmerzen *mpl* Ⓟ gastralgia *f*

gastrectomía *f* ⒟ Gastrektomie *f* Ⓟ gastrectomia *f*

gastrectomizado ⒟ gastrektomiert Ⓟ gastrectomizado

gastritis *f* ⒟ Gastritis *f* Ⓟ gastrite *f*

gastroenteritis *f* ⒟ Gastroenteritis *f* Ⓟ gastroenterite *f*

gastroenteroanastomosis *f* ⒟ Gastroenteroanastomose *f* Ⓟ gastroenteroanastomose *f*

gastroenterología *f* ⒟ Gastroenterologie *f* Ⓟ gastroenterologia *f*

gemelos *mpl* (idénticos) ⒟ Zwillinge *mpl* (eineiige) Ⓟ gémeos *mpl*

gemir ⒟ stöhnen Ⓟ gemer

gen *m* ⒟ Gen *n* Ⓟ gene *m*

general *m/f* ⒟ Arzt *m*/ Ärztin *f* für Allgemeinmedizin Ⓟ generalista *m/f*

generalizado ⒟ generalisiert Ⓟ generalizado

génesis *m* ⒟ Genese *f* Ⓟ génese *m*

genitales *fpl* ⒟ Genitalien *npl* Ⓟ genitália *f*

genoma *m* ⒟ Genom *n* Ⓟ genoma *m*

genotipo *m* ⒟ Genotyp *m* Ⓟ genótipo *m*

germinoma *m* ⒟ Germinom *n* Ⓟ germinoma *m*

gesto *m* ⒟ Handbewegung *f* Ⓟ gesto *m*

gimnasia *f* ⒟ Gymnastik *f* Ⓟ ginástica *f*

ginecología *f* ⒟ Gynäkologie *f* Ⓟ ginecologia *f*

ginecólogo/-a *m/f* ⒟ Gynäkologe/-in *m/f* Ⓟ ginecologista *m/f*

ginecomastia *f* ⒟ Gynäkomastie *f* Ⓟ ginecomastia *f*

glabela *f* ⒟ Glabella *f* Ⓟ glabela *f*

glande *m* ⒟ Glans *f* (penis) Ⓟ glande *m*

glándula *f* ⒟ Drüse *f* Ⓟ glândula *f*

glándula *f* **linfática** ⒟ Lymphdrüse *f* Ⓟ glândula *f* linfática

glándula *f* **mamaria** ⒟ Brustdrüse *f* Ⓟ glândula *f* mamária

glándula *f* **paratiroides** ⒟ Nebenschilddrüse *f* Ⓟ glândula *f* paratiróide

glándula *f* **parótida** ⒟ Ohrspeicheldrüse *f*, Parotis *f* Ⓟ glândula *f* parótida

glándula *f* **pineal** ⒟ Epiphyse *f* (Hirn) Ⓟ glândula *f* pineal

glándula f salivar ⒟ Speicheldrüse f
   ⒫ glândula f salivar
glándula f sudorípara ⒟ Schweißdrüse f ⒫ glândula f sudorífera
glándula f suprarrenal ⒟ Nebenniere f ⒫ glândula f suprarrenal
glándula f tiroides ⒟ Schilddrüse f
   ⒫ glândula f tireóide
glaucoma m ⒟ Glaukom n ⒫ glaucoma m
glaucoma m de ángulo estrecho
   ⒟ Engwinkelglaukom n ⒫ glaucoma m de ângulo estreito
glioblastoma m multiforme ⒟ Glioblastom n, multiformes ⒫ glioblastoma m multiforme
glioma m ⒟ Gliom n ⒫ glioma m
globo m ocular ⒟ Augenbulbus m
   ⒫ globo m ocular
globo m pálido ⒟ Globus pallidum n
   ⒫ globo m pálido
glóbulo m (de sangre) (rojo/ blanco)
   ⒟ Blutkörperchen n (rotes/ weißes)
   ⒫ glóbulo m (de sangue) (ver-
   melho/ branco)
glomerular ⒟ glomerulär ⒫ glomerular
glomérulo m ⒟ Glomerulum n
   ⒫ glomérulo m
glomeruloesclerosis f ⒟ Glomerulosklerose f ⒫ glomeruloesclerose f
glositis f ⒟ Glossitis f ⒫ glossite f
glotis f ⒟ Glottis f ⒫ glote f
glucemia f ⒟ Blutzucker m ⒫ glicémia f
glucógeno m ⒟ Glykogen n ⒫ glicogénio m
glucosa f ⒟ Glukose f ⒫ glicose f
glúteo m ⒟ Gluteus m ⒫ glúteo m
golpear ⒟ schlagen ⒫ bater
goma f ⒟ Gumme f ⒫ goma f
gonartrosis f ⒟ Gonarthrose f
   ⒫ gonartrose f
gonorrea f ⒟ Gonorrhoe f ⒫ gonorreia f

gota f ⒟ Tropfen m, Gicht f ⒫ gota f
gotas fpl nasales ⒟ Nasentropfen mpl
   ⒫ gotas fpl nasais
gotas fpl oftalmológicas ⒟ Augentropfen mpl (AT) ⒫ gotas fpl oftalmológicas
gotoso ⒟ gichtkrank ⒫ gotoso
grado m (de...) ⒟ Grad m (der/s...)
   ⒫ grau m (de...)
Grand Mal m del despertar ⒟ Aufwach-Grand-Mal m ⒫ Grande
   Mal m do despertar
grano m, espinilla f ⒟ Pickel m
   ⒫ borbulha f
granulocito m ⒟ Granulozyt m
   ⒫ granulócito m
granulocitopenia f ⒟ Granulozytopenie f ⒫ granulocitopenia f
granuloma m ⒟ Granulom n ⒫ granuloma m
grapa f ⒟ Klammer f ⒫ érina f
grasa f ⒟ Fett n ⒫ gordura f
grave ⒟ schwer(wiegend) ⒫ grave
gravedad f ⒟ Schweregrad m
   ⒫ gravidade f
gripe f ⒟ Grippe f, Influenza f
   ⒫ gripe f
grupo m sanguíneo ⒟ Blutgruppe f
   ⒫ grupo m sanguíneo
guante m (de goma) ⒟ Handschuh m
   (Gummihandschuh m) ⒫ luva f (de
   borracha)
gustativo ⒟ Geschmacks..., des Geschmacks ⒫ gustativo

H

habitual ⒟ habituell ⓟ habitual

hacer bien ⒟ guttun ⓟ fazer bem

hacer gárgaras ⒟ gurgeln ⓟ gargarejar

hacer presión ⒟ drücken ⓟ fazer pressão

hachís *m* ⒟ Haschisch *n* ⓟ haxixe *m*

hacia delante ⒟ nach vorne ⓟ para diante

hálito *m* ⒟ Mundgeruch *m* ⓟ hálito *m*

hálux *m* ⒟ Großzehe *f* ⓟ hálux *m*

hamartoma *m* ⒟ Hamartom *n* ⓟ hamartoma *m*

hambre *m* ⒟ Hunger *m* ⓟ fome *f*

haptoglobulina *f* ⒟ Haptoglobulin *n* ⓟ haptoglobulina *m*

haz *m* ⒟ Faszikel *m* ⓟ feixe *m*

haz *m* **de His** ⒟ His´sches Bündel *n* ⓟ feixe *m* de His

hebefrenia *f* ⒟ Hebephrenie *f* ⓟ hebefrenia *f*

heces *f* (duras/ blandas/ pastosas/ líquidas) ⒟ Stuhl *m* (harter/ weicher/ breiiger/ flüssiger) ⓟ fezes *f* (duras/ moldadas/ pastosas/ líquidas)

hemangioma *m* ⒟ Hämangiom *n* ⓟ hemangioma *m*

hemangiosarcoma *m* ⒟ Hämangiosarkom *n* ⓟ hemangiosarcoma *m*

hematemesis *f* ⒟ Hämatemesis *f* ⓟ hematémese *f* (bras.: hematêmese *f*)

hematocrito *m* ⒟ Hämatokrit *m* ⓟ hematócrito *m*

hematógeno ⒟ hämatogen ⓟ hematógeneo

hematoma *m* ⒟ Hämatom *n* ⓟ hematoma *m*

hematoma *m* **periorbitario** ⒟ Monokelhämatom *n* ⓟ hematoma *m* em monóculo (o periorbitário)

hematoma *m* **periorbitario** ⒟ Brillenhämatom *n* ⓟ hematoma *m* em óculo

hematoma *m* **tubárica** ⒟ Hämatosalpinx *f* ⓟ hematossalpinge *m*

hematopoyesis *f* ⒟ Hämatopoese *f* ⓟ hematopoiese *f*

hematuria *f* ⒟ Hämaturie *f* ⓟ hematúria *f*

hemeralopía *f* ⒟ Nachtblindheit *f* ⓟ hemeralópsia *f*

hemianópsia *f* (homónima) ⒟ Hemianopsie *f* (homonyme) ⓟ hemianópsia *f* (homónima)

hemibalismo *m* ⒟ Hemiballismus *m* ⓟ hemibalismo *m*

hemicolectomia *f* ⒟ Hemicolektomie *f* ⓟ hemicolectomia *f*

hemicránea *f* (crónica paroxística), **hemicefalea** *f* ⒟ Hemikranie *f* (chronisch paroxysmale) ⓟ hemicrânia *f* (crónica paroxística)

hemicuerpo *m* ⒟ Körperhälfte *f* ⓟ hemicorpo *m*

hemiparesia *f*, **hemiparexia** *f* ⒟ Hemiparese *f* ⓟ hemiparésia *f*

hemisferio *m* ⒟ Hemisphäre *f* ⓟ hemisfério *m*

hemisintomatología *f* (sensitiva/ motora) ⒟ Hemisymptomatik *f* (sensible/ motorische) ⓟ hemisintomatologia *f* (sensitiva/ motora)

hemocromatosis *f* ⒟ Hämochromatose *f* ⓟ hemocromatose *f*

hemocultura *f* ⒟ Blutkultur *f* ⓟ hemocultura *f*

hemodiálisis *f* ⒟ Hämodialyse *f* ⓟ hemodiálise *f*

hemodilución *f* ⒟ Hämodilution *f* ⓟ hemodiluição *f*

hemodinámicamente estable
Ⓓ kreislaufstabil Ⓟ hemodinamicamente estável
hemofilia f Ⓓ Hämophilie f Ⓟ hemofilia f
hemofiltración f Ⓓ Hämofiltration f Ⓟ hemofiltração f
hemoglobina m Ⓓ Hämoglobin n Ⓟ hemoglobina m
hemoglobinuria f Ⓓ Hämoglobinurie f Ⓟ hemoglobinúria f
hemograma m Ⓓ Blutbild n (BB) Ⓟ hemograma m
hemograma m **diferencial** Ⓓ Differentialblutbild n Ⓟ hemograma m diferencial
hemólisis f Ⓓ Hämolyse f Ⓟ hemólise f
hemolítico Ⓓ hämolytisch Ⓟ hemolítico
hemopericardio m Ⓓ Hämoperikard n Ⓟ hemopericárdio m
hemoperitoneo m Ⓓ Hämoperitoneum n Ⓟ hemoperitoneu m
hemoplástico Ⓓ blutbildend Ⓟ hemoplástico
hemoptisis f Ⓓ Hämoptyse f Ⓟ hemoptise f
hemoptoico Ⓓ hämoptoisch Ⓟ hemoptóico
hemorragia f Ⓓ Blutung f Ⓟ sangramento m, hemorragia f
hemorragia f **intracerebral** Ⓓ Hirnblutung f Ⓟ hemorragia f intracerebral
hemorragia f **intraventricular** Ⓓ Ventrikeleinblutung f Ⓟ hemorragia f intraventricular
hemorragia f **subaracnoidea (HSA)** Ⓓ Subarachnoidealblutung f (SAB) Ⓟ hemorragia f subaracnoideia (HSA)
hemorragias fpl **lobulares múltiples** Ⓓ Hirnparenchymeinblutungen fpl,

multiple Ⓟ hemorragias fpl lobares múltiplas
hemorroide f Ⓓ Hämorrhoide f Ⓟ hemorróida f
hemosiderina f Ⓓ Hämosiderin n Ⓟ hemossiderina m
hemostático Ⓓ blutstillend Ⓟ hemostático
hemotórax m Ⓓ Hämothorax m Ⓟ hemotórax m
hendidura f **palpebral** Ⓓ Lidspalte f Ⓟ fenda f palpebral
heparinización f Ⓓ Heparinisierung f Ⓟ heparinização f
hepatitis f **(por virus A,B,C)** Ⓓ Hepatitis f (A,B,C) Ⓟ hepatite f (por virus A,B,C)
hepatoesplenomegalia f Ⓓ Hepatosplenomegalie f Ⓟ hepatosplenomegália f
hepatoma m Ⓓ Hepatom n Ⓟ hepatoma m
hepatomegalia f Ⓓ Hepatomegalie f Ⓟ hepatomegália f
hepatotoxicidad f Ⓓ Lebertoxizität f Ⓟ hepatotoxicidade f
hereditario Ⓓ erblich, Erb.... Ⓟ hereditário
herencia f Ⓓ Erblichkeit f Ⓟ hereditariedade f
herida f Ⓓ Wunde f, Verletzung f Ⓟ ferida f, ferimento m
herido/-a Ⓓ Verletzte/r f/m Ⓟ sinistrada/o f/m
hermafrodita m Ⓓ Hermaphrodit m Ⓟ hermafrodita m
hernia f Ⓓ Hernie f Ⓟ hérnia f
hernia f **de hiato** Ⓓ Hiatushernie f Ⓟ hérnia f de hiato
hernia f **diafragmática** Ⓓ Zwerchfellhernie f Ⓟ hérnia f diafragmática
hernia f **discal** Ⓓ Bandscheibenvorfall m Ⓟ hérnia f discal
hernia f **inguinal** Ⓓ Leistenhernie f Ⓟ hérnia f inguinal

hernia *f* subfalcial ⒟ Herniation *f* unter die Falx cerebri ⒫ hérnia *f* subfalcial

hernia *f* umbilical ⒟ Nabelhernie *f* ⒫ hérnia *f* umbilical

herniotomia *f* ⒟ Herniotomie *f* ⒫ herniotomia *f*

heroína *f* ⒟ Heroin *n* ⒫ heroína *m*

herpes *m* (labial/ genital/ zoster) ⒟ Herpes *m* (labialis/ genitalis/ zoster) ⒫ herpes *m* (labial/ genital/ zoster)

hervir ⒟ brodeln (Lungenauskultation) ⒫ ferver

heterogéneo ⒟ heterogen ⒫ heterogéneo

heterosexual ⒟ heterosexuell ⒫ heterossexual

hiato *m* ⒟ Hiatus *m* ⒫ hiato *m*

hidramnios *m* ⒟ Hydramnion *n* ⒫ hidrámnio *m* (bras.: hidrâmnio *m*)

hidratación *f* ⒟ Hydratation *f* ⒫ hidratação *f*

hidroadenitis *f* ⒟ Hydradenitis *f* ⒫ hidradenite *f*

hidrocefalia *f* ⒟ Hydrozephalus *m* ⒫ hidrocefalia *f* (bras.: hidrocéfalo *m*)

hidrocefalia *f* normotensiva ⒟ Normaldruckhydrozephalus *m* ⒫ hidrocefalia *f* normotensiva

hidrofobia *f* ⒟ Hydrophobie *f* ⒫ hidrofobia *f*

hidromielia *f* ⒟ Hydromyelie *f* ⒫ hidromielia *f*

hidronefrosis *f* ⒟ Hydronephrose *f* ⒫ hidronefrose *f*

hidropsis *f* fetalis ⒟ Hydrops fetalis *m* ⒫ hidropsis *f* fetalis

hierro *m* ⒟ Eisen *n* ⒫ ferro *m*

hígado *m* ⒟ Leber *f* ⒫ fígado *m*

higroma *m* ⒟ Hygrom *n* ⒫ higroma *m*

hilo *m* ⒟ Hilus *m* ⒫ hilo *m*

himen *m* ⒟ Hymen *n* ⒫ hímen *m*

hinchar ⒟ anschwellen ⒫ inchar

hinchazón *f* ⒟ Schwellung f, Vorwölbung *f* ⒫ inchaço *m*, abaulamento *m*

hiperactividad *f* ⒟ Hyperaktivität *f* ⒫ hiperactividade *f*

hiperacusia *f* ⒟ Hyperakusis *f* ⒫ hiperacúsia *f*

hiperalgesia *f* ⒟ Hyperalgesie *f* ⒫ hiperalgesia *f*

hiperbilirrubinemia *f* ⒟ Hyperbilirubinämie *f* ⒫ hiperbilirrubinemia *f*

hipercaliemia *f* ⒟ Hyperkaliämie *f* ⒫ hipercaliémia *f*

hipercapnia *f* ⒟ Hyperkapnie *f* ⒫ hipercapnia *f*

hipercinesia *f* ⒟ Hyperkinese *f* ⒫ hipercinésia *f*

hipercrómico ⒟ hyperchrom ⒫ hipercrómico

hiperdensidad *f* ⒟ Hyperdensität *f* ⒫ hiperdensidade *f*

hiperdenso ⒟ hyperdens ⒫ hiperdenso

hiperemesis *f* gravídica ⒟ Hyperemesis *f* gravidarum ⒫ hiperémese *f* gravídica

hiperemia *f* ⒟ Hyperämie *f* ⒫ hiperémia *f*

hiperglucemia *f* ⒟ Hyperglykämie *f* ⒫ hiperglicémia *f*

hiperhidrosis *f* ⒟ Hyperhidrose f, Schwitzen *n*, vermehrtes ⒫ hiperhidrose *f*

hiperlipidemia *f* ⒟ Hyperlipidämie *f* ⒫ hiperlipidémia *f* (bras.: hiperlipemia *f*)

hipermetropía *f* ⒟ Weitsichtigkeit *f* ⒫ hipermetropia *f*

hipernatremia *f* ⒟ Hypernatriämie *f* ⒫ hipernatrémia *f*

hipernefroma *m* ⒟ Hypernephrom *n* ⒫ hipernefroma *m*

español – alemán – português

hiperpatía *f* Ⓓ Hyperpathie *f* Ⓟ hiperpatia *f*

hiperpituitarismo *m* Ⓓ Hyperpituitarismus *m* Ⓟ hiperpituitarismo *m*

hiperplasia *f* **gingival** Ⓓ Gingivahyperplasie *f* Ⓟ hiperplasia *f* gengival

hiperqueratosis *f* Ⓓ Hyperkeratose *f* Ⓟ hiperqueratose *f*

hiperreflexia *f* **(osteotendinosa)** Ⓓ Hyperreflexie *f* (der Muskeleigenreflexe) Ⓟ hiperreflexia *f* (osteotendinosa)

hipersensibilidad *f* Ⓓ Überempfindlichkeit *f* Ⓟ hipersensibilidade *f*

hipersensible (a…) Ⓓ überempfindlich (gegen..) Ⓟ hipersensível (a…)

hipersomnia *f* **(diurna)** Ⓓ Hypersomnie *f* (Tagesschläfrigkeit *f*, vermehrte) Ⓟ hipersó(m)nia *f* (diurna)

hipersudoresis *f* Ⓓ Schwitzen *n*, vermehrtes Ⓟ hipersudorese *f*

hipertelorismo *m* Ⓓ Hypertelorismus *m* Ⓟ hipertelorismo *m*

hipertensión *f* **arterial (HA)** Ⓓ Bluthochdruck *m* Ⓟ hipertensão *f* arterial (HA)

hipertensión *f* **intracraneana** Ⓓ Hirndruck *m*, erhöhter Ⓟ hipertensão *f* intracraniana

hipertermia *f* **(maligna (HM))** Ⓓ Hyperthermie *f* (maligne) Ⓟ hipertermia *f* (maligna (HM))

hipertonía *f* **ocular** Ⓓ Augendruck *m*, erhöhter Ⓟ hipertonia *f* ocular

hipertricosis *f* Ⓓ Hypertrichosis *f* Ⓟ hipertricose *f*

hipertrofia *f* Ⓓ Hypertrophie *f* Ⓟ hipertrofia *f*

hipertrofia *f* **cardíaca** Ⓓ Herzmuskelhypertrophie *f* Ⓟ hipertrofia *f* cardial

hipertrofia *f* **gingival** Ⓓ Gingivahypertrophie *f* Ⓟ hipertrofia *f* gengival

hipertrofia *f* **prostática** Ⓓ Prostatahypertrophie *f* Ⓟ hipertrofia *f* prostática

hiperventilación *f* Ⓓ Hyperventilation *f* Ⓟ hiperpneia *f*

hipnosis *f* Ⓓ Hypnose *f* Ⓟ hipnose *f*

hipo *m* Ⓓ Schluckauf *m* Ⓟ soluços *mpl*

hipoacusia *f* Ⓓ Hypakusis *f* Ⓟ hipoacúsia *f*

hipocapnia *f* Ⓓ Hypokapnie *f* Ⓟ hipocapnia *f*

hipocinesia *f* Ⓓ Hypokinese *f* Ⓟ hipoquinésia *f* (o hipocinésia *f*)

hipocoagulación *f* Ⓓ Hypokoagulation *f* Ⓟ hipocoagulação *f*

hipocondría *f* Ⓓ Hypochondrie *f* Ⓟ hipocôndria *f*

hipocondríaco (*m* + *adj.*) Ⓓ Hypochonder *m*, hypochondrisch (*adj.*) Ⓟ hipocondríaco (*m* + *adj.*)

hipocrómico Ⓓ hypochrom Ⓟ hipocrómico (bras.: hipocrômico)

hipodensidad *f* Ⓓ Hypodensität *f* Ⓟ hipodensidade *f*

hipodenso Ⓓ hypodens Ⓟ hipodenso

hipoestesia *f* **(del brazo derecho)** Ⓓ Hypästhesie *f* (des rechten Armes) Ⓟ hipostesia *f* (ao braço direito)

hipofaringe *f* Ⓓ Hypopharynx *m* Ⓟ hipofaringe *m*

hipófisis *f* Ⓓ Hypophyse *f* Ⓟ hipófise *f*

hipofonía *f* Ⓓ Hypophonie *f* Ⓟ hipofonia *f*

hipoglucemia *f* Ⓓ Hypoglykämie *f* Ⓟ hipoglicémia *f*

hiponatremia *f* Ⓓ Hyponatriämie *f* Ⓟ hiponatrémia *f*

hipopituitarismo *m* Ⓓ Hypopituitarismus *m* Ⓟ hipopituitarismo *m*

hipoplasia *f* Ⓓ Hypoplasie *f* Ⓟ hipoplasia *f*

hipoplásico ⓓ hypoplastisch
 ⓟ hipoplásico
hipospadias f ⓓ Hypospadie f
 ⓟ hipospádia f
hipotálamo m ⓓ Hypothalamus m
 ⓟ hipotálamo m
hipotelorismo m ⓓ Hypotelorismus m ⓟ hipotelorismo m
hipotenar m ⓓ Hypothenar m ⓟ hipotenar m
hipotensión f(ortostática) ⓓ Hypotension f(orthostatische)
 ⓟ hipotensão f(ortostática)
hipotermia f ⓓ Hypothermie f ⓟ hipotermia f
hipótesis f ⓓ Hypothese f ⓟ hipótese f
hipótesis f diagnóstico ⓓ Verdachtsdiagnose f ⓟ hipótese m diagnóstico
hipotonía f ⓓ Hypotonie f ⓟ hipotonia f
hipovolemia f ⓓ Hypovolämie f
 ⓟ hipovolémia f
hipovolémico ⓓ hypovolämisch
 ⓟ hipovolémico
hipoxia f ⓓ Hypoxie f ⓟ hipóxia f
histerectomía f ⓓ Hysterektomie f
 ⓟ histerectomia f
histeria f(o histerismo m) ⓓ Hysterie f ⓟ histeria f(o histerismo m)
histérico ⓓ hysterisch ⓟ histérico
histerosalpingografía f ⓓ Hysterosalpingographie f ⓟ histerosalpingografia f
histiocito m ⓓ Histiozyt m ⓟ histiócito m
histología f ⓓ Histologie f ⓟ histologia f
histopatológico ⓓ histopathologisch
 ⓟ histopatológico
historia f(h. de migraña clásica)
 ⓓ Vorgeschichte f(in der V. klassische Migräne) ⓟ história f(h. de
 migraine clássica)

hoja f pleural ⓓ Pleurablatt n ⓟ folheto m pleural
hombro m ⓓ Schulter f ⓟ ombro m
homeopatía f ⓓ Homöopathie f
 ⓟ homeopatia f
homocistinuria f ⓓ Homozystinurie f
 ⓟ homocistinúria f
homogeneidad f ⓓ Homogenität f
 ⓟ homogeneidade f
homosexual ⓓ homosexuell ⓟ homossexual
hongo m ⓓ Pilz m ⓟ fungo m
hora f de inicio ⓓ Krankheitsbeginn m ⓟ hora f de início
hormiguear ⓓ kribbeln ⓟ formigar
hormigueo m ⓓ Kribbelparästhesie f
 ⓟ formigueiro m
hormona f ⓓ Hormon n ⓟ hormona f(bras.: hormônio)
hormona f de crecimiento ⓓ Wachstumshormon n ⓟ hormona f(bras.:
 hormônio) de crescimento
hospital m ⓓ Krankenhaus n ⓟ hospital m
hospitalizar ⓓ aufnehmen (ins Krankenhaus) ⓟ hospitalizar
hoyuelo m ⓓ Grübchen n ⓟ covinha f
hoz f ⓓ Falx f ⓟ foice f
hueso m ⓓ Knochen m ⓟ osso m
hueso m nasal, vómer m ⓓ Nasenbein n ⓟ vómer m
humedecer ⓓ befeuchten ⓟ humedecer
húmero m ⓓ Humerus m
 ⓟ úmero m
humor m ⓓ Stimmung f ⓟ humor m
humor m de base ⓓ Grundstimmung f ⓟ humor m de base
humoral ⓓ humoral ⓟ humoral

iatrogénico Ⓓ iatrogen Ⓟ iatrogénico

ictal Ⓓ iktal Ⓟ ictal

ictericia f **(colestática)** Ⓓ Ikterus m (cholestatischer) Ⓟ icterícia f (colestática)

ictérico Ⓓ ikterisch Ⓟ ictérico

ictiosis f Ⓓ Ichthyose f Ⓟ ictiose f

ideas fpl **suicidas** Ⓓ Suizidgedanken mpl Ⓟ ideação f suicida

idéntico Ⓓ identisch Ⓟ idêntico

idiocia f Ⓓ Idiotie f Ⓟ idiotia f

idiopático Ⓓ idiopathisch Ⓟ idiopático

idiota m Ⓓ Idiot m Ⓟ idiota m

ignorar Ⓓ ignorieren, nicht wissen Ⓟ ignorar

ileitis f Ⓓ Ileitis f Ⓟ ileíte f

íleo m **(paralítico)** Ⓓ Ileus m (paralytischer) Ⓟ íleo m (paralítico)

íleo m Ⓓ Ileum n Ⓟ íleo m

ileostomía f Ⓓ Dünndarmstoma n Ⓟ ileostoma m

ilion m Ⓓ Darmbein n Ⓟ flio m

ilusión f Ⓓ Verkennung f, illusionäre, Illusion f Ⓟ ilusão f

imagiología f**, radiología** f Ⓓ Diagnostik f, bildgebende Ⓟ imagiologia f

imbécil Ⓓ imbezil Ⓟ imbecil

imbecilidad f Ⓓ Imbezillität f Ⓟ imbecilidade f

impacto m Ⓓ Auswirkung f Ⓟ impacto m

impalpable Ⓓ nicht palpierbar Ⓟ impalpável

impedir Ⓓ verhindern Ⓟ impedir

imperceptible Ⓓ nicht wahrnehmbar Ⓟ imperceptível

impétigo m Ⓓ Impetigo f Ⓟ impétigo m

implantación f Ⓓ Implantierung f Ⓟ implantação f

implante m Ⓓ Implantat n Ⓟ implante m

implante m **óseo** Ⓓ Knochenimplantat n Ⓟ implante m ósteo

importancia f **(en ...)** Ⓓ Bedeutung f (für ...) Ⓟ importância f (em ...)

impotencia f Ⓓ Impotenz f Ⓟ impotência f

impotente Ⓓ impotent Ⓟ impotente

impreso m **de transferencia** Ⓓ Überweisungsschein m Ⓟ impresso m de transferência

impulsivo Ⓓ impulsiv Ⓟ impulsivo

inaccesible Ⓓ unzugänglich Ⓟ inacessível

inagotable Ⓓ unerschöpflich Ⓟ inesgotável

inalterado Ⓓ unverändert Ⓟ inalterado

inapetencia f Ⓓ Inappetenz f Ⓟ inapetência f

incapacidad f **(de...)** Ⓓ Unfähigkeit f (zu...) Ⓟ incapacidade f (de...)

incapacidad f **de trabajo (temporal, permanente, parcial, absoluta)** Ⓓ Arbeitsunfähigkeit f (vorübergehende, dauerhafte, eingeschränkte, absolute A.) Ⓟ incapacidade f de trabalho (i. permanente, parcial, absoluta)

incarcerado Ⓓ inkarzeriert Ⓟ encarcerado

incesto m Ⓓ Inzest m Ⓟ incesto m

incidencia f **(de...)** Ⓓ Auftreten n (von...) Ⓟ surgimento m (de...)

incidencia f Ⓓ Inzidenz f Ⓟ incidência f

incipiente Ⓓ beginnend Ⓟ incipiente

incisión f Ⓓ Inzision f, Schnitt m Ⓟ incisão f

incisivo *m* ⒟ Schneidezahn *m* ⒫ incisivo *m*

inclinarse ⒟ vorbeugen, sich ⒫ inclinar-se

incompatibilidad *f* fetopélvica ⒟ Mißverhältnis *n*, Kind-zu-Becken ⒫ imcompatibilidade *f* feto-pélvica

incompleto ⒟ unvollständig ⒫ incompleto

inconsciente ⒟ bewußtlos ⒫ inconsciente

inconstante ⒟ inkonstant ⒫ inconstante

incontinencia *f* (intestinal/ urinaria/ diurna/ nocturna/ ocasional/ total) ⒟ Inkontinenz *f* (Stuhl-/ Harn-/ bei Tag/ nachts/ gelegentliche/ totale)/ ⒫ incontinência *f* (intestinal/ urinária/ diurna/ nocturna/ ocasional/ total)

incontinencia *f* miccional ⒟ Dranginkontinenz *f* ⒫ urgência *f* miccional

incoordinación *f* ⒟ Koordinationsstörung *f* ⒫ incoordenação *f*

incubación *f* ⒟ Inkubation *f* ⒫ incubação *f*

incubadora *f* ⒟ Inkubator *m* ⒫ incubadora *f*

indemnización *f* ⒟ Schmerzensgeld *n* ⒫ inde(m)nização *f*

independiente (de…) ⒟ unabhängig (von…) ⒫ independente (de…)

indicación *f* (de…) ⒟ Indikation *f* (für…) ⒫ indicação *f* (de…)

indicado (es i. con…) ⒟ indiziert (ist i. bei…) ⒫ indicado (é i. com…)

indicador *m* ⒟ Zeigefinger *m* ⒫ indicador *m*

indiferenciado ⒟ undifferenziert ⒫ indiferenciado

indiferente ⒟ gleichgültig ⒫ indiferente

indigestión *f* ⒟ Verdauungsbeschwerden *fpl* ⒫ indigestão *f*

indución *f* del trabajo de parto ⒟ Geburtseinleitung *f* ⒫ indução *f* do trabalho de parto

inducción *f* enzimática ⒟ Enzyminduktion *f* ⒫ indução *f* enzimática

inducir ⒟ hervorrufen, induzieren ⒫ induzir

inespecífico ⒟ unspezifisch ⒫ inespecífico

inestabilidad *f* de humor ⒟ Stimmungsschwankungen *fpl* ⒫ instabilidade *f* de humor

inestable ⒟ instabil ⒫ instável

infancia *f*, niñería *f* ⒟ Kindheit *f* ⒫ infância *f*, meninice *f*

infartización *f* ⒟ Infarzierung *f* ⒫ enfartização *f*

infarto *m* ⒟ Infarkt *m* ⒫ infarto *m* (bras.)

infarto *m* cerebeloso ⒟ Kleinhirninfarkt *m* ⒫ enfarte *m* cerebeloso

infarto *m* cerebral ⒟ Hirninfarkt *m* ⒫ enfarte *m* cerebral

infarto *m* del miocardio ⒟ Herzinfarkt *m* ⒫ enfarte *m* do miocárdio

infarto *m* (migrañoso/ silencioso) ⒟ Infarkt *m* (migränöser/ 'stiller') ⒫ enfarte *m* (migranoso/ silencioso)

infección *f* ⒟ Infektion *f*, Entzündung *f* ⒫ infecção *f*

infección *f* estafilocócica ⒟ Staphylokokkeninfektion *f* ⒫ infecção *f* estafilocócica

infección *f* gonocócica ⒟ Gonokokkeninfektion *f* ⒫ infecção *f* gonocócica

infección *f* respiratoria ⒟ Atemwegsinfekt *m* ⒫ infecção *f* respiratória

infección *f* urinaria ⒟ Harnwegsinfekt *m* ⒫ infecção *f* urinária

infección *f* viral, virosis *f* ⒟ Virusinfektion *f* ⒫ infecção *f* viral (o vírica)

infeccioso ⒟ infektiös ⒫ infeccioso

infectar ⒹⒶ anstecken Ⓟ infectar

inferior a... Ⓓ unter.... Ⓟ inferior a...

infértil Ⓓ infertil Ⓟ infértil

infertilidad f Ⓓ Infertilität f Ⓟ infertilidade f

infiltración f Ⓓ Infiltration f Ⓟ infiltração f

infiltrado m Ⓓ Infiltrat n Ⓟ infiltrado m

infiltrado m pulmonar Ⓓ Lungeninfiltrat n Ⓟ infiltrado m pulmonar

infiltrar Ⓓ infiltrieren Ⓟ infiltrar

inflamación f Ⓓ Entzündung f Ⓟ inflamação f

inflamarse Ⓓ entzünden, sich Ⓟ inflamar-se

inflamatorio Ⓓ entzündlich Ⓟ inflamatório

información f Ⓓ Information f Ⓟ informação f

informe m (médico) Ⓓ Krankenbericht m Ⓟ boletim m médico

infusión f Ⓓ Infusion f Ⓟ infusão f

ingerir Ⓓ einnehmen Ⓟ ingerir

ingestión f Ⓓ Einnahme f Ⓟ ingestão f

ingestión f medicamentosa Ⓓ Medikamenteneinnahme f Ⓟ ingestão f medicamentosa

ingle f Ⓓ Leiste f Ⓟ virilha f

inhalación f Ⓓ Inhalation n Ⓟ inalação f

inhalar Ⓓ inhalieren Ⓟ inalar

inhibición f Ⓓ Hemmung f Ⓟ inibição f

inhibidor m Ⓓ Inhibitor m Ⓟ inibidor m

inhibidor m de la ECA (IECA) Ⓓ ACE-Hemmer m Ⓟ inibidor m da ECA

inhibidor m de ovulación Ⓓ Ovulationshemmer m Ⓟ inibidor m da ovulação

inicio m Ⓓ Beginn m Ⓟ início m

inmadurez f Ⓓ Unreife f Ⓟ imaturidade f

inmediato (de inmediato) Ⓓ sofort Ⓟ imediato (de imediato)

inmobilidad f Ⓓ Immobilität f Ⓟ imobilidade f

inmobilizar Ⓓ ruhigstellen Ⓟ imobilizar

inmune (a...) Ⓓ immun (gegen...) Ⓟ imune (a...)

inmunidad f (a...) Ⓓ Immunität f (gegen...) Ⓟ imunidade f (a...)

inmunización f (contra...) Ⓓ Immunisierung f (gegen...) Ⓟ imunização f (contra...)

inmunizar Ⓓ immunisieren Ⓟ imunizar

inmunocomplejo m Ⓓ Immunkomplex m Ⓟ imunocomplexo m

inmunodeprimido Ⓓ immunsupprimiert Ⓟ imunodeprimido

inmunoelectroforesis f Ⓓ Immunelektrophorese f Ⓟ imunoelectroforese f

inmunofluorescencia f Ⓓ Immunfluoreszenz f Ⓟ imunofluorescência f

inmunoglobulina f Ⓓ Immunglobulin n Ⓟ imunoglobulina f

inmunología f Ⓓ Immunologie f Ⓟ imunologia f

inmunológico Ⓓ immunologisch Ⓟ imunológico

inmunosupresión f Ⓓ Immunsuppression f Ⓟ imunosupressão f

inmunovasculitis f Ⓓ Immunvaskulitis f Ⓟ imunovasculite f

inoperable Ⓓ inoperabel Ⓟ inoperável

inquietar Ⓓ ängstigen, beunruhigen Ⓟ inquietar

inseminación f Ⓓ Insemination f Ⓟ inseminação f

insensible Ⓓ taub, empfindungslos Ⓟ insensível

insolación f ⒟ Insolation f, Hitzschlag m ⒫ insolação f

insomnio m ⒟ Schlaflosigkeit f
⒫ insónia f (bras.: insônia f)

inspección f ⒟ Inspektion f ⒫ in-
spe(c)ção f

instalación f **(súbita)** ⒟ Einsetzen n
(von Symptomen) (plötzliches)
⒫ instalação f (súbita)

instilar ⒟ einträufeln ⒫ instilar

instrucciones fpl ⒟ Beipackzettel m
⒫ instruções fpl

insuficiencia f ⒟ Insuffizienz f ⒫ insuficiência f

insuficiencia f **aórtica** ⒟ Aorteninsuffizienz f ⒫ insuficiência f aórtica

insuficiencia f **cardíaca** ⒟ Herzinsuffizienz f (HI) ⒫ insuficiência f cardíaca

insuficiencia f **del diafragma pélvico**
⒟ Beckenbodeninsuffizienz f
⒫ insuficiência f do diafragma pélvico

insuficiencia f **mitral** ⒟ Mitralinsuffizienz f ⒫ insuficiência f mitral

insuficiencia f **renal (aguda/ crónica)**
(IRA/ IRC) ⒟ Niereninsuffizienz f
(akute/ chronische) (NI) ⒫ insuficiência f renal (aguda/ crónica) (IRA/
IRC)

insuficiencia f **tricúspide** ⒟ Trikuspidalklappeninsuffizienz f ⒫ insuficiência f tricúspide

insuficiencia f **ventricular (IV) derecha**
⒟ Rechtsherzinsuffizienz f ⒫ insuficiência f ventricular direita

insuficiencia f **ventricular (IV) izquierda**
⒟ Linksherzinsuffizienz f ⒫ insuficiência f ventricular esquerda

insulina f ⒟ Insulin n ⒫ insulina f

insulinodependiente ⒟ insulinabhängig ⒫ insulinodependente

inteligencia f ⒟ Intelligenz f ⒫ inteligência f

intensidad f ⒟ Stärke f, Intensität f
⒫ intensidade f

interacción f **(medicamentosa)** ⒟ Interaktion f (medikamentöse)
⒫ interacção f (medicamentosa)

intercurrencia f ⒟ Zwischenfall m
⒫ intercorrência f

interferón m ⒟ Interferon n
⒫ interferão m

intermitente ⒟ intermittierend
⒫ intermitente

internado (de... a...) ⒟ stationär
(von...bis...) ⒫ internado (de...
a...)

internamiento m ⒟ Krankenhausaufnahme f ⒫ internamento m

international normalised ratio (INR)
⒟ international normalized ratio
(INR) (Prothrombinzeit geteilt durch
Normalwert) ⒫ international normalised ratio (INR)

interpersonal ⒟ zwischenmenschlich
⒫ interpessoal

interrumpir ⒟ unterbrechen ⒫ interromper

interrupción f ⒟ Unterbrechung f
⒫ interrupção f

interrupción f **voluntaria del embarazo**
(IVE) ⒟ Schwangerschaftsab-
bruch m ⒫ interrupção f voluntária
de gravidez (IVG)

intersticial ⒟ interstitiell ⒫ intersticial

intertrigo m ⒟ Intertrigo n ⒫ intertrigo m (o intertrigem m)

intervalo m ⒟ Abstand m, Pause f
⒫ intervalo m

intervención f ⒟ Eingriff m, Intervention f ⒫ intervenção f

intervenir ⒟ einschreiten ⒫ intervir

intestinal ⒟ Darm- ⒫ intestinal

intestino m **delgado** ⒟ Dünndarm m
⒫ intestino m delgado

intestino m **grueso** ⒟ Dickdarm m
⒫ intestino m grosso

intolerancia f ⒹUnverträglichkeit f ⒫ intolerância f

intolerancia f **a la luz** ⒹLichtüberempfindlichkeit f ⒫ intolerância f à luz

intoxicación f ⒹVergiftung f, Intoxikation f ⒫ intoxicação f

intoxicación f **alimenticia** ⒹLebensmittelvergiftung f ⒫ intoxicação f alimentar

intracraneano ⒹIntracraniell ⒫ intracraneano

intramuscular (i.m.) ⒹIntramuskulär (i.m.) ⒫ intramuscular (i.m.)

intratable ⒹUnheilbar, nicht behandelbar ⒫ intratável

intratecal ⒹIntrathekal ⒫ intratecal

intravenoso (i.v.) ⒹIntravenös (i.v.) ⒫ intravenoso (i.v.)

intubación f **(endotraqueal)** ⒹIntubation f (endotracheale) ⒫ entubação f (endotraqueal)

intubación f, **entubación** f ⒹIntubation f ⒫ intubação f

intubado ⒹIntubiert ⒫ entubado

intuitivo ⒹIntuitiv ⒫ intuitivo

invaginación f ⒹInvagination f ⒫ invaginação f

inválido ⒹArbeitsunfähig ⒫ inválido

invasivo ⒹInvasiv ⒫ invasivo

inversión f ⒹInversion f ⒫ inversão f

investigación f ⒹUntersuchung f, Diagnostik f ⒫ investigação f

involuntario ⒹUnwillkürlich ⒫ involuntário

inyección f **(conjuntival)** ⒹInjektion f (konjunktivale) ⒫ inje(c)ção f (conjuntival)

inyectar ⒹInjizieren ⒫ inje(c)tar

ión m ⒹIon n ⒫ ião m, íon m (bras.)

ionograma m ⒹIonogramm n ⒫ ionograma m

ipsilateral ⒹIpsilateral ⒫ ipsilateral

irascibilidad f ⒹJähzorn m ⒫ irascibilidade f

iridociclitis f ⒹIridozyklitis f ⒫ iridociclite f

iridoplegia f ⒹPupillenstarre f ⒫ iridoplegia f

iris f ⒹIris f ⒫ íris f

iritis f ⒹIritis f ⒫ irite f

irradiación f ⒹAusstrahlung f ⒫ irradiação f

irradiar ⒹAusstrahlen ⒫ irradiar

irregular ⒹAbnorm ⒫ irregular

irresecable ⒹResezierbar, nicht · ⒫ irressecável

irritabilidad f ⒹReizbarkeit f ⒫ irritabilidade f

irritación f ⒹReizung f ⒫ irritação f

irritante ⒹAusstrahlend ⒫ irritante

islotes mpl **de Langerhans** ⒹLangerhanssche Inseln fpl ⒫ ilhotas fpl de Langerhans

isocórico ⒹIsokor ⒫ isocórico

isométrico ⒹIsometrisch ⒫ isométrico

isotónico ⒹIsotonisch ⒫ isotónico

isótopo m **(radioativo)** ⒹIsotop n (radioaktives) ⒫ isótopo m (radioativo)

isquemia f ⒹIschämie f ⒫ isquémia f

isquémico ⒹIschämisch ⒫ isquémico

isquion m ⒹKreuzbein n ⒫ ísquio m

istmo m ⒹIsthmus m ⒫ istmo m

J

jadeo *m*, **silbido** *m* Ⓓ Pfeifen *n*, Giemen *n* (Lungenauskultation) Ⓟ sibilo *m*

jarabe *m* Ⓓ Sirup *m* Ⓟ xarope *m*

jarabe *m* **pectoral** Ⓓ Hustensaft *m* Ⓟ xarope *m* para a tosse

jeringuilla *f*, **inyección** *f* Ⓓ Spritze *f* Ⓟ seringa *f*

joroba *f* Ⓓ Buckel *m* Ⓟ bossa *f*

juanete *m* Ⓓ Hammerzehe *f* Ⓟ dedo *m* em martelo

juanete *m* Ⓓ Fußballen *m* Ⓟ joanete *m*

jubilación *f* Ⓓ Berentung *f* Ⓟ reforma *f*

jubilación *f* **temprana** Ⓓ Frühberentung *f* Ⓟ reforma *f* precoce

juntura *f* **occipitovertebral** Ⓓ Übergang *m*, zervikokranialer Ⓟ charneira *f* cervico-occipital (o craniovertebral)

K

kala-azar *m* Ⓓ Kala-Azar *m* Ⓟ cala-
zar *m*
Kernicterus *m* Ⓓ Kernikterus *m*
Ⓟ Kernicterus *m*

L

la/ el mencionada/-o f/m ⒹOben ge-
  nannte/r f/m ⒫epígrafada/o f/m
laberintitis f ⒹLabyrinthitis f ⒫la-
  birintite f
laberinto m ⒹLabyrinth n ⒫labi-
  rinto m
labilidad f afectiva ⒹAffektkonti-
  nenz f ⒫incontinência f de afectos
  (o labilidade f afectivo)
labilidad f emocional ⒹAffektlabili-
  tät f ⒫labilidade f emocional
labio m ⒹLippe f ⒫lábio m
labio m inferior ⒹUnterlippe f
  ⒫lábio m inferior, beiço m
labio m leporino ⒹHasenscharte f
  ⒫lábio m leporino
labio m superior ⒹOberlippe f
  ⒫lábio m superior
laboratorio m ⒹLabor n ⒫labora-
  tório m
lacrimeo m ⒹTränen n ⒫lacri-
  mejo m
lactación f ⒹLaktation f
  ⒫lactação f
lactancia f ⒹStillzeit f ⒫aleita-
  mento m
lactante m ⒹSäugling m ⒫lac-
  tante m
lactasa f ⒹLaktase f ⒫lactase f
lacunar Ⓓlakünär ⒫lacunar
ladilla f ⒹFilzlaus f ⒫chato m
lado m ⒹSeite f ⒫lado m
lado m opuesto ⒹGegenseite f
  ⒫lado m oposto
lagoftalmo m ⒹLagophthalmus m
  ⒫lagoftalmos m
lágrima f ⒹTräne f ⒫lágrima f
lamentarse Ⓓjammern ⒫lamen-
  tar-se

laminectomía f ⒹLaminektomie f
  ⒫laminectomia f
lanceta f ⒹLanzette f ⒫lanceta f
lancinante Ⓓlanzinierend ⒫lanci-
  nante
laparoscopia f ⒹLaparoskopie f
  ⒫laparoscopia f
laparoscopio m ⒹLaparoskop n
  ⒫laparoscópio m
laparotomía f ⒹLaparotomie f
  ⒫laparotomia f
largo, extenso Ⓓlang ⒫comprido
laringe f ⒹKehlkopf m ⒫laringe f
laringectomía f ⒹLaryngektomie f
  ⒫laringectomia f
laringitis f ⒹLaryngitis f ⒫larin-
  gite f
laringoespasmo m ⒹLaryngospas-
  mus m ⒫laringospasm m
laringoscopia f ⒹLaryngoskopie f
  ⒫laringoscopia f
laringoscopio m ⒹLaryngoskop n
  ⒫laringoscópio m
laringotraqueobronquitis f ⒹLaryn-
  gotracheobronchitis f ⒫laringotra-
  queobronquite f
Lasègue (positivo a 60° a la izquierda)
  ⒹLasègue m (links bei 60° positiv)
  ⒫Lasègue (positivo a 60° á esquerdo)
láser m ⒹLaser m ⒫laser m
latencia f ⒹLatenz f ⒫latência f
latente Ⓓlatent ⒫latente
lateral Ⓓlateral ⒫lateral
lavado m gástrico ⒹMagenspülung f
  ⒫lavagem f gástrica
lavar Ⓓspülen, waschen ⒫lavar
laxante m ⒹAbführmittel n ⒫la-
  xante m
lecho m renal ⒹNierenlager n
  ⒫leito m renal
lecho m ungueal ⒹNagelbett n
  ⒫leito m ungueal (o l. da unha)
leiomioma m ⒹLeiomyom n
  ⒫leiomioma m

leiomiosarcoma *m* ⒟ Leiomyosarkom *n* ⒫ leiomios(s)arcoma *m*

leismaniasis *f* ⒟ Leishmaniase *f* ⒫ leishmaníase *f*

lengua *f* ⒟ Zunge *f*, Sprache *f* ⒫ língua *f*

lenguaje *m* ⒟ Sprache *f* (i. S. von Sprechweise) ⒫ linguagem *f*

lente *m* **(del ojo)** ⒟ Linse *f* ⒫ lente *m* (do olho)

lentes *mpl* **de contacto** ⒟ Kontaktlinsen *fpl* ⒫ lentes *mpl* de contacto

lenticular *m* ⒟ Linsenkern *m* ⒫ lenticular *m*

lentificación *f* ⒟ Verlangsamung *f* ⒫ lentificação *f*

lentigo *m* ⒟ Lentigo *f* ⒫ lentigo *m*

lepra *f* ⒟ Lepra *f* ⒫ lepra *f*

leproso ⒟ leprös ⒫ leproso

leptospirosis *f* ⒟ Leptospirose *f* ⒫ leptospirose *f*

lésbica (*adj.* + *f*) ⒟ lesbisch (*adj.*), Lesbierin *f* ⒫ lésbica (*adj.* + *f*)

lesión *f* **(l. imagiológica correspondiente)** ⒟ Läsion *f*, Verletzung *f* (entsprechende L. in der bildgebenden Diagnostik) ⒫ lesão *f* (l. imagiológica correspondente)

lesión *f* **cerebral anóxica** ⒟ Hirnschaden *m*, hypoxischer ⒫ lesão *f* cerebral anóxica

lesión *f* **de la piel** ⒟ Hautverletzung *f* ⒫ lesão *f* da pele

lesión *f* **deportiva** ⒟ Sportverletzung *f* ⒫ lesão *f* desportiva

lesión *f* **valvular** ⒟ Herzklappenfehler *m* ⒫ lesão *f* valvular

letal ⒟ letal ⒫ letal

letargia *f* ⒟ Lethargie *f* ⒫ letargia *f*

leucemia *f* **(linfoide (o linfática) aguda/ crónica)** ⒟ Leukämie *f*, (akute/ chronische lymphatische (ALL/CLL)) ⒫ leucemia *f* (linfóide (o linfática) aguda/ crónica)

leucocito *m* ⒟ Leukozyt *m* ⒫ leucócito *m*

leucocitosis *f* ⒟ Leukozytose *f* ⒫ leucocitose *f*

leucoencefalopatía *f* **(isquémica)** ⒟ Leukenzephalopathie *f*, (ischämische) ⒫ leucoencefalopatia *f* (isquémica)

leucopenia *f* ⒟ Leukopenie *f* ⒫ leucopenia *f*

leucosis *f* ⒟ Leukose *f* ⒫ leucose *f*

levantar ⒟ anheben ⒫ levantar

libertación *f* ⒟ Freisetzung *f* ⒫ libertação *f*

líbido *f* ⒟ Libido *f* ⒫ líbido *m*

ligación *f* **a las proteínas** ⒟ Proteinbindung *f* ⒫ ligação *f* às proteínas

ligadura *f* **elástica** ⒟ Bandage *f*, elastische ⒫ ligadura *f* elástica

ligadura *f* **extensible** ⒟ Streckverband *m* ⒫ ligadura *f* extensível

ligamento *m* ⒟ Band *n*, Ligament *n* ⒫ ligamento *m*

ligamento *m* **cruzado** ⒟ Kreuzband *n* ⒫ ligamento *m* cruzado

limitación *f* **de los movimientos** ⒟ Bewegungseinschränkung *f* ⒫ limitação *f* dos movimentos

límites *mpl* **de la normalidad (dentro de los l. de la n.)** ⒟ Normbereich *m* (im N.) ⒫ limites *mpl* da normalidade (dentro dos l. da n.)

línea *f* ⒟ Faden *m* ⒫ linha *f*

línea *f* **media** ⒟ Mittellinie *f* ⒫ linha *f* média

linfa *f* ⒟ Lymphe *f* ⒫ linfa *f*

linfadenitis *f* ⒟ Lymphadenitis *f* ⒫ linfadenite *f*

linfadenopatía *f* ⒟ Lymphadenopathie *f* ⒫ linfadenopatia *f*

linfangioma *m* ⒟ Lymphangiom *n* ⒫ linfangioma *m*

linfangiosarcoma *m* ⒟ Lymphangiosarkom *n* ⒫ linfangio(s)sarcoma *m*

linfático ⓓ lymphatisch, Lymph...
　ⓟ linfático
linfedema m ⓓ Lymphödem n
　ⓟ linfedema m
linfoblasto m ⓓ Lymphoblast m
　ⓟ linfoblasto m
linfocito m ⓓ Lymphozyt m ⓟ linfócito m
linfocitopenia f ⓓ Lymphozytopenie f
　ⓟ linfocitopenia f
linfoma m ⓓ Lymphom n ⓟ linfoma m
lipasa f ⓓ Lipase f ⓟ lípase f
lipoma m ⓓ Lipom n ⓟ lipoma m
liposarcoma m ⓓ Liposarkom n
　ⓟ liposarcoma m
lipotimia f ⓓ Ohnmacht f, Bewußtlosigkeit f ⓟ lipotímia f
liquen m plano ⓓ Lichen n planum
　ⓟ líquen m plano
liquenificación f ⓓ Lichenifizierung f
　ⓟ liquenificação f
liquenificado ⓓ lichenifiziert ⓟ liquenificado
líquido m ⓓ Flüssigkeit f ⓟ líquido m
líquido m amniótico ⓓ Amnionflüssigkeit f ⓟ líquido m amniótico
líquido m ascítico ⓓ Aszitesflüssigkeit f ⓟ líquido m ascítico
líquido m cefalorraquídeo (LCR) ⓓ Liquor m cerebrospinalis ⓟ líquido m céfalo-raquidiano (LCR)
líquido m pleural ⓓ Pleuraflüssigkeit f ⓟ líquido m pleural
liquor m ⓓ Liquor m ⓟ liquor m
lisis f ⓓ Lyse f ⓟ lise f
litio m ⓓ Lithium n ⓟ lítio m
litotricia f ⓓ Lithotrypsie f ⓟ litotripsia f
lívido ⓓ bläulich, livide ⓟ lívido
llano, plano ⓓ flach ⓟ chato
llenarse ⓓ füllen, sich ⓟ encher-se
lobectomía f ⓓ Lobektomie f ⓟ lobectomia f

lobo m ⓓ Lappen m ⓟ lobo m
lóbulo m ⓓ Lobulus m, Ohrläppchen n ⓟ lóbulo m
local ⓓ örtlich ⓟ local
localización f ⓓ Lokalisation f
　ⓟ localização f
localizado ⓓ lokalisiert, punktuell
　ⓟ localizado
loco ⓓ verrückt, irr ⓟ louco
locomoción f ⓓ Gehen n, Fortbewegung f ⓟ locomoção f
locuos mpl ⓓ Wochenfluß m ⓟ lóquios mpl
logopedia f ⓓ Logopädische Behandlung f. ⓟ terapia f de fala e linguagem
logorrea f ⓓ Logorrhoe f ⓟ logorreia f
lombriz f ⓓ Spulwurm m, Wurm m
　ⓟ lombriga f, verme m
longitud f ⓓ Länge f ⓟ comprimento m
lordosis f ⓓ Lordose f ⓟ lordose f
lúcido ⓓ bewußtseinsklar ⓟ lúcido
lucífugo ⓓ lichtscheu ⓟ lucífugo
lugar m, asilo m ⓓ Heim n (Alters-)
　ⓟ lar m
lumbago m ⓓ Lumbago m, 'Hexenschuß' m ⓟ lumbago m
lumbalgia f ⓓ Lumbalgie f ⓟ lombalgia f
lumbar ⓓ lumbal ⓟ lombar
lumbosacro ⓓ lumbosakral ⓟ lombo-sagrado
lumen m ⓓ Lumen n ⓟ lúmen m
lúpus m (eritematosus) ⓓ Lupus m
(erythematosus) ⓟ lúpus m (eritematosus)
luxación f ⓓ Luxation f ⓟ luxação f
luxación f de la articulación del hombro ⓓ Schultergelenksluxation f
　ⓟ desarranjo m articular do ombro
luxado ⓓ luxiert ⓟ luxado
luxar ⓓ luxieren ⓟ luxar

M

macerar ⒟ mazerieren ⒫ macerar

macho, masculino ⒟ männlich ⒫ macho (bras.)

macizo ⒟ massiv ⒫ maciço

macroadenoma m ⒟ Makroadenom n ⒫ macroadenoma m

macrocítico ⒟ makrozytär ⒫ macrocítico

macrocito m ⒟ Makrozyt m ⒫ macrócito m

macrófago m ⒟ Makrophage m ⒫ macrófago m

macroscópico ⒟ makroskopisch ⒫ macroscópico

macrosomía f fetal ⒟ Makrosomie f, fetale ⒫ macrossomia f fetal

mácula f ⒟ Makula f ⒫ mácula f

maculo-papular ⒟ makulo-papulös ⒫ maculo-papular

madurez f ⒟ Reife f ⒫ maturidade f

magnesio m ⒟ Magnesium n ⒫ magnésio m

mal m de las alturas ⒟ Höhenkrankheit f ⒫ mal m das alturas

mal estar m ⒟ Unwohlsein n ⒫ mal estar m (o má-estar m)

mala nutrición f ⒟ Malnutrition f, Unterernährung f ⒫ má nutrição f

malabsorción f ⒟ Malabsorption f ⒫ malabsorção f (o má absorção f)

malacia f ⒟ Malazie f ⒫ malacia f

malaria f ⒟ Malaria f ⒫ malária f

maléolo m ⒟ Malleolus m ⒫ maléolo m

malformación f ⒟ Malformation f ⒫ malformação f

malformación f vascular (MAV) ⒟ Gefäßmalformation f ⒫ malformação f vascular (MAV)

maligno ⒟ maligne, bösartig ⒫ maligno

mama f ⒟ Mamma f ⒫ mama f

mamografía f ⒟ Mammografie f ⒫ mamografia f

mandíbula f ⒟ Unterkiefer m, Mandibula f ⒫ mandíbula f

manía f ⒟ Manie f ⒫ mania f

manía f de persecución ⒟ Verfolgungswahn m ⒫ mania f de perseguição

maníaco(-depresiva) ⒟ manisch(-depressiv) ⒫ maníaco(-depressiva)

manifestación f ⒟ Erscheinungsform f, Manifestation f ⒫ manifestação f

manifestación f dérmica ⒟ Hauterscheinung f ⒫ manifestação f dérmica

mano f ⒟ Hand f ⒫ mão f

mano f en garra ⒟ Krallenhand f ⒫ mão f em garra

mano f pendulante ⒟ Fallhand f ⒫ mão f pendente

mantenerse ⒟ bleiben ⒫ manter-se

mapa m de crisis ⒟ Anfallskalender m ⒫ mapa m de crises

marasmo m ⒟ Marasmus m ⒫ marasmo m

marcado ⒟ begrenzt, abgegrenzt, vereinbart ⒫ marcado

marcador m ⒟ Marker m ⒫ marcador m

marcador m tumoral ⒟ Tumormarker m ⒫ marcador m tumoral

marcapasos m cardíaco ⒟ Herzschrittmacher m ⒫ pace-maker m cardíaco, marcapasso m (bras.)

marcha f (parética/ espástica/ atáxica/ claudicante/ pequenos pasos) ⒟ Gangbild n (paretisches/ spastisches/ ataktisches/ hinkendes/ kleinschrittiges) Ⓟ marcha f (parética/ espástica/ atáxica/ claudicante/ pequenos passos)

mareado Ⓓ schwindelig Ⓟ vertigens

martillo m Ⓓ Hammer m Ⓟ martelo m

masaje m Ⓓ Massage f Ⓟ massagem f

masaje m **cardíaco** Ⓓ Herzmassage f Ⓟ massagem f cardíaca

masculino, macho Ⓓ männlich Ⓟ masculino

mastectomía f Ⓓ Mastektomie f Ⓟ mastectomia f

masticación f Ⓓ Kauen n Ⓟ mastigação f

mastitis f Ⓓ Mastitis f Ⓟ mastite f

mastodinia f Ⓓ Mastodynie f Ⓟ mastodinia f

mastoiditis f Ⓓ Mastoiditis f Ⓟ mastoidite f

material m **de obturación** Ⓓ Zahnfüllung f Ⓟ material m de obturação

maternidad f Ⓓ Entbindungsabteilung f Ⓟ maternidade f

matinal Ⓓ morgendlich Ⓟ matinal

matriz f, **útero** m **(miomatoso)** Ⓓ Uterus m (myomatosus) Ⓟ útero m (miomatoso)

maxilar m **inferior** Ⓓ Unterkiefer m Ⓟ maxilar m inferior

maxilar m **superior** Ⓓ Oberkiefer m Ⓟ maxilar m superior

mecánico Ⓓ mechanisch Ⓟ mecânico

meconio m Ⓓ Mekonium n Ⓟ mecónio m (bras.: mecônio m)

media f **elástica** Ⓓ Gummistrumpf m Ⓟ meia f elástica

medial Ⓓ medial Ⓟ medial

medias fpl **antitrombóticas** Ⓓ Thrombosestrümpfe mpl Ⓟ meias fpl antitrombose

medias fpl **elásticas** Ⓓ Stützstrümpfe mpl Ⓟ meias fpl elásticas

mediastinitis f Ⓓ Mediastinitis f Ⓟ mediastinite f

mediastino m Ⓓ Mediastinum n Ⓟ mediastino m

medicación f **de carácter rápido** Ⓓ Akutmedikation f Ⓟ medicação de alívio m (rápido)

medicamento m Ⓓ Medikament n Ⓟ medicamento m

medicamentoso Ⓓ medikamentös Ⓟ medicamentoso

medicina f **convencional** Ⓓ Schulmedizin f Ⓟ medicina f convencional

medicina f **física** Ⓓ Physiotherapie f, Krankengymnastik f (KG) Ⓟ medicina f física

medicina f **forense** Ⓓ Rechtsmedizin f Ⓟ medicina f forense

medicina f **naturista** Ⓓ Naturheilkunde f Ⓟ medicina f naturalista

medición f Ⓓ Messung f Ⓟ medição f

médico Ⓓ medizinisch, ärztlich Ⓟ médico

médico m **de familia** Ⓓ Hausarzt m Ⓟ médico m de família

médico m **de la seguridad social** Ⓓ Kassenarzt m Ⓟ médico m da caixa

médico/-a m/f **de urgencia** Ⓓ Notarzt/ -ärztin m/f Ⓟ médico/-a m/f de urgência

medio m **auxiliar** Ⓓ Hilfsmittel n Ⓟ meio m auxiliar

medio m **de contraste** m, **contraste** m **(con/ sin)** Ⓓ Kontrastmittel n (mit/ ohne) Ⓟ meio m de contraste m (com/ sem)

medio-cuerpo m, **hemicuerpo** m Ⓓ Oberkörper m Ⓟ meio-corpo m

médula f Ⓓ Medulla f Ⓟ medula f

médula f **espinal** Ⓓ Rückenmark n Ⓟ medula f espinal

médula f **ósea** Ⓓ Knochenmark n
Ⓟ medula f óssea
meduloblastoma m Ⓓ Medulloblastom n Ⓟ meduloblastoma m
megacariocito m Ⓓ Megakaryozyt m
Ⓟ megacariócito m
megacolon m Ⓓ Megakolon n
Ⓟ megacólon m
megalómano Ⓓ größenwahnsinnig
Ⓟ megalómano
mejilla f Ⓓ Wange f Ⓟ bochecha f
mejorarse Ⓓ bessern, sich Ⓟ melhorar-se
mejoría f Ⓓ Besserung f Ⓟ melhoria f
melancolía f Ⓓ Melancholie f Ⓟ melancolia f
melancólico Ⓓ melancholisch
Ⓟ melancólico
melanina f Ⓓ Melanin n Ⓟ melanina m
melanoblastoma m Ⓓ Melanoblastom n Ⓟ melanoblastoma m
melanoma m Ⓓ Melanom n Ⓟ melanoma m
melena f Ⓓ Teerstuhl m Ⓟ melena f
membrana f Ⓓ Membran f Ⓟ membrana f
membrana f **sinovial** Ⓓ Synovia f
Ⓟ sinóvia f
memoria f Ⓓ Gedächtnis n Ⓟ memória f
memoria f **reciente** Ⓓ Kurzzeitgedächtnis n Ⓟ memória f recente
memoria f **remota** Ⓓ Langzeitgedächtnis n Ⓟ memória f remota
menarquía f **(a los x años)** Ⓓ Menarche f (mit x Jahren) Ⓟ menarca f (aos x anos)
meninge f Ⓓ Hirnhaut f Ⓟ meninge f
meningioma m Ⓓ Meningeom n
Ⓟ meningioma m
meningiosis f Ⓓ Meningeosis f
Ⓟ meningeose f

meningismo m Ⓓ Meningismus m
Ⓟ sinal m meníngeo
meningitis f **(meningocócica)** Ⓓ Meningitis f (Meningokokkenmeningitis) Ⓟ meningite f (meningocócica)
meningitis f Ⓓ Hirnhautentzündung f
Ⓟ meningite f
meningitis f **neumocócica** Ⓓ Pneumokokkenmeningitis f Ⓟ meningite f pneumocócica
meningocele m Ⓓ Meningozele f
Ⓟ meningocelo m
meningoencefalitis f Ⓓ Meningoenzephalitis f Ⓟ meningoencefalite f
menisco m Ⓓ Meniskus m Ⓟ menisco m
menopausia f Ⓓ Menopause f
Ⓟ menopausa m
menstruación f Ⓓ Menstruation f, Periode f Ⓟ menstruação f
mental Ⓓ mental Ⓟ mental
mentón m Ⓓ Kinn n Ⓟ mento m, queixo m
meralgia f **parestética** Ⓓ Meralgia f paraesthetica Ⓟ meralgia f parestética
mercurio m Ⓓ Quecksilber n
Ⓟ mercúrio m
mesencéfalo m Ⓓ Mesenzephalon n
Ⓟ mesencéfalo m
mesénquima m Ⓓ Mesenchym n
Ⓟ mesênquima m
mesentério m Ⓓ Mesenterium n
Ⓟ mesentério m
mesometrio m Ⓓ Mesometrium n
Ⓟ mesométrio m
mesotelio m Ⓓ Mesothel n Ⓟ mesotélio m
metabólico Ⓓ metabolisch Ⓟ metabólico
metabolismo m Ⓓ Metabolismus m
Ⓟ metabolismo m
metacarpo m Ⓓ Mittelhand f Ⓟ metacarpo m

metáfisis f ⒟ Metaphyse f ⒫ metáfise f

metahemoglobina f ⒟ Methämoglobin n ⒫ metemoglobina m

metástasis f ⒟ Metastase f ⒫ metástase f

metastático ⒟ metastatisch ⒫ metastático

metastización f ⒟ Metastasierung f ⒫ metastização f

metatarsalgia f ⒟ Metatarsalgie f ⒫ metatarsalgia f

metatarso m ⒟ Mittelfuß m ⒫ metatarso m

metencéfalo m ⒟ Mesenzephalon n ⒫ metencéfalo m

meteorismo m ⒟ Meteorismus m ⒫ meteorismo m

método m ⒟ Methode f ⒫ método m

método m **anticonceptivo** ⒟ Verhütungsmethode f ⒫ método m anticoncepcional

metrodinia f ⒟ Metrodynie f ⒫ metrodinia f

metrorragia f ⒟ Metrorrhagie f ⒫ metrorragia f

mialgia f ⒟ Myalgie f ⒫ mialgia f

miastenia f **gravis** ⒟ Myasthenia gravis f ⒫ miastenia f gravis

miasténico ⒟ Myasthenie….., myasthenisch ⒫ miasténico

micción f ⒟ Urinieren n, Miktion f ⒫ micção f

micetoma m ⒟ Myzetom n ⒫ micetoma m

micológico/-a ⒟ Pilz - ⒫ micológico/-a

micosis f ⒟ Pilzerkrankung f, Mykose f ⒫ micose f

micosis f **del pie ("pie** m **de atleta")** ⒟ Fußpilz m ⒫ micose f do pé

micótico ⒟ mykotisch, Pilz- ⒫ micótico

microadenoma m ⒟ Mikroadenom n ⒫ microadenoma m

microcefalia f ⒟ Mikrozephalie f ⒫ microcefalia f

microcítico ⒟ mikrozytär ⒫ microcítico

microorganismo m ⒟ Mikroorganismus m ⒫ microorganismo m

microscopio m ⒟ Mikroskop n ⒫ microscópio m

midríasis f ⒟ Mydriasis f ⒫ midríase f

mielina f ⒟ Myelin n ⒫ mielina f

mielinosis f **centro-póntica** ⒟ Myelinolyse f, zentrale pontine ⒫ mielinólise f centro-pôntica

mielinosis f **funicular** ⒟ Myelinolyse f, funikuläre ⒫ mielinólise f funicular

mielitis f ⒟ Myelitis f ⒫ mielite f

mielocele m ⒟ Myelozele f ⒫ mielocele f

mielofibrosis f ⒟ Myelofibrose f ⒫ mielofibrose f

mielografía f ⒟ Myelographie f ⒫ mielografia f

mielograma m ⒟ Myelogramm n ⒫ mielograma m

mieloma m ⒟ Myelom n ⒫ mieloma m

mielomeningocelo m ⒟ Myelomeningozele f ⒫ mielomeningocelo m

mielopatía f **cervical** ⒟ Myelopathie f, cervikale ⒫ mielopatia f cervical

miembro m **(superior/ inferior)** ⒟ Gliedmaße f (obere/ untere) ⒫ membro m (superior/ inferior)

migraña f **(clásica), jaqueca** f ⒟ Migräne f (klassische) ⒫ migraine f (clássica), enxaqueca f

migraña f **basilar** ⒟ Basilarismigräne f ⒫ migraine f basilar

mímica f ⒟ Mimik f ⒫ mímica f

miocardio m ⒟ Myokard n ⒫ miocárdio m

miocardiopatía f ⒹHerzmuskeler-
krankung f Ⓟmiocardiopatia f

miocarditis f ⒹMyokarditis f
Ⓟmiocardite f

mioclonía f ⒹMyoklonie f Ⓟmio-
clonia f

mioclono m ⒹMyoclonus m
Ⓟmioclono m

miógeno Ⓓmyogen Ⓟmiogéneo

mioglobinuria f ⒹMyoglobinurie f
Ⓟmioglobinúria f

mioma m ⒹMyom n Ⓟmioma m

miopatía f ⒹMyopathie f Ⓟmiopa-
tia f

miope Ⓓkurzsichtig Ⓟmíope

miopía f ⒹKurzsichtigkeit f, Myopie f
Ⓟmiopia f

miosis f ⒹMiosis f Ⓟmiose f

miositis f ⒹMyositis f Ⓟmiosite f

miótico Ⓓmiotisch Ⓟmiótico

miotonía f (distrófica) ⒹMyotonie f
(dystrophische) Ⓟmiotonia f (distrófica)

mirar (para...) Ⓓsehen, hinschauen
(nach...) Ⓟolhar (para...)

miringitis f ⒹMyringitis f Ⓟmirin-
gite f

mitigar Ⓓlindern Ⓟmitigar

mitocondrial Ⓓmitochondrial
Ⓟmitocondrial

mitocondriopatía f ⒹMitochondrio-
pathie f Ⓟmitocondriopatia f

mitosis f ⒹMitose f Ⓟmitose f

mixedema m ⒹMyxödem n Ⓟmi-
xedema m

mixoma m ⒹMyxom n Ⓟmi-
xoma m

mixto Ⓓgemischt Ⓟmisto

mobilidad f (activa/ pasiva) ⒹBeweg-
lichkeit f (aktive/ passive) Ⓟmobi-
lidade f (activa/ passiva)

moco m, pituita f ⒹSchleim m
Ⓟmuco m

modo m de instalación ⒹSymptom-
beginn m Ⓟmodo m de instalação

modo m de transmisión ⒹÜbertra-
gungsweg m Ⓟmodo m de
transmissão

molar m ⒹMolar m Ⓟmolar m

molde m de yeso ⒹGipsschiene f
Ⓟmolde m de gesso

molusco m contagioso ⒹMollus-
cum n contagiosum, Dellwarze f
Ⓟmolluscum m contagiosum

mongoloide Ⓓmongoloid Ⓟmon-
golóide

monitorizar Ⓓüberwachen Ⓟmo-
nitorizar

monocito m ⒹMonozyt m Ⓟmo-
nócito m

mononucleosis f infecciosa Ⓓinfek-
tiöse Mononukleose f, Pfeiffersches
Drüsenfieber n Ⓟmononucleose f
infecciosa

monoparesia f (crural izquierda)
ⒹMonoparese f (des linken Beines) Ⓟmonoparésia f (crural esquerda)

mórbido Ⓓkrankhaft Ⓟmórbido

morbilidad f ⒹMorbidität f Ⓟmor-
bilidade f

morbiliforme Ⓓmorbilliform
Ⓟmorbiliforme

mordedura f ⒹBißwunde f Ⓟmor-
dedura f

mordedura f de la lengua ⒹZungen-
biß m Ⓟmordedura f da língua

mordedura f de serpiente ⒹSchlan-
genbiß m Ⓟmordedura f de serpente

morder Ⓓbeißen Ⓟmorder

morfología f ⒹMorphologie f
Ⓟmorfologia f

morfológico Ⓓmorphologisch
Ⓟmorfológico

moribundo Ⓓmoribund Ⓟmori-
bundo

mortalidad f ⒹMortalität f Ⓟmor-
talidade f

mortalidad f **infantil** Ⓓ Kindersterblichkeit f Ⓟ mortalidade f infantil

motilidad f Ⓓ Motilität f Ⓟ motilidade f

motilidad f **ocular** Ⓓ Okulomotorik f Ⓟ oculomotricidade f

motivo m **(para...)** Ⓓ Grund m (für...) Ⓟ motivo m (de...)

motor Ⓓ motorisch Ⓟ motor

movimiento m **(involuntario)** Ⓓ Bewegung f (unwillkürliche) Ⓟ movimento m (involuntário)

movimiento m **de masa** Ⓓ Massenbewegung f Ⓟ movimento m de massa

mucocele m Ⓓ Mukozele f Ⓟ mucocele f

mucosa f Ⓓ Schleimhaut f Ⓟ mucosa f

mucoviscidosis f Ⓓ Mukoviszidose f Ⓟ mucoviscidose f

mudo Ⓓ stumm Ⓟ mudo

muerto Ⓓ tot Ⓟ morto

muleta f Ⓓ Krücke f, Gehstütze f Ⓟ muleta f

multifocal Ⓓ multifokal Ⓟ multifocal

multípara f Ⓓ Mehrgebärende f Ⓟ multípara f

multirresistente Ⓓ multiresistent Ⓟ multirresistente

multisistémico Ⓓ multisystemisch Ⓟ multissistémico

muñón m Ⓓ Stumpf m Ⓟ arnela f, coto m

muñón m **de amputación** Ⓓ Amputationsstumpf m Ⓟ coto m de amputação

murmullo m **vesicular (MV)** Ⓓ Vesikularatmen n Ⓟ murmúrio m vesicular (MV)

musculado Ⓓ muskulös Ⓟ musculado

muscular Ⓓ Muskel- Ⓟ muscular

musculatura f **(lisa/ estriada)** Ⓓ Muskulatur f (glatte/ quergestreifte) Ⓟ musculatura f (lisa/ estriada)

músculo m Ⓓ Muskel m Ⓟ músculo m

músculos m **trapecios** Ⓓ Trapezius m Ⓟ trapésio m

muslo m Ⓓ Oberschenkel m Ⓟ coxa f

mutación f Ⓓ Mutation f Ⓟ mutação f

mutilación f Ⓓ Mutilation f, Verstümmelung f Ⓟ mutilação f, aleijão m

mutilación f **voluntaria** Ⓓ Selbstverstümmelung f Ⓟ mutilação f voluntária

mutismo m Ⓓ Mutismus m Ⓟ mutismo m

N

N. (nervio *m***) femoral** Ⓓ N. (Nervus *m*) femoralis Ⓟ N. (nervo *m*)
femoral

N. (nervio *m***) glosofaríngeo (IX)** Ⓓ N.
(Nervus *m*) glossopharyngeus (IX)
Ⓟ N. (nervo *m*) glossofaríngeo (IX)

N. (nervio *m***) hipogloso (XII)** Ⓓ N.
(Nervus *m*) hypoglossus (XII) Ⓟ N.
(nervo *m*) hipogloso (XII)

N. (nervio *m***) motor ocular (u oculomotor) externo (abdutor) (VI)** Ⓓ N.
(Nervus *m*) abduzens (VI) Ⓟ N.
(nervo *m*) motor ocular (o oculomotor) externo (abdutor) (VI)

N. (nervio *m***) óptico (II)** Ⓓ N. (Nervus *m*) opticus (II) Ⓟ N. (nervo *m*)
óptico (II)

N. (nervio *m***) recurrente (X)** Ⓓ N.
(Nervus *m*) recurrens (X) Ⓟ N.
(nervo *m*) recurrente (X)

N. (nervio *m***) trigemio (V)** Ⓓ N. (Nervus *m*) trigeminus (V) Ⓟ N.
(nervo *m*) trigémio (V)

N. (nervio *m***) auditivo (VIII)** Ⓓ N.
(Nervus *m*) vestibulocochlearis
(VIII) Ⓟ N. (nervo *m*) auditivo
(VIII)

N. (nervio *m***) ciático** Ⓓ N. (Nervus *m*)
ischiadicus Ⓟ N. (nervo *m*) ciático

N. (nervio *m***) cubital** Ⓓ N. (Nervus *m*)
ulnaris Ⓟ N. (nervo *m*) cubital

N. (nervio *m***) espinal (XI)** Ⓓ N. (Nervus *m*) acessorius (XI) Ⓟ N.
(nervo *m*) espinhal (XI)

N. (nervio *m***) facial (VII)** Ⓓ N. (Nervus *m*) facialis (VII) Ⓟ N.
(nervo *m*) facial (VII)

N. (nervio *m***) mediano** Ⓓ N. (Nervus *m*) medianus Ⓟ N. (nervo *m*)
mediano

N. (nervio *m***) motor ocular común (u
oculomotor interno) (III)** Ⓓ N.
(Nervus *m*) oculomotorius (III)
Ⓟ N. (nervo *m*) motor ocular comum (o oculomotor interno) (III)

N. (nervio *m***) musculocutáneo** Ⓓ N.
(Nervus *m*) musculocutaneus Ⓟ N.
(nervo *m*) musculocutâneo

N. (nervio *m***) olfativo (I)** Ⓓ N. (Nervus *m*) olfactorius (I) Ⓟ N.
(nervo *m*) olfactivo (I)

N. (nervio *m***) patético (IV)** Ⓓ N. (Nervus *m*) trochlearis (IV) Ⓟ N.
(nervo *m*) patético (IV)

N. (nervio *m***) radial** Ⓓ N. (Nervus *m*)
radialis Ⓟ N. (nervo *m*) radial

N. (nervio *m***) vago (o neumogástrico)
(X)** Ⓓ N. (Nervus *m*) vagus (X)
Ⓟ N. (nervo *m*) vago (o
pneumogástrico) (X)

nacimiento *m* Ⓓ Geburt *f* (seitens des
Kindes) Ⓟ nascimento *m*

nalgas *fpl* Ⓓ Gesäß *n*
Ⓟ nádega(s) *fpl*

narcisismo *m* Ⓓ Narzismus *m*
Ⓟ narcisismo *m*

narcolepsia *f* Ⓓ Narkolepsie *f*
Ⓟ narcolepsia *f*

narcosis *f* Ⓓ Narkose *f* Ⓟ narcose *f*

narina *f* Ⓓ Nasenloch *n* Ⓟ narina *f*

nariz *f* Ⓓ Nase *f* Ⓟ nariz *f*

nasofaringe *f* Ⓓ Nasopharynx *m*
Ⓟ nasofaringe *f*

naturaleza *f* (de n. inflamatoria)
Ⓓ Genese *f* (entzündlicher G.)
Ⓟ natureza *f* (de n. inflamatória)

náuseas *fpl* Ⓓ Brechreiz *m*, Übelkeit *f*
Ⓟ engulho *m*, enjoo *m*, náusea *f*

necesidad *f* Ⓓ Notwendigkeit *f*
Ⓟ necessidade *f*

necrosis *f* Ⓓ Nekrose *f* Ⓟ necrose *f*

necrótico Ⓓ nekrotisch Ⓟ necrótico

necrotizante ⒹⒹ nekrotisierend
  Ⓟ necrotizante
nefrítico Ⓓ nephritisch Ⓟ nefrítico
nefritis f Ⓓ Nephritis f Ⓟ nefrite f
nefroesclerosis f Ⓓ Nephrosklerose f
  Ⓟ nefrosclerose f
nefrolitiasis f Ⓓ Nephrolithiasis f
  Ⓟ nefrolitíase f
nefrología f Ⓓ Nephrologie f Ⓟ nefrologia f
nefroma m Ⓓ Nephrom n Ⓟ nefroma m
nefropatía f Ⓓ Nephropathie f
  Ⓟ nefropatia f
nefrosis f Ⓓ Nephrose f Ⓟ nefrose f
nefrostomía f Ⓓ Nephrostomie f
  Ⓟ nefrostomia f
nefrotoxicidad f Ⓓ Nephrotoxizität f
  Ⓟ nefrotoxicidade f
nefrotóxico Ⓓ nephrotoxisch Ⓟ nefrotóxico
negar Ⓓ verneinen Ⓟ negar
neologismo m Ⓓ Neologismus m
  Ⓟ neologismo m
neonatal Ⓓ neonatal Ⓟ neonatal
neonato m Ⓓ Neugeborenes n
  Ⓟ neonato m
neoplasia f Ⓓ Neoplasie f Ⓟ neoplasia f
neoplásico Ⓓ neoplastisch
  Ⓟ neoplásico
nervio m Ⓓ Nerv m Ⓟ nervo m
nervio m **auditivo** Ⓓ Hörnerv m
  Ⓟ nervo m auditivo
nervio m **craneano** Ⓓ Hirnnerv m
  Ⓟ nervo m craniano
nerviosismo m Ⓓ Nervosität f
  Ⓟ enervamento m
nervosismo m Ⓓ Nervosität f Ⓟ nervosismo m
neumología f Ⓓ Pneumologie f
  Ⓟ pneumologia f
neumonía f Ⓓ Pneumonie f Ⓟ pneumonia f

neumotórax m Ⓓ Pneumothorax m
  Ⓟ pneumotórax m
neuralgia f Ⓓ Neuralgie f Ⓟ nevralgia f (o neuralgia f)
neuralgia f **de trigémino** Ⓓ Trigeminusneuralgie f Ⓟ nevralgia f de trigémio
neurastenia f Ⓓ Neurasthenie f
  Ⓟ neurastenia f
neurinoma m Ⓓ Neurinom n
  Ⓟ neurinoma m
neurinoma m **acústico** Ⓓ Akustikusneurinom n Ⓟ neurinoma m acústico
neuritis f Ⓓ Neuritis f Ⓟ neurite f,
  nevrite f
neuritis f **retrobulbar** Ⓓ Retrobulbärneuritis f Ⓟ nevrite f retrobulbar
neuroblastoma m Ⓓ Neuroblastom n
  Ⓟ neuroblastoma m
neurocirujano/-a m/f Ⓓ Neurochi-
  rurg/-in m/f Ⓟ neurocirurgião m/f
neurodermitis f (o **neurodermatitis** f)
  Ⓓ Neurodermitis f Ⓟ neuroder-
  mite f (o neurodermatite f)
neurogénico/-a Ⓓ neurogen Ⓟ neu-
  rogénico/-a
neurofibromatosis f Ⓓ Neurofibromatose f Ⓟ neurofibromatose f
neuroftalmológico Ⓓ neuroophthalmologisch Ⓟ neurooftalmológico
neurógeno Ⓓ neurogen Ⓟ neurogéneo
neuroglia f Ⓓ Neuroglia f Ⓟ neuróglia f
neuroléptico m Ⓓ Neuroleptikum n
  Ⓟ neuroléptico m
neurológico Ⓓ neurologisch Ⓟ neurológico
neurólogo/-a m/f Ⓓ Neurologe/-
  in m/f Ⓟ neurologista m/f
neuromuscular Ⓓ neuromuskulär
  Ⓟ neuromuscular
neurona m Ⓓ Neuron n Ⓟ neurónio m (bras.: neurônio m)

neuronitis *f* (vestibular) ⒹNeuronitisⒹ Neuronitis *f* (vestibularis) Ⓟ neuronite *f* (o nevrite *f* (vestibular)

neuropatía *f* (periférica/ tóxico-alcohólica) Ⓓ Neuropathie *f* (periphere/ alkoholtoxische) Ⓟ neuropatia *f* (o nevropatia *f*)(periférica/ tóxica-alcoólica)

neuropsicología *f* Ⓓ Neuropsychologie *f* Ⓟ neuropsicologia *f*

neuropsicológico Ⓓ neuropsychologisch Ⓟ neuropsicológico

neurosis *f* Ⓓ Neurose *f* Ⓟ neurose *f*

neurótico Ⓓ neurotisch Ⓟ neurótico

neurotransmisor *m* Ⓓ Neurotransmitter *m* Ⓟ neurotransmissor *m*

neutrófilo *m* Ⓓ Granulozyt *m*, neurophiler Ⓟ neutrófilo *m*

neutropenia *f* Ⓓ Neutropenie *f* Ⓟ neutropenia *f*

nevus *m* (o nevo *m*) (n. de comportamiento incierto) Ⓓ Naevus *m* (N. unsicherer Dignität) Ⓟ nevus *m* (o nevo *m*) (n. de comportamento incerto)

nexo *m* causal Ⓓ Kausalzusammenhang *m* Ⓟ nexo *m* causal

nicturia *f* Ⓓ Nykturie *f* Ⓟ nictúria *f*

nistagmo *m* Ⓓ Nystagmus *m* Ⓟ nistagmo *m*

nistagmo *m* pendular Ⓓ Pendelnystagmus *m* Ⓟ nistagmo *m* pendular

nivel *m* Ⓓ Spiegel *m* (im Blut) Ⓟ nível *m*

nivel *m* de consciencia Ⓓ Bewußtseinslage *f* Ⓟ nível *m* de consciência

nocivo Ⓓ gesundheitsschädlich Ⓟ nocivo

nodular Ⓓ nodulär Ⓟ nodular

nódulo *m* Ⓓ Knötchen *n*, Nodulus *m* Ⓟ nódulo *m*

nódulo *m* linfático Ⓓ Lymphknoten *m* Ⓟ linfonodo *m*, nódulo *m* linfático

nódulo *m* sinusal Ⓓ Sinusknoten *m* Ⓟ nódulo *m* sinusal

noma *m* Ⓓ Noma (Stomatitis gangränosa) Ⓟ noma *m*

norma *f* Ⓓ Norm *f* Ⓟ norma *f*

normotipo *m* Ⓓ Normaltyp *m* Ⓟ normotipo *m*

notar (que...) Ⓓ beachten (daß...) Ⓟ notar (que...)

núcleo *m* Ⓓ Kern *m* Ⓟ núcleo *m*

núcleo *m* caudado Ⓓ Nucleus caudatus *m* Ⓟ núcleo *m* caudado

núcleo *m* lenticular Ⓓ Linsenkern *m* Ⓟ núcleo *m* lenticular

núcleo *m* pulposo Ⓓ Nucleus pulposus *m* Ⓟ núcleo *m* pulposo

núcleo *m* subtalámico Ⓓ Nucleus subthalamicus *m* Ⓟ núcleo *m* subtalâmico

nucleolo *m* Ⓓ Nucleolus *m* Ⓟ nucléolo *m*

nudo *m* Ⓓ Knoten *m* Ⓟ nó *m*

nulípara *f* Ⓓ Nullipara *f* Ⓟ nulípara *f*

numular Ⓓ münzförmig Ⓟ numular

nutrición *f* (parentérica) Ⓓ Ernährung *f* (parenterale) Ⓟ nutrição *f* (parentérica)

O

obesidad f Ⓓ Adipositas f, Fettsucht f Ⓟ obesidade f, polisarcia f

objetivo m Ⓓ Ziel n Ⓟ objectivo m

obliteración f Ⓓ Obliteration f Ⓟ obliteração f

obnubilación f Ⓓ Dämmerzustand m Ⓟ obnubilação f

obsceno Ⓓ obszön Ⓟ obsceno

observación f (por ginecología) Ⓓ Beobachtung f, Konsil n (gynäkologisches) Ⓟ observação f (por ginecologia)

observar Ⓓ beobachten Ⓟ observar

obsesión f Ⓓ Zwang m Ⓟ obcessão f

obstáculo m Ⓓ Hindernis n Ⓟ obstáculo m

obstetra m/f Ⓓ Geburtshelfer/-in m/f Ⓟ obstetra m/f

obstetricia f Ⓓ Geburtshilfe f Ⓟ obstetrícia f

obstrucción f Ⓓ Obstruktion f, Einengung f Ⓟ obstrução f

obstrucción f **de las vías aéreas** Ⓓ Verlegung f der Atemwege Ⓟ obstrução f das vias aéreas

obstructivo Ⓓ obstruktiv Ⓟ obstru(c)tivo

ocasional Ⓓ Gelegenheits- Ⓟ ocasional

ocasionalmente Ⓓ zeitweise, hin und wieder Ⓟ ocasionalmente

occipucio m Ⓓ Hinterhaupt n Ⓟ occipício m

oclusión f Ⓓ Verschluß m Ⓟ oclusão f

ocultar Ⓓ verbergen Ⓟ ocultar

oculto Ⓓ versteckt Ⓟ oculto

ocupación f **de espacio** Ⓓ Raumforderung f Ⓟ ocupação f de espaço

ocurrir Ⓓ auftreten, geschehen Ⓟ ocorrer

odinofagia f Ⓓ Odynophagie f Ⓟ odinofagia f

oftalmia f Ⓓ Ophthalmie f Ⓟ oftalmia f

oftalmología f Ⓓ Ophthalmologie f Ⓟ oftalmologia f

oftalmólogo/-a m/f Ⓓ Ophthalmologe/-in m/f Ⓟ oftalmologista m/f

oftalmoparesia f (internuclear) Ⓓ Ophthalmoparese f (internukleäre) Ⓟ oftalmoparésia f (internuclear)

oftalmoplejía f Ⓓ Ophthalmoplegie f Ⓟ oftalmoplegia f

oftalmoscopio m Ⓓ Ophthalmoskop n, Augenspiegel m Ⓟ oftalmoscópio m

ofuscar Ⓓ blenden Ⓟ ofuscar

oído m Ⓓ Gehör n, Ohr n Ⓟ ouvido m

oído m **interno** Ⓓ Innenohr n Ⓟ ouvido m interno

oído m **medio** Ⓓ Mittelohr n Ⓟ ouvido m médio

ojeras fpl Ⓓ Augen npl, halonierte Ⓟ olheiras fpl

ojo m Ⓓ Auge n Ⓟ olho m

olécranon m Ⓓ Olekranon n Ⓟ olecrânio m

olfato m Ⓓ Geruchsinn m Ⓟ olfa(c)to m

oligoamnios m (**o oligohidramnios** m) Ⓓ Oligohydramnion n Ⓟ oligoâmnios m (o oligohidrâmnios m)

oligodendroglioma m Ⓓ Oligodendrogliom n Ⓟ oligodendroglioma m

oligofrenia f Ⓓ Oligophrenie f Ⓟ oligofrenia f

oligomenorrea f Ⓓ Oligomenorrhoe f Ⓟ oligomenorréia f

oligospermia f Ⓓ Oligospermie f Ⓟ oligospermia f

óliguria *f* ⒟ Oligurie *f* ⒫ oligúria *f*

olor *m* (a...) ⒟ Geruch *m* (nach...) ⒫ cheiro *m* (a...)

ombligo *m* ⒟ Bauchnabel *m* ⒫ umbigo *m*

omoplato *m* ⒟ Schulterblatt *n* ⒫ omoplata *f*

oncología *f* ⒟ Onkologie *f* ⒫ oncologia *f*

oncológico ⒟ onkologisch ⒫ oncológico

onda *f* (EEG, ECG) ⒟ Welle *f* (EEG, EKG) ⒫ onda *f* (EEG, ECG)

onda *f* **de calor** ⒟ Hitzewelle *f* ⒫ onda *f* de calor

onfalocele *f* ⒟ Omphalocele *f* ⒫ onfalocele *f*

onicolisis *f* ⒟ Onycholyse *f* ⒫ onicólise *f*

onicomicosis *f* ⒟ Onychomykose *f* ⒫ onicomicose *f*

operador/-a *m/f* ⒟ Operateur/-in *m/f* ⒫ operador/-a *m/f*

opistótono *m* ⒟ Opisthotonus *m* ⒫ opistótono *m*

oportunista ⒟ opportunistisch ⒫ oportunista

oposición *f* ⒟ Opposition *f* ⒫ oposição *f*

oral ⒟ oral ⒫ oral

órbita *f* ⒟ Orbita *f* ⒫ órbita *f*

orbitopatía *f* (endocrina) ⒟ Orbitopathie *f* (endokrine) ⒫ orbitopatia *f* (endócrina)

oreja *f* ⒟ Ohr *n* ⒫ orelha *f*

orgánico ⒟ organisch ⒫ orgânico

organización *f* **de autoayuda** ⒟ Selbsthilfeorganisation *f* ⒫ organização *f* de auto-ajuda

órgano *m* ⒟ Organ *n* ⒫ órgão *m*

organomegalia *f* ⒟ Organomegalie *f* ⒫ organomegalia *f*

orgasmo *m* ⒟ Orgasmus *m* ⒫ orgasmo *m*

orientación *f* (espacial/ temporal/ personal/ situacional) ⒟ Orientiertheit *f* (räumliche/ zeitliche/ zur Person/ situativ) ⒫ orientação *f* (espacial/ temporal/ personal/ situacional)

orientado ⒟ orientiert ⒫ orientado

orificio *m* ⒟ Öffnung *f* ⒫ orifício *m*

orificio *m* **externo del cuello (OEC)** ⒟ Muttermund *m*, äußerer ⒫ orifício *m* externo (do) colo (OEC)

orificio *m* **vaginal** ⒟ Vaginalöffnung *f* ⒫ orifício *m* vaginal

orina *f* ⒟ Urin *m* ⒫ urina *f*

orina *f* **matinal** ⒟ Morgenurin *m* ⒫ urina *f* de manhã

orinar ⒟ wasserlassen, urinieren ⒫ urinar

orquitis *f* ⒟ Orchitis *f* ⒫ orquite *f*

ortesis *f* ⒟ Orthese *f* ⒫ órtese *f*

ortopedia *f* ⒟ Orthopädie *f* ⒫ ortopedia *f*

ortopedista *m/f*, **traumatólogo/-a** *m/f* ⒟ Orthopäde/-in *m/f* ⒫ ortopedista *m/f*

ortopnea *f* ⒟ Orthopnoe *f* ⒫ ortopnéia *f*

ortostático ⒟ orthostatisch ⒫ ortostático

orzuelo *m* ⒟ Hordeolum *n*, Gerstenkorn *n* ⒫ hordéolo *m*, terçol *m*, órdeolo *m* (bras.)

oscilación *f* ⒟ Schwankung *f* ⒫ oscilação *f*

oscilar ⒟ schwanken ⒫ oscilar

oscuro (ver puntos oscuros) ⒟ dunkel (dunkle Flecken sehen) ⒫ escuro (ver pontos escuros)

óseo ⒟ Knochen-, des Knochens ⒫ ósseo

osificación *f* ⒟ Verknöcherung *f* ⒫ ossificação *f*

osteitis *f* ⒟ Osteitis *f* ⒫ osteíte *f*

osteoblastoma *m* ⒟ Osteoblastom *n* ⒫ osteoblastoma *m*

osteocondrosis *f* Ⓓ Osteochondrose *f*
Ⓟ osteocondrose *f*

osteolisis *f* Ⓓ Osteolyse *f* Ⓟ osteólise *f*

osteoma *m* Ⓓ Osteom *n* Ⓟ osteoma *m*

osteomalacia *f* Ⓓ Osteomalazie *f*
Ⓟ osteomalácia *f*

osteomielitis *f* Ⓓ Osteomyelitis *f*
Ⓟ osteomielite *f*

osteópata *m/f* Ⓓ Heilpraktiker/-
in *m/f* Ⓟ osteópata *m/f*

osteoplastia *f,* **trasplante** *m* **de médula**
Ⓓ Knochenmarkstransplantation *f*
Ⓟ transplante *m* de medula

osteoporosis *f* Ⓓ Osteoporose *f*
Ⓟ osteoporose *f*

osteosarcoma *m* Ⓓ Osteosarkom *n*
Ⓟ osteos(s)arcoma *m*

osteosíntesis *f* Ⓓ Osteosynthese *f*
Ⓟ osteos(s)íntese *f*

osteotomía *f* Ⓓ Osteotomie *f* Ⓟ osteotomia *f*

osteotomía *f* **de inversión** Ⓓ Inversionsosteotomie *f* Ⓟ osteotomia *f*
de inversão

otorragia *f* Ⓓ Blutung *f* aus dem Gehörgang Ⓟ otorragia *f*

otorrinolaringología *f* Ⓓ Hals-Nasen-
Ohrenheilkunde *f* Ⓟ otorrinolaringología *f*

otorrinolaringólogo/-a *m/f* Ⓓ Hals-
Nasen-Ohrenarzt/ärztin *m/f* (HNO)
Ⓟ otorrinolaringologista *m/f*

otosclerosis *f* Ⓓ Otosklerose *f*
Ⓟ otosclerose *f*

otoscopio *m* Ⓓ Otoskop *n* Ⓟ otoscópio *m*

ovárico Ⓓ Ovarial- Ⓟ ovárico

ovario *m* Ⓓ Ovar *m,* Eierstock *m*
Ⓟ ovário *m*

ovulación *f* Ⓓ Ovulation *f*
Ⓟ ovulação *f*

óvulo *m* Ⓓ Eizelle *f* Ⓟ óvulo *m*

oxigenación *f* **(adecuada)** Ⓓ Sauerstoffversorgung *f* (ausreichende)
Ⓟ oxigenação *f* (adequada)

oxígeno *m* Ⓓ Sauerstoff *m* Ⓟ oxigénio *m*

oxigenoterapia *f* Ⓓ Sauerstoffgabe *f*
Ⓟ oxigenoterapia *f*

oxiuro *m* Ⓓ Madenwurm *m,*
Oxyure *m* Ⓟ oxiúrio *m*

ozena *m* Ⓓ Ozaena *f* Ⓟ ozena *m*

P

paciente *m/f* ⓓ Patient/-in *m/f*
ⓟ paciente *m/f* (bras.), doente *m/f*

paladar *m* **(duro/ blando)** ⓓ Gaumen *m* (harter/ weicher) ⓟ palato *m* (bras.: palate *m*) (duro/ mole)

paladar *m* ⓓ Geschmackssinn *m*
ⓟ paladar *m*

paliativo ⓓ palliativ ⓟ paliativo

palidez *f* ⓓ Blässe *f* ⓟ enfiamento *m*, palidez *f*

pálido ⓓ blaß ⓟ pálido, enfiado, descorado

palma *f* **de la mano** ⓓ Handfläche *f*
ⓟ palma *f* da mão

palpable ⓓ tastbar ⓟ palpável

palpar ⓓ abtasten ⓟ apalpar

palpitaciones *fpl* **cardíacas** ⓓ Palpitation *f*, Herzklopfen *n* (spürbares)
ⓟ palpitação *f*

paludismo *m* ⓓ Malaria *f* ⓟ paludism(o) *m*, sezonismo *m*

panadizo *m* ⓓ Panaritium *n* ⓟ panarício *m*

panarteritis *f* **nodosa** ⓓ Panarteriitis nodosa *f* ⓟ panarterite *f* nodosa

páncreas *m* ⓓ Pankreas *m* ⓟ pâncreas *m*

pancreatitis *f* ⓓ Pankreatitis *f*
ⓟ pancreatite *f*

pandemia *f* ⓓ Pandemie *f* ⓟ pandemia *f*

panencefalitis *f* **subaguda esclerosante**
ⓓ Panenzephalitis *f*, subakute sklerosierende (SSPE) ⓟ panencefalite *f* subaguda esclerosante

pánico *m* ⓓ Panik *f* ⓟ pânico *m*

pantorrilla *f* ⓓ Wade *f* ⓟ barriga *f* da perna

papera *f* ⓓ Mumps *m* ⓟ caxumba *f* (bras.)

papera *f* ⓓ Mumps *m* ⓟ papeira *f*

papila *f* ⓓ Papille *f* ⓟ papila *f*

papiledema *m* ⓓ Papillenödem *n*
ⓟ papiledema *m*

papiledema *m*) ⓓ Papillenödem *n*
ⓟ edema *m* papilar (o papiledema *m*)

papilitis *f* ⓓ Papillitis *f* ⓟ papilite *f*

papiloma *m* ⓓ Papillom *n* ⓟ papiloma *m*

pápula *f* ⓓ Papel *f* ⓟ pápula *f*

pápulo vesicular ⓓ papulovesikulös
ⓟ pápulo vesicular

paquimeningitis *f* ⓓ Pachymeningitis *f* ⓟ paquimeningite *f*

paquipleuritis *f* ⓓ Pleuraschwarte *f*
ⓟ paqui-pleurite *f*

paracentesis *f* ⓓ Parazentese *f*
ⓟ paracentese *f*

parada *f* ⓓ Stillstand *m* ⓟ parada *f*

paradontitis *f* ⓓ Paradontitis *f*
ⓟ paradontite *f*

paradontosis *f* ⓓ Paradontose *f*
ⓟ paradontose *f*

paraespasticidad *f* ⓓ Paraspastik *f*
ⓟ paraespasticidade *f*

parafimosis *f* ⓓ Paraphimose *f*
ⓟ parafimose *f*

parálisis *f* ⓓ Paralyse *f*, Lähmung *f*
ⓟ paralisia *f*

parálisis *f* **bulbar** ⓓ Bulbärparalyse *f*
ⓟ paralisia *f* bulbar

parálisis *f* **laríngea** ⓓ Stimmbandlähmung *f* ⓟ paralisia *f* laríngea

parálisis *f* **periódica hipocalémica**
ⓓ Lähmung *f*, periodische hypokaliämische ⓟ paralisia *f* periódica hipokaliémica

parálisis *f* **pseudobulbar** ⓓ Pseudobulbärparalyse *f* ⓟ paralisia *f* pseudobulbar

parálisis *f* **supranuclear progresiva**
ⓓ Blickparese *f*, progressive supra-

nukleäre Ⓟ paralisia f supranuclear progressiva

paralítico Ⓓ gelähmt, paralytisch Ⓟ paralítico

paralizado Ⓓ gelähmt Ⓟ paralisado

parametrio m Ⓓ Parametrium n Ⓟ paramétrio m

parametritis f Ⓓ Parametritis f Ⓟ parametrite f

parámetro m Ⓓ Parameter m Ⓟ parâmetro m

parámetro m vital Ⓓ Vitalparameter m Ⓟ parâmetro m vital

paraneoplásico Ⓓ paraneoplastisch Ⓟ paraneoplásico

paranoico Ⓓ paranoid Ⓟ paranóide (o paranóico)

paraparesia f Ⓓ Paraparese f Ⓟ paraparésia f

paraproteinemia f Ⓓ Paraproteinämie f Ⓟ paraproteinémia f

parasimpático m Ⓓ Parasympathikus m Ⓟ parassimpático m

parásito m Ⓓ Parasit m Ⓟ parasita m

parasitosis f Ⓓ Parasitose f Ⓟ parasitose f

paratifus m Ⓓ Paratyphus m Ⓟ paratifo m

parcial Ⓓ partiell Ⓟ parcial

páreas fpl secundinas Ⓓ Nachgeburt f Ⓟ páreas fpl secundinas

parecido Ⓓ ähnlich Ⓟ parecido

pared f Ⓓ Wand f Ⓟ parede f

pared f abdominal Ⓓ Bauchdecke f Ⓟ parede f abdominal

pared f arterial Ⓓ Gefäßwand f, arterielle Ⓟ parede f arterial

parénquima m Ⓓ Parenchym n Ⓟ parênquima f

parenquimatoso Ⓓ parenchymatös Ⓟ parenquimatoso

parenteral (o parentérico) Ⓓ parenteral Ⓟ parenteral (o parentérico)

pares mpl craneales Ⓓ Hirnnerven mpl Ⓟ pares mpl craneanos

paresia f de abductor Ⓓ Abduzensparese f Ⓟ parésia f de abdução

paresia f (o parexia f) facial Ⓓ Fazialisparese f Ⓟ parésia f facial

paresia f (o parexia f) radial Ⓓ Radialisparese f Ⓟ parésia f radial

parestesia f Ⓓ Parästhesie f Ⓟ parestesia f

parético Ⓓ paretisch, gelähmt Ⓟ parético

pariente m Ⓓ Familienangehöriger m Ⓟ familiar m

parir Ⓓ gebären Ⓟ parir

parodontitis f Ⓓ Parodontitis f Ⓟ parodontite f

paroníquia f Ⓓ Paronychie f Ⓟ paroníquia f

parosmia f Ⓓ Parosmie f Ⓟ parosmia f

parótida f Ⓓ Parotis f Ⓟ parótida f

parotiditis f epidémica Ⓓ Parotitis epidemica f, Mumps m Ⓟ parotidite f epidémica

paroxístico Ⓓ paroxysmal Ⓟ paroxístico

párpado m Ⓓ Augenlid n Ⓟ pálpebra f

párpado m inferior Ⓓ Unterlid n Ⓟ pálpebra f inferior

párpado m superior Ⓓ Oberlid n Ⓟ pálpebra f superior

participación f Ⓓ Beteiligung f Ⓟ participação f

partícula f Ⓓ Partikel m Ⓟ partícula f

partir (un hueso) Ⓓ brechen (einen Knochen) Ⓟ partir (um osso)

parto m (a término) eutócico (PTE) Ⓓ Spontangeburt f (zeitgerechte) Ⓟ parto m (ao termo) eutócico (PTE)

parto m Ⓓ Geburt f (seitens der Mutter) Ⓟ parto m

parto *m* con fórceps Ⓓ Zangengeburt *f* Ⓟ parto *m* com fórceps

parto *m* pretérmino (o prematuro) (eutócico) (PPE) Ⓓ Frühgeburt *f*
(spontane) Ⓟ parto *m* prétermo (o
prematuro) (eutócico) (PPE)

parto *m*, alumbramiento *m* Ⓓ Entbindung *f* Ⓟ exoneração *f*

parturienta *f* Ⓓ Gebärende *f* Ⓟ parturiente *f*

pasivo Ⓓ passiv Ⓟ passivo

pasta *f* Ⓓ Paste *f* Ⓟ pasta *f*

pastilla *f* Ⓓ Lutschtablette *f* Ⓟ pastilha *f*

patela *f*, rótula *f* Ⓓ Patella *f*, Kniescheibe *f* Ⓟ patela *f* (o rótula *f*)

patente Ⓓ offenbar, offenkundig,
durchgängig Ⓟ patente

patogénesis *f* Ⓓ Pathogenese *f*
Ⓟ patogénese *f* (bras.: patogênese *f*)

patógeno Ⓓ pathogen Ⓟ patogénico

patognomónico Ⓓ pathognomonisch
Ⓟ patognomónico

patología *f* cardíaca Ⓓ Herzerkrankung *f* Ⓟ patologia *f* cardíaca

patológico Ⓓ krankhaft, pathologisch
Ⓟ patológico

patologista *m/f* Ⓓ Pathologe/-in *m/f*
Ⓟ patologista *m/f*

patrón *m* Ⓓ Muster *n* Ⓟ padrão *m*

patrón *m* respiratorio Ⓓ Atemmuster *n* Ⓟ padrão *m* respiratório

peca *f* Ⓓ Sommersprosse *f* Ⓟ sarda *f*

pecho *m* Ⓓ Brust *f*, Thorax *m*
Ⓟ peito *m*

pectoral *m* Ⓓ Hustenmittel *n* Ⓟ peitoral *m*

pediatra *m/f* Ⓓ Kinderarzt/-ärztin *m/f*
Ⓟ pediatra *m/f*

pediatría *f* Ⓓ Pädiatrie *f* Ⓟ pediatria *f*

pedofilia *f* Ⓓ Pädophilie *f* Ⓟ pedofilia *f*

pedúnculo *m* cerebral Ⓓ Hirnschenkel *m* Ⓟ pedúnculo *m* cerebral

pegar Ⓓ fassen, halten Ⓟ pegar

pelagra *f* Ⓓ Pellagra *f* Ⓟ pelagra *f*

pelarse Ⓓ häuten, sich Ⓟ pelar-se

peligro *m* Ⓓ Gefahr *f* Ⓟ perigo *m*

peligro *m* de contagio Ⓓ Anstek-
kungsgefahr *f* Ⓟ perigo *m* de
contágio

peligro *m* de epidemia Ⓓ Seuchengefahr *f* Ⓟ perigo *m* de epidemia

peligro *m* de vida Ⓓ Lebensgefahr *f*
Ⓟ perigo *m* de vida

pelo *m* Ⓓ Haar *n* (Körper-)
Ⓟ pêlo *m*

pélvico Ⓓ Becken-, des Beckens
Ⓟ pélvico

pelvis *f* (materna incompatible)
Ⓓ Becken *n* (zu enges mütterliches
B.) Ⓟ pélvis *f* (materna
incompatível)

pene *m* Ⓓ Penis *m* Ⓟ pénis *m*

penetrancia *f* Ⓓ Penetranz *f* Ⓟ penetrância *f*

pénfigo *m* Ⓓ Pemphigus *m* Ⓟ pênfigo *m*

penicilina *f* Ⓓ Penizillin *n* Ⓟ penicilina *f*

pensamiento *m* en cuanto al contenido
Ⓓ Gedankengang *m*, inhaltlicher
Ⓟ pensamento *m* ao conteúdo

pensamiento *m* formal (inhibido/ com-
plicado/ retardado/ repetitivo/ inco-
herente/ excéntrico/ acelerado)
Ⓓ Gedankengang *m*, formaler (ge-
hemmt/ kompliziert/ verlangsamt/
exzentrisch/ beschleunigt) Ⓟ pensamento *m* formal (inibido/ compli-
cado/ retardado/ repetitivo/ incoe-
rente/ excêntrico/ acelerado)

pensamiento *m* obsesivo Ⓓ Zwangsgedanke *m* Ⓟ pensamento *m* obsessivo

pensar Ⓓ verbinden Ⓟ pensar

pensativo ⒟ grüblerisch ⒫ pensativo

Pequeño Mal *m* impulsivo ⒟ Impulsiv-Petit-Mal *m* ⒫ Pequeno Mal *m* impulsivo

percepción *f* ⒟ Wahrnehmung *f*, Auffassung *f* ⒫ percepção *f*

percepción *f* luminosa ⒟ Lichtwahrnehmung *f* ⒫ percepção *f* luminosa

perceptible ⒟ wahrnehmbar, verständlich ⒫ perceptível

percusión *f* ⒟ Perkussion *f* ⒫ percussão *f*

percutáneo ⒟ perkutan ⒫ percutâneo

percutir ⒟ klopfen, perkutieren ⒫ percutir

pérdida *f* (del apetito/ del interés/ de la energía/ del placer) ⒟ Verlust *m* (von Appetit/ Interesse/ Energie/ Freude) ⒫ perda *f* (de apetite/ do interesse/ de energia/ do prazer)

pérdida *f* de sangre (o perda hemática) ⒟ Blutverlust *m* ⒫ perda *f* de sangue (o perda hemática)

pérdida *f* del conocimiento, - del sentido ⒟ Bewußtseinsverlust *m* ⒫ perda *f* da consciência

perfil *m* ⒟ Profil *n*, Seitenaufnahme *f* ⒫ perfil *m*

perforación *f* ⒟ Perforation *f* ⒫ perfuração *f*

perforación *f* del tímpano ⒟ Trommelfellperforation *f* ⒫ perforação *f* timpânica

perfusión *f* ⒟ Perfusion *f* ⒫ perfusão *f*

perianal ⒟ perianal ⒫ perianal

periartritis *f* (escápulo-humeral) ⒟ Periarthritis *f* (humeroscapularis) ⒫ periartrite *f* (escápulo-umeral)

pericardio *m* ⒟ Perikard *n* ⒫ pericárdio *m*

pericarditis *f* ⒟ Perikarditis *f* ⒫ pericardite *f*

pericondrio *m* ⒟ Perichondrium *n* ⒫ pericóndrio *m*

peridural ⒟ peridural ⒫ peridural

periférico ⒟ peripher ⒫ periférico

perimetrio *m* ⒟ Perimetrium *n* ⒫ perimétrio *m*

periné *m* ⒟ Damm *m* ⒫ períneo *m*

periódico ⒟ periodisch ⒫ periódico

período *m* ⒟ Periode *f* ⒫ período *m*

período *m* de incubación ⒟ Inkubationszeit *f* ⒫ período *m* de incubação

período *m* de latencia ⒟ Latenzzeit *f* ⒫ período *m* de latência

período *m* expulsivo ⒟ Austreibungsperiode *f* ⒫ período *m* expulsivo

periorbitario ⒟ periorbital ⒫ periorbitário

periostio *m* ⒟ Knochenhaut *f*, Periost *n* ⒫ periósteo *m*

periostitis *f* ⒟ Knochenhautentzündung *f* ⒫ periostite *f*

peristáltico *m* (o peristaltismo *m*) ⒟ Peristaltik *f* ⒫ peristáltico *m* (o peristaltismo *m*)

peritoneo *m* ⒟ Peritoneum *n*, Bauchfell *n* ⒫ peritónio *m* (o peritoneu *m*)

peritonitis *f* ⒟ Peritonitis *f* ⒫ peritonite *f*

perjudicar ⒟ beeinträchtigen ⒫ prejudicar

pernicioso ⒟ perniziös ⒫ pernicioso

peroné *m* ⒟ Fibula *f*, Wadenbein *n* ⒫ fíbula *f*, peróneo *m* (bras.: perônio *m*)

persona *f* con deficiencia grave ⒟ Schwerbehinderter *m* ⒫ pessoa *f* com deficiência grave

personal *m* de enfermería ⒟ Pflegepersonal *n*, Krankenpflege *f* ⒫ enfermagem *f*

personalidad f (perturbada) ⒟ Persönlichkeit f (gestörte) ⒫ personalidade f (perturbada)

perturbación f de marcha, - de ambulación ⒟ Gangstörung f ⒫ perturbação f da marcha

perturbación f obsesivo-compulsiva (POC) ⒟ Zwangsstörung f ⒫ perturbação f obsessivo-compulsiva (POC)

pesadilla f ⒟ Alptraum m ⒫ pesadelo m

pesario m ⒟ Pessar m, Diaphragma n ⒫ pessário m

pescuezo m, cuello m ⒟ Hals m ⒫ pescoço m

pesimismo m ⒟ Pessimismus m ⒫ pessimismo m

peso m ⒟ Gewicht n ⒫ peso m

peso m al nacer ⒟ Geburtsgewicht n ⒫ peso m ao nascer

pestaña f, cilio m ⒟ Wimper f ⒫ pestana f

petequia f ⒟ Petechie f ⒫ petéquia f

pezón m ⒟ Mamille f ⒫ mamilo m

piamadre f ⒟ Pia f ⒫ pia(-máter) f

picada f ⒟ Stich m, Einstich m ⒫ picad(el)a f

picada f de insecto ⒟ Insektenstich m ⒫ picada f de inse(c)to

picado ⒟ stechend ⒫ picado

picar ⒟ punktieren, stechen, jucken ⒫ picar, coçar (bras.)

picnolepsia f ⒟ Pyknolepsie f ⒫ picnolepsia f

pico m ⒟ Zacke f ⒫ pico m

pico m de la enfermedad ⒟ Krankheitsgipfel m ⒫ pico m da doença

pico m febril ⒟ Fieberzacke f ⒫ pico m febril

picor m, prurito m (picar) ⒟ Juckreiz m, Pruritus m (jucken) ⒫ comichão f (dar c.)

pie m (a pies juntos) ⒟ Fuß m (mit geschlossenen Füßen) ⒫ pé m (a pés juntos)

pie m equino ⒟ Klumpfuß m ⒫ pé m equino

pie m plano ⒟ Plattfuß m ⒫ pé m chato

piel f ⒟ Haut f ⒫ pele f

pielitis f ⒟ Pyelitis f ⒫ pielite f

pielonefritis f ⒟ Pyelonephritis f ⒫ pielonefrite f

pierna f ⒟ Bein n ⒫ perna f

pigmentación f ⒟ Pigmentierung f ⒫ pigmentação f

píldora f anticonceptiva ⒟ Anti-Baby-Pille f ⒫ pílula f anticonceptiva

píloro m ⒟ Pylorus m ⒫ piloro m

piloroplastia f ⒟ Pylorusplastik f ⒫ piloroplastia f

pinealoma m ⒟ Pinealom n ⒫ pinealoma m

pinza f ⒟ Klemme f ⒫ pinça f

piodermitis f ⒟ Pyodermie f ⒫ piodermite f

piojo m ⒟ Kopflaus f ⒫ piolho m

pipeta f ⒟ Pipette f ⒫ pipeta f

piramidal ⒟ pyramidal, Pyramiden… ⒫ piramidal

pirámide f ⒟ Pyramide f ⒫ pirâmide f

pirético ⒟ fiebernd ⒫ pirético

pitiriasis f ⒟ Pityriasis f ⒫ pitiríase f

pitiríasis f (versicolor/ rósea) ⒟ Pityriasis f (versicolor/rosea)) ⒫ pitiríase f (versícolor/ rósea)

pituitario ⒟ Hypophysen- ⒫ pituitário

piuria f ⒟ Pyurie f ⒫ piúria f

pivote m ⒟ Stiftzahn m ⒫ pivô m

placa f ⒟ Fleck m, Plaque f ⒫ placa f

placa f amiloide ⒟ Amyloidplaque f ⒫ placa f amilóide

placa f de ateroma ⒟ Plaque f, atheromatöse ⒫ placa f de ateroma

placebo *m* Ⓓ Plazebo *n* Ⓟ placebo *m*

placenta *f* previa Ⓓ Placenta *f* praevia
Ⓟ placenta *f* prévia

planificación *f* familiar Ⓓ Familienplanung *f* Ⓟ planeamento *m* (bras.:
planejamento *m*) familiar

plano *m* terapéutico Ⓓ Therapieplan *m* Ⓟ plano *m* terapêutico

planta *f* del pie Ⓓ Fußrücken *m*
Ⓟ planta *f* do pé

planta *f* del pie Ⓓ Fußsohle *f*
Ⓟ palma *f* do pé

planta *f* del pie Ⓓ Fußsohle *f*
Ⓟ sola *f* do pé

plantilla *f* Ⓓ Einlage *f* (Schuh-)
Ⓟ palmilha *f*

plaqueta *f* Ⓓ Thrombozyt *m*, Blutplättchen *n* Ⓟ plaqueta *f*

plaquetar Ⓓ Plättchen- Ⓟ plaquetar

plasma *m* (sanguíneo) Ⓓ Plasma *n*
Ⓟ plasma *m* (sanguíneo)

plasmaféresis *f* Ⓓ Plasmapherese *f*
Ⓟ plasmaferese *f*

plasmático Ⓓ Plasma- Ⓟ plasmático

plasmidio *m* Ⓓ Plasmid *n* Ⓟ plasmídio *m*

plasmodium *m* Ⓓ Plasmodium *n*
Ⓟ plasmódio *m*

plástico Ⓓ plastisch Ⓟ plástico

platisma *m* Ⓓ Platysma *n* Ⓟ platisma *m*

plejia *f* Ⓓ Plegie *f*, Lähmung *f* (vollständige) Ⓟ plegia *f*

pleocitosis *f* Ⓓ Pleozytose *f* Ⓟ pleocitose *f*

pleura *f* Ⓓ Pleura *f* Ⓟ pleura *f*

pleuritis *f* Ⓓ Pleuritis *f* Ⓟ pleurite *f*

pleurodesis *f* Ⓓ Verklebung *f* der
Pleurablätter Ⓟ pleuradesis *f*

pleurodinia *f* Ⓓ Pleurodynie *f*
Ⓟ pleurodinia *f*

plexo *m* (coroideo) Ⓓ Plexus *m* (choroideus) Ⓟ plexo *m* (coroideu)

pliegue *m* cutáneo Ⓓ Hautfalte *f*
Ⓟ prega *f* cutânea

pliegue *m* nasolabial Ⓓ Nasolabialfalte *f* Ⓟ prega *f* naso-labial (o
prega nasogeniana)

plomo *m* Ⓓ Ableitung *f* Ⓟ traçado *m*

polen *m* Ⓓ Pollen *m* Ⓟ pólen *m*

poliarteritis *f* nudosa Ⓓ Polyarteriitis *f*
nodosa Ⓟ poliarteriite *f* nodosa

policitemia *f* Ⓓ Polyzythämie *f*
Ⓟ policitémia *f* (o policitemia *f*)

policlínica *f* Ⓓ Poliklinik *f* Ⓟ policlínica *f*

polidactilia *f* Ⓓ Polydaktylie *f* Ⓟ polidactilia *f*

polidipsia *f* Ⓓ Polydipsie *f* Ⓟ polidipsia *f*

poliglobulia *f* Ⓓ Polyglobulie *f*
Ⓟ poliglobulia *f*

polihidramnios *m* Ⓓ Polyhydramnion *n* Ⓟ polihidrâmnios *m*

polimialgia *f* reumática Ⓓ Polymyalgia rheumatica *f* Ⓟ polimialgia *f*
reumática

polimiositis *f* Ⓓ Polymyositis *f*
Ⓟ polimiosite *f*

polineuritis *f* de Guillain-Barré
Ⓓ Guillain-Barré-Syndrom *n*
Ⓟ polinevrite *f* de Guillain-Barré

polineuritis *f* Ⓓ Polyneuritis *f* Ⓟ polinevrite *f* (o polineurite *f*)

polineuropatía *f* Ⓓ Polyneuropathie *f*
Ⓟ polineuropatia *f*

polinosis *f* Ⓓ Pollinose *f*, Heuschnupfen *m* Ⓟ polinose *f*

poliomielitis *f* Ⓓ Poliomyelitis *f*
Ⓟ poliomielite *f* (o pólio *m*)

polipectomía *f* (endoscópica) Ⓓ Polypektomie *f* (endoskopische) Ⓟ polipectomia *f* (endoscópica)

polipnea *f* Ⓓ Polypnoe *f* Ⓟ polipneia *f*

pólipo *m* Ⓓ Polyp *m* Ⓟ pólipo *m*

polipoide Ⓓ polypoid Ⓟ polipóide

poliposis f **intestinal** ⓓ Polyposis f, intestinale ⓟ polipose f intestinal

poliquístico ⓓ polyzystisch ⓟ policístico

polisomnografia f ⓓ Polysomnografie f ⓟ polisomnografia f

politópico ⓓ polytop ⓟ politópico

politraumatizado ⓓ polytraumatisiert ⓟ politraumatizado

poliuria f ⓓ Polyurie f ⓟ poliúria f

polvo m ⓓ Puder n, Pulver n, Staub m ⓟ pó m, poeiras fpl

pomada f ⓓ Salbe f ⓟ pomada f

porcentual ⓓ prozentual ⓟ percentual

porción f ⓓ Abschnitt m ⓟ porção f

porfiria f ⓓ Porphyrie f ⓟ porfiria f

poro m ⓓ Pore f ⓟ poro m

portagujas m ⓓ Nadelhalter m ⓟ porta-agulhas f

posición f ⓓ Haltung f, Lagerung f, Stellung f ⓟ posição f

posición f **lateral de seguridad** ⓓ Seitenlage f, stabile ⓟ posição f lateral de segurança

post-operatorio ⓓ postoperativ ⓟ pós-operatório

postura f ⓓ Haltung f ⓟ postura f

potasio m ⓓ Kalium n ⓟ potássio m

potencia f ⓓ Potenz f ⓟ potência f

potencial ⓓ möglich ⓟ potencial

potencial m ⓓ Potential n ⓟ potencial m

potenciales mpl **evocados acústicos (PEA)** ⓓ Potentiale npl, akustisch evozierte (AEP's) ⓟ potenciais mpl evocados acústicos (PEA)

potenciales mpl **evocados somatosensitivos (PESS)** ⓓ Potentiale npl, somatosensorisch evozierte (SSEPs) ⓟ potenciais mpl evocados somatossensitivos (PESS)

potenciales mpl **evocados visuales (PEV)** ⓓ Potentiale npl, visuell evozierte (VEPs) ⓟ potenciais mpl evocados visuais (PEV)

práctico ⓓ praktisch ⓟ prático

precaución f **(con p.)** ⓓ Vorsicht f (vorsichtig) ⓟ precaução f (com p.)

precedido ⓓ vorausgegangen ⓟ precedido

precoz ⓓ vorzeitig ⓟ precoce

predelirio m ⓓ Prädelir n ⓟ prédelírio m

predisposición f ⓓ Prädisposition f ⓟ predisposição f

predominantemente (adv.) ⓓ vorwiegend (adv.) ⓟ predominantemente (adv.)

predominio m **(de p. proximal)** ⓓ Betonung f (mit proximaler B.) ⓟ predomínio m (de p. proximal)

preeclampsia f ⓓ Präeklampsie f ⓟ pré-eclâmpsia f

preferible ⓓ zu bevorzugen ⓟ preferível

prejuicio m ⓓ Beeintächtigung f ⓟ prejuízo m

prematuro m ⓓ Frühgeborenes n ⓟ prematuro m

preocupación f ⓓ Besorgnis f ⓟ preocupação f

preponderancia f ⓓ Überwiegen n ⓟ preponderância f

prepucio m ⓓ Präputium n ⓟ prepúcio m

presbiacusia f ⓓ Presbyakusis f ⓟ presbiacúsia f

presbicia f ⓓ Altersweitsichtigkeit f ⓟ presbitia f, presbiopia f

présbita ⓓ weitsichtig ⓟ presbita

prescripción f ⓓ Verschreibung f ⓟ prescrição f

prescripción f **(conforme a p.)** ⓓ Vorschrift f, Anweisung f (nach Vorschrift) ⓟ prescrição f (conforme a p.)

presencia f (en p. de...) ⒟ Anwesenheit f, Vorhandensein n (in A.
von...) ⒫ presença f (na p. de...)

presentación f cefálica ⒟ Schädellage f ⒫ apresentação f cefálica

presentación f de cara ⒟ Gesichtslage f ⒫ apresentação f de face

presentación f de hombro ⒟ Schulterlage f ⒫ apresentação f de ombro

presentación f de pies ⒟ Fußlage f
⒫ apresentação f de pés

presentación f pélvica ⒟ Beckenendlage f ⒫ apresentação f pélvica

presente ⒟ vorhanden ⒫ presente

preservación f ⒟ Erhalt m
⒫ preservação f

preservativo m ⒟ Kondom n ⒫ preservativo m

presión f (sentir una p.) ⒟ Druck m
(ein Druckgefühl verspüren)
⒫ pressão f (sentir uma p.)

presión f arterial (PA) ⒟ Blutdruck m,
arterieller (RR) ⒫ tensão f arterial
(TA), pressão f arterial (PA) (bras.)

presión f de perfusión ⒟ Perfusionsdruck m ⒫ pressão f de perfusão

presión f intracraneal (PIC) ⒟ Hirndruck m ⒫ pressão f intracraneana
(PIC)

presión f intraocular (PIO) ⒟ Augeninnendruck m ⒫ pressão f intra-
ocular (PIO)

presión f ocular ⒟ Augendruck m
⒫ tensão f ocular

preso (estar preso a../ quedar enganchado) ⒟ gebunden (gebunden
sein an../ hängenbleiben) ⒫ preso
(estar preso a../ ficar preso)

pretérmino ⒟ vorzeitig, Früh-
⒫ pré-termo

prevalencia f ⒟ Prävalenz f ⒫ prevalência f

prevención f (primaria/ secundaria)
⒟ Prävention f (Primär-/ Sekun-

därp.) ⒫ prevenção f (primária/
secundária)

prevenir ⒟ vorbeugen ⒫ prevenir

preventivo/-a ⒟ vorbeugend,
präventiv ⒫ preventivo/-a

previo ⒟ Vor..., vorherig ⒫ prévio

priapismo m ⒟ Priapismus m
⒫ priapismo m

primario ⒟ primäre/r ⒫ primário

primera enfermera f ⒟ Oberschwester f ⒫ primeira-enfermeira f

primeros auxilios mpl ⒟ Erste Hilfe f
⒫ primeiros socorros mpl

primípara f ⒟ Erstgebärende f, Primipara f ⒫ primigesta f

prion m ⒟ Prion n ⒫ prião f

privación f. ⒟ Entzug m ⒫ privação f

privación f de sueno ⒟ Schlafentzug m ⒫ privação f do sono

probable (adj.) ⒟ wahrscheinlicher/e
(Adj.) ⒫ provável (adj.)

problema m de relación ⒟ Beziehungsproblem n ⒫ problema m relacional

procedimiento m ⒟ Vorgehen n
⒫ procedimento m

proceso m ⒟ Krankenakte f, Pro-
zeß m ⒫ processo m

proctitis f ⒟ Proktitis f ⒫ proctite f

pródromo m ⒟ Frühsymptom n
⒫ pródromo m

producción f (de...) ⒟ Produktion f
(von...) ⒫ produção f (de...)

producto m de contraste ⒟ Kontrastmittel n ⒫ produto m de contraste
(o contraste)

profiláctico (adj.) ⒟ prophylaktisch
(adj.) ⒫ profiláctico (adj.)

profilaxia f ⒟ Prophylaxe f ⒫ profilaxia f

profundidad f ⒟ Tiefe f ⒫ profundidade f

programado ⒟ geplant ⒫ programado

progresión f ⓓ Fortschreiten n
　ⓟ progressão f
**progresivo/-a (progresando desde
　cerca un ano)** ⓓ fortschreitend
　(seit etwa einem Jahr sich entwi-
　ckelnd) ⓟ evolutivo/-a, progres-
　sivo/-a (a evoluir há cerca de um ano)
prolactina f ⓓ Prolaktin n ⓟ prolac-
　tina m
prolapso m ⓓ Prolaps m ⓟ pro-
　lapso m
prolapso m **del cordón umbilical**
　ⓓ Nabelschnurvorfall m ⓟ pro-
　lapso m do cordão umbilical
prolapso m **discal** ⓓ Bandscheiben-
　vorfall m ⓟ prolapso m do disco (o
　discal)
prolapso m **uterino** ⓓ Gebärmutter-
　prolaps m ⓟ prolapso m uterino
prolongado ⓓ längerdauernd
　ⓟ prolongado
prolongar ⓓ verlängern ⓟ prolon-
　gar
pronación f ⓓ Pronation f
　ⓟ pronação f
pronóstico m ⓓ Prognose f ⓟ prog-
　nóstico m (bras.: prognose f)
pronóstico m **a largo plazo** ⓓ Lang-
　zeitprognose f ⓟ prognóstico m a
　longo prazo
pronunciado ⓓ betont ⓟ pronun-
　ciado
propagar (por..) ⓓ sich ausbreiten
　(auf..., über...) ⓟ propagar
　(para...)
próstata f ⓓ Prostata f ⓟ próstata f
prostatectomía f ⓓ Prostatektomie f
　ⓟ prostatectomia f
prostático ⓓ Prostata-, der Prostata
　ⓟ prostático
prostatitis f ⓓ Prostataentzündung f
　ⓟ prostatite f
proteger (de...) ⓓ schützen (vor...)
　ⓟ proteger (de...)

proteína f **C reactiva (PCR)** ⓓ Pro-
　tein n, C-reaktives (CRP) ⓟ pro-
　teína f C reactiva (PCR)
proteinuria f ⓓ Proteinurie f ⓟ pro-
　teinúria f
prótesis f ⓓ Prothese f ⓟ prótese f
prótesis f **dental** ⓓ Zahnprothese f,
　Gebiß n ⓟ prótese f dentária
prótesis f **valvular** ⓓ Klappenersatz m,
　Herzklappe f, künstliche ⓟ pró-
　tese f valvular
protrombina f ⓓ Prothrombin n
　ⓟ protrombina m
protrusión f ⓓ Protrusion f
　ⓟ protrusão f
provocar ⓓ hervorrufen ⓟ provo-
　car
prudencia f ⓓ Vorsicht f ⓟ prudên-
　cia f
prueba f **auditiva** ⓓ Hörtest m
　ⓟ teste m auditivo
prueba f **de embarazo** ⓓ Schwanger-
　schaftstest m ⓟ teste m de gravidez
prueba f **de esfuerzo** ⓓ Belastungs-
　probe f ⓟ prova f de esforço
prueba f **de fuerza** ⓓ Kraftprobe f
　ⓟ teste m de força
prueba f **de Romberg** ⓓ Rom-
　berg´scher Stehversuch m
　ⓟ teste m de Romberg
prueba f **de Schilling** ⓓ Schilling-
　test m ⓟ prova f de Schilling
prueba f **de sostenimiento de las pier-
　nas** ⓓ Beinvorhalteversuch m
　ⓟ prova f de sustenção das pernas
prueba f **de sostenimiento de los bra-
　zos (o prueba** f **de los brazos esten-
　didos)** ⓓ Armvorhalteversuch m
　ⓟ prova f de sustenção dos braços
　(o prova f dos braços estendidos)
prueba f **de trabajo** ⓓ Arbeitsver-
　such m ⓟ prova f de trabalho
prueba f **del SIDA** ⓓ Aidstest m
　ⓟ teste m da SIDA

prueba *f* **visual** ⒟ Sehtest *m*
ⓟ teste *m* visual

pruriginoso ⒟ pruriginös ⓟ pruriginoso

prurito *m* ⒟ Pruritus *m*, Jucken *n*,
Juckreiz *m* ⓟ prurigo *m* (o prúrigo *m*)

psamoma *m* ⒟ Psammom *n* ⓟ psamoma *m*

pseudoartrosis *f* ⒟ Pseudarthrose *f*
ⓟ pseudartrose *f* (o pseudoartrose *f*)

pseudolinfoma *m* ⒟ Pseudolymphom *n* ⓟ pseudolinfoma *m*

psicoanálisis *m* ⒟ Psychoanalyse *f*
ⓟ psicoanálise *f*

psicogénico ⒟ psychogen ⓟ psicogénico

psicomotor ⒟ psychomotorisch
ⓟ psicomotor

psicópata *m/f* ⒟ Psychopath/-in *m/f*
ⓟ psicopata *m/f*

psicopático ⒟ psychopathisch
ⓟ psicopático

psicopatológico ⒟ psychopathologisch ⓟ psicopatológico

psicosis *f* **(esquizo-afectiva)** ⒟ Psychose *f* (schizoaffektive) ⓟ psicose *f* (esquizo-afectiva)

psicosomático ⒟ psychosomatisch
ⓟ psicossomático

psicoterapia *f* ⒟ Psychotherapie *f*
ⓟ psicoterapia *f*

psicótico ⒟ psychotisch ⓟ psicótico

psicotropo ⒟ psychotrop ⓟ psicotropo

psiquiatra *m/f* ⒟ Psychiater/ -in *m/f*
ⓟ psiquiatra *m/f*

psiquiatría *f* ⒟ Psychiatrie *f* ⓟ psiquiatria *f*

psiquiátrico ⒟ psychiatrisch
ⓟ psiquiátrico

psíquico ⒟ psychisch ⓟ psíquico

psoriasis *f* ⒟ Psoriasis *f* ⓟ psoríase *f*
(o psoriasis *f*)

pterigión *m* ⒟ Pterygium *n* ⓟ pterígio *m*

ptosis *f* ⒟ Ptose *f* ⓟ ptose *f*

pubertad *f* ⒟ Pubertät *f* ⓟ puberdade *f*

pubis *m* ⒟ Schambein *n* ⓟ púbis *m*

puerperio *m* ⒟ Wochenbett *n* ⓟ puerpério *m*

pulga *f* ⒟ Floh *m* ⓟ pulga *f*

pulgar *m* ⒟ Daumen *m* ⓟ polegar *m*

pulmón *m* ⒟ Lunge *f* ⓟ pulmão *m*

pulpitis *f* ⒟ Pulpitis *f* ⓟ pulpite *f*

pulsación *f* ⒟ Pulsschlag *m*
ⓟ pulsação *f*

pulsátil ⒟ pulsierend ⓟ pulsatil

pulsera *f* **de rotadores** ⒟ Rotatorenmanschette *f* ⓟ coifa *f* dos rotatores

pulso *m* ⒟ Puls *m*, Handgelenk *n*
ⓟ pulso *m*

punción *f* ⒟ Punktion *f* ⓟ punção *f*

punción *f* **lumbar (PL)** ⒟ Lumbalpunktion *f* (LP) ⓟ punção *f* lombar
(PL)

puño *m* ⒟ Faust *f* ⓟ punho *m*

punta *f* **(EEG/ECG)** ⒟ Spitze *f* (spike),
Zacke *f* (EEG/EKG) ⓟ ponta *f*
(EEG/ECG)

punta *f* **de la nariz** ⒟ Nasenspitze *f*
ⓟ ponta *f* do nariz

punta *f* **del pie** ⒟ Fußspitze *f*
ⓟ ponta *f* do pé

puntada *f* **en el corazón (popular)**
⒟ Herzstechen *n* ⓟ pontada *f* no
coração (popular)

puntiforme ⒟ punktförmig
ⓟ punctiforme

punto *m* **(tirar os puntos)** ⒟ Stich *m*,
Klammer *f* (Fäden ziehen)
ⓟ ponto *m* (tirar os pontos)

punto *m* **de salida del nervio** ⒟ Nervenaustrittspunkt *m* ⓟ ponto *m* de
saída do nervo

pupila *f* ⒟ Pupille *f* ⓟ pupila *f*

purgante Ⓓ abführend Ⓟ purgativo
(o purgante)
puro/-a Ⓓ rein Ⓟ puro/-a
púrpura *f* Ⓓ Purpura *f* Ⓟ púrpura *f*
purulento Ⓓ eitrig Ⓟ purulento
pus *m* Ⓓ Eiter *m* Ⓟ pús *m* (o pus *m*)
pústula *f* Ⓓ Pustel *f* Ⓟ pústula *f*
putamen *m* Ⓓ Putamen *n* Ⓟ putamen *m*

Q

quedarse en cama Ⓓ Bettruhe *f* einhalten Ⓟ ficar de cama

queja *f* Ⓓ Klage *f*, Beschwerde *f* Ⓟ queixa *f*

quejarse (de…) Ⓓ klagen (über…) Ⓟ queixar-se (de…)

quejoso Ⓓ klagsam Ⓟ queixoso

queloide *m* Ⓓ Keloid *n* Ⓟ quelóide *m*

quemadura *f* Ⓓ Verbrennung *f* Ⓟ queimadura *f*

quemadura *f* **solar** Ⓓ Sonnenbrand *m* Ⓟ queimadura *f* do sol

quemosis *f* Ⓓ Chemosis *f* Ⓟ quemose *f*

queratitis *f* Ⓓ Keratitis *f* Ⓟ queratite *f*

queratomalacia *f* Ⓓ Keratomalazie *f* Ⓟ queratomalazia *f*

quiasma *m* Ⓓ Chiasma *n* Ⓟ quiasma *m*

quilo *m* Ⓓ Chylus *m* Ⓟ chilo *m*, quilo *m*

quimioterapia *f* Ⓓ Chemotherapie *f* Ⓟ quimioterapia *f*

quinina *f* Ⓓ Chinin *n* Ⓟ quinina *f* (o quinino *m*)

quirófano *m* Ⓓ Operationssaal *m* (OP) Ⓟ sala *f* operações, bloco *m* operatório ('bloco')

quirúrgico Ⓓ chirurgisch Ⓟ cirúrgico

quiste *m* Ⓓ Zyste *f* Ⓟ cisto *m*, quisto *m*

quiste *m* **aracnoide** Ⓓ Arachnoidealzyste *f* Ⓟ quisto *m* aracnoideus

quiste *m* **coloide** Ⓓ Kolloidzyste *f* Ⓟ quisto *m* coloide

quiste *m* **de Baker** Ⓓ Bakerzyste *f* Ⓟ quisto *m* de Baker

quiste *m* **del ovario** Ⓓ Ovarialzyste *f* Ⓟ cisto *m* (o quisto *m* de ovário

quiste *m* **dermoide** Ⓓ Dermoidzyste *f* Ⓟ cisto *m* dermóide

quiste *m* **equinococos** Ⓓ Echinokokkuszyste *f* Ⓟ cisto *m* equinococos

quiste *m* **pilonidal** Ⓓ Pilonidalzyste *f* Ⓟ cisto *m* pilonídeo (o quisto *m* pilonidal)

quiste *m* **residual** Ⓓ Residualzyste *f* Ⓟ quisto *m* residual

quiste *m* **sebáceo** Ⓓ Grützbeutel *m* Ⓟ quisto *m* sebáceo

español – alemán – portugués

R

rabdomiolisis f Ⓓ Rhabdomyolyse f
Ⓟ rabdomiólise f
rabdomioma m Ⓓ Rhabdomyom n
Ⓟ rabdomioma m
rabia f Ⓓ Tollwut f Ⓟ raiva f
radiación f Ⓓ Bestrahlung f
Ⓟ radiação f
radiactivo Ⓓ radioaktiv Ⓟ radioa(c)tivo
radicular Ⓓ radikulär Ⓟ radicular
radiculitis f Ⓓ Radikulitis f Ⓟ radiculite f
radiculitis f **de la garrapata** Ⓓ Zeckenbißradikulitis f Ⓟ radiculite f da carraça
radiculopatía f Ⓓ Radikulopathie f
Ⓟ radiculopatia f
radio m Ⓓ Radius m Ⓟ rádio m
radiocirugía f Ⓓ Strahlenchirurgie f
Ⓟ radiocirurgia f
radiografía f **(Ray-X)** Ⓓ Röntgenuntersuchung f Ⓟ radiografia f (Ray-X)
radiólogo/-a m/f Ⓓ Radiologe/-in m/f
Ⓟ radiologista m/f
radioscopia f Ⓓ Durchleuchtung f
Ⓟ radioscopia f
radiosensible Ⓓ strahlenempfindlich
Ⓟ radiossensível
rágade f Ⓓ Rhagade f Ⓟ rágada f
raíz f **anterior** Ⓓ Vorderwurzel f
Ⓟ raiz f anterior
raíz f **del cabello** Ⓓ Haarwurzel f
Ⓟ raiz f do cabelo
raíz f **del diente** Ⓓ Zahnwurzel f
Ⓟ raiz f do dente
raíz f **nerviosa** Ⓓ Nervenwurzel f
Ⓟ raiz f nervosa
raíz f **posterior** Ⓓ Hinterwurzel f
Ⓟ raiz f posterior

rama f Ⓓ Ast m Ⓟ ramo m
raquítico Ⓓ rachitisch Ⓟ raquítico
raquitismo m Ⓓ Rachitis f Ⓟ raquitismo m
raro Ⓓ selten Ⓟ raro
rascarse Ⓓ kratzen, sich Ⓟ coçar-se
rash f Ⓓ Rush m Ⓟ rash f
rash m **cutáneo** Ⓓ Rush-Phänomen n
Ⓟ rash m cutâneo
rastrillar Ⓓ hecheln Ⓟ rastelar
rayos mpl **infrarrojos** Ⓓ Infrarotlicht n Ⓟ raios mpl infravermelhos
razón f Ⓓ Grund m Ⓟ razão f
razonable Ⓓ annehmbar, vernünftig
Ⓟ razoável
reabsorber Ⓓ reabsorbieren Ⓟ reabsorver
reabsorción f Ⓓ Reabsorption f
Ⓟ reabsorção f
reacción f **a la luz** Ⓓ Lichtreaktion f
Ⓟ reacção f à luz
reacción f **adversa (a...)** Ⓓ Abstoßungsreaktion f (gegen..)
Ⓟ reacção f adversa (a...)
reacción f **alérgica** Ⓓ Reaktion f, allergische Ⓟ reacção f alérgica
reacción f **cruzada** Ⓓ Kreuzreaktion f
Ⓟ reacção f cruzada
reacción f **de defensa** Ⓓ Abwehrreaktion f Ⓟ reacção f de defesa
reacción f **de hipersensibilidad** f
Ⓓ Überempfindlichkeitsreaktion f
Ⓟ reacção f de hipersensibilidade f
reacción f **pupilar** Ⓓ Pupillenreaktion f Ⓟ reacção f pupilar
reactivación f Ⓓ Reaktivierung f
Ⓟ reactivação f
reactividad f **vasomotora** Ⓓ Vasomotorenaktivität f Ⓟ reactividade f vasomotora
reactivo Ⓓ reaktiv Ⓟ reactivo
realizar Ⓓ durchführen, realisieren
Ⓟ realizar,
reanimación f Ⓓ Reanimation f
Ⓟ reanimação f

reborde m **costal** Ⓓ Rippenbogen m, unterer Ⓟ rebordo m costal

recaída f Ⓓ Rückfall m Ⓟ recaída f

recanalización f Ⓓ Rekanalisierung f Ⓟ recanalização f

recaptación f Ⓓ Wiederaufnahme f Ⓟ recaptação f

receptor m Ⓓ Empfänger m (Blut-, Organ-), Rezeptor m Ⓟ receptor m

recesivo Ⓓ rezessiv Ⓟ recessivo

receso m Ⓓ Recessus m Ⓟ recesso m

recetar Ⓓ verschreiben, rezeptieren Ⓟ receitar

rechazo m **de trasplante** Ⓓ Transplantatabstoßung f Ⓟ rejeição f de transplante

recidiva f Ⓓ Rezidiv n Ⓟ recidiva m

recién nacido m **(RN)** Ⓓ Neugeborenes n Ⓟ recém nascido m (RN)

reciente Ⓓ neu, frisch Ⓟ recente

recipiente m **para vómitos** Ⓓ Nierenschale f Ⓟ recipiente m para vómitos

recogida f **de la historia** Ⓓ Anamneseerhebung f Ⓟ colheita f da história

recogida f **de sangre** Ⓓ Blutabnahme f Ⓟ colheita f de sangue

recomendación f Ⓓ Empfehlung f Ⓟ recomendação f

reconocer Ⓓ erkennen Ⓟ reconhecer

recrutamiento m Ⓓ Recruitment n Ⓟ recrutamento m

rectal Ⓓ rektal Ⓟ re(c)tal

recto m Ⓓ Rektum n Ⓟ recto m

rectocele m Ⓓ Rektozele f Ⓟ retocele f

rectoscopia f Ⓓ Rektoskopie f Ⓟ retoscopia f

recuperación f Ⓓ Heilung f, Symptomrückbildung f Ⓟ recuperação f

recuperarse de Ⓓ genesen, sich erholen von Ⓟ recuperar de

recurrencia f Ⓓ Rückfallrate f Ⓟ recorrência f

recurrente Ⓓ wiederholt Ⓟ recorrente

recusa f **alimentar** Ⓓ Nahrungsverweigerung f Ⓟ recusa f alimentar

reducción f **(del riesgo)** Ⓓ Verminderung f (des Risikos) Ⓟ redução f (do risco)

reducción f **de la capacidad de trabajo (r. de la c. de tr. temporaria en un ...% hasta ...)** Ⓓ Minderung f der Arbeitsfähigkeit (Einschränkung der A. um X % bis zum ...) Ⓟ desvalorização f (incapacidade temporária parcial com uma desvalorização de X% até ...)

reevaluar Ⓓ nachuntersuchen Ⓟ reavaliar

referir Ⓓ berichten Ⓟ referir

reflejo m Ⓓ Reflex m Ⓟ reflexo m

reflejo m **anal** Ⓓ Analreflex m Ⓟ reflexo m anal

reflejo m **aquíleo** Ⓓ Achillessehnenreflex (ASR) Ⓟ reflexo m aquiliano

reflejo m **bicipital** Ⓓ Bizepssehnenreflex (BSR) Ⓟ reflexo m bicipital

reflejo m **corneal** Ⓓ Cornealreflex m Ⓟ reflexo m corneano (o papilar)

reflejo m **cremastérico** Ⓓ Cremasterreflex m Ⓟ reflexo m cremasteriano

reflejo m **cutáneo-plantar (Babinski)** Ⓓ Babinskireflex m Ⓟ reflexo m cutâneo-plantar (Sinal de Babinski)

reflejo m **de la marcha** Ⓓ Schreitreflex m Ⓟ reflexo m da marcha

reflejo m **de prensión (r. de grasp)** Ⓓ Greifreflex m Ⓟ reflexo m de grasp

reflejo m **de succión** Ⓓ Saugreflex m Ⓟ reflexo m de sucção

reflejo m **del vómito** Ⓓ Würgereflex m Ⓟ reflexo m do vómito

reflejo m **masetérico** Ⓓ Masseterreflex m Ⓟ reflexo m masseterino

reflejo *m* **oculocefálico** Ⓓ Reflex *m*, oculocephaler Ⓟ reflexo *m* oculocefálico

reflejo *m* **oculovestibular** Ⓓ Reflex *m*, oculovestibulärer Ⓟ reflexo *m* oculovestibular

reflejo *m* **osteotendinoso (ROT)** Ⓓ Muskeleigenreflex *m* (MER) Ⓟ reflexo *m* osteotendinoso (ROT)

reflejo *m* **palmomentoniano** Ⓓ Palmomentalreflex *m* Ⓟ reflexo *m* palmomentoniano

reflejo *m* **postural** Ⓓ Haltereflex *m* Ⓟ reflexo *m* postural

reflejo *m* **pupilar** Ⓓ Pupillenreflex *m* Ⓟ reflexo *m* pupilar

reflejo *m* **radial** Ⓓ Radiusperiostreflex *m* (RPR) Ⓟ reflexo *m* radial

reflejo *m* **rotuliano** Ⓓ Patellarsehnenreflex *m* (PSR) Ⓟ reflexo *m* rotiliano

reflejo *m* **tricipital** Ⓓ Trizepssehnenreflex *m* (TSR) Ⓟ reflexo *m* tricipital

reflejo *m* **Troemner-Hoffmann** Ⓓ Trömnerreflex *m* Ⓟ reflexo *m* Troemner-Hoffmann

reflejos *mpl* **abdominales** Ⓓ Bauchhautreflexe *m* (BHR) Ⓟ reflexos *mpl* abdominais

reflujo *m* **(gastro-esofágico)** Ⓓ Reflux *m* (gastroösophagealer) Ⓟ refluxo *m* (gastro-esofágico)

reforma *f*, **jubilación** *f* **(reformarse, jubilarse)** Ⓓ Rente *f* (in Rente gehen) Ⓟ reforma *f* (reformar-se)

refracción *f* Ⓓ Refraktion *f* Ⓟ refracção *f*

refractario (a…) Ⓓ refraktär (gegen…) Ⓟ refra(c)tário (a…)

regeneración *f* Ⓓ Regenerierung *f* Ⓟ regeneração *f*

régimen *m* Ⓓ Lebensweise *f* Ⓟ regime *m*

región *f* **(en la r. lumbal)** Ⓓ Region *f* (in der Lendenregion) Ⓟ região *f* (na região lombar)

registrarse Ⓓ melden, sich Ⓟ registar-se

registro *m* **de diuresis** Ⓓ Aus-und Einfuhrkontrolle *f* Ⓟ registo *m* de diurese

regresión *f* **(en r.)** Ⓓ Rückbildung *f* (in R.) Ⓟ regressão *f* (em r.)

regreso *m* Ⓓ Rückkehr *f* Ⓟ regresso *m*

regurgitación *f* Ⓓ Regurgitation *f* Ⓟ regurgitação *f*

rehabilitación *f* Ⓓ Rehabilitation *f* Ⓟ reabilitação *f*

reinfarto *m* Ⓓ Reinfarkt *m* Ⓟ reenfarte *m*

reinfección *f* Ⓓ Reinfektion *f* Ⓟ reinfecção *f*

reír Ⓓ lachen Ⓟ rir

relación *f* **(está relacionado/-a con…) (tener relación causa - efecto)** Ⓓ Beziehung *f*, Zusammenhang *m* (in Z. stehen mit …) (in kausaler Beziehung zueinander stehen) Ⓟ relação *f* (relacionar-se com …) (haver relação causa - efeito)

relajamiento *m* **muscular** Ⓓ Muskelrelaxation *f* Ⓟ relaxamento *m* muscular

relajante Ⓓ entspannend Ⓟ relaxante

relajante *m* **muscular** Ⓓ Muskelrelaxanz *n* Ⓟ relaxante *m* muscular

relevante Ⓓ von Bedeutung Ⓟ relevante

remedio *m*, **medicamento** *m* Ⓓ Mittel *n* Ⓟ remédio *m*

remisión *f* Ⓓ Remission *f* Ⓟ remissão *f*

remisión *f* **espontánea** Ⓓ Spontanremission *f* Ⓟ remissão *f* espontânea

remitente Ⓓ nachlassend Ⓟ remitente

remoción f Ⓓ Entfernung f
Ⓟ remoção f
remover Ⓓ entfernen Ⓟ remover
renina m Ⓓ Renin n Ⓟ renina m
repetición f (de r.) Ⓓ Wiederholung f
(wiederholt) Ⓟ repetição f (de r.)
repetido Ⓓ wiederholt Ⓟ repetido
repetir Ⓓ wiederholen Ⓟ repetir
repetitivo Ⓓ repetitiv Ⓟ repetitivo
reposar Ⓓ ausruhen Ⓟ repousar
reposición f Ⓓ Reposition f
Ⓟ reposição f
reposo m (absoluto, relativo) en el lecho Ⓓ Bettruhe f (absolute/ relative) Ⓟ repouso m (absoluto, relativo) no leito
reposo m Ⓓ Ruhe f Ⓟ repouso m
repugnancia f (de...) Ⓓ Widerwillen m (gegen...) Ⓟ repugnância f
(de...)
requisición f Ⓓ Anforderung f
Ⓟ requisição f
resección f Ⓓ Resektion f
Ⓟ ressecção f
resfriado m Ⓓ Erkältung f Ⓟ resfriado m (bras.)
residual Ⓓ Rest-, Residual- Ⓟ residual
residuo m **de orina** Ⓓ Restharn m
Ⓟ resíduo m de urina
resistencia f (a...) Ⓓ Resistenz f, Widerstand m (gegen...) Ⓟ resistência f (a...)
resistencia f **cruzada** Ⓓ Kreuzresistenz f Ⓟ resistência f cruzada
resistente (a...) Ⓓ resistent (gegenüber...) Ⓟ resistente (a...)
resistente a analgésicos Ⓓ analgetikaresistent Ⓟ resistente a analgésicos
resolución f (en r.) Ⓓ Auflösung f (im
Abklingen) Ⓟ resolução f (em r.)
resonancia f Ⓓ Kernspin n Ⓟ ressonância f
resonancia f **magnética nuclear (RMN)**
Ⓓ Kernspintomografie f (MNR)

Ⓟ ressonância f magnética nuclear
(RMN)
respiración f (contener la r.) Ⓓ Atmung f (den Atem anhalten) Ⓟ respiraçao f (suster a r.)
respiración f (artificial), **ventilación** f (artificial) Ⓓ Atmung f, Beatmung f
(künstliche) Ⓟ ventilação f (artificial)
responder (a...) Ⓓ antworten, ansprechen (auf...) Ⓟ responder (a...)
respondiendo a la llamada Ⓓ ansprechbar Ⓟ respondendo á chamada
responsabilidad f (asumir la r.) Ⓓ Verantwortung f (die V. übernehmen)
Ⓟ responsabilidade f (assumir a r.)
respuesta f (al tratamiento) Ⓓ Ansprechen n (auf eine best. Behandlung) Ⓟ resposta f (ao tratamento)
restante Ⓓ übrige/s Ⓟ restante
resultado m (el r. confirma el diagnóstico) Ⓓ Befund m, Ergebnis n (Das
E. bestätigt die Diagnose)
Ⓟ achado m, resultado m (o r. confirme o diagnóstico)
retardado Ⓓ verlangsamt Ⓟ retardado
retardo m Ⓓ Verzögerung f Ⓟ retardamento m
retardamiento m, **retraso** m Ⓓ Verzögerung f, Verlangsamung f Ⓟ retardamento m
retardo m Ⓓ Verzögerung f
Ⓟ retardação f
retención f Ⓓ Retention f
Ⓟ retenção f
retención f **urinaria** Ⓓ Harnverhalt m,
Harnretention f Ⓟ retenção f
urinária
reticulocito m Ⓓ Retikulozyt m
Ⓟ reticulócito m
retina f Ⓓ Retina f Ⓟ retina f
retináculo m Ⓓ Retinakulum n
Ⓟ retináculo m

retinitis f ⒟ Retinitis f ⒫ retinite f

retinopatía f **(de grado X)** ⒟ Retinopathie f (Grad X) ⒫ retinopatia f (de grau X)

retirar ⒟ entfernen ⒫ retirar

retirar los puntos ⒟ Fäden ziehen ⒫ tirar os pontos

retornar (al trabajo) ⒟ wiederaufnehmen (die Arbeit w.) ⒫ retomar (r. o trabalho)

retraso m **del crecimiento** ⒟ Wachstumsverzögerung f ⒫ atraso m de crescimento

retrognatismo m ⒟ Retrognathie f ⒫ retrognatismo m

retrógrado ⒟ retrograd ⒫ retrógrado

retroperitoneal ⒟ retroperitoneal ⒫ retroperitoneal

retroperitoneo m ⒟ Retroperitoneum n ⒫ retroperitoneu m

retroversión f ⒟ Retroversion f ⒫ retroversão f

reumático ⒟ rheumatisch ⒫ reumático

revelar ⒟ aufdecken, zeigen ⒫ revelar

reversible ⒟ reversibel ⒫ reversível

revisión f ⒟ Revision f ⒫ revisão f

riesgo m **(alto/ bajo)** ⒟ Risiko n (hohes/ geringes) ⒫ risco m (alto/ baixo)

riesgo m **operatorio** ⒟ Operationsrisiko n ⒫ risco m operatório

riesgo m **tromboembólico** ⒟ Thromboembolierisiko n ⒫ risco m tromboembólico

rigidez f **(en rueda dentada)** ⒟ Rigor m (mit Zahnradphänomen) ⒫ rigidez f (em roda dentada)

rigidez f **(terminal) de nuca** ⒟ Nackensteife f (endgradige) ⒫ rigidez f (terminal) da nuca

rigidez f **cadavérica** ⒟ Leichenstarre f ⒫ rigidez f cadavérica

rígido ⒟ steif, mit Rigor ⒫ rígido

rinitis f ⒟ Schnupfen m ⒫ rinite f

rinofima m ⒟ Rhinophym n ⒫ rinófima m

rinoliquidorrea f ⒟ Rhinoliquorrhoe f ⒫ rinorráquia f

riñón m ⒟ Niere f ⒫ rim m

riñón m **atrófico** ⒟ Schrumpfniere f ⒫ rim m atrofiado

riñón m **en herradura** ⒟ Hufeisenniere f ⒫ rim m em ferradura

riñón m **fluctuante** ⒟ Wanderniere f ⒫ rim m flutuante

rinorrea f ⒟ Rhinorrhoe f ⒫ rinorreia f

rítmico ⒟ rhythmisch ⒫ rítmico

ritmo m **cardíaco** ⒟ Herzrhythmus m ⒫ ritmo m cardíaco

ritmo m **sueño-vigilia** ⒟ Schlaf-Wach-Rhythmus m ⒫ ritmo m sono-vigília

rizotomía f ⒟ Rhizotomie f ⒫ rizotomia f

rodilla f ⒟ Knie n ⒫ joelho m

rollizo ⒟ rundlich ⒫ arredondado

rombencéfalo m ⒟ Rhombenzephalon n ⒫ rombencéfalo m

romo, rombo ⒟ stumpf ⒫ rombo

roncar ⒟ schnarchen ⒫ ressonar, roncar

ronco ⒟ heiser ⒫ rouco

ronquera f ⒟ Heiserkeit f ⒫ rouquidão f

rosácea f ⒟ Rosazea f ⒫ rosácea f

rostro m, **cara** f ⒟ Gesicht n ⒫ rosto m, cara f

rotación f ⒟ Rotation f ⒫ rotação f

rótula f ⒟ Kniescheibe f ⒫ rótula f

rotura f **muscular** ⒟ Muskelriß m ⒫ rotura f muscular

rubéola f ⒟ Röteln fpl ⒫ rubéola f, sarampo m alemão (bras.)

rubor m ⒟ Rötung f ⒫ vermelhidão f, rubor m

ruido m ⒟ Geräusch n ⒫ ruído m

ruptura *f* **(prematura) de las membranas** Ⓓ Blasensprung *m* (vorzeitiger) Ⓟ rotura *f* (prematura) de membranas

ruptura *f* Ⓓ Ruptur *f* Ⓟ ruptura *f*

rutina *f* **(por r.)** Ⓓ Routine *f* (routinemäßig) Ⓟ rotina *f* (por r.)

S

sabor *m* Ⓓ Geschmack *m* Ⓟ sabor *m*

saburra *f* Ⓓ Zungenbelag *m* Ⓟ saburra *f*

saco *m* **herniario** Ⓓ Bruchsack *m* Ⓟ saco *m* herniário

saco *m* **lagrimal** Ⓓ Tränensack *m* Ⓟ saco *m* lacrimal

saco *m* **pleural** Ⓓ Pleurasack *m* Ⓟ saco *m* pleural

sala *f* **de espera** Ⓓ Wartezimmer *n* Ⓟ sala *f* de espera

sala *f* **de partos** Ⓓ Kreißsaal *m* Ⓟ sala *f* de partos

salado Ⓓ salzig Ⓟ salgado

saliva *f* Ⓓ Speichel *m* Ⓟ saliva *f*

salivación *f***, tialismo** *m* Ⓓ Speichelfluß *m* Ⓟ salivação *f*

salmonelas *fpl* Ⓓ Salmonellen *fpl* Ⓟ salmonelas *fpl*

salmonelosis *f* Ⓓ Salmonellose *f* Ⓟ salmonelose *f*

salpingectomía *f* Ⓓ Salpingektomie *f* Ⓟ salpingectomia *f*

salpingitis *f* Ⓓ Salpingitis *f* Ⓟ salpingite *f*

sangrar Ⓓ bluten Ⓟ sangrar

sangre *f* **(echar/ expectorar)** Ⓓ Blut *n* (auswerfen/-spucken) Ⓟ sangue *m* (deitar/ expectorar)

sangre *f* **viva** Ⓓ Blut *n*, frisches Ⓟ sangue *m* vivo

sanguinolento Ⓓ blutig Ⓟ sanguinolento

sano Ⓓ gesund Ⓟ saudável

sarampión *m* Ⓓ Masern (mfl) Ⓟ sarampo *m*

sarcoidosis *f* Ⓓ Sarkoidose *f*, Morbus *m* Boeck Ⓟ sarcoidose *f*

sarcoma *m* Ⓓ Sarkom *n* Ⓟ sarcoma *m*

sarna *f***, escabiosis** *f* Ⓓ Krätze *f* Ⓟ sarna *f*

sarro *m* Ⓓ Zahnbelag *m* Ⓟ sarro *m*

scalp *m***, cuero** *m* **cabelludo** Ⓓ Kopfhaut *f* Ⓟ escalpe *m*

seborrea *f* Ⓓ Seborrhoe *f* Ⓟ seborreia *f*

secreción *f* Ⓓ Sekret *n* Ⓟ secreção *f*

secreción *f* **brónquica** Ⓓ Bronchialsekret *n* Ⓟ secreção *f* brônquica

secreción *f* **sudorípara** Ⓓ Schweißsekretion *f* Ⓟ secreção *f* sudorípora

secreto *m* **profesional** Ⓓ Schweigepflicht *f* Ⓟ segredo *m* profissional

secuela *f* **(en la s. de caída hace 2 semanas)** Ⓓ Folge *f* (infolge eines Sturzes vor 2 Wochen) Ⓟ sequência *f* (na s. de queda à 2 semanas)

secuela *f* Ⓓ Reihe *f*, Aufeinanderfolge *f* Ⓟ sequela *f* (bras.: seqüela *f*)

sedación *f* Ⓓ Sedierung *f* Ⓟ sedação *f*

sedante Ⓓ sedativ Ⓟ sedativo

sedimentación *f* **sanguínea** Ⓓ Blutsenkung *f* Ⓟ sedimentação *f* do sangue

sedimento *m* Ⓓ Sediment *n* Ⓟ sedimento *m*

segmental Ⓓ Segment-, segmentförmig Ⓟ segmentar

segmento *m* Ⓓ Segment *n* Ⓟ segmento *m*

seminoma *m* Ⓓ Seminom *n* Ⓟ seminoma *m*

semivida *f* Ⓓ Halbwertszeit *f* Ⓟ semivida *f*

senil Ⓓ senil Ⓟ senil

seno *m* **(recto/ longitudinal/ superior/ lateral)** Ⓓ Sinus *m* (rectus/ longitudinalis/ superior/ lateralis) Ⓟ seio *m* (recto/ longitudinal/ superior/ lateral)

seno *m* ⒟ Brust *f*, Höhle *f*, Sinus *m*
  ⒫ seio *m*
seno *m* carotídeo ⒟ Carotissinus *m*
  ⒫ seio *m* carotídeo
seno *m* cavernoso ⒟ Sinus *m* cavernosus ⒫ seio *m* cavernoso
seno *m* frontal ⒟ Stirnhöhle *f*
  ⒫ seio *m* frontal
seno *m* maxilar ⒟ Kieferhöhle *f*
  ⒫ seio *m* maxilar
seno *m* perinasal ⒟ Nebenhöhle *f*
  ⒫ seio *m* peri-nasal
sensación *f* de cuerpo extraño
  ⒟ Fremdkörpergefühl *n*
  ⒫ sensação *f* de corpo estranho
sensación *f* de flaqueza ⒟ Schwächegefühl *n* ⒫ sensação *f* de fraqueza
sensación *f* de presión ⒟ Druckgefühl *n* ⒫ sensação *f* de pressão
sensación *f* de sordera ⒟ Taubheitsgefühl *n* ⒫ sensação *f* surdea
sensación *f* de un nudo en la garganta
  ⒟ Globusgefühl *n* ⒫ nó *m* na garganta
sensibilidad *f* dolorosa ⒟ Schmerzempfinden *n* ⒫ sensibilidade *f* dolorosa
sensibilidad *f* profunda ⒟ Tiefensensibilität *f* ⒫ sensibilidade *f* profunda
sensibilidad *f* superficial ⒟ Oberflächenempfinden *n* ⒫ sensibilidade *f*
  superficial
sensibilidad *f* táctil ⒟ Berührungsempfinden *n* ⒫ sensibilidade *f*
  táctil
sensibilidad *f* térmica ⒟ Temperaturempfinden *n* ⒫ sensibilidade *f* térmica
sensibilidad *f* vibratoria ⒟ Vibrationsempfinden *n* ⒫ sensibilidade *f*
  vibratória
sensible (a…) ⒟ sensibel (auf…)
  ⒫ sensível (a…)
sentir ⒟ spüren, fühlen ⒫ sentir

sentirse dispuesto (a…) ⒟ bereit sein,
  etwas zu tun ⒫ sentir-se à vontade
  para (inf.)
sepsis *f* ⒟ Sepsis *f* ⒫ sepsis *f*
septicemia *f* ⒟ Septikämie *f* ⒫ septicémia *f*
séptico ⒟ septisch ⒫ séptico
septo *m* ⒟ Septum *n* ⒫ septo *m*
septo *m* nasal ⒟ Nasenseptum *n*
  ⒫ septo *m* nasal
septo *m* pelúcido ⒟ Septum *n*. pellucidum ⒫ septo *m* pelúcido
sequedad *f* ⒟ Trockenheit *f* ⒫ secura *f*
sequedad *f* de la boca ⒟ Mundtrok-
  kenheit *f* ⒫ secura *f* da boca
ser bizco, bizcar ⒟ schielen ⒫ ser
  vesgo (o ser estrábico)
serio, grave ⒟ ernst ⒫ sério
seroconversión *f* ⒟ Serumkonversion *f* ⒫ seroconversão *f*
seropositivo ⒟ serumpositiv, HIV positiv ⒫ seropositivo
seroso ⒟ Serum- ⒫ sérico
servicio *m* ⒟ Abteilung *f* ⒫ serviço *m*
servicio *m* nocturno ⒟ Nachtdienst *m*
  ⒫ serviço *m* no(c)turno
sesear ⒟ flüstern ⒫ ciciar
sesión *f* ⒟ Sitzung *f* ⒫ sessão *f*
sexual ⒟ sexuell ⒫ sexual
shigelosis *f* ⒟ Shigellose *f* ⒫ shigelose *f*
shock *m* (hipovolémico) ⒟ Schock *m*
  (hypovolämischer) ⒫ choque *m*
  (hipovolémico)
sideropenia *f*, ferropenia *f* ⒟ Sideropenie *f* ⒫ sideropenia *f*
sidoso *m* (pop.) ⒟ Aidskranker *m*
  ⒫ aidético *m* (bras.)
sífilis *f* ⒟ Syphilis *f* ⒫ sífilis *f*
sifón *m* ⒟ Siphon *m* ⒫ sifão *m*
significativo ⒟ signifikant ⒫ significativo

signo *m* **de delta** ⒹDeltaphänomen *n*
ⓅsinaI *m* de delta

signo *m* **de trauma** ⒹVerletzungszei-
chen *n* Ⓟsinal *m* de trauma

signo *m* **piramidal** ⒹPyramidenbahn-
zeichen *n* Ⓟsinal *m* piramidal

signo *m*, **señal** *f* ⒹHinweis *m*, Zeichen *n*, Leberfleck *m* Ⓟsinal *m*

silbar Ⓓpfeifen, giemen (Lungenauskultation) Ⓟsibilar

silbar Ⓓpfeifen Ⓟassobiar

silencioso **(clínicamente silencioso)**
Ⓓstumm (klinisch stumm) Ⓟsi-
lencioso (clínicamente silencioso)

silicosis *f* ⒹSilikose *f* Ⓟsilicose *f*

silla *f* **(turca)** ⒹSella *f* (turcica)
Ⓟsela *f* (turca)

silla *f* **de ruedas** ⒹRollstuhl *m*
Ⓟcadeira *f* de rodas

silueta *f* **cardíaca** ⒹHerzsilhouette *f*
Ⓟsilhueta *f* cardíaca

simetría *f* ⒹSymmetrie *f* Ⓟsime-
tria *f*

simétrico Ⓓseitengleich, symmetrisch Ⓟsimétrico

simpático *m* ⒹSympathikus *m*
Ⓟsimpático *m*

simulación *f* ⒹSimulation *f* Ⓟfingi-
mento *m*

simulador/ a *m/f* ⒹSimulant/-in *m/f*
Ⓟsimulador/ a *m/f*

sin importancia *f* Ⓓirrelevant
Ⓟsem importância *f*

sin sentido, inconsciente Ⓓbewußt-
los Ⓟsem sentidos

sinapsis *f* ⒹSynapse *f* Ⓟsinapse *f*

sinartrosis *f* ⒹSynarthrose *f* Ⓟsin-
artrose *f*

síncope *f* ⒹSynkope *f* Ⓟsíncope *f*

síncope *f* **miccional** ⒹMiktionssyn-
kope *f* Ⓟsíncope *f* miccional

sincrónico Ⓓsynchron Ⓟsíncrono

síndrome *m* ⒹSyndrom *n* Ⓟsín-
droma *m* (bras.: síndrome *m*)

síndrome *m* **apalico** ⒹSyndrom *n*,
apallisches Ⓟsíndroma *m* apálico

síndrome *m* **compartimental** ⒹKom-
partmentsyndrom *n* Ⓟsíndroma *m*
compartimental

síndrome *m* **de apnea del sueño**
ⒹSchlaf-Apnoe-Syndrom *n*
Ⓟsíndroma *m* da sono-apneia

síndrome *m* **de Fahr** ⒹMorbus
Fahr *m* Ⓟsíndroma *m* de Fahr

síndrome *m* **de Fisher** ⒹFischersyn-
drom *n* Ⓟsíndroma *m* de Fisher

síndrome *m* **de inmunodeficiencia adquirida (SIDA)** ⒹAcquired immune deficiency syndrome (AIDS)
Ⓟsíndrome *m* de imunodeficiência
adquirida (SIDA)

síndrome *m* **del cono** ⒹKonussyn-
drom *n* Ⓟsíndroma *m* do cone

síndrome *m* **del escaleno anterior**
ⒹSkalenus-Anterior-Syndrom *n*
Ⓟsíndroma *m* do escaleno anterior

síndrome *m* **del istmo** ⒹEngpaßsyn-
drom *n* Ⓟsíndroma *m* do istmo

síndrome *m* **del robo de la subclavia**
ⒹSubclavian-Steal-Syndrom *n*
Ⓟsíndroma *m* de roubo da
subclávia

síndrome *m* **del seno carotídeo** ⒹCa-
rotissinussyndrom *n* Ⓟsín-
droma *m* do seio carotídeo

síndrome *m* **del túnel carpiano**
ⒹKarpaltunnelsyndrom *n* Ⓟsín-
droma *m* do túnel cárpico (o carpiano)

síndrome *m* **demencial** ⒹSyndrom *n*,
dementielles Ⓟsíndrome *m* demencial

síndrome *m* **locked-in** ⒹLocked-in-
Syndrom *n* Ⓟsindroma *m* locked-
in

síndrome *m* **parapléjico** ⒹQuer-
schnittsyndrom *n* Ⓟsindroma *m*
paraplégico

síndrome *m* Shy-Draeger Ⓓ Shy-Draeger-Syndrom *n* Ⓟ sindroma *m* Shy-Draeger

síndrome *m* vertiginoso Ⓓ Schwindelsyndrom *n* Ⓟ síndroma *m* vertiginoso

síndrome(m) del túnel tarsiano (mediano/ anterior) Ⓓ Tarsaltunnelsyndrom *n* (inneres/ äußeres) Ⓟ síndroma *m* do túnel társico (mediano/anterior)

síndrome *m* maligno induzido por neurolépticos Ⓓ Neuroleptikasyndrom *n*, malignes Ⓟ síndroma *m* maligno inducido por neurolépticos

sinequia *f* Ⓓ Synechie *f* Ⓟ sinéquia *f*

sínfisis *f* Ⓓ Symphyse *f* Ⓟ sínfise *f*

síntesis *f* Ⓓ Synthese *f* Ⓟ síntese *f*

sintético Ⓓ synthetisch Ⓟ sintético

síntoma *m* Ⓓ Symptom *n* Ⓟ sintoma *m*

síntoma *m* carencial Ⓓ Mangelerscheinung *f* Ⓟ sintoma *m* carencial

sintomático Ⓓ symptomatisch Ⓟ sintomático

sinusal Ⓓ Sinus- Ⓟ sinusal

sinusitis *f* (frontal) Ⓓ Sinusitis *f* (frontalis) Ⓟ sinusite *f* (frontal)

siringobulbia *f* Ⓓ Syringobulbie *f* Ⓟ siringobulbia *f*

siringomielia *f* Ⓓ Syringomyelie *f* Ⓟ siringomielia *f*

siringotomía *f* Ⓓ Syringotomie *f* Ⓟ siringotomia *f*

sistema *m* inmune Ⓓ Immunsystem *n* Ⓟ sistema *m* imune (o imunológico)

sistema *m* nervioso (autónomo/ periférico) Ⓓ Nervensystem *n* (autonomes peripheres) Ⓟ sistema *m* nervoso (autónomo/ periférico)

sistema *m* nervioso central (SNC) Ⓓ Nervensystem *n*, zentrales (ZNS) Ⓟ sistema *m* nervoso central (SNC)

sistema *m* ventricular Ⓓ Ventrikelsystem *n* Ⓟ sistema *m* ventricular

sistémico Ⓓ systemisch Ⓟ sistémico

sistólico Ⓓ systolisch Ⓟ sistólico

sobrecarga *f* Ⓓ Überlastung *f* Ⓟ sobrecarga *f*

sobredosis *f* Ⓓ Überdosierung *f* Ⓟ sobredosagem *f*

sobrepeso *m* Ⓓ Übergewicht *n* Ⓟ sobrepeso *m*

sobrevida *f* Ⓓ Überlebenszeit *f* Ⓟ sobrevida *f*

socorro *m*, auxilio *m* (pedir auxilio) Ⓓ Hilfe *f* (um Hilfe rufen) Ⓟ socorro *m* (pedir s.), auxilio

sodio *m* Ⓓ Natrium *n* Ⓟ sódio *m*

solicitar Ⓓ anfordern Ⓟ solicitar

solícito Ⓓ hilfreich, besorgt Ⓟ solícito

solución *f* salina (fisiólogico/ isotónico) Ⓓ Kochsalzlösung *f* (physiologische/ isotonische) Ⓟ soro *m* (fisiólogico/ isotónico)

solución *f*, suelto *m* Ⓓ Lösung *f* Ⓟ solução *f*, soluto *m*

somático Ⓓ somatisch Ⓟ somático

somnífero *m* Ⓓ Schlafmittel *n* Ⓟ somnífero *m*

somnolencia *f* Ⓓ Somnolenz *f* Ⓟ sonolência *f*

son *m*, sonido *m* Ⓓ Klang *m*, Ton *m* Ⓟ som *m*

sonda *f* Ⓓ Sonde *f* Ⓟ sonda *f*

sonda *f* nasogástrica (SNG) Ⓓ Magensonde *f* (nasal) Ⓟ sonda *f* nasogástrica (SNG)

sonda *f* uretral Ⓓ Blasenkatheter *m* Ⓟ algália *f*

sondaje *m* uretral Ⓓ Katheterisierung *f* (der Blase) Ⓟ algaliação *f*

sonido *m* de la respiración Ⓓ Atemgeräusch *n* Ⓟ ruído *m* da respiração

sonidos, tonos *mpl* cardíacos (acentuados/ apagados/ dobles) Ⓓ Herztöne *mpl* (verstärkt/abgeschwächt/verdoppelt) Ⓟ tons *mpl* cardíacos (acentuados/ apagados/ desdobrados)

sonidos *mpl* **roncos** Ⓓ Brummen *n* (Lungenauskult.) Ⓟ roncos *mpl*

sonidos *mpl* **silbantes** Ⓓ Pfeifen *n* (Lungenauskult.) Ⓟ síbilos *mpl*

soñoliento Ⓓ somnolent Ⓟ sono-lento

soplar Ⓓ pusten Ⓟ soprar

soplo *m* **(sistólico/ diastólico)** Ⓓ Ge-räusch *n* (systolisches/ diastolisches) Ⓟ sopro *m* (sistólico/ diastólico)

soplo *m* **carotídeo** Ⓓ Karotisge-räusch *n* Ⓟ sopro *m* carotídeo

soplos *mpl* **cardíacos (funcionales/ orgánicos)** Ⓓ Herzgeräusche *npl* (funktionelle/organische) Ⓟ so-pros *mpl* (funcionais/ orgânicos)

sordera *f* Ⓓ Taubheit *f* Ⓟ surdez *f*

sordo Ⓓ taub, gehörlos Ⓟ surdo

sordomudo *(adj.* + *m)* Ⓓ taubstumm *(adj.)*, Taubstummer *m* Ⓟ surdo-mudo *(adj.* + *m)*

sospecha *f* **(con s. de)** Ⓓ Verdacht *m* (mit V. auf..) Ⓟ suspeita *f* (com s. de)

spray *m* **nasal** Ⓓ Nasenspray *n* Ⓟ spray *m* nasal

status *m* **dentario** Ⓓ Zahnstatus *m* Ⓟ status *m* dentário

subagudo Ⓓ subakut Ⓟ subagudo

subalimentación *f* Ⓓ Unterernäh-rung *f* Ⓟ subalimentação *f*

subconsciente *(adj.* + *m)* Ⓓ unterbe-wußt *(adj.)*, Unterbewußtsein *n* Ⓟ subconsciente *(adj.* + *m)*

subcutáneo (s.c.), hipodérmico Ⓓ subkutan (s.c.) Ⓟ subcutâneo (s.c.)

subdural Ⓓ subdural Ⓟ subdural

subictérico Ⓓ subikterisch Ⓟ subic-térico

subida *f* **(de...)** Ⓓ Anstieg *m* (von...) Ⓟ subida *f* (de...)

subida enzimática Ⓓ Enzyman-stieg *m* Ⓟ subida enzimática

súbito Ⓓ plötzlich Ⓟ súbito

sucio (lingua), empañado (voz) Ⓓ be-legt Ⓟ saburrento

sudor *m* Ⓓ Schweiß *m*, Schwitzen *n* Ⓟ suor *m*, sudação *f*

sudoración *f* **fría** Ⓓ Kaltschweiß *m* Ⓟ suores *mpl* frios

sudoración *f* **nocturna** Ⓓ Nacht-schweiß *m* Ⓟ suores *mpl* nocturnos

sueño *m* Ⓓ Traum *m* Ⓟ sonho *m*

sueño *m* Ⓓ Schlaf *m* Ⓟ sono *m*

sufrir (de...) Ⓓ leiden (an...) Ⓟ so-frer (de...)

sugerir, indicar Ⓓ hindeuten auf ... Ⓟ surger (+ ac.)

sugestivo de... Ⓓ hindeutend auf... Ⓟ sugestivo de...

suicidio *m* Ⓓ Suizid *m*, Selbstmord *m* Ⓟ suicídio *m*

sulcus *m* **cortical** Ⓓ Hirnfurche *f* Ⓟ sulcus *m* cortical

superar Ⓓ überwinden Ⓟ superar

superficie *f* Ⓓ Oberfläche *f* Ⓟ super-fície *f*

superponer Ⓓ überlagern Ⓟ sobre-pôr

supervisión *f* Ⓓ Supervision *f* Ⓟ supervisão *f*

supervivencia *f* Ⓓ Überleben *n* Ⓟ sobrevivência *f*

suponer Ⓓ vermuten Ⓟ suspeitar

supositorio *m* Ⓓ Suppositorium *n* Ⓟ supositório *m*

supraaórtico Ⓓ supraaortal Ⓟ su-praaórtico

suprarrenina *m* Ⓓ Suprarenin *n* Ⓟ supra-renina *m*

supuración *f* Ⓓ Eiterung *f* Ⓟ supuração *f*

supurar Ⓓ eitern Ⓟ supurar

surfactante *m***, tensoactivo** *m* Ⓓ Sur-factant *n* Ⓟ surfactante *m*

surgir en... Ⓓ auftreten bei...
  Ⓟ surgir em...
susceptibilidad *f* **(de...)** Ⓓ Anfälligkeit *f* (für...) Ⓟ susce(p)tibilidade *f*
  (de...)
susceptible (de...), sospechoso (de ...)
  Ⓓ verdächtig (in Hinblick auf...)
  Ⓟ susce(p)tível (de ...)
suspender, retirar Ⓓ einstellen, beenden Ⓟ suspender
suspensión *f* Ⓓ Absetzen *n*
  Ⓟ suspensão *f*
sustancia *f* **(blanca/ gris)** Ⓓ Hirnsubstanz *f* (weiße/ graue) Ⓟ substância *f* (branca/ cinzenta)
sustancia *f* **negra** Ⓓ Substanzia nigra *f* Ⓟ substância *f* negra
sustituir Ⓓ ersetzen Ⓟ substituir
susto *m* Ⓓ Schreck *m* Ⓟ susto *m*
sutura *f* Ⓓ Naht *f* Ⓟ sutura *f*

T

tabaco *m* ⒟ Tabak *m* ⒫ tabaco *m*

tabaquismo *m* ⒟ Tabakmißbrauch *m* ⒫ tabagismo *m*

tablilla *f* ⒟ Schiene *f*, Schienbein *n* ⒫ tala *f*, canela *f*

tacto *m* **rectal** ⒟ Tastbefund *m*, rektaler ⒫ toque *m* rectal

talámico ⒟ Thalamus-, des Thalamus ⒫ talámico

tálamo *m* ⒟ Thalamus *m* ⒫ tálamo *m*

talasemia *f* ⒟ Thalassämie *f* ⒫ talassémia *f*

talón *m* ⒟ Ferse *f* ⒫ talão *m*

tamaño *m* **(de…)** ⒟ Größe *f* (von…) ⒫ tamanho *m* (de…)

tampón *m* ⒟ Tampon *m* ⒫ tampão *m*

tamponamiento *m* ⒟ Tamponade *f* ⒫ tamponamento *m*

tamponamiento *m* **cardíaco** ⒟ Herzbeuteltamponade *f* ⒫ tamponamento *m* cardíaco

taponar ⒟ tamponieren ⒫ tapar

taquiarritmia *f* ⒟ Tachyarrhythmie *f* ⒫ taquiarritmia *f*

taquicardia *f* ⒟ Tachykardie *f* ⒫ taquicardia *f*

taquipnea *f* ⒟ Tachypnoe *f* ⒫ taquipneia *f* (o taquipnéia *f*)

tartamudear ⒟ stottern ⒫ gaguejar

tártaro *m* ⒟ Zahnstein *m* ⒫ tártaro *m*

tasa *f* **(de…)** ⒟ Rate *f* (von…) ⒫ taxa *f* (de…)

tasa *f* **de filtración glomerular** ⒟ Filtrationsrate *f*, glomeruläre (GFR) ⒫ taxa *f* de filtração glomerular

tatuaje *m* ⒟ Tätowierung *f* ⒫ tatuagem *f*

técnica *f* ⒟ Technik *f* ⒫ técnica *f*

tejido *m* ⒟ Gewebe *n* ⒫ tecido *m*

tejido *m* **conjuntivo** ⒟ Bindegewebe *n* ⒫ tecido *m* conjunctivo

tejido *m* **de granulación** ⒟ Granulationsgewebe *n* ⒫ tecido *m* de granulação

tejido *m* **graso** ⒟ Fettgewebe *n* ⒫ tecido *m* gordo

telangiectasia *f* ⒟ Teleangiektasie *f* ⒫ telangiectasia *f*

temblar ⒟ zittern ⒫ tremer

temblor *m* **(idiopático o esencial)** ⒟ Tremor *m* (essenzieller) ⒫ tremor *m* (essencial)

temblor *m* **de acción** ⒟ Aktionstremor *m* ⒫ tremor *m* de acção

temblor *m* **intencional** ⒟ Intentionstremor *m* ⒫ tremor *m* intencional

temblor *m* **postural** ⒟ Haltetremor *m* ⒫ tremor *m* postural

temperamento *m* ⒟ Temperament *n* ⒫ temperamento *m*

temperatura *f* **(axilar)** ⒟ Temperatur *f* (axilläre) ⒫ temperatura *f* (axilar)

templado ⒟ lauwarm ⒫ morno

temprano **(tan temprano como sea posible)** ⒟ früh (so früh wie möglich) ⒫ cedo (tão cedo quanto possível)

tenar *m* ⒟ Thenar *m* ⒫ tenár *m*

tendencia *f* **(a…)** ⒟ Neigung *f* (zu..) ⒫ tendência *f* (para…)

tendencia *f* **a caer** ⒟ Fallneigung *f* ⒫ tendência *f* para cair

tendencia *f* **hemorrágica** ⒟ Blutungsneigung *f*, Diathese *f*, hämorrhagische ⒫ tendência *f* hemorrágica

tendinitis *f* ⒟ Tendinitis *f* ⒫ tendinite *f*

tendón *m* ⒟ Sehne *f* ⒫ tendão *m*

tendón *m* **de Aquiles** ⒟ Achillessehne *f* ⒫ tendão *m* de Aquiles

tener vergüenza ⒟ schämen, sich ⒫ sentir-se envergonhado

tenesmo *m* ⒟ Tenesmus *m* ⒫ tenesmo *m*

tenovaginitis *f* ⒟ Tendovaginitis *f* ⒫ tendovaginite *f*

tensión *f* **interior** ⒟ Anspannung *f*, innere ⒫ tensão *f* interior

tentativa *f* **de reanimación** ⒟ Wiederbelebungsversuch *m* ⒫ tentativa *f* de reanimação

tentativa *f* **de suicidio** ⒟ Selbstmordversuch *m* ⒫ tentativa *f* de suicídio

teórico ⒟ theoretisch ⒫ teorético

terapeuta *m/f* ⒟ Therapeut/-in *m/f* ⒫ terapeuta *m/f*

terapéutica *f* **antiagregante** ⒟ Medikation *f* mit Aggregationshemmern ⒫ terapêutica *f* antiagregante

terapéutica *f* **anticoagulante** ⒟ Antikoagulantientherapie *f* ⒫ terapêutica *f* anticoagulante

terapéutica *f* **ocupacional** ⒟ Beschäftigungstherapie *f* ⒫ terapia *f* ocupational

terapéutica *f*, **terapia** *f* ⒟ Therapie *f* ⒫ terapêutica *f*, terapia *f*

teratógeno ⒟ teratogen ⒫ teratogénico

termómetro *m* **clínico** ⒟ Fieberthermometer *n* ⒫ termómetro *m* (clínico)

territorio *m* ⒟ Territorium *n*, Versorgungsgebiet *n* ⒫ território *m*

tetania *f* ⒟ Tetanie *f* ⒫ tetania *f*

tétanos *m* ⒟ Tetanus *m* ⒫ tétano *m*

tetraparesia *f* ⒟ Tetraparese *f* ⒫ tetraparésia *f*

tetraplejía *f* ⒟ Tetraplegie *f* ⒫ tetraplegia *f*

tibia *f* ⒟ Tibia *f* ⒫ tíbia *f*

tic *m* ⒟ Tic *m* ⒫ tique *m*

tiempo *m* **de conducción (prolongación del t. de cond.)** ⒟ Überleitungszeit *f* (Verlängerung der Ü.)

⒫ tempo *m* de condução (aumento do t. de cond.)

tiempo *m* **de protrombina** ⒟ Prothrombinzeit *f* ⒫ tempo *m* de protrombina

tiempo *m* **de Quick** ⒟ Quickzeit *f* ⒫ tempo *m* de Quick

tienda *f* **del cerebelo** ⒟ Tentorium cerebelli *n* ⒫ tenda *f* do cerebelo

timo *m* ⒟ Thymus *m* ⒫ timo *m*

timoma *m* ⒟ Thymom *n* ⒫ timoma *m*

tímpano *m* ⒟ Trommelfell *n* ⒫ tímpano *m* (membrana *f* do t.), membrana *f* timpânica

tiña *f* ⒟ Tinea *f* ⒫ tinha *f*

tinnitus *m* ⒟ Tinnitus *m* ⒫ tinito *m* (o tinitus *m*)

tintura *f* ⒟ Tinktur *f* ⒫ tintura *f*

típico ⒟ typisch ⒫ típico

tipo *m* ⒟ Typ *m* ⒫ tipo *m*

tipo *m* **de constituición** ⒟ Konstitutionstyp *m* ⒫ tipo *m* constituição

tipo-gripe ⒟ grippeartig ⒫ tipo-gripe

tiroide *f* ⒟ Thyroidea *f* ⒫ tiróide *f*

tiroiditis *f* ⒟ Thyreoiditis *f* ⒫ tiroidite *f*

tirotoxicosis *f* ⒟ Thyreotoxikose *f* ⒫ tirotoxicose *f*

tiroxina *m* ⒟ Thyroxin *n* ⒫ tiroxina *m*

título *m* ⒟ Titer *m* ⒫ titer *m*

título *m* **antiestreptolisina (TAS)** ⒟ Antistreptolysintiter (ASLT) ⒫ titer *m* antiestreptolisina (TAS)

tobillo *m* ⒟ Fußknöchel *m* ⒫ tornozelo *m*

tocólisis *f* ⒟ Tokolyse *f* ⒫ tocólise *f*

tolerancia *f* **a la glucosa** ⒟ Glukosetoleranz *f* ⒫ tolerância *f* à glicose

tolerar ⒟ tolerieren ⒫ tolerar

toma *f* **simultánea (de…)** ⒟ Einnahme *f*, gleichzeitige (von…) ⒫ uso *m* concomitante (de…)

tomografía *f* **axial computerizada (TAC)**
Ⓓ Computertomografie *f*, axiale
(CT) Ⓟ tomografia *f* axial computorizada (TAC)
tónico Ⓓ tonisch Ⓟ tónico
tonificación *f* Ⓓ Kräftigung *f*, Stärkung *f* Ⓟ tonificação *f*
tonificar Ⓓ stärken Ⓟ tonificar
tono *m* **muscular** Ⓓ Muskeltonus *m*
Ⓟ tónus *m* muscular
toracalgia *f* Ⓓ Thoraxschmerz *m*
Ⓟ toracalgia *f*
toracocentesis *f* Ⓓ Thoraxschnitt *m*
Ⓟ toracocentese *f*
toracotomía *f* Ⓓ Thorakotomie *f*
Ⓟ toracotomia *f*
tórax *m* Ⓓ Thorax *m* Ⓟ tórax *m*
tórax *m* **de pichón** Ⓓ Hühnerbrust *f*
Ⓟ tórax *m* de pombo
tórax *m* **en embudo** Ⓓ Trichterbrust *f*
Ⓟ tórax *m* em funil
tórax *m* **en quilla** Ⓓ Kielbrust *f*
Ⓟ tórax *m* em quilha
torcer (el pie) Ⓓ umknicken (mit dem
Fuß) Ⓟ torcer (o pé)
tornarse adepto, -adicto, -dependiente
Ⓓ abhängig werden (von...)
Ⓟ tornar-se dependente (de)
tornillo *m* Ⓓ Schraube *f* Ⓟ parafuso *m*
torsión *f* Ⓓ Torsion *f* Ⓟ torsão *f*
torticolis *m* **(espasmódico)** Ⓓ Torticollis *m* (spasmodicus), Schiefhals *m*
Ⓟ torcicolo *m* (o torticolis *m*)
(espasmódico)
tortura *f* Ⓓ Folter *f* Ⓟ tortura *f*
tos *f* Ⓓ Husten *m* Ⓟ tosse *m*
tos *f* **ferina** Ⓓ Keuchhusten *m*
Ⓟ tosse *f* convulsa, coqueluche *f*
(bras.)
toser Ⓓ husten Ⓟ tossir
tóxico Ⓓ toxisch Ⓟ tóxico
toxicodependiente Ⓓ drogenabhängig Ⓟ toxicodependente

toxicomedicamentoso Ⓓ medikamentös-toxisch Ⓟ toxicomedicamentoso
toxina *f* Ⓓ Toxin *n* Ⓟ toxina *f*
toxina *f* **botulínica** Ⓓ Botulinustoxin *n* Ⓟ toxina *f* botulínica
tracción *f* Ⓓ Streckung *f* (passive)
Ⓟ tracção *f*
tracoma *m* Ⓓ Trachom *n* Ⓟ tracoma *m*
tracto *m* **gastrointestinal** Ⓓ Gastrointestinaltrakt *m* Ⓟ tracto *m* gastrointestinal
tragar Ⓓ schlucken Ⓟ engolir
tragus *m*, **trago** *m* Ⓓ Tragus *m*
Ⓟ tragus *m* (o trago *m*)
tranquilizante *m* Ⓓ Tranquilizer *m*
Ⓟ tranquilizante *m*
tranquilizar Ⓓ beruhigen Ⓟ tranquilizar
transaminasa *f* Ⓓ Transaminase *f*
Ⓟ transaminase *f*
transcurrir Ⓓ verlaufen Ⓟ decorrer
transcurso *m* **del accidente** Ⓓ Unfallhergang *m* Ⓟ decorrer *m* do acidente
transcurso *m*, **curso** *m* Ⓓ Verlauf *m*
Ⓟ decurso *m* (o decorrer *m*)
transependimario Ⓓ transependymal
Ⓟ transependimário
transferencia *f* Ⓓ Verlegung *f*
Ⓟ transferência *f*
transferir Ⓓ verlegen Ⓟ transferir
transfusión *f* **de sangre** Ⓓ Bluttransfusion *f* Ⓟ transfusão *f* de sangue
tránsito *m* **intestinal** Ⓓ Darmfunktion *f* Ⓟ trânsito *m* intestinal
transitorio Ⓓ transitorisch (*adj.*)
Ⓟ transitório (*adj.*)
transmisible Ⓓ übertragbar
Ⓟ transmissível
transmisión *f*, **contagio** *m* Ⓓ Übertragung *f* Ⓟ transmissão *f*
transmitir Ⓓ vererben, weitergeben
Ⓟ transmitir

transpirar Ⓓ schwitzen Ⓟ transpirar

transplacentar Ⓓ transplazentar
Ⓟ transplacentar

traqueobronquitis f Ⓓ Tracheobronchitis f Ⓟ traqueobronquite f

trasplante m, **injerto** m Ⓓ Transplantation f, Transplantat n Ⓟ transplante m (o transplantação f)

trasudado m Ⓓ Transsudat n
Ⓟ transudato m

tratable Ⓓ behandelbar Ⓟ tratável

tratamiento m (**quirúrgico/ conservador**) (**estar bajo tr.**) Ⓓ Behandlung f (chirurgische/ konservative)
(unter Beh. stehen) Ⓟ tratamento m (cirúrgico/ conservador)
(estar sob tr.)

tratamiento m **de mantenimiento**
Ⓓ Erhaltungsdosis f Ⓟ tratamento m de manutenção

trauma m Ⓓ Trauma n Ⓟ trauma m

trauma m **al nacer** Ⓓ Geburtstrauma n Ⓟ trauma m obstétrico

traumático Ⓓ traumatisch
Ⓟ traumático

traumatismo m **cráneo-encefálico**
Ⓓ Schädel-Hirntrauma n (SHT)
Ⓟ traumatismo m crânio encefálico
(TCE)

trepanación f Ⓓ Trepanation f
Ⓟ trepanação f

tríceps m Ⓓ Trizeps m Ⓟ tricípite m

triglicérido m Ⓓ Triglycerid n Ⓟ triglicérido m

trimestre m Ⓓ Trimester n Ⓟ trimestre m

triquina f Ⓓ Trichine f Ⓟ triquina f

triquinosis f Ⓓ Trichinose f Ⓟ triquinose f

trismo m Ⓓ Trismus m Ⓟ trismo m

trisomía f Ⓓ Trisomie f Ⓟ trissomia f

tristeza f Ⓓ Traurigkeit f Ⓟ tristeza f

trocánter m Ⓓ Trochanter m Ⓟ trocânter m

trófico Ⓓ trophisch Ⓟ trófico

trombo m Ⓓ Thrombus m
Ⓟ trombo m

tromboangitis f **obliterante**
Ⓓ Thrombangiitis obliterans f
Ⓟ trombangiíte f obliterante

trombocitopenia f Ⓓ Thrombozytopenie f Ⓟ trombo(cito)penia f

tromboflebitis f Ⓓ Thrombophlebitis f Ⓟ tromboflebite f

trombolisis f Ⓓ Thrombolyse f
Ⓟ trombólise f

trombosado Ⓓ thrombosiert
Ⓟ trombosado

trombosar Ⓓ thrombosieren
Ⓟ trombosar

trombosis f (**venosa profunda/ superficial**) Ⓓ Thrombose f (tiefe/ oberflächliche venöse) Ⓟ trombose f
(venosa profunda/ superficial)

trombosis f **venosa cerebral** Ⓓ Hirnvenenthrombose f Ⓟ trombose f
venosa cerebral

trompa f **de Falopio** Ⓓ Eileiter m,
Tube f Ⓟ trompa f

tronco m Ⓓ Rumpf m Ⓟ tronco m

tronco m **cerebral** Ⓓ Hirnstamm m
Ⓟ tronco m cerebral

tropezar (con...) Ⓓ stolpern (über...),
schwanken Ⓟ tropeçar
(em...,com...)

tubérculo m Ⓓ Tuberkel m Ⓟ tubérculo m

tuberculosis f (**TB**) Ⓓ Tuberkulose f
(Tbc) Ⓟ tuberculose f

tubo m (**endotraqueal**) Ⓓ Tubus m
(endotrachealer) Ⓟ tubo m (endotraqueal)

tubo m **con EDTA** Ⓓ EDTA Röhrchen n Ⓟ tubo m com EDTA

tubo m **con citrato** Ⓓ Citratröhrchen n Ⓟ tubo m com citrato

tubo m **con heparina** Ⓓ Heparinröhrchen n Ⓟ tubo m com heparina

tubo *m* **neural** Ⓓ Neuralrohr *n*
   Ⓟ tubo *m* neural

tubo *m* **seroso** Ⓓ Serumröhrchen *n*
   Ⓟ tubo *m* soro

túbulo *m* **renal** Ⓓ Nierentubulus *m*
   Ⓟ túbulo *m* renal

tumbado, echado Ⓓ liegend Ⓟ deitado

tumbar(se) (de espaldas/ de barriga)
   Ⓓ hinlegen (sich) (auf den Rücken/
   Bauch) Ⓟ deitar(-se) (de costas/ de
   barriga)

tumor *m* Ⓓ Tumor *m* Ⓟ tumor *m*

tumor *m* **de Pancoast** Ⓓ Pancoasttumor *m* Ⓟ tumor *m* de Pancoast

tumor *m* **intracraneal** Ⓓ Hirntumor *m* Ⓟ tumor *m* intracraniano (o
   intracraneano)

tumoral Ⓓ Tumor- Ⓟ tumoral

túnel *m* **carpiano** Ⓓ Karpaltunnel *m*
   Ⓟ túnel *m* cárpico

túnel *m* **cubital** Ⓓ Cubitaltunnel *m*
   Ⓟ túnel *m* cubital

túnel *m* **del tarso** Ⓓ Tarsaltunnel *m*
   Ⓟ túnel *m* do tarso

turbación *f* Ⓓ Trübung *f*
   Ⓟ turvação *f*

U

úlcera f **duodenal** Ⓓ Duodenalulkus n
Ⓟ úlcera f duodenal

úlcera f **gástrica** Ⓓ Magengeschwür n
Ⓟ úlcera f gástrica

úlcera f **trófica** Ⓓ Ulcus n, trophisches
Ⓟ úlcera f trófica

úlcera f **varicosa** Ⓓ Ulcus n cruris
Ⓟ úlcera f varicosa (da perna)

ulceración f Ⓓ Ulzeration f
Ⓟ ulceração f

ulcerarse Ⓓ wundliegen, sich Ⓟ ulcerar-se

ultrasonografía f Ⓓ Ultraschall m
Ⓟ ultrasonografia f

umbral m **de la tolerancia al dolor**
Ⓓ Schmerzschwelle f Ⓟ limiar m
da tolerância à dor

umbral m **epileptogénico (des-censo/
aumento de u. e.)** Ⓓ Krampfschwelle f (Absinken/ Anstieg der K.)
Ⓟ limiar m epileptogénico (abaixa-
mento/ aumento do l. e.)

uña f Ⓓ Nagel m (Finger-/Zehen-)
(eingewachsener) Ⓟ unha f (encravada)

unidad f **de cuidados intensivos (UVI)**
Ⓓ Intensivstation f Ⓟ unidade f
de cuidados intensivos

unidad f **motora** Ⓓ Einheit f, motorische Ⓟ unidade f motora

unilateral Ⓓ unilateral Ⓟ unilateral

unir (a…), llamar (a…) Ⓓ abbinden,
binden (an…) Ⓟ ligar (a…)

urea f Ⓓ Harnstoff m Ⓟ ureia f

uremia f Ⓓ Urämie f Ⓟ urémia f

uréter m Ⓓ Harnleiter m, Ureter m
Ⓟ uréter m

uretra f Ⓓ Harnröhre f, Urethra f
Ⓟ uretra f

uretritis f Ⓓ Ureteritis f Ⓟ uretrite f

urgencia f Ⓓ Notfallambulanz f,
Fall m, dringender Ⓟ urgência f

uricemia f Ⓓ Urikämie f Ⓟ uricémia f

urincultivo m Ⓓ Urinkultur f Ⓟ urocultura f

urografía f Ⓓ Urographie f Ⓟ urografia f

urolitiasis f Ⓓ Urolithiasis f Ⓟ urolitíase f

urología f Ⓓ Urologie f Ⓟ urologia f

urólogo m Ⓓ Urologe/-in m/f
Ⓟ urologista m/f

urticaria f Ⓓ Urtikaria f Ⓟ urticária f

uterocele f Ⓓ Hysterozele f Ⓟ histerocelo f

úvea f Ⓓ Uvea f Ⓟ úvea f

uveitis f Ⓓ Uveitis f Ⓟ uveíte f

úvula f Ⓓ Zäpfchen n, Uvula f
Ⓟ úvula f

V

vaciamiento *m* **gástrico (retardo)**
Ⓓ Magenentleerung *f* (verzögerte)
Ⓟ esvaziamento *m* gástrico (retardo)

vacunación *f* Ⓓ Impfung *f*
Ⓟ vacinação *f*

vagina *f* Ⓓ Scheide *f*, Vagina *f*
Ⓟ boca *f* do corpo (popular), vagina *f*

vaginitis *f* Ⓓ Vaginitis *f* Ⓟ vaginite *f*

vagotomía *f* Ⓓ Vagotomie *f* Ⓟ vagotomia *f*

vaina *f* **de mielina** Ⓓ Myelinscheide *f*
Ⓟ bainha *f* de mielina

validez *f* Ⓓ Validität *f* Ⓟ validade *f*

válido, capaz de trabajar Ⓓ arbeitsfähig Ⓟ válido

valor *m* Ⓓ Wert *m* Ⓟ valor *m*

valor *m* **hepático** Ⓓ Leberwert *m*
Ⓟ valor *m* hepático

valor *m* **patológico** Ⓓ Krankheitswert *m* Ⓟ valor *m* patológico

valorizable Ⓓ verwertbar, von Bedeutung Ⓟ valorizável

válvula *f* **aórtica** Ⓓ Aortenklappe *f*
Ⓟ válvula *f* aórtica

válvula *f* **cardíaca** Ⓓ Herzklappe *f*
Ⓟ válvula *f* cardíaca

válvula *f* **mitral** Ⓓ Mitralklappe *f*
Ⓟ válvula *f* mitral

válvula *f* **tricúspide** Ⓓ Trikuspidalklappe *f* Ⓟ válvula *f* tricúspide

valvulopatía *f* **(reumática)** Ⓓ Klappenerkrankung *f* (rheumatische)
Ⓟ valvulopatia *f* (reumática)

variante *f* **de la norma** Ⓓ Normvariante *f* Ⓟ variante *f* da normalidade

variar Ⓓ variieren, sich verändern
Ⓟ variar

varicela *f* Ⓓ Windpocken *fpl*, Varizellen *fpl* Ⓟ varicela *f*

varices *fpl* **esofágicas** Ⓓ Ösophagusvarizen *fpl* Ⓟ varizes *fpl* esofágicas

varicocele *m* Ⓓ Varikozele *f* Ⓟ varicocela *f* (o varicocelo *m*)

variz *f* Ⓓ Varize *f* Ⓟ variz *f*

vascular Ⓓ vaskulär Ⓟ vascular

vascularización *f* Ⓓ Vaskularisierung *f* Ⓟ vascularização *f*

vasculitis *f* Ⓓ Vaskulitis *f* Ⓟ vasculite *f*

vaselina *f* Ⓓ Vaseline *f* Ⓟ vaselina *f*

vaso *m* Ⓓ Gefäß *n* Ⓟ vaso *m*

vaso *m* **capilar** Ⓓ Kapillargefäß *n*
Ⓟ vaso *m* capilar

vaso *m* **coronario** Ⓓ Herzkranzgefäß *n* Ⓟ vaso *m* coronário

vaso *m* **linfático** Ⓓ Lymphgefäß *n*
Ⓟ vaso *m* linfático

vaso *m* **sanguíneo** Ⓓ Blutgefäß *n*
Ⓟ vaso *m* sanguíneo

vasodilatación *f* Ⓓ Vasodilatation *f*
Ⓟ vasodilatação *f*

vasoespasmo *m* Ⓓ Vasospasmus *m*
Ⓟ vasoespasmo *m*

vasoespasmo *m* **coronario** Ⓓ Verengung *f* der Koronararterien Ⓟ vasoespasmo *m* coronário

vasogénico Ⓓ vasogen Ⓟ vasogénico

vasomotor Ⓓ vasomotorisch Ⓟ vasomotor

vasomotoricidad *f* Ⓓ Vasomotorenaktivität *f* Ⓟ vasomotricidade *f*

vasovagal Ⓓ vasovagal Ⓟ vasovagal

vector *m* Ⓓ Überträger *m* Ⓟ transmissor *m*

vegetativo Ⓓ vegetativ Ⓟ vegetativo

vejez *f* Ⓓ Alter *n* (Greisen-) Ⓟ velhice *f*

vejiga *f* Ⓓ Harnblase *f* Ⓟ bexiga *f*

vejiga f **irritable** ⓓ Reizblase f ⓟ bexiga f irritável

vejiga f **refleja** ⓓ Reflexblase f ⓟ bexiga f reflexa

velo m **palatino** ⓓ Gaumensegel n ⓟ véu m do paladar

velocidad f ⓓ Geschwindigkeit f ⓟ velocidade f

velocidad f **de conducción nervosa** ⓓ Nervenleitgeschwindigkeit f ⓟ velocidade f de condução nervosa

velocidad f **de sedimentación globular (VSG)** ⓓ Blutkörperchen-Senkungsgeschwindigkeit f (BSG, BKS) ⓟ velocidade f de sedimentação (VS)

vena f ⓓ Vene f ⓟ veia f

vena f **Galenii** ⓓ Vena f Galenii ⓟ veia f de galeno

vena f **porta** ⓓ Pfortader f ⓟ veia f porta

vendaje f ⓓ Verband m ⓟ penso m

vendaje f **de extensión** ⓓ Streckverband m ⓟ penso m extensor

venoso ⓓ venös ⓟ venoso

ventana f **terapéutica** ⓓ Fenster n, therapeutisches ⓟ janela f terapêutica

ventilación f **espontánea** ⓓ Spontanatmung f ⓟ ventilação f espontânea

ventrículo m ⓓ Ventrikel m ⓟ ventrículo m

verruga f ⓓ Warze f ⓟ verruga f

versión (externa) ⓓ Wendung f, äußere ⓟ versão f externa (VE)

vértebra f ⓓ Wirbel m ⓟ vértebra f

vertebral ⓓ Wirbel- ⓟ vertebral

vertebrobasilar ⓓ vertebro-basilär ⓟ vértebro-basilar

vértice m ⓓ Vertex m ⓟ vértice m

vértigo m **(fóbico), mareo** m **desvanecimiento** m ⓓ Schwindel m (phobischer) ⓟ tontura f, vertigem f (fóbica)

vértigo m **posicional benigno paroxístico** ⓓ Lagerungsschwindel m, benigner paroxysmaler ⓟ vertigem f posicional benigna paroxística

vértigo m **rotatorio** ⓓ Drehschwindel m ⓟ vertigem f rotatória

vesícula f ⓓ Blase f ⓟ vesícula f

vesícula f **biliar** ⓓ Gallenblase f ⓟ vesícula f biliar

vesicular ⓓ vesikulär ⓟ vesicular

vesiculoso ⓓ vesikulös ⓟ vesiculoso

vía f **(cortico-espinal)** ⓓ Bahn f (corticospinale) ⓟ via f (cortico-espinal)

vía f **biliar** ⓓ Gallenweg m ⓟ via f biliar

vía f **del parto** ⓓ Geburtsweg m ⓟ via f do parto

vía f **piramidal** ⓓ Pyramidenbahn f ⓟ via f piramidal

víctima f ⓓ Opfer n ⓟ víctima f

viejo (edad) ⓓ älter ⓟ idoso

vigilancia f ⓓ Überwachung f, Vigilanz f ⓟ vigilância f

vigilar ⓓ überwachen ⓟ vigiar (o vigilar)

vigilia f ⓓ Wachzustand m ⓟ vigília f

viremia f ⓓ Virämie f ⓟ virémia f

virémico ⓓ virämisch ⓟ virémico

virilización f ⓓ Virilisierung f ⓟ virilização f

virosis f ⓓ Virusinfektion f ⓟ virose f

virostático m ⓓ Virustatikum n ⓟ virostático m

viruela f ⓓ Pocken fpl ⓟ varíola f

virulencia f ⓓ Virulenz f ⓟ virulência f

virus m ⓓ Virus n ⓟ vírus m

virus m **lento** ⓓ slow virus m ⓟ vírus m lento

viscoso ⓓ viskös ⓟ viscoso

visión f ⓓ Visus m ⓟ visão f

visita f ⓓ Visite f ⓟ visita f

vista *f* **(desde el punto de vista
   pediátrico)** ⓓ Visus *m*, Sicht *f* (aus
   pädiatrischer Sicht) ⓟ vista *f* (do
   ponto de vista pediátrico)
visualización *f* **enturbiada** ⓓ Schleiersehen *n* ⓟ visão *f* turva
vitíligo *m* ⓓ Vitiligo *f* ⓟ vitiligo *m*
vivo ⓓ lebhaft ⓟ vivo
voluminoso ⓓ voluminös, ausgedehnt ⓟ volumoso
volver ⓓ wiederkommen ⓟ voltar
volver (hacia atrás/ delante) ⓓ drehen (nach hinten/ vorne) ⓟ virar
   (para trás/ frente)
vólvulo *m* ⓓ Volvulus *m* ⓟ vólvulo *m* (o volvo *m*)
vomitar ⓓ erbrechen ⓟ vomitar
vómito *m* ⓓ Erbrechen *n*, Erbrochenes *n* ⓟ vómito *m* (bras.: vômito *m*)
voz *f* **(disártrica/ espástica)**
   ⓓ Stimme *f*, Sprache *f* (i. S. von
   Sprechweise) (dysarthrische/ spastische) ⓟ voz(f) (disártrica/
   espástica)
voz *f* **susurrada** ⓓ Flüsterstimme *f*
   ⓟ voz *f* ciciada
vuelta *f*, **rotación** *f* ⓓ Drehung *f*
   ⓟ volta *f*
vulva *f* ⓓ Vulva *f* ⓟ vulva *f*
vulvovaginitis *f* ⓓ Vulvovaginitis *f*
   ⓟ vulvovaginite *f*

X

xantelasma *m* ⓓ Xanthelasma *n*
ⓟ xantelasma *m*

xantocrómico ⓓ xanthochrom
ⓟ xantocromático

xantopsia *f* ⓓ Xanthopsie *f* ⓟ xantopsia *f*

xeroderma *f* ⓓ Xerodermie *f* ⓟ xeroderma *f*

xeroftalmía *f* ⓓ Xerophthalmie *f*
ⓟ xeroftalmia *f*

xerostomía *f* ⓓ Xerostomie *f* ⓟ xerostomia *f*

xilocaína *m* ⓓ Xylocain *n* ⓟ xilocaína *m*

Y

yeso *m* Gips *m* Ⓟ gesso *m*
yeyuno *m* Ⓓ Jejunum *n* Ⓟ jejuno *m*
yeyunostomía *f* Ⓓ Jejunostomie *f*
    Ⓟ jejunostomia *f*
yodo *m* Ⓓ Jod *n* Ⓟ iodo *m*

Z

zona *f* Ⓓ Gegend *f* (in der Nierengegend) Ⓟ zona *f* (na zona dos rins)
zona *f* **catastrófica** Ⓓ Katastrophengebiet *n* Ⓟ zona *f* de catástrofe
zona *f* **de inerva ción** Ⓓ Innervationsgebiet *n* Ⓟ zona *f* de inervação
zumbido *m* Ⓓ Ohrensausen *n*
  Ⓟ zumbido *m*
zurdo *m* Ⓓ Linkshänder *m* Ⓟ canhoto *m*

Dicionário de termos médicos

português – alemão – espanhol

A

à morte (bras.) ⒟ todkrank ⒠ a la muerte

abaulamento *m* ⒟ Vorwölbung *f* ⒠ hinchazón *f*

abcesso *m* ⒟ Abszeß *m* ⒠ absceso *m*

abdómen *m* ⒟ Abdomen *n* ⒠ abdomen *m*

abdominal ⒟ abdominell ⒠ abdominal

abdução *f* ⒟ Abduktion *f* ⒠ abducción *f*

aberração *f* **cromossómica** ⒟ Chromosomenaberration *f* ⒠ aberración *f* cromosómica

abertura *f* ⒟ Öffnung *f* ⒠ abertura *f*

ablação *f* ⒟ Ablatio *f* ⒠ ablación *f*

abolição *f* ⒟ Erloschensein *n*, Aufhebung *f* ⒠ abolición *f*

abortar ⒟ abtreiben, Fehlgeburt haben ⒠ abortar

aborto *m* ⒟ Abort *m* ⒠ aborto *m*

aborto *m* **espontâneo (AE)** ⒟ Spontanabort *m* ⒠ aborto *m* espontáneo

abrandamento *m* ⒟ Verlangsamung *f* ⒠ ablandamiento *m*

abrasão *f* ⒟ Abrasio *f* ⒠ abrasión *m*

abrupto ⒟ plötzlich ⒠ abrupto

abscesso *m* **(bras.)** ⒟ Abszeß *m* ⒠ absceso *m*

absorção *f* ⒟ Absorption *f* ⒠ absorción *f*

absorver ⒟ absorbieren ⒠ absorver

abstémio ⒟ enthaltsam ⒠ abstemio

abstinência *f* **(fazer a. de esforços)** ⒟ Abstinenz *f* (Anstrengungen vermeiden) ⒠ abstinencia *f* (abstenerse de esfuerzo)

abulia *f* ⒟ Willenlosigkeit *f* ⒠ abulia *f*

abuso *m* ⒟ Mißbrauch *m* ⒠ abuso *m*

acalásia *f* ⒟ Achalasie *f* ⒠ acalasia *f*

acamado ⒟ bettlägerig ⒠ encamado

acantocitose *f* ⒟ Akanthozytose *f* ⒠ acantocitosis *f*

acantoma *m* ⒟ Akanthom *n* ⒠ acantoma *m*

ácaro *m* **do pó da casa** ⒟ Hausstaubmilbe *f* ⒠ ácaro *m* de polvo doméstico

acatísia *f* ⒟ Akathisie *f* ⒠ acatisia *f*

acção *f* **prolongada** ⒟ Langzeitwirkung *f* ⒠ acción *f* prolongada

acelerado ⒟ beschleunigt ⒠ acelerado

acentuação *f* ⒟ Betonung *f* ⒠ acentuación *f*

acentuado ⒟ ausgeprägt, betont ⒠ acentuado

acesso *m* **(venoso)** ⒟ Zugang *m* (venöser) ⒠ acceso *m* (venoso)

acetábulo *m* ⒟ Gelenkpfanne *f* ⒠ acetábulo *m*

achado *m* ⒟ Befund *m* ⒠ resultado *m*

acianótico ⒟ azyanotisch ⒠ Acianótico

acidente *m* **cardio-embólico** ⒟ Kardioembolie *f* ⒠ ataque *m* cardioembólico

acidente *m* **de trabalho** ⒟ Arbeitsunfall *m* ⒠ accidente *m* de trabajo

acidente *m* **isquémico** ⒟ Infarkt *m*, ischämischer ⒠ accidente isquémico

acidente *m* **isquémico transitório (AIT)** ⒟ Attacke *f*, transitorische ischämische (TIA) ⒠ ataque *m* isquémico transitorio (AIT)

acidente *m* **vascular cerebral (AVC)** ⒟ Schlaganfall *m*, Hirninfarkt *m*

Ⓔ accidente *m* vascular cerebral (AVC)

ácido *m* desoxiribonucléico (DNA) Ⓓ Desoxyribonukleinsäure *f* (DNS, DNA) Ⓔ ácido *m* desoxiribonucleico (ADN, DNA)

ácido *m* fólico Ⓓ Folsäure *f* Ⓔ ácido *m* fólico

ácido *m* gástrico Ⓓ Magensäure *f* Ⓔ ácido *m* gástrico

ácido *m* ribonucléico (RNA) Ⓓ Ribonukleinsäure *f* (RNS, RNA) Ⓔ ácido *m* ribonucleico (ARN, RNA)

ácido *m* salicílico Ⓓ Acetylsalicylsäure *f* Ⓔ ácido *m* salicílico

ácido *m* úrico Ⓓ Harnsäure *f* Ⓔ ácido *m* úrico

acidófilo Ⓓ azidophil Ⓔ acidófilo

acidose *f* (metabólica/ respiratória) Ⓓ Azidose *f* (metabolische/ respiratorische) Ⓔ acidosis *f* (metabólica/ respiratoria)

acinético Ⓓ akinetisch Ⓔ acinético

acne *f* Ⓓ Akne *f* Ⓔ acné *m*

acomodação *f* Ⓓ Akkomodation *f* Ⓔ acomodación *f*

acompanhante *m/f* Ⓓ Begleitperson *f* Ⓔ acompañante *m/f*

aconselhamento *m* genético Ⓓ Beratung *f*, genetische Ⓔ consejo *m* genético

aconselhar Ⓓ raten Ⓔ aconsejar

acordado Ⓓ wach Ⓔ despierto

acordar (ao acordar) Ⓓ aufwachen (beim Aufwachen) Ⓔ despertar

acrofobia *f* Ⓓ Akrophobie *f* Ⓔ acrofobia *f*

acromegalia *f* Ⓓ Akromegalie *f* Ⓔ acromegalia *f*

actividade *f* (em a. física) Ⓓ Aktivität *f* (bei körperlicher A.) Ⓔ actividad *f* (a la actividad física)

actividade *f* de base (EEG) Ⓓ Grundaktivität *f* (EEG) Ⓔ actividad *f* de base (EEG)

acto *m* sexual Ⓓ Geschlechtsverkehr *m* Ⓔ acto *m* sexual

acufeno *m* Ⓓ Tinnitus *m* Ⓔ acúfeno *m*

acuidade *f* visual Ⓓ Sehschärfe *f* Ⓔ agudeza *f* visual

acupun(c)tura *f* Ⓓ Akupunktur *f* Ⓔ acupuntura *f*

adaptar Ⓓ anpassen, anlegen Ⓔ adaptar

adenite *f* Ⓓ Adenitis *f* Ⓔ adenitis *f*

adenocarcinoma *m* Ⓓ Adenokarzinom *n* Ⓔ adenocarcinoma *m*

adenóide *m* Ⓓ Adenoid *n* Ⓔ adenoide *f*

adenoma *m* Ⓓ Adenom *n* Ⓔ adenoma *m*

adenoma *m* da hipófise Ⓓ Hypophysenadenom *n* Ⓔ adenoma *m* de hipófisis *m* (pituitario)

adenoma *m* pituitário Ⓓ Epiphysenadenom *n* Ⓔ adenoma *m* de epífisis *f*

adenomegalia *f* Ⓓ Adenomegalie *f* Ⓔ adenomegalia *f*

adequado Ⓓ angemessen Ⓔ adecuado

adequado à idade Ⓓ altersentsprechend Ⓔ adecuado a la edad

aderência *f* Ⓓ Verwachsung *f* Ⓔ adherencia *f*

aderente Ⓓ anhaftend Ⓔ adherente

adesão *f* Ⓓ Adhäsion *f* Ⓔ adhesión *f*

adesivo Ⓓ klebend Ⓔ adhesivo

adesivo *m* Ⓓ Pflaster *n* Ⓔ adhesivo *m*

adiadococinésia *f* Ⓓ Adiadochokinese *f* Ⓔ adiadococinesia *f*

administrar Ⓓ verabreichen Ⓔ administrar

admissão *f* Ⓓ Aufnahme *f* (im Krankenhaus) Ⓔ admisión *f* adoecer ⒟ krank werden ⒠ enfermar

adolescência f ⒟ Adoleszenz f ⒠ adolescencia f

adolescente m/f ⒟ Jugendlicher/e m/f ⒠ adolescente m/f

adormecer ⒟ einschlafen ⒠ adormecer

adormecimento m ⒟ Einschlafen n, Taubheitsgefühl n ⒠ adormecimiento m

adquirido ⒟ erworben ⒠ adquirido

adquirir ⒟ erwerben ⒠ adquirir

adrenalina m ⒟ Adrenalin n ⒠ adrenalina m

adstringente ⒟ adstringierend ⒠ astringente

adstringir ⒟ zusammenziehen ⒠ astringir

adução f ⒟ Adduktion f ⒠ aducción f

adulto m ⒟ Erwachsener m ⒠ adulto m

aeróbio ⒟ aerob ⒠ aerobio, aeróbico

aerossol m ⒟ Aerosol n ⒠ aerosol m

afasia f (motora/ sensorial/ amnéstica/ global) ⒟ Aphasie f (motorische/ sensorische/ amnestische/ globale) ⒠ afasia f (o afaxia f) (motora, sensorial, amnéstica, global)

afásico ⒟ aphasisch ⒠ afásico

afectividade f ⒟ Affektivität f ⒠ afectividad f

afectivo ⒟ affektiv ⒠ afectivo

afecto m ⒟ Gefühl n, Affekt m ⒠ afecto m, sensación f

aferente ⒟ afferent ⒠ aferente

afiado ⒟ spitz, scharf ⒠ afilado

afirmar ⒟ versichern ⒠ afirmar

afonia f ⒟ Aphonie f ⒠ afonía f

afónico ⒟ stimmlos ⒠ afónico

afta f ⒟ Aphte f ⒠ afta m

agente m ⒟ Substanz f ⒠ agente m

agitação f ⒟ Agitation f ⒠ agitación f

agitado ⒟ agitiert ⒠ agitado

agnosia f ⒟ Agnosie f ⒠ agnosia f

agonia f ⒟ Agonie f ⒠ agonía f

agoniado ⒟ übel, mit Übelkeit ⒠ con náuseas

agonista m ⒟ Agonist m ⒠ agonista m

agorafobia f ⒟ Agoraphobie f ⒠ agorafobia f

agrafia f ⒟ Agraphie f ⒠ agrafia f

agramatismo m ⒟ Agrammatizismus m ⒠ agramatismo m

agranulocitose f ⒟ Agranulozytose f ⒠ agranulocitosis f

agravamento m ⒟ Verschlimmerung f ⒠ agravamiento m

agravar-se ⒟ verschlimmern, sich ⒠ agravarse

agregação f plaquetária ⒟ Plättchenaggregation f ⒠ agregación f plaquetar

aguadilho ⒟ wäßrig ⒠ aguadillo

aguardar ⒟ abwarten ⒠ esperar

agudo ⒟ akut ⒠ agudo

aguentar ⒟ stützen, (er)tragen ⒠ aguantar

agulha f ⒟ Nadel f ⒠ aguja f

aidético m (bras.) ⒟ Aidskranker m ⒠ sidoso m (pop.)

ajoelhado ⒟ im Knieen, knieend ⒠ arrodillado

alargamento m ⒟ Erweiterung f ⒠ ensanchamiento m

albumina f ⒟ Albumin n ⒠ albúmina f

alcalóide m da cravagem do centeio ⒟ Mutterkornalkaloid n ⒠ alcaloide m de la cáscara del centeno

alcalose f (metabólica/ respiratória) ⒟ Alkalose f (metabolische/ respiratorische) ⒠ alcalosis f (metabólica/ respiratoria)

alcança *m* **de medição** Ⓞ Meßbereich *m* Ⓔ alcance *m* de medición

álcool *m* Ⓞ Alkohol *m* Ⓔ alcohol *m*

alcoolémia *f* Ⓞ Blutalkoholspiegel *m* Ⓔ alcoholemia *f*

alcoolismo *m* Ⓞ Alkoholkrankheit *f* Ⓔ alcoholismo *m*

aldosterona *m* Ⓞ Aldosteron *n* Ⓔ aldosterona *f*

aleijão *m* Ⓞ Verstümmelung *f* Ⓔ mutilación *f*

aleitamento *m* Ⓞ Stillzeit *f* Ⓔ lactancia *f*

alergéno *m* Ⓞ Allergen *n* Ⓔ alergeno *m*

alergia *f* **(a...)** Ⓞ Allergie *f* (gegen...) Ⓔ alergia *f* (a...)

alérgico **(a...)** Ⓞ allergisch (gegen...) Ⓔ alérgico (a...)

alexia *f* Ⓞ Alexie *f* Ⓔ alexia *f*

algália *f* Ⓞ Blasenkatheter *m* Ⓔ sonda *f* uretral

algaliação *f* Ⓞ Katheterisierung *f* (der Blase) Ⓔ sondaje *m* uretral

algia *f* **facial (atípica)** Ⓞ Gesichtsschmerz *m* (atypischer) Ⓔ algia *f* facial (atípica)

álgico Ⓞ schmerzhaft Ⓔ álgico

algodão *m* Ⓞ Wattetupfer *m* Ⓔ algodón *m*

alimentação *f* Ⓞ Ernährung *f* Ⓔ alimentación *f*

aliviar Ⓞ lindern, erleichtern Ⓔ aliviar

alívio *m* Ⓞ Erleichterung *f*, Linderung *f* Ⓔ alivio *m*

alongar-se Ⓞ verlängern, sich Ⓔ alargarse

alopécia *f* Ⓞ Alopezie *f* Ⓔ alopecia *f*

alta *f* **(ter a.)** Ⓞ Entlassung *f* (entlassen werden) Ⓔ alta *f* (tener el a.)

alteração *f* Ⓞ Veränderung *f* Ⓔ alteración *f*

alteração *f* **da audição** Ⓞ Hörstörung *f* Ⓔ alteración *f* de la audición

alteração *f* **da personalidade** Ⓞ Persönlichkeitsveränderung *f* Ⓔ alteración *f* de la personalidad

alteração *f* **da visão** Ⓞ Sehstörung *f* Ⓔ alteración *f* de la visión

alteração *f* **do sono** Ⓞ Schlafstörung *f* Ⓔ alteración *f* del sueño

alteração *f* **esfincteriana** Ⓞ Sphinkterstörung *f* Ⓔ alteración *f* esfinteriana

alteração *f* **sensibilidade** Ⓞ Sensibilitätsstörung *f* Ⓔ alteración *f* de la sensibilidad

alteração *f* **vegetativa** Ⓞ Störung *f*, vegetative Ⓔ alteración *f* vegetativa

alterado Ⓞ verändert Ⓔ alterado

alternado Ⓞ wechselnd Ⓔ alternado

altura *f* Ⓞ Größe *f*, Höhe *f* Ⓔ altura *f*

alucinação *f* Ⓞ Halluzination *f* · Ⓔ alucinación *f*

alveolite *f* Ⓞ Alveolitis *f* Ⓔ alveolitis *f*

alvéolo *m* Ⓞ Alveole *f* Ⓔ alveolo *m*

amaceador da vida Ⓞ lebensbedrohlich Ⓔ amenazante de la vida

amálgama *m* Ⓞ Amalgam *n* Ⓔ amalgama *f*

amamentar Ⓞ stillen Ⓔ amamantar

amargo Ⓞ bitter Ⓔ amargo

amaurose *f* Ⓞ Amaurose *f* Ⓔ amaurosis *f*

ambliopia *f* Ⓞ Amblyopie *f* Ⓔ ambliopía *f*

ambulância *f* Ⓞ Krankenwagen *m* Ⓔ ambulancia *f*

ambulante Ⓞ ambulant (*Adj.*) Ⓔ ambulante, ambulatorio

ameba *f* Ⓞ Amöbe *f* Ⓔ ameba *f*

amebiase *f* Ⓞ Amöbiasis *f* Ⓔ amebiasis *f*

amenorreia *f* Ⓞ Amenorrhoe *f* Ⓔ amenorrea *f*

amigável Ⓞ freundlich Ⓔ amigable

amígdala *f* Ⓞ Tonsille *f* Ⓔ amígdala *f*

amígdalas *fpl* **cerebelosas** Ⓓ Kleinhirntonsillen *fpl* Ⓔ amígdalas *fpl* cerebelares

amigdalectomia *f* Ⓓ Tonsillektomie *f* Ⓔ amigdalectomía *f*

amigdalite *f* Ⓓ Tonsillitis *f* Ⓔ amigdalitis *f*

amílase *f* Ⓓ Amylase *f* Ⓔ amilasa *f*

amilóide Ⓓ Amyloid-, amyloid Ⓔ amiloide

amiloide *m* Ⓓ Amyloid *n* Ⓔ amiloide *m*

amnésia *f* **(global transitória)** Ⓓ Amnesie *f* (globale transitorische) (TGA) Ⓔ amnesia *f* (global transitoria)

amnésico Ⓓ amnestisch Ⓔ amnésico

amniocentese *f* Ⓓ Amniozentese *f* Ⓔ amniocentesis *f*

amolecer Ⓓ aufweichen Ⓔ ablandar

amplitude *f* Ⓓ Amplitude *f* Ⓔ amplitud *f*

ampola *f* Ⓓ Ampulle *f* Ⓔ ampolla *f*

ampola *f* **re(c)tal** Ⓓ Rektumampulle *f* Ⓔ ampolla *f* rectal

amputação *f* Ⓓ Amputation *f* Ⓔ amputación *f*

anaeróbio *m* Ⓓ anaerob, Anaerobier *m* Ⓔ anaeróbico *m*

anafilá(c)tico Ⓓ anaphylaktisch Ⓔ anafiláctico

analgesia *f* Ⓓ Analgesie *f* Ⓔ analgesia *f*

analgésico *m* Ⓓ analgetisch, Analgetikum *n* Ⓔ analgésico *m*

análise *f* Ⓓ Analyse *f* Ⓔ análisis *m*

análise *f* **de sangue** Ⓓ Blutprobe *f* Ⓔ análisis *m* de sangre

anamnese *f* Ⓓ Anamnese *f* Ⓔ anamnesis *f*

anastomose *f* Ⓓ Anastomose *f* Ⓔ anastomosis *f*

anatomia *f* Ⓓ Anatomie *f* Ⓔ anatomía *f*

anatómico Ⓓ anatomisch Ⓔ anatómico

anca *f* Ⓓ Hüfte *f* Ⓔ cadera *f*

ancilose *f* Ⓓ Ankylose *f* Ⓔ anquilosis *f*

andar às cegas Ⓓ Blindgang *m* Ⓔ andar a ciegas

andar na corda Ⓓ Seiltänzergang *m* Ⓔ andar en la cuerda

androgénio *m* Ⓓ Androgen *n* Ⓔ andrógeno *m*

anedonia *f* Ⓓ Freudlosigkeit *f* Ⓔ anhedonía *f*

anel *m* **amigdalino** Ⓓ Rachenring *m* Ⓔ anillo *m* amigdalino

anel *m* **da bacia** Ⓓ Beckenring *m* Ⓔ anillo *m* de la pelvis

anel *m* **Kayser-Fleisher** Ⓓ Cornealring *m*, Kayser-Fleisher´scher Ⓔ anillo *m* de Kayser-Fleisher

anelar Ⓓ ringförmig Ⓔ anular

anemia *f* **(aplástica/ hemolítica/ hipercrómica/ macrocítica/ megaloblástica/ microcítica/ normocítica/ perniciosa)** Ⓓ Anämie *f* (aplastische/ hämolytische/ makrozytäre/ megaloblastische/ mikrozytäre/ normozytäre/ perniziöse) Ⓔ anemia *f* (aplásica/ hemolítica/ hipercrómica/ macrocítica/ megaloblástica/ microcítica/ normocítica/ perniciosa)

anemia *f* **de células falciformes** Ⓓ Sichelzellenanämie *f* Ⓔ anemia *f* de células falciformes

anémico Ⓓ anämisch, blutarm Ⓔ anémico

anencefalia *f* Ⓓ Anenzephalie *f* Ⓔ anencefalia *f*

anestesia *f* Ⓓ Taubheitsgefühl *n*, Anästhesie *f* Ⓔ anestesia *f*

anestesia *f* **em sela** Ⓓ Reithosenanästhesie *f* Ⓔ anestesia *f* en silla

anestesia *f* **geral** Ⓓ Vollnarkose *f* Ⓔ anestesia *f* general anestesia *f* local ⒟ Betäubung *f*, lokale ⒠ anestesia *f* local

anestesiar ⒟ betäuben ⒠ anestesiar

anestésico *m* ⒟ Anästhetikum *n* ⒠ anestésico *m*

anestesiologia *f* ⒟ Anästhesie *f* (..abteilung) ⒠ anestesiología *f*

anestesista *m/f* ⒟ Anästhesist *m/f* ⒠ anestesista *m/f*

aneurisma *m* ⒟ Aneurysma *n* ⒠ aneurisma *m*

anexite *f* ⒟ Adnexitis *f* ⒠ anexitis *f*

anfetamina *f* ⒟ Amphetamin *n* ⒠ anfetamina *f*

angeíte *f* ⒟ Angeitis *f* ⒠ angeitis *f*

angiectasia *f* ⒟ Angiektasie *f* ⒠ angiectasia *f*

angina *f* ⒟ Angina *f* ⒠ angina *f*

angina *f* de peito ⒟ Angina *f* pectoris ⒠ angina *f* de pecho

angina *f* de Prinzmetal ⒟ Prinzmetalangina *f* ⒠ angina *f* de Prinzmetal

angio RMN *f* ⒟ MRT *n* mit Gefäßdarstellung ⒠ angio RMN *f*

angioblastoma *m* ⒟ Angioblastom *n* ⒠ angioblastoma *m*

angiodisplasia *f* ⒟ Angiodysplasie *f* ⒠ angiodisplacia *f*

angioedema *m* ⒟ Angioödem *n* ⒠ angioedema *m*

angiografia *f* ⒟ Angiographie *f* ⒠ angiografía *f*

angiografia *f* de subtracção ⒟ Substraktionsangiografie *f* ⒠ angiografía *f* de substracción

angioma *m* (cavernoso) ⒟ Angiom *n* (kavernöses) ⒠ angioma *m* (cavernoso)

angiopatia *f* ⒟ Angiopathie *f* ⒠ angiopatía *f*

angor *m* ⒟ Beklemmungsgefühl *n* (in der Brust) ⒠ angor *m*

ângulo *m* ponto cerebeloso ⒟ Kleinhirnbrückenwinkel *m* ⒠ ángulo *m* ponto-cerebeloso

angústia *f* ⒟ Beklemmung *f*, Angst *f* ⒠ angustia *f*

anidrose *f* ⒟ Anhydrose *f* ⒠ anhidrosis *f*

anisocitose *f* ⒟ Anisozytose *f* ⒠ anisocitosis *f*

anisocoria *f* ⒟ Anisokorie *f* ⒠ anisocoria *f*

anomalia *f* ⒟ Anomalie *f* ⒠ anomalía *f*

anomalia *f* cromossómica ⒟ Chromosomenanomalie *f* ⒠ anomalía *f* cromosómica

anomalia *f* esquelética ⒟ Skelettanomalie *f* ⒠ anomalía *f* esquelética

anomalia *f* estrutural ⒟ Strukturanomalie *f* ⒠ anomalía *f* estructural

anomalia *f* uterina ⒟ Uterusanomalie *f* ⒠ anomalía *f* uterina

anómalo ⒟ anormal ⒠ anómalo

anoréctico ⒟ anorektisch ⒠ anoréxico

anorexia *f* ⒟ Anorexie *f* ⒠ anorexia *f*

anosmia *f* ⒟ Anosmie *f* ⒠ anosmia *f*

anosognosia *f* ⒟ Anososgnosie *f* ⒠ anosognosia *f*

anotar ⒟ aufschreiben ⒠ anotar

anovulatório ⒟ anovulatorisch ⒠ anovulatorio

anóxia *f* fetal durante o parto ⒟ Geburtsasphyxie *f* ⒠ anoxia *f* fetal durante el parto

anquilose *f* ⒟ Ankylose *f* ⒠ anquilosis *f*

ansiedade *f* ⒟ Angstgefühl *n* ⒠ ansiedad *f*

ansioso ⒟ ängstlich ⒠ ansioso

antagonista *m* ⒟ Antagonist *m* ⒠ antagonista *m*

ante-braço *m* ⒟ Unterarm *m* ⒠ antebrazo *m*

antecedentes *mpl* (pessoais/ familiares/ irrelevantes/ significativos) ⒟ Vorerkrankungen *fpl* (persönliche/ in der Familie/ ohne Bedeutung/ wichtige) Ⓔ antecedentes *mpl* (personales/ familiares/ irrelevantes/ significativos)

anteversão *f* Ⓓ Anteversion *f* Ⓔ anteversión *f*

antiácido *m* Ⓓ Antazidum *n* Ⓔ antiácido *m*

antiagregação *f* Ⓓ Aggregationshemmung *f* Ⓔ antiagregación *f*

antibiograma *m* Ⓓ Antibiogramm *n* Ⓔ antibiograma *m*

antibioterapia *f* Ⓓ Antibiotikatherapie *f* Ⓔ antibioterapia *f*

antibiótico *m* Ⓓ Antibiotikum *n* Ⓔ antibiótico *m*

anticolinérgico *m* Ⓓ Anticholinergikum *n* Ⓔ anticolinérgico *m*

anticoncepção *f* Ⓓ Empfängnisverhütung *f*, Kontrazeption *f* Ⓔ anticoncepción *f*

anticonvulsivo *m* Ⓓ Antikonvulsivum *n* Ⓔ anticonvulsivo *m*

anticorpo *m* Ⓓ Antikörper *m* Ⓔ anticuerpo *m*

antidepressivo *m* **(tricíclico)** Ⓓ Antidepressivum *n* (trizyklisches) Ⓔ antidepresivo *m* (tricíclico)

antídoto *m* Ⓓ Antidot *n* Ⓔ antídoto *m*

antiemético *m* Ⓓ Antiemetikum *n* Ⓔ antiemético *m*

antiflogístico *m* Ⓓ Antiphlogistikum *n* (nicht steroidales) Ⓔ fármaco *m* antiinflamatorio (no esteroide (AINE)

antigénio *m* **(bras.: antígeno** *m*) Ⓓ Antigen *n* Ⓔ antígeno *m*

antigénio *m* **carcinoembriogénio** Ⓓ Antigen *n*, carcinoembriogenes (CEA) Ⓔ antígeno *m* carcinoembrionario

anti-hipertensor *m* Ⓓ Antihypertonikum *n* Ⓔ antihipertensivo *m*

antimicótico (*adj.* + *m*) Ⓓ Antimykotikum *n*, antimykotisch (*adj.*) Ⓔ antimicótico (*adj.*+ *m*)

antiparkinsónico *m* Ⓓ Antiparkinsonmittel *n* Ⓔ antiparkinsoniano *m*

antipirético (*adj.* + *m*) Ⓓ antipyretisch (*adj.*), Antipyretikum *n* Ⓔ antipirético (*adj.*+ *m*)

anti-séptico (*adj.* + *m*) Ⓓ antiseptisch (*adj.*), Antiseptikum *n* Ⓔ antiséptico (*adj.*+ *m*)

antrectomia *f* Ⓓ Antrektomie *f* Ⓔ antrectomía *f*

antro *m* Ⓓ Antrum *n* (Magen-) Ⓔ antro *m*

anúria *f* Ⓓ Anurie *f* Ⓔ anuria *f*

ânus *m* Ⓓ Anus *m* Ⓔ ano *m*

apálico Ⓓ apallisch Ⓔ apálico

apalpar Ⓓ abtasten Ⓔ palpar

aparecimento *m* Ⓓ Auftreten *n* Ⓔ aparecimiento *m*

aparelho *m* **acústico (bras.: a. de surdez)** Ⓓ Hörgerät *n* Ⓔ audífono *m*

aparelho *m* **de dentes** Ⓓ Zahnspange *f* Ⓔ aparato *m* ortodóntico

apatia *f* Ⓓ Apathie *f* Ⓔ apatía *f*

apático Ⓓ apathisch Ⓔ apático

apêndice *m* Ⓓ Blinddarm *m* Ⓔ apéndice *m*

apendicectomia *f* Ⓓ Appendektomie *f* Ⓔ apendicectomía *f*

apendicite *f* Ⓓ Appendizitis *f* Ⓔ apendicitis *f*

apertar Ⓓ drücken Ⓔ apretar

apetite *m* Ⓓ Appetit *m* Ⓔ apetito *m*

apirético Ⓓ fieberfrei Ⓔ apirético

aplanamento *m* Ⓓ Abflachung *f* Ⓔ aplanamiento *m*

aplasia *f* Ⓓ Aplasie *f* Ⓔ aplasia *f*

aplástico Ⓓ aplastisch Ⓔ aplásico

aplicação *f* **(de…)** Ⓓ Applikation *f* (von…) Ⓔ aplicación *f* (de…)

aplicar Ⓓ anlegen Ⓔ aplicar

apneia *f* Ⓓ Apnoe *f* Ⓔ apnea *f*

apófise *f* Ⓓ Apophyse *f* Ⓔ apófisis *f*

apófise *f* espinhosa Ⓓ Dornfortsatz *m*
 Ⓔ apófisis *f* espinosa

apófise *f* transversa Ⓓ Querfortsatz *m*
 Ⓔ apófisis *f* transversa

apoio *m* Ⓓ Unterstützung *f*
 Ⓔ apoyo *m*

aponevrose *f* (o aponeurose *f*)
 Ⓓ Aponeurose *f* Ⓔ aponeurosis *f*

após Ⓓ nach (zeitl.) Ⓔ después

apraxia *f* Ⓓ Apraxie *f* Ⓔ apraxia *f*

apraxia *f* da fala Ⓓ Sprachapraxie *f*
 Ⓔ apraxia *f* del habla

apraxia *f* da marcha Ⓓ Gangapraxie *f*
 Ⓔ apraxia *f* de la marcha

apreciação *f* Ⓓ Beurteilung *f*
 Ⓔ apreciación *f*

apresentação *f* cefálica Ⓓ Schädellage *f* Ⓔ presentación *f* cefálica

apresentação *f* de face Ⓓ Gesichtslage *f* Ⓔ presentación *f* de cara

apresentação *f* de ombro Ⓓ Schulterlage *f* Ⓔ presentación *f* de hombro

apresentação *f* de pés Ⓓ Fußlage *f*
 Ⓔ presentación *f* de pies

apresentação *f* pélvica Ⓓ Beckenendlage *f* Ⓔ presentación *f* pélvica

aproximadamente Ⓓ ungefähr
 Ⓔ aproximadamente

aqueduto *m* Ⓓ Aquädukt *m*
 Ⓔ acueducto *m*

aracnóide *f* Ⓓ Arachnoidea *f*
 Ⓔ aracnoidea *f*

aracnoidite *f* Ⓓ Arachnoiditis *f*
 Ⓔ aracnoiditis *f*

aracnopatia *f* Ⓓ Arachnopathie *f*
 Ⓔ aracnopatía *f*

arco *m* costal Ⓓ Rippenbogen *m*
 Ⓔ arco *m* costal

arco *m* dorsal do pé Ⓓ Fußrücken *m*
 Ⓔ arco *m* dorsal del pie

ardente Ⓓ brennend Ⓔ ardiente

arder Ⓓ brennen Ⓔ arder

ardor *m* Ⓓ Brennen *n* Ⓔ ardor *m*

área *f* (motor/ prémotor) Ⓓ Rinde *f*
 (motorische/ prämotorische)
 Ⓔ área *f* (motora/ premotora)

área *f* (não) eloquente Ⓓ Sprachregion *f* (Nichtsprachregion) Ⓔ área *f*
 (no) elocuente

areias *fpl* Ⓓ Grieß *m* Ⓔ arenillas *fpl*

arnela *f* Ⓓ Stumpf *m* Ⓔ muñón *m*

arranhão *m* Ⓓ Kratzer *m* Ⓔ arañazo *m*

arrastar Ⓓ schlurfen, schleifen lassen
 Ⓔ arrastrar

arredondado Ⓓ rundlich Ⓔ rollizo

arrefléxia *f* Ⓓ Areflexie *f* Ⓔ arreflexia *f*

arrepio *m* Ⓓ Schüttelfrost *m* Ⓔ escalofrío *m*

arritmia *f* Ⓓ Arrhythmie *f* Ⓔ arritmia *f*

arrítmico Ⓓ arhythmisch Ⓔ arrítmico

arrotar Ⓓ aufstoßen (Magen)
 Ⓔ eructar

arrotos *mpl* Ⓓ Rülpsen *n* Ⓔ eruptos *mpl*

artefa(c)to *m* Ⓓ Artefakt *n* Ⓔ artefacto *m*

artefa(c)to *m* de movimento Ⓓ Bewegungsartefakt *n* Ⓔ artefacto *m* de
 movimiento

artéria *f* Ⓓ Arterie *f* Ⓔ arteria *f*

arterial Ⓓ Arterien-, arteriell Ⓔ arterial

arteríola *f* Ⓓ Arteriole *f* Ⓔ arteriola *f*

arteriopatia *f* Ⓓ Gefäßerkrankung *f*
 Ⓔ arteriopatía *f*

arteriosclerose *f* Ⓓ Arteriosklerose *f*
 Ⓔ arteriosclerosis *f*

arteriosclerótico Ⓓ arteriosklerotisch
 Ⓔ arteriosclerótico

arterite *f* (temporal) Ⓓ Arteriitis *f*
 (temporalis) Ⓔ arteritis *f* (temporal)

arterite *f* **de células gigantes** ⒟ Riesenzellarteriitis *f* ⒠ arteritis *f* de células gigantes

articulação *f* ⒟ Gelenk *n* ⒠ articulación *f*

articulação *f* **coxo-femural** ⒟ Hüftgelenk *n* ⒠ articulación *f* de la cadera

articulação *f* **do punho** ⒟ Handgelenk *n* ⒠ articulación *f* de la muñeca

articulação *f* **metacarpofalângica** ⒟ Fingergrundgelenk *n*, Zehengrundgelenk *n* ⒠ articulación *f* metacarpofalángica

articulação *f* **tibiotársica** ⒟ Sprunggelenk *n*, oberes ⒠ articulación *f* tibiotarsiana

articulação *f* **verbal** ⒟ Artikulation *f* ⒠ articulación *f* verbal

artrite *f* **(reumatóide)** ⒟ Arthritis *f* (rheumatoide (rA)) ⒠ artritis *f* (reumática)

artropatia *f* ⒟ Gelenkerkrankung *f* ⒠ artropatía *f*

artroscopia *f* ⒟ Arthroskopie *f* ⒠ artroscopia *f*

artrose *f* ⒟ Arthrose *f* ⒠ artrosis *f*

asa *f* **do ílio** ⒟ Darmbeinschaufel *f* ⒠ asa *f* del ilíaco

asa *f* **do nariz** ⒟ Nasenflügel *m* ⒠ ala *f* de la nariz

ascáride *f* ⒟ Spulwurm *m* ⒠ ascaris *m*

ascendente ⒟ aufsteigend ⒠ ascendente

ascite *f* ⒟ Aszites *m* ⒠ ascitis *f*

asma *f* ⒟ Asthma *n* ⒠ asma *m*

asma *f* **brônquica** ⒟ Bronchialasthma *n* ⒠ asma *m* brónquica

asmático ⒟ asthmatisch ⒠ asmático

áspero ⒟ rauh ⒠ áspero

aspiração *f* **(de...)** ⒟ Aspiration *f*, Absaugen *n* (von...) ⒠ aspiración *f* (de...)

asséptico ⒟ aseptisch ⒠ aséptico

assimetria *f* ⒟ Asymmetrie *f* ⒠ asimetría *f*

assimétrico ⒟ seitendifferent, unsymmetrisch ⒠ asimétrico

assinar ⒟ unterschreiben ⒠ firmar

assintomático ⒟ asymptomatisch ⒠ asintomático

assobiar ⒟ pfeifen ⒠ silbar

associado (a...) ⒟ in Zusammenhang (mit...), verbunden (mit...) ⒠ asociado (a...)

assumir (que...) ⒟ davon ausgehen (daß...) ⒠ asumir (que...)

astenia *f* ⒟ Asthenie *f* ⒠ astenia *f*

astigmatismo *m* ⒟ Astigmatismus *m* ⒠ astigmatismo *m*

astrócito *m* ⒟ Astrozyt *m* ⒠ astrocito *m*

astrocitoma *m* ⒟ Astrozytom *n* ⒠ astrocitoma *m*

atadura *f* ⒟ Bandage *f* ⒠ atadura *f*, lazo *m*

ataque *m* ⒟ Attacke *f* ⒠ ataque *m*

ataxia *f* **(sensorial/ cerebelar)** ⒟ Ataxie *f* (sensorische/ cerebelläre) ⒠ ataxia *f* (sensorial/ cerebelar)

ataxia *f* **da marcha** ⒟ Gangataxie *f* ⒠ ataxia *f* de la marcha

ataxia *f* **do tronco** ⒟ Rumpfataxie *f* ⒠ ataxia *f* del tronco

ataxia *f* **hereditária** ⒟ Heredoataxie *f* ⒠ ataxia *f* hereditaria

atelectasia *f* ⒟ Atelektase *f* ⒠ atelectasia *f*

atenção *f* **às feridas** ⒟ Wundversorgung *f*, Verbandwechsel *m* ⒠ atención *f* a las heridas

atenção *f*, **(dar particular at. a...)** ⒟ Aufmerksamkeit *f* (etwas besonders be(ob)achten) ⒠ atención *f* (dar particular at. a...)

ateroma *m* ⒟ Atherom *n* ⒠ ateroma *m*

ateromatoso ⒟ atheromatös ⒠ ateromatoso

portugués – alemão – espanhol

aterosclerose f Ⓓ Atherosklerose f
Ⓔ aterosclerosis f
atestado m de óbito Ⓓ Totenschein m Ⓔ certificado m de defunción
atestado m médico Ⓓ Attest n, ärztliches Ⓔ certificado m médico
atetose f Ⓓ Athetose f Ⓔ atetosis f
atingir Ⓓ berühren, erreichen
Ⓔ afectar
atipia f Ⓓ Atypie f Ⓔ atipia f
atípico Ⓓ atypisch Ⓔ atípico
atitude f Ⓓ Körperhaltung f Ⓔ actitud f
atmosfera m relacional Ⓓ Gesprächsatmosphäre f Ⓔ atmósfera f relacional
a(c)to m obsessivo Ⓓ Zwangshandlung f Ⓔ acto m obsesivo
ato m sexual (bras.) Ⓓ Geschlechtsverkehr m Ⓔ acto m sexual
atonia f Ⓓ Atonie f Ⓔ atonía f
atonia f intestinal Ⓓ Darmatonie f
Ⓔ atonía f intestinal
atraso m de crescimento Ⓓ Wachstumsverzögerung f Ⓔ retraso m del
crecimiento
atrésia f Ⓓ Atresie f Ⓔ atresia f
atrésia f pulmonar Ⓓ Pulmonaratresie f Ⓔ atresia f pulmonar
atributo m clínico (sugestivo do diagnóstico) Ⓓ Hinweis m, klinischer
(auf eine best. Erkrankung) Ⓔ atributo m clínico (sugestivo del diagnóstico)
atrofia f Ⓓ Atrophie f Ⓔ atrofia f
atrofia f de sistemas múltiplos
Ⓓ Multisystematrophie f (MSA)
Ⓔ atrofia f sistemática múltiple
atrofiar Ⓓ atrophieren Ⓔ atrofiar
atropelamento m Ⓓ Angefahrenwerden n Ⓔ atropello m
audição f Ⓓ Hörvermögen n Ⓔ capacidade f auditiva

audiograma m Ⓓ Audiogramm n
Ⓔ audiograma m
aumentado (por...) Ⓓ verstärkt
(durch...) Ⓔ aumentado (por...)
aumento m (de...) Ⓓ Anstieg m
(von...) Ⓔ aumento m (de...)
aumento m de peso Ⓓ Gewichtszunahme f Ⓔ aumento m de peso
aura f Ⓓ Aura f Ⓔ aura f
auscultação f Ⓓ Auskultation f
Ⓔ auscultación f
auscultação f cardíaca (AC) Ⓓ Auskultation f des Herzens Ⓔ auscultación f cardíaca (AC)
auscultação f pulmonar (AP) Ⓓ Lungenauskultation f Ⓔ auscultación f
pulmonar (AP)
auscultar Ⓓ auskultieren Ⓔ auscultar
ausência f (de...) Ⓓ Absence f, Fehlen n (von...) Ⓔ ausencia f (de...)
ausente Ⓓ fehlend Ⓔ ausente
autoimune Ⓓ Autoimmun- Ⓔ autoinmune
autópsia f Ⓓ Autopsie f Ⓔ autopsia f
autopsiar Ⓓ autopsieren
Ⓔ autopsiar
autosómico Ⓓ autosomal Ⓔ autosómico
auxiliar m/f de acção médica Ⓓ Arzt-
helfer/in m/f Ⓔ auxiliar f/m médico
auxiliar f de marcha Ⓓ Gehhilfe f
Ⓔ auxiliar f de ambulación
auxílio m (pedir a.) Ⓓ Hilfe f (um H.
bitten) Ⓔ socorro m (pedir s.), auxilio m (pedir a.)
avaliação f Ⓓ Untersuchung f, Beurteilung f Ⓔ evaluación f
axila f Ⓓ Axilla f, Achsel f Ⓔ axila f
azia f Ⓓ Sodbrennen n Ⓔ ardor m/
acidez f de estómago
azoospermia f Ⓓ Azoospermie f
Ⓔ azoospermia f
azotemia f Ⓓ Azotämie f Ⓔ azotemia f

B

bacilo *m* ⒟ Bazillus *m* ⒠ bacilo *m*

baço *m* ⒟ Milz *f* ⒠ bazo *m*

bacteriémia *f* ⒟ Bakteriämie *f*
⒠ bacteriemia *f*

bacteriologia *f* ⒟ Bakteriologie *f*
⒠ bacteriología *f*

bacteriúria *f* ⒟ Bakteriurie *f* ⒠ bacteriuria *f*

bainha *f* de mielina ⒟ Myelinscheide *f* ⒠ vaina *f* de mielina

baixa *f* por doença ⒟ Krankmeldung *f* ⒠ baja *f* por enfermedad

baixa *f* tensional ⒟ Blutdruckabfall *m*
⒠ bajada *f* de tensión

baixar ⒟ senken ⒠ bajar

balanço *m* hídrico ⒟ Flüssigkeitsbilanz *f* ⒠ balance *m* hídrico

balanite *f* ⒟ Balanitis *f* ⒠ balanitis *f*

balbuciar ⒟ lallen ⒠ balbucear

balismo *m* ⒟ Ballismus *m* ⒠ balismo *m*

banco *m* de sangue ⒟ Blutbank *f*
⒠ banco *m* de sangre

bandas *fpl* oligoclonais ⒟ Banden *fpl*,
oligoklonale ⒠ bandas *fpl* oligoclonales

banho *m* sentado ⒟ Sitzbad *n*
⒠ baño *m* de asiento

barbitúrico *m* ⒟ Barbiturat *n* ⒠ barbitúrico *m*

barreira *f* hematoencefálica ⒟ Blut-
Hirnschranke *f* ⒠ barrera *f*
hematoencefálica

barreira *f* placentar ⒟ Plazentaschranke *f* ⒠ barrera *f* placentar

barriga *f* ⒟ Bauch *m* ⒠ barriga *f*

barriga *f* da perna ⒟ Wade *f* ⒠ pantorrilla *f*

basalioma *m* ⒟ Basaliom *n* ⒠ basalioma *m*

base *f* do crâneo ⒟ Schädelbasis *f*
⒠ base *f* del cráneo

bater ⒟ schlagen ⒠ golpear

batéria *f* ⒟ Bakterie *f* ⒠ bacteria *f*

bêbedo (*adj.* + *m*) ⒟ betrunken (*adj.*),
Betrunkener *m* ⒠ borracho
(*adj.*+ *m*)

beiço *m* ⒟ Unterlippe *f* ⒠ labio *m*
inferior

benefício *m* (terapêutico) ⒟ Nutzen *m* (therapeutischer) ⒠ beneficio *m* terapéutico

bengala *f* ⒟ Gehstock *m* ⒠ bastón *m*

benigno ⒟ benigne, gutartig ⒠ benigno

berçário *m* ⒟ Neugeborenenstation *f*
⒠ departamento *m* de neonatos

beribéri *m* ⒟ Beriberi *m* ⒠ beriberi *m*

bexiga *f* ⒟ Harnblase *f* ⒠ vejiga *f*

bexiga *f* irritável ⒟ Reizblase *f*
⒠ vejiga *f* irritable

bexiga *f* reflexa ⒟ Reflexblase *f*
⒠ vejiga *f* refleja

bicípite *m* ⒟ Bizeps *m* ⒠ bicipite *f*,
bíceps *f*

bifurcação *f* ⒟ Bifurkation *f* ⒠ bifurcación *f*

bilateral ⒟ beidseits ⒠ bilateral

biliar ⒟ Gallen- ⒠ biliar

bílis *f* ⒟ Galle *f* ⒠ bilis *f*

biópsia *f* cutânea ⒟ Hautbiopsie *f*
⒠ biopsia *f* cutánea

biópsia *f* temporal ⒟ Temporalisbiopsie *f* ⒠ biopsia *f* temporal

blastoma *m* ⒟ Blastom *n* ⒠ blastoma *m*

blefarite *f* ⒟ Blepharitis *f* ⒠ blefaritis *f*

blefarospasmo *m* ⒟ Blepharospasmus *m* ⒠ blefaroespasmo *m*

bloco *m* **operatório** (´bloco´) ⒟ Operationssaal *m* (OP) ⒠ quirófano *m*

bloqueador-β *m* ⒟ Betablocker *m* ⒠ bloqueador beta *m*, β-bloqueante *m*

bloqueio *m* ⒟ Blockierung *f* ⒠ bloqueo *m*

bloqueio *m* **aurículo-ventricular** ⒟ AV-Block *m* ⒠ bloqueo *m* auriculo-ventricular

boca *f* ⒟ Mund *m* ⒠ boca *f*

boca *f* **do corpo (popular)** ⒟ Scheide *f*, Vagina *f* ⒠ vagina *f*

bocejar ⒟ gähnen ⒠ bostezar

bochecha *f* ⒟ Wange *f* ⒠ mejilla *f*

bochechar ⒟ spülen (Mund) ⒠ enjuagar

bócio *m* ⒟ Kropf *m* ⒠ bocio *m*

boletim *m* **médico** ⒟ Krankenbericht *m* ⒠ informe *m* (médico)

bolha *f* ⒟ Blase *f* (Haut-) ⒠ burbuja *f*

bolsa *f* **amniótica** ⒟ Fruchtblase *f* ⒠ bolsa *f* amniótica

bomba *f* **de inje(c)ção** ⒟ Perfusor *m* ⒠ bomba *f* de inyección

bombagem *f* **linfática** ⒟ Lymphdrainage *f* ⒠ bombeo *m* linfático

borbulha *f* ⒟ Pickel *m* ⒠ grano *m*, espinilla *f*

bossa *f* ⒟ Buckel *m* ⒠ joroba *f*

botulismo *m* ⒟ Botulismus *m* ⒠ botulismo *m*

braço *m* ⒟ Arm *m* ⒠ brazo *m*

bradicárdia *f* ⒟ Bradykardie *f* ⒠ bradicardia *f*

bradicinésia *f* ⒟ Bradykinese *f* ⒠ bradicinesia *f*

bradicinético ⒟ bradykinetisch ⒠ bradicinético

bradipsiquismo *m* ⒟ Denkverlangsamung *f* ⒠ bradipsiquismo *m*

braquio-facial ⒟ brachiofazial ⒠ braquiofacial

bronchiolite *f* ⒟ Bronchiolitis *f* ⒠ bronquiolitis *f*

bronchíolos *mpl* ⒟ Bronchiolen *fpl* ⒠ bronquiolos *mpl*

bronciectasia *f* (o **bronquiectasia** *f* ⒟ Bronchiektasie *f* ⒠ bronquiectasia *f*

broncoconstrição *f* ⒟ Bronchokonstriktion *f* ⒠ broncoconstricción *f*

broncodilatador *m* ⒟ Bronchodilatator *m* ⒠ broncodilatador *m*

broncopneumonia *f* ⒟ Bronchopneumonie *f* ⒠ bronconeumonía *f*

broncoscopia *f* ⒟ Bronchoskopie *f* ⒠ broncoscopia *f*

broncospasmo *m* ⒟ Bronchospasmus *m* ⒠ broncoespasmo *m*

brônquios *mpl* ⒟ Bronchien *mpl* ⒠ bronquios *mpl*

bronquite *f* ⒟ Bronchitis *f* ⒠ bronquitis *f*

brusco ⒟ plötzlich ⒠ de repente, repentino

bucal ⒟ Mund…, Wangen…. ⒠ bucal

bulbo *m* ⒟ Bulbus *m* ⒠ bulbo *m*

bulloso/ -a ⒟ bullös ⒠ bulloso/ -a

buraco *m* ⒟ Loch *n*, Öffnung *f* ⒠ abertura *f*, agujero *m*

buraco *m* **de conjugação** ⒟ Foramen *n* intervertebrale ⒠ foramen *m* intervertebral

buraco *m* **occipital** ⒟ Foramen *n* magnum ⒠ abertura *f* occipital

buraco *m* **vertebral** ⒟ Wirbelkanal *m* ⒠ agujero *m* vertebral

bursite *f* ⒟ Bursitis *f* ⒠ bursitis *f*

by-pass *m* ⒟ Bypass *m* ⒠ bypass *m*

C

cabeça f ⒟ Kopf m ⒠ cabeza f

cabeçeira f ⒟ Kopfteil n (Bett)
⒠ cabecera f

cabelo m ⒟ Haar n (Kopf-) ⒠ cabello m

cabeludo ⒟ behaart ⒠ cabelludo

cadáver m ⒟ Leiche f ⒠ cadáver m

cadeira f **de exame** ⒟ Untersuchungsstuhl m ⒠ asignatura f/ silla f de
examen

cadeira f **de rodas** ⒟ Rollstuhl m
⒠ silla f de ruedas

cafeína f ⒟ Koffein n ⒠ cafeína f

cãibra f ⒟ Muskelkrampf m ⒠ calambre m

cãibra f **da barriga da perna** ⒟ Wadenkrampf m ⒠ calambre m de la
pantorilla

cãibra f **do escrivão** ⒟ Schreibkrampf m ⒠ calambre m del escribiente

caixa f **torácica** ⒟ Brustkorb m
⒠ caja f torácica

calazar m ⒟ Kala-Azar m ⒠ kala-
azar m

calázio m ⒟ Chalazion n ⒠ chalazión m

calcâneo m ⒟ Kalkaneus m ⒠ calcàneo m

calcanhar m ⒟ Ferse f ⒠ calcañal m

calcificação f ⒟ Verkalkung f ⒠ calcificación f

calcificado ⒟ verkalkt ⒠ calcificado

calcinose f ⒟ Calzinose f ⒠ calcinosis f

cálcio m ⒟ Kalzium n (o Calcium n)
⒠ calcio m

cálculo m **biliar** ⒟ Gallenstein m
⒠ cálculo m biliar

cálculo m **da bexiga** ⒟ Harnstein m
⒠ cálculo m de la vejiga

cálculo m **renal** ⒟ Nierenstein m
⒠ cálculo m renal

calmante m ⒟ Beruhigungsmittel n
⒠ calmante m

calo m ⒟ Hühnerauge n ⒠ callo m

caloria f ⒟ Kalorie f ⒠ caloría f

calosidade f ⒟ Verhärtung f ⒠ callosidad f

calota f ⒟ Kalotte f ⒠ calota f

cama f ⒟ Bett n ⒠ cama f

câmara f **hiperbárica** ⒟ Druckkammer f ⒠ cámara f hiperbárica

cambrio ⒟ krampfartig ⒠ espasmódico

camisa- f **de-fuerza** ⒟ Zwangsjacke f
⒠ camisa f de fuerza

campo m **operatório** ⒟ Operationsfeld n ⒠ campo m operatorio

campo m **visual** ⒟ Gesichtsfeld n
⒠ campo m visual

canal m **(cervical/ lumbar) estreito**
⒟ Spinalkanalstenose f (zervikale/
lumbale) ⒠ canal m (cervical/ lumbar) estrecho

canal m **auditivo** ⒟ Gehörgang m
⒠ canal m auditivo

canal m **dentário** ⒟ Zahnkanal m
⒠ canal m dentario

canal m **do adutor** ⒟ Adduktorenkanal m ⒠ canal m del aductor

canal m **lacrimal** ⒟ Tränenkanal m
⒠ canal m lacrimal

canal m **lumbar estreito** ⒟ Lumbalkanalstenose f ⒠ canal m lumbal
estrecho

cancro m **(bras.: câncer** m**)**
⒟ Krebs m ⒠ cáncer m

cancro m **(bras.: câncer** m**) do seio**
⒟ Brustkrebs m ⒠ cáncer m de
mama

canela f ⒟ Schienbein n ⒠ tablilla f

canhoto m ⒟ Linkshänder m
⒠ zurdo m

canino *m* Ⓓ Eckzahn *m* Ⓔ canino *m*

cansaço *m* Ⓓ Ermüdung *f*, Erschöpfung *f* Ⓔ cansancio *m*

cansado da vida Ⓓ lebensmüde Ⓔ cansado de la vida

capacidade *f* de condução veículos Ⓓ Fahrtauglichkeit *f* Ⓔ capacidad *f* de conducción de vehículos

capacidade *f* de julgamento Ⓓ Urteilsfähigkeit *f* Ⓔ capacidad *f* de juzgar

capacidade *f* de memorização Ⓓ Merkfähigkeit *f* Ⓔ capacidad *f* de memorizar

capacidade *f* de resolução Ⓓ Entscheidungsfähigkeit *f* Ⓔ capacidad *f* de resolución

capilar Ⓓ kapillär Ⓔ capilar

cápsula *f* Ⓓ Kapsel *f* Ⓔ cápsula *f*

cápsula *f* articular Ⓓ Gelenkkapsel *f* Ⓔ cápsula *f* articular

cápsula *f* supra-renal Ⓓ Nebennierenkapsel *f* Ⓔ cápsula *f* suprarrenal

captação *f* (do produto) de contraste (em anel) Ⓓ Kontrastmittelanreicherung *f* (ringförmige) Ⓔ captación *f* (de producto) de contraste anular

caquexia *f* Ⓓ Kachexie *f* Ⓔ caquexia *f*

cara *f* Ⓓ Gesicht *n* Ⓔ rostro *m*, cara *f*

carácter *m* Ⓓ Charakter *m* Ⓔ carácter *m*

carbúnculo *m* Ⓓ Karbunkel *m* Ⓔ carbunco *m*, carbúnculo *m*

carcinoma *m* brônquico (de pequenas células) Ⓓ Bronchialkarzinom *n* (kleinzelliges) Ⓔ carcinoma *m* brónquico (de células pequenaso c.b.de células de avena (oat-cell))

cárdia *f* Ⓓ Kardia *f* (Magen-) Ⓔ cardias *m*

cardíaco Ⓓ Herz-, des Herzens Ⓔ cardíaco

cardiogénico Ⓓ kardiogen Ⓔ cardiogénico

cardiologia *f* Ⓓ Kardiologie *f* Ⓔ cardiología *f*

cardiologista *m/f* Ⓓ Kardiologe/-in *m/f* Ⓔ cardiólogo *m/f*

cardiomegalia *f* Ⓓ Kardiomegalie *f* Ⓔ cardiomegalia *f*

cardiomiopatia *f* (obstrutiva) Ⓓ Kardiomyopathie *f* (obstruktive) Ⓔ cardiomiopatía *f* (obstructiva)

cardiovascular Ⓓ kardiovaskulär Ⓔ cardiovascular

careca *f* (ficar calvo) Ⓓ Glatze *f* (eine G. bekommen) Ⓔ calva *f* (quedarse calvo)

carência *f* (de...) Ⓓ Mangel *m* (an...) Ⓔ carencia *f* (de...)

cariado Ⓓ kariös Ⓔ con caries

cárie *f* Ⓓ Karies *f* Ⓔ caries *f*

cariótipo *m* Ⓓ Karyotyp *m* Ⓔ cariotipo *m*

carótida *f* (primitiva/ interna/ externa) Ⓓ Carotis *f* (communis/ interna/ externa) Ⓔ carótida *f* (primitiva/ interna/ externa)

carpo *m* Ⓓ Handwurzel *f* Ⓔ carpo *m*

cartão *m* das vacinas Ⓓ Impfpaß *m* Ⓔ cartón *m* de vacunas

cartilagem *f* Ⓓ Knorpel *m* Ⓔ cartílago *m*

cartilaginoso Ⓓ knorpelig Ⓔ cartilaginoso

carvão *m* activado Ⓓ Aktivkohle *f* Ⓔ carbón *m* activado

casca *f* (bras.) Ⓓ Schorf *m*, Kruste *f* Ⓔ crosta *f*

cascata *f* Ⓓ Kaskade *f* Ⓔ cascada *f*

caseificação *f* Ⓓ Verkäsung *f* Ⓔ caseificación *f*

caso *m* Ⓓ Fall *m* Ⓔ caso *m*

caspa *f* Ⓓ Schuppe *f* (Kopf-) Ⓔ caspa *f*

catabolismo *m* Ⓓ Katabolismus *m* Ⓔ catabolismo *m*

cataplexia f ⒟ Kataplexie f ⒠ cataplexia f

cataratas f ⒟ Katarakt f ⒠ cataratas f

catarro m ⒟ Katarrh m ⒠ catarro m

catástrofe f ⒟ Katastrophe f
⒠ catástrofe f

catatonia f ⒟ Katatonie f ⒠ catatonia f

catecolamina f ⒟ Katecholamin n
⒠ catecolaminas f

cateter m ⒟ Katheter m ⒠ catéter m

caudado m ⒟ Caudatum n ⒠ caudado m

caudal ⒟ caudal (o kaudal) ⒠ caudal

causa f (desconhecida) ⒟ Ursache f
(unbekannter) ⒠ causa f (desconocida)

causado (por...) ⒟ verursacht
(durch...) ⒠ causado (por...)

causalgia f ⒟ Kausalgie f ⒠ causalgia f

causar ⒟ verursachen ⒠ causar

causar flatos ⒟ blähen ⒠ causar flatos

cauterizar ⒟ kauterisieren ⒠ cauterizar

caverna f ⒟ Kaverne f ⒠ caverna f

cavernoso ⒟ kavernös ⒠ cavernoso

cavidade f abdominal ⒟ Bauchhöhle f ⒠ cavidad f abdominal

cavidade f torácica ⒟ Brusthöhle f
⒠ cavidad f torácica

caxumba f (bras.) ⒟ Mumps m
⒠ papera f

ceco m ⒟ Coecum n ⒠ ciego m

cedo (tão cedo quanto possível)
⒟ früh (so früh wie möglich)
⒠ temprano (tan temprano como
sea posible)

cefaleia f (ligeira/ moderada/ intensa/
grave) ⒟ Kopfschmerz m (leichter/
mäßiger/ intensiver/ schwerer)

⒠ cefalea f (ligera/ moderada/ in-
tensa/ grave)

cefaleia f de Horton ⒟ Bing Horton
Kopfschmerz m, Cluster- Headache m ⒠ cefalea f de Horton

cefaleia f pós-punção ⒟ Kopfschmerz m, postpunktioneller
⒠ cefalea f pospunción

cefaleia f tipo tensão ⒟ Spannungskopfschmerz m ⒠ cefalea f tensional

cefalo-hematoma m ⒟ Kephalhämatom n ⒠ cefalohematoma m

cegar ⒟ erblinden ⒠ cegar

cego ⒟ blind ⒠ ciego

cegueira f ⒟ Blindheit f ⒠ ceguera f

célula f ⒟ Zelle f ⒠ célula f

célula f cancerosa ⒟ Krebszelle f
⒠ célula f cancerosa

célula f germinativa ⒟ Keimzelle f
⒠ célula f germinativa

celula f mesenquimatosa ⒟ Mesenchymzelle f ⒠ célula f mesenquimatosa

celulite f ⒟ Cellulitis f ⒠ celulitis f

céptico ⒟ skeptisch ⒠ escéptico

ceratose f (actínica) ⒟ Keratose f (aktinische) ⒠ ceratosis f (actínica)

cerebelo m ⒟ Kleinhirn n ⒠ cerebelo m

cerebeloso ⒟ Kleinhirn- ⒠ cerebeloso

cerebral ⒟ Hirn- ⒠ cerebral

cerebrite f ⒟ Cerebritis f ⒠ cerebritis f

cérebro m ⒟ Großhirn n ⒠ cerebro m

ceruloplasmina m ⒟ Coeruloplasmin n ⒠ ceruloplasmina f

cerúmen m ⒟ Cerumen n ⒠ cerumen m

cervical ⒟ cervikal ⒠ cervical

cervicalgia f ⒟ Cervikalgie f, Nackenschmerz m ⒠ cervicalgia f

cervicectomia f ⒟ Zervixektomie f
Ⓔcervicectomía f

cervicite f ⒟ Zervizitis f Ⓔ cervicitis f

cesariana f ⒟ Kaiserschnitt m
Ⓔ cesárea f

cessação f ⒟ Absetzen n Ⓔ cesación f

cessar ⒟ absetzen Ⓔ cesar

cetoacidose f ⒟ Ketoazidose f Ⓔ cetoacidosis f

cetose f ⒟ Ketose f Ⓔ cetosis f

charneira f cervico-occipital (o craniovertebral) ⒟ Übergang m, zervikokranialer Ⓔ juntura f occipitovertebral

chato ⒟ flach Ⓔ llano, plano

chato m ⒟ Filzlaus f Ⓔ ladilla f

cheiro m (a...) ⒟ Geruch m (nach...)
Ⓔ olor m (a...)

chilo m ⒟ Chylus m Ⓔ quilo m

choque m (hipovolémico)
⒟ Schock m (hypovolämischer)
Ⓔ shock m (hipovolémico)

chumbar ⒟ plombieren Ⓔ empastar

chumbo m ⒟ Plombe f, Blei n
Ⓔ empaste m (diente), plomo m

cianose f ⒟ Zyanose f Ⓔ cianosis f

cianótico ⒟ zyanotisch Ⓔ cianótico

ciática f ⒟ Ischialgie f Ⓔ ciática f

cicatrisação f ⒟ Narbenbildung f
Ⓔ cicatrización f

cicatriz f ⒟ Narbe f Ⓔ cicatriz f

cicatrizar ⒟ vernarben Ⓔ cicatrizar

ciciar ⒟ flüstern Ⓔ sesear

cíclico ⒟ zyklisch Ⓔ cíclico

ciclo m ⒟ Zyklus m Ⓔ ciclo m

ciclo m menstrual ⒟ Menstruationszyklus m Ⓔ ciclo m menstrual

cifoescoliose f ⒟ Kyphoskoliose f
Ⓔ cifoescoliosis f

cifose f ⒟ Kyphose f Ⓔ cifosis f

cilindro m ⒟ Zylinder m Ⓔ cilindro m

cílio m ⒟ Wimper f, Zilie f Ⓔ cilio m, pestaña f

cinetose f ⒟ Kinetose f Ⓔ cinetosis f

cintigrafia f ⒟ Szintigrafie f Ⓔ cintigrafía f

cintigrama m ⒟ Szintigramm n
Ⓔ cintigrama m

cintura f ⒟ Taille f Ⓔ cintura f

cintura f escapular ⒟ Schultergürtel m Ⓔ cintura f escapular

cintura f pélvica ⒟ Beckengürtel m
Ⓔ cintura f pélvica

circulação f colateral ⒟ Kollateralkreislauf m Ⓔ circulación f colateral

circulação f sanguínea ⒟ Blutkreislauf m Ⓔ circulación f de la sangre

circulante ⒟ zirkulierend Ⓔ circulante

círculo m de Willis ⒟ Circulus m Willisii Ⓔ círculo m de Willis (polígono m de W.)

circuncisão f ⒟ Zirkumzision f
Ⓔ circuncisión f

circunscrito ⒟ umschrieben Ⓔ circunscrito

circunstância f ⒟ Umstand m (genauerer) Ⓔ circunstancia f

cirrose f ⒟ Zirrhose f Ⓔ cirrosis f

cirrose f hepática ⒟ Leberzirrhose f
Ⓔ cirrosis f hepática

cirrótico ⒟ zirrhotisch Ⓔ cirrótico

cirurgia f ⒟ Operation f, Chirurgie f
Ⓔ cirugía f

cirurgia f plástica ⒟ Chirurgie f, plastische Ⓔ cirugía f plástica

cirurgião m/f ⒟ Chirurg/-in m/f
Ⓔ cirujano/ a m/f

cirúrgico ⒟ chirurgisch Ⓔ quirúrgico

cisterna f (da base) ⒟ Zisterne f (basale) Ⓔ cisterna f (de la base)

cisticercose f ⒟ Zystizerkose f
Ⓔ cisticercosis f

cistite f ⒟ Zystitis f Ⓔ cistitis f

cisto *m* (o quisto *m* de ovário Ⓓ Ovarialzyste *f* Ⓔ quiste *m* del ovario
cisto *m* Ⓓ Zyste *f* Ⓔ quiste *m*
cisto *m* dermóide Ⓓ Dermoidzyste *f*
Ⓔ quiste,*m* dermoide
cisto *m* equinococos Ⓓ Echinokokkuszyste *f* Ⓔ quiste *m* equinococos
cisto *m* pilonídeo (o quisto *m* pilonidal)
Ⓓ Pilonidalzyste *f* Ⓔ quiste *m* pilonidal
cistocelo *m* Ⓓ Zystozele *f* Ⓔ cistocele *m*
cistoscopia *f* Ⓓ Zystoskopie *f*, Blasenspiegelung *f* Ⓔ cistoscopia *f*
citomegália *f* Ⓓ Zytomegalie *f* Ⓔ citomegalia *f*
citomegalovírus *m* Ⓓ Zytomegalievirus *n* Ⓔ citomegalovirus *m*
citoplasma *m* Ⓓ Zytoplasma *n* Ⓔ citoplasma *m*
citostático (*adj.* + *m*) Ⓓ zytostatisch
(*adj.*), Zytostatikum *n* Ⓔ citostático
(*adj.* + *m*)
citotóxico Ⓓ zytotoxisch Ⓔ citotóxico
claro Ⓓ klar, hell Ⓔ claro
classificação *f* Ⓓ Klassifikation *f*
Ⓔ clasificación *f*
classificar Ⓓ einordnen Ⓔ clasificar
claudicação *f* Ⓓ Claudicatio *f*
Ⓔ claudicación *f*
claudicação *f* intermitente Ⓓ Claudicatio *f* intermittens Ⓔ claudicación *f* intermitente
claustrofobia *f* Ⓓ Klaustrophobie *f*
Ⓔ claustrofobia *f*
clavícula *f* Ⓓ Schlüsselbein *n*, Clavikula *f* Ⓔ clavícula *f*
cleptomania *f* Ⓓ Kleptomanie *f*
Ⓔ cleptomanía *f*
climatério *m* Ⓓ Klimakterium *n*
Ⓔ climaterio *m*
clínica *f* Ⓓ Klinik *f* Ⓔ clínica *f*
clínicamente (*adv.*) Ⓓ klinisch (*Adv.*)
Ⓔ clínicamente (*adv.*)

clínico (*adj.*) Ⓓ klinisch (*Adj.*) Ⓔ clínico (*adj.*)
clister *m* Ⓓ Klistier *n* Ⓔ enema *m*
clitóris *f* Ⓓ Klitoris *f* Ⓔ clítoris *m*
cloasma *f* Ⓓ Chloasma *n* Ⓔ cloasma *m*
clónico (bras.: clônico) Ⓓ klonisch
Ⓔ clónico
clónus *m* (esgotável) Ⓓ Klonus *m* (erschöpflicher) Ⓔ clono *m* (o clonus *m* (agotable))
cloro *m* Ⓓ Chlor *n* Ⓔ cloro *m*
coagulação *f* Ⓓ Gerinnung *f*, Koagulation *f* Ⓔ coagulación *f*
coagulado Ⓓ koaguliert Ⓔ coagulado
coágulo *m* Ⓓ Koagel *m*
Ⓔ coágulo *m*
coagulopatia *f* de consumo Ⓓ Verbrauchskoagulopathie *f* Ⓔ coagulopatía *f* de consumo
cobertura *f* antibiótica Ⓓ Abdek-
kung *f*, antibiotische Ⓔ cobertura *f*
antibiótica
cobre *m* Ⓓ Kupfer *m* Ⓔ cobre *m*
coçar (bras.) Ⓓ jucken Ⓔ picar
coçar-se Ⓓ kratzen, sich Ⓔ rascarse
coccigodinia *f* Ⓓ Coccigodynie *f*
Ⓔ coccigodinia *f*
cóccix *m* Ⓓ Steißbein *n* Ⓔ cóccix *m*
cócegas *fpl* Ⓓ Kitzeln *n* Ⓔ cosquillas *fpl*
cóclea *f* Ⓓ Cochlea *f* Ⓔ cóclea *f*
coclear Ⓓ cochleär Ⓔ coclear
coco *m* Ⓓ Kokke *f* Ⓔ coco *m*
coerente Ⓓ kohärent Ⓔ coherente
coifa *f* dos rotatores Ⓓ Rotatorenmanschette *f* Ⓔ pulsera *f* de rotadores
coincidir Ⓓ zusammentreffen
Ⓔ coincidir
coito *m* Ⓓ Koitus *m*, Geschlechtsverkehr *m* Ⓔ coito *m*
colaboração *f* Ⓓ Mitarbeit *f* Ⓔ colaboración *f*

colaborar ⒟ kollaborieren ⒠ colaborar

colagénio *m* ⒟ Kollagen *n* ⒠ colágeno *m*

colagenose *f* ⒟ Kollagenose *f* ⒠ colagenosis *f*

colangipancreatografia *f* endoscópica retrógrada (CPRE) ⒟ Cholangio-Pankreatikographie *f*, retrograde endoskopische (ERCP) ⒠ colangiopancreatografía *f* retrógrada endoscópica (CPRE)

colapsação *f* ⒟ Kollabierung *f* ⒠ colapsación *f*

colapso *m* ⒟ Kollaps *m* ⒠ colapso *m*

colar *m* cervical ⒟ Halskrause *f* ⒠ collar *m* cervical

colecção *f* hemática ⒟ Blutansammlung *f* ⒠ colección *f* hemática

colecistectomia *f* ⒟ Cholezystektomie *f* ⒠ colecistectomía *f*

colecistite *f* ⒟ Cholezystitis *f* ⒠ colecistitis *f*

colectomia *f* ⒟ Colektomie *f* ⒠ colectomía *f*

coledocolitiase *f* ⒟ Choledocholithiasis *f* ⒠ coledocolitiasis *f*

colega *m/f* ⒟ Kollege/-in *m/f* ⒠ colega *m/f*

colelitiase *f* ⒟ Cholelithiasis *f* ⒠ colelitiasis *f*

cólera *f* ⒟ Cholera *f* ⒠ cólera *m*

colérico ⒟ cholerakrank, cholerisch ⒠ colérico

colestase *f* ⒟ Cholestase *f* ⒠ colestasis *f*

colesteatoma *m* ⒟ Cholesteatom *n* ⒠ colesteatoma *m*

colesterol *m* ⒟ Cholesterin *n* ⒠ colesterol *m*

colheita *f* da história ⒟ Anamneseerhebung *f* ⒠ recogida *f* de la historia

colheita *f* de sangue ⒟ Blutabnahme *f* ⒠ recogida *f* de sangre

cólica *f* ⒟ Kolik *f* ⒠ cólico *m*

cólica *f* estomacal ⒟ Magenkrampf *m* ⒠ cólico *m* gástrico

cólica *f* hepática ⒟ Gallenkolik *f* ⒠ cólico *m* hepático

cólica *f* renal ⒟ Nierenkolik *f* ⒠ cólico *m* renal

colinérgico *m* ⒟ Cholinergikum *n* ⒠ colinérgico *m*

colite *f* pseudomembranosa ⒟ Colitis *f*, pseudomembranöse ⒠ colitis *f* pseudomembranosa

colite *f* ulcerativa ⒟ Colitis *f* ulzerosa ⒠ colitis *f* ulcerativa

colo *m* do útero (o uterino) ⒟ Gebärmutterhals *m*, Zervix *f* ⒠ cuello *m* del útero

coloboma *m* ⒟ Kolobom *n* ⒠ coloboma *m*

colocar ⒟ einreiben, einführen, aufbringen, anbringen, einsetzen ⒠ colocar

coloidal ⒟ kolloidal ⒠ coloidal

cólon *m* (ascendente/ transverso/ descendente/ sigmoide) ⒟ Colon *n* (ascendens/ transversum/ descendens/ sigmoideum) ⒠ colon *m* (ascendente/ transverso/ descendente/ sigmoide)

cólon *m* irritável ⒟ Colon *n* irritabile ⒠ colon *m* irritable

colonoscopia *f* ⒟ Koloskopie *f* ⒠ colonoscopia *f*

colostomia *m* ⒟ Dickdarmstoma *n* ⒠ colostomía *f*

colostro *m* ⒟ Kolostrum *n* ⒠ calostro *m*

colpite *f* ⒟ Kolpitis *f* ⒠ colpitis *f*

colposcopia *f* ⒟ Kolposkopie *f* ⒠ colposcopia *f*

colposcópio *m* ⒟ Kolposkop *n* ⒠ colposcópio *m*

coluna *f* vertebral ⒟ Wirbelsäule *f*
⒠ columna *f* vertebral

coma *m* (hepático) ⒟ Koma *n*,
Coma *n* (hepaticum) ⒠ coma *m*
(hepático)

combinação *f* (com...) ⒟ Kombination *f* (mit...) ⒠ combinación *f*
(con...)

combinar (com...) ⒟ absprechen, vereinbaren (mit...) ⒠ combinar
(con...)

comedão *m* ⒟ Komedone *f* ⒠ comedón *m*

comichão *f* (dar c.) ⒟ Juckreiz *m*, Pruritus *m* (jucken) ⒠ picor *m*, prurito *m* (picar)

comoção *f* ⒟ Commotio *f*, Gehirnerschütterung *f* ⒠ conmoción *f*

compensado ⒟ kompensiert
⒠ compensado

complemento *m* ⒟ Komplement *n*
⒠ complemento *m*

completo ⒟ vollständig ⒠ completo

complexo *m* ⒟ Komplex *m* ⒠ complejo *m*

complexo *m* de culpa ⒟ Schuldkomplex *m* ⒠ complejo *m* de culpa

complexo *m* imune ⒟ Immunkomplex *m* ⒠ complejo *m* inmune

complicação *f* ⒟ Komplikation *f*
⒠ complicación *f*

complicação *f* tardia ⒟ Spätkomplikation *f* ⒠ complicación *f* tardía

complicado ⒟ kompliziert ⒠ complicado

componente *m* ⒟ Bestandteil *m*
⒠ componente *m*

comportamento *m* ⒟ Verhalten *n*
⒠ comportamiento *m*

comportar se ⒟ verhalten, sich
⒠ comportarse

compreensão *f* ⒟ Verständnis *n*
⒠ comprensión *f*

compressa *f* ⒟ Kompresse *f* ⒠ compresa *f*

compressão *f* do ventrículo ⒟ Ventrikelkompression *f* ⒠ compresión *f*
del ventrículo

compressivo ⒟ komprimierend
⒠ compresivo

comprido ⒟ lang ⒠ largo, extenso

comprimento *m* ⒟ Länge *f* ⒠ longitud *f*

comprometer ⒟ einschränken,
einengen ⒠ comprometer,
estrechar

compromisso *m* ⒟ Einengung *f*
⒠ estrechez *f*, opresión *f*, estrangulamiento *m*

comprovação *f* ⒟ Bestätigung *f*
⒠ comprobación *f*

comprovar ⒟ bestätigen ⒠ comprobar

concentração *f* ⒟ Konzentration *f*
⒠ concentración *f*

concentrado *m* ⒟ Konzentrat *n*
⒠ concentrado *m*

concêntrico ⒟ konzentrisch ⒠ concéntrico

concepção *f* ⒟ Konzeption *f* ⒠ concepción *f*

concha *f* do ouvido (o pavilhão auricular) ⒟ Ohrmuschel *f* ⒠ concha *f*
del oído (o pabellón *m* auricular)

concomitante ⒟ Begleit-, begleitend
⒠ concomitante

condição *f* ⒟ Kondition *f* ⒠ condición *f*

condição *f* alimentar ⒟ Ernährungszustand *m* ⒠ condición *f* alimentaria

côndilo *m* ⒟ Kondyle *f* ⒠ cóndilo *m*

condiloma *m* ⒟ Kondylom *n*
⒠ condiloma *m*

condromalácia *f* ⒟ Chondromalazie *f*
⒠ condromalacia *f*

cone *m* ⒟ Konus *m* ⒠ cono *m*

conectividade *f* ⒟ Bindegewebserkrankung *f* ⒠ conectividad *f*

confabulação *f* ⒟ Konfabulation *f*
⒠ confabulación *f*

configuração *f* (c. aórtica) ⒟ Konfiguration *f* (Aortenk.) ⒠ configuración *f* (c. aórtica, c. de aorta)

configuração *f* aórtica ⒟ Aortenkonfiguration *f* ⒠ configuración *f* aórtica, - de aorta

confirmação *f* (por...) ⒟ Bestätigung *f* (durch...) ⒠ confirmación *f* (por...)

confirmar ⒟ bestätigen ⒠ confirmar

confluir ⒟ zusammenfließen ⒠ confluir

confusão *f* ⒟ Verwirrtheit *f* ⒠ confusión *f*

confuso ⒟ verwirrt ⒠ confuso

congelação *f* ⒟ Erfrierung *f* ⒠ congelación *f*

congénito ⒟ angeboren, kongenital ⒠ congénito, innato

conização *f* ⒟ Konisation *f* ⒠ conización *f*

conjugado ⒟ konjugiert ⒠ conjugado

conjunctiva *f* ⒟ Konjunktiva *f*, Bindehaut *f* ⒠ conjuntiva *f*

conjunctivite *f* ⒟ Konjunktivitis *f* ⒠ conjuntivitis *f*

consanguineidade *f* ⒟ Blutsverwandtschaft *f* ⒠ consanguinidad *f*

consanguíneo ⒟ blutsverwandt ⒠ consanguíneo

consciência *f* ⒟ Bewußtsein *n* ⒠ consciencia *f*

consciente ⒟ wach, bewußtseinsklar ⒠ consciente

consentir (com...) ⒟ einverstanden sein (mit...) ⒠ consentir (con...)

consequência *f* (de...) ⒟ Folge *f* (von...) ⒠ consecuencia *f* (de...)

consequência *f* de traumatismo ⒟ Verletzungsfolge *f* ⒠ consecuencia *f* de traumatismo

consequência *f* tardia ⒟ Spätfolge *f* ⒠ consecuencia *f* tardía

conserva *f* de sangue ⒟ Blutkonserve *f* ⒠ conserva *f* de sangre

conservado ⒟ erhalten ⒠ conservado

conservador ⒟ konservativ ⒠ conservador

consistência *f* ⒟ Konsistenz *f* ⒠ consistencia *f*

constante ⒟ gleichbleibend ⒠ constante

constipação *f* ⒟ Erkältung *f* ⒠ constipación *f*, resfriado *m*

constipado ⒟ erkältet ⒠ constipado

constitutional ⒟ konstitutionell ⒠ constitucional

consulta *f* ⒟ Sprechstunde *f* ⒠ consulta *f*

consulta *f* no domicílio ⒟ Hausbesuch *m* ⒠ consulta *f* doméstica

consultório *m* ⒟ Praxis *f* ⒠ consultorio *m*

consumo *m* de álcool ⒟ Alkoholkonsum *m* ⒠ consumo *m* de alcohol

consumo *m* de drogas ⒟ Drogenkonsum *m* ⒠ consumo *m* de drogas

consumo *m* de tabaco ⒟ Rauchen *n* ⒠ consumo *m* de tabaco

contacto *m* ⒟ Kontakt *m* ⒠ contacto *m*

contagem *f* de dedos ⒟ Fingerzählen *n* ⒠ contar los dedos

contagiar ⒟ anstecken ⒠ contagiar

contágio *m* ⒟ Ansteckung *f* ⒠ contagio *m*

contagioso ⒟ ansteckend ⒠ contagioso

contaminado ⒟ kontaminiert ⒠ contaminado

contexto *m* social ⒟ Umfeld *n*, soziales ⒠ contexto *m* social

continência *f* intestinal ⒟ Stuhlinkontinenz *f* ⒠ continencia *f* intestinal continência *f* urinária ⒟ Harninkontinenz *f* ⒠ continencia *f* urinaria

continuação *f* ⒟ Fortsetzung *f*, Weiterführung *f* ⒠ continuación *f*

contorno *m* (regular) ⒟ Kontur *f* (regelmäßige) ⒠ contorno *m* (regular)

contornos *mpl* (c. regulares/ irregulares) ⒟ Begrenzung *f* (regelmäßige/ unregelmäßige B.) ⒠ contornos *mpl* (c. regulares/ irregulares)

contracção *f* ⒟ Kontraktion *f* ⒠ contracción *f*

contraditório ⒟ widersprüchlich ⒠ contradictorio

contraído ⒟ verkrampft ⒠ contraído

contra-indicação *f* ⒟ Kontraindikation *f* ⒠ contraindicación *f*

contrair ⒟ anspannen ⒠ contraer

contraste *m* ⒟ Kontrastmittel *n* ⒠ contraste *m*, medio *m* de contraste

contrátil ⒟ kontraktil ⒠ contráctil

contra(c)tura *f* (c. de Dupuytren) ⒟ Kontraktur *f* (Dupuytren´sche K.) ⒠ contractura *f* (c. de Dupuytren)

contra(c)tura *f* muscular ⒟ Muskelkontraktur *f* ⒠ contractura *f* muscular

controlo *m* (apertado) ⒟ Kontrolle *f* (engmaschige) ⒠ control *m* (apretado)

controlo *m* tensional ⒟ Blutdruckkontrolle *f* ⒠ control *m* tensional

contusão *f* ⒟ Kontusion *f*, Quetschung *f* ⒠ contusión *f*

convalescença *f* ⒟ Gesundung *f* ⒠ convalescencia *f*

convencido ⒟ überzeugt ⒠ convencido

convencional ⒟ konventionell ⒠ convencional

convulsão *f* ⒟ Krampf *m*, Konvulsion *f* ⒠ convulsión *f*

convulsão *f* estomacal ⒟ Magenkrampf *m* ⒠ convulsión *f* estomacal

convulsão *f* febril ⒟ Fieberkrampf *m* ⒠ convulsión *f* febril

convulsão *f* respiratória do afecto ⒟ Affektkrampf *m* ⒠ convulsión *f* respiratoria del afecto

coordenação *f* ⒟ Koordination *f* ⒠ coordinación *f*

coordenar ⒟ koordinieren ⒠ coordinar

coprólito *m* ⒟ Kotstein *m* ⒠ coprolito *m*

coqueluche *f* (bras.) ⒟ Keuchhusten *m* ⒠ tos *f* ferina

cor *f* da pele (normal/ pálida/ cianótica/ ictérica) ⒟ Hautfarbe *f* (normal/ blass/ zyanotisch/ ikterisch) ⒠ color *f* de la piel (normal/ pálida/ cianótica/ ictérica)

coração *m* ⒟ Herz *n* ⒠ corazón *m*

coraçãopulmão *m* artificial ⒟ Herz-Lungen-Maschine *f* ⒠ corazón-pulmón *m* artificial

corda *f* do tímpano ⒟ Chorda *f* tympani ⒠ cuerda *f* del tímpano

corda *f* vocal ⒟ Stimmband *n* ⒠ cuerda *f* vocal

cordão *f* anterior ⒟ Vorderstrang *m* ⒠ cordón *m* anterior

cordão *f* posterior ⒟ Hinterstrang *m* ⒠ cordón *m* posterior

cordão *m* umbilical ⒟ Nabelschnur *f* ⒠ cordón *m* umbilical

cordoma *m* ⒟ Chordom *n* ⒠ cordoma *m*

cordotomia *f* ⒟ Chordotomie *f* ⒠ cordotomía *f*

coreia *f* ⒟ Chorea *f* ⒠ corea *f*

coréico ⒟ choreatiform ⒠ coreico

córnea *f* ⒟ Kornea *f*, Hornhaut *f* ⒠ córnea *f*

corno *m* (o cornu *m*) frontal ⒟ Vorderhorn *n* ⒠ cuerno *m* frontal corno *m* (o cornu *m*) occipital ⒟ Hinterhorn *n* ⒠ cuerno *m* occipital

corno *m* (o cornu *m*) temporal ⒟ Seitenhorn *n* ⒠ cuerno *m* temporal

coroa *f* ⒟ Krone *f* ⒠ corona *f*

coronário, -a ⒟ coronar ⒠ coronario, -a

coronariopatia *f* ⒟ Coronarerkrankung *f* ⒠ coronariopatía *f*

corpo *m* ⒟ Corpus *m* (Magen-), Körper *m* ⒠ cuerpo *m*

corpo *m* caloso ⒟ Corpus *n* callosum ⒠ cuerpo *m* calloso

corpo *m* cetónico ⒟ Ketonkörper *m* ⒠ acetona *m*

corpo *m* estranho ⒟ Fremdkörper *m* ⒠ cuerpo *m* extraño

corpo *m* vertebral ⒟ Wirbelkörper *m* ⒠ cuerpo *m* vertebral

corpulência *f* ⒟ Korpulenz *f* ⒠ corpulencia *f*

correcção *f* ⒟ Korrektur *f* ⒠ corrección *f*

correlação *f* ⒟ Korrelation *f* ⒠ correlación *f*

corrente ⒟ häufig ⒠ corriente

corrigir ⒟ korrigieren ⒠ corregir

corrimento *m* (vaginal) ⒟ Fluor *m* (vaginalis) ⒠ corrimiento *m* (o exudado *m*) (vaginal)

corrimento *m* ocular ⒟ Augentränen *n* ⒠ corrimiento *m* ocular

cortar ⒟ schneiden ⒠ cortar

corticosteróide *m* ⒟ Kortikosteroid *n* ⒠ corticosteroide *m*

corticoterapia *f* ⒟ Cortisontherapie *f* ⒠ corticoterapia *f*

costela *f* ⒟ Rippe *f* ⒠ costilla *f*

costela *f* cervical ⒟ Halsrippe *f* ⒠ costilla *f* cervical

coto *m* ⒟ Stumpf *m* ⒠ muñón *m*

coto *m* de amputação ⒟ Amputationsstumpf *m* ⒠ muñón *m* de amputación

cotovelo *m* ⒟ Ellbogen *m* ⒠ codo *m*

cotovelo *m* de tenista ⒟ Tennisarm *m* ⒠ codo *m* del tenista

couro *m* (cabeludo) ⒟ Kopfhaut *f* (behaarte) ⒠ cuero *m* (cabelludo)

covinha *f* ⒟ Grübchen *n* ⒠ hoyuelo *m*

coxa *f* ⒟ Oberschenkel *m* ⒠ muslo *m*

coxartrose *f* ⒟ Coxarthrose *f* ⒠ artrosis *f* coxofemoral

craniectomia *f* ⒟ Craniektomie *f* ⒠ craniectomía *f*

crânio *m* ⒟ Schädel *m* ⒠ craneo *m*

creatinina *f* ⒟ Kreatinin *n* ⒠ creatinina *f*

creme *m* ⒟ Creme *f* ⒠ crema *f*

crescer ⒟ wachsen ⒠ crecer

crescimento *m* ⒟ Wachstum *n* ⒠ crecimiento *m*

crioglobulina *m* ⒟ Kryoglobulin *n* ⒠ crioglobulina *f*

crioterapia *f* ⒟ Kryotherapie *f* ⒠ crioterapia *f*

criptogénico ⒟ kryptogen ⒠ criptogénico

criptorquismo *m* ⒟ Kryptorchismus *m* ⒠ criptorquismo *m*

crise *f* (o crisis *f* (convulsiva/ tónico-clónica/ focal/ motora/ sintomática/ partial complexa (CPC)/ mioclónico-astática) ⒟ Anfall (konvulsiver/ tonisch-klonischer/ fokaler/ motorischer/ symptomatischer/ partiell komplexer/ myoklonisch-astatischer) ⒠ crisis *f* (convulsiva/ tónico-clónica/ focal/ motora/ sintomática/ parcial compleja (CPC)/ mioclónico-astática)

crise *f* asmática ⒟ Asthmaanfall *m* ⒠ crisis *f* asmática

crise *f* catapléxica ⒟ Anfall *m*, kataplektischer ⒠ crisis *f* catapléjica

crise *f* de gota ⒟ Gichtanfall *m* ⒠ crisis *f* de gota

crise *f* dolorosa Ⓓ Schmerzattacke *f*
Ⓔ crisis *f* de dolor

crise *f* generalizada convulsiva (CGC)
Ⓓ Grand-Mal-Anfall *m* (GM)
Ⓔ crisis *f* convulsiva generalizada,
convulsión *f* de Grand Mal

crise *f* hipertensiva Ⓓ Blutdruckkrise *f* Ⓔ crisis *f* hipertensión

crise *f* Jacksoniana Ⓓ Jacksonanfall *m*
Ⓔ crisis *f* Jacksoniana

crise *f* miasténica Ⓓ Krise *f*, myasthene Ⓔ crisis *f* miasténica

crise *f* ocasional Ⓓ Gelegenheitsanfall *m* Ⓔ crisis *f* ocasional

crise *f* oculogira (o oculogyra)
Ⓓ Blickkrampf *m* Ⓔ espasmo *m*
ocular, crisis *f* oculógira

crise *m* tónico-clónica generalizada
(CTCG) Ⓓ Grand mal- Anfall (GM)
Ⓔ crisis *m* tónicoclónica generalizada (CTCG)

critério *m* Ⓓ Kriterium *n* Ⓔ criterio *m*

critério *m* de exclusão Ⓓ Ausschlußkriterium *n* Ⓔ criterio *m* de exclusión

critério *m* diagnóstico Ⓓ Diagnosekriterium *n* Ⓔ criterio *m* diagnóstico

cromossoma *m* Ⓓ Chromosom *n*
Ⓔ cromosoma *m*

cromossoma *m* sexual Ⓓ Geschlechtschromosom *n* Ⓔ cromosoma *m* sexual

crónico (bras.: crônico) Ⓓ schleichend, chronisch Ⓔ crónico

cross-matching *m* Ⓓ Kreuzprobe *f*
Ⓔ cross-matching *m*

crosta *f* (o crusta *f*) Ⓓ Schorf *m*,
Kruste *f* Ⓔ crosta *f*

crosta *f* láctea Ⓓ Milchschorf *m*
Ⓔ crosta *f* láctea, dermatitis *f* del
cuero cabelludo

cruzado Ⓓ gekreuzt Ⓔ cruzado

cúbito *m* Ⓓ Ulna *f* Ⓔ cúbito *m*

cuidado *m* de penso Ⓓ Verbandpflege *f*, Verbandwechsel *m* Ⓔ cuidados *m* de curas

culpabilidade *f* Ⓓ Schuldgefühl *n*
Ⓔ culpabilidad *f*

cultura *f* celular Ⓓ Zellkultur *f*
Ⓔ cultivo *m* celular

cumarínico *m* Ⓓ Kumarinderivat *n*
Ⓔ cumarínico *m*

cúpula *f* diafragmática Ⓓ Zwerchfellkuppel *f* Ⓔ cúpula *f* diafragmática

cura *f* Ⓓ Kur *f*, Heilung *f* Ⓔ cura *f*

cura *f* de emagrecimento Ⓓ Abmagerungskur *f* Ⓔ cura *f* de adelgazamiento

curar Ⓓ heilen, gesundmachen o. -
werden Ⓔ curar

curativo Ⓓ kurativ Ⓔ curativo

curetagem *f* Ⓓ Kürettage *f* Ⓔ curetaje *f*

curso *m* (benigno/ maligno) Ⓓ Verlauf *m* (gutartiger/ bösartiger)
Ⓔ curso *m* (benigno/ maligno)

curvatura *f* Ⓓ Kurvatur *f* Ⓔ curvatura *f*

cutáneo Ⓓ Haut-, der Haut
Ⓔ cutáneo

cútis *f* Ⓓ Kutis *f* Ⓔ cutis *m*

D

dacrioadenite *f* Ⓓ Dakryoadenitis *f*
Ⓔ dacrioadenitis *f*

dador *m* **de sangue** Ⓓ Blutspender *m*
Ⓔ dador *m* de sangre

daltónico Ⓓ farbenblind Ⓔ daltónico

daltonismo *m* Ⓓ Farbenblindheit *f*
Ⓔ daltonismo *m*

de acordo com a idade Ⓓ altersentsprechend Ⓔ de acuerdo con la
edad

de curta duração Ⓓ kurzdauernd
Ⓔ de corta duración

de declaração *f* **obrigatória** Ⓓ meldepflichtig Ⓔ de declaración *f* obligatoria

de longa duração Ⓓ langdauernd
Ⓔ de larga duración

de novo Ⓓ erneut Ⓔ de nuevo

de pés juntos Ⓓ Engstand *m*, im
Ⓔ de pies juntos

de predomínio *m* **braquial** Ⓓ armbetont Ⓔ de predominio *m* braquial

de predomínio *m* **crural** Ⓓ beinbetont
Ⓔ de predominio *m* crural

de termo Ⓓ zeitgerecht Ⓔ de término

deambular Ⓓ umhergehen Ⓔ deambular

débil Ⓓ debil Ⓔ débil

década *f* Ⓓ Dekade *f* Ⓔ década *f*

declaração *f* **(passar uma d.)**
Ⓓ Krankschreibung *f*, Erklärung *f*
(krankschreiben) Ⓔ declaración *f*
(pasar una d.)

declinar Ⓓ abfallen Ⓔ declinar

decorrer Ⓓ verlaufen Ⓔ transcurrir

decorrer *m* **do acidente** Ⓓ Unfallhergang *m* Ⓔ transcurso *m* del accidente

decote *m* Ⓓ Decolleté *n* Ⓔ escote *m*

decrescente Ⓓ absteigend Ⓔ decreciente

decúbito *m* Ⓓ Dekubitus *m* Ⓔ decúbito *m*

decurso *m* **(o decorrer** *m***)** Ⓓ Verlauf *m* Ⓔ transcurso *m*, curso *m*

dedo *m* Ⓓ Finger *m*, Zehe *f*
Ⓔ dedo *m*

dedo *m* **em martelo** Ⓓ Hammerzehe *f*
Ⓔ dedo *m* en martillo, juanete *m*

dedo *m* **grande** Ⓓ Großzehe *f*
Ⓔ dedo *m* gordo del pie

defecação *f* Ⓓ Defäkation *f*, Stuhlgang *m* Ⓔ defecación *f*

defeito *m* Ⓓ Defekt *m* Ⓔ defecto *m*

defeito *m* **de coagulação** Ⓓ Gerinnungsstörung *f* Ⓔ defecto *m* de
coagulación

defesa *f* **(contra...)** Ⓓ Abwehr *f* (gegen...) Ⓔ defensa *f* (contra...)

defesa *f* **à palpação (o a palpacer)**
Ⓓ Abwehrspannung *f* Ⓔ defensa *f*
a la palpación

défice *m* **auditivo** Ⓓ Hörfehler *m*
Ⓔ defecto *m* auditivo

défice *m* **neurológico (ligeiro/ major/
súbito/ focal)** Ⓓ Ausfall *m*, neurologischer (leichter/ starker/ plötzli-
cher/ fokaler) Ⓔ déficit *m* neurológico (ligero/ mayor/ súbito/ focal)

défice *m* **vitamínico** Ⓓ Vitaminmangel *m* Ⓔ déficit *m* vitamínico

deficiência *f* **(de...)** Ⓓ Mangel *m*
(an...) Ⓔ deficiencia *f* (de...)

deficiência *f* Ⓓ Behinderung *f* Ⓔ deficiencia *f*

deficiente *m* Ⓓ Behinderte *m* Ⓔ deficiente *m*

deformação *f* Ⓓ Mißbildung *f*, Deformation *f* Ⓔ deformación *f*

deformidade f ⒟ Deformität f ⒠ deformidad f

degenerativo ⒟ degenerativ ⒠ degenerativo

degenerescência f ⒟ Degeneration f ⒠ degeneración f

degenerescência f **multisistémica** ⒟ Multisystemdegeneration f ⒠ degeneración f multisistémica

degenerescência f **olivo-ponto-cerebelosa (OPCA)** ⒟ Atrophie f, olivo-ponto-cerebelläre (AOPC) ⒠ degeneración f olivo-pontocerebelosa (OPCA)

degenerescência f **sistémica** ⒟ Systemerkrankung f, degenerative ⒠ degeneración f sistémica

deglutir ⒟ schlucken ⒠ deglutir

deitado ⒟ liegend ⒠ tumbado, echado

deitar(-se) (de costas/ de barriga) ⒟ hinlegen (sich) (auf den Rücken/ Bauch) ⒠ tumbar(se) (de espaldas/ de barriga)

dejecção f ⒟ Darmentleerung f, Auswurf m ⒠ excreción f

delegado m **de saúde** ⒟ Amtsarzt m ⒠ delegado m de salud

delgado ⒟ schlank ⒠ delgado

delimitado ⒟ begrenzt ⒠ delimitado

delirante ⒟ delirant ⒠ delirante

delírio m ⒟ Delir n ⒠ delirio m

deltóide m ⒟ Deltoideus m ⒠ deltoides m

demência f **(Alzheimer)** ⒟ Demenz f (vom Alzheimertyp) ⒠ demencia f (de Alzheimer)

demente ⒟ dement ⒠ demente

de(s)mielinização f ⒟ Demyelinisierung f ⒠ desmielinización f

densidade f ⒟ Dichte f ⒠ densidad f

densidade f **óssea** ⒟ Knochendichte f ⒠ densidad f ósea

dentadura f ⒟ Gebiß n ⒠ dentadura f

dente m ⒟ Zahn m ⒠ diente m

dente m **de leite** ⒟ Milchzahn m ⒠ diente m de leche

dente m **do siso** ⒟ Weisheitszahn m ⒠ diente m del juicio

dentista m/f ⒟ Zahnarzt/-ärztin m/f ⒠ dentista m/f

dependente ⒟ abhängig, auf Hilfe angewiesen ⒠ dependiente

depender (de...) ⒟ abhängen (von...) ⒠ depender (de...)

depilar ⒟ enthaaren ⒠ depilar

deposição f ⒟ Ablagerung f ⒠ deposición f

deposição f **de complexos imunes** ⒟ Immunkomplexablagerung f ⒠ deposición f de complejos inmunes

depressão f **(leve/ grave)** ⒟ Depression f (leichte/ schwere) ⒠ depresión f (leve/ grave)

depressão f **da medula óssea** ⒟ Knochenmarksdepression f ⒠ depresión f de la médula ósea

deprimido ⒟ depressiv ⒠ deprimido

depuração f ⒟ Clearance f ⒠ depuración f

dermatite f **(esfoliativa/ seborreica))** ⒟ Dermatitis f (exfoliativa/, seborrhoische) ⒠ dermatitis f (exfoliativa/ seborreica)

dermatologia f ⒟ Dermatologie f ⒠ dermatología f

dermatologista m/f ⒟ Hautarzt/-ärztin m/f ⒠ dermatólogo/-a m/f

dermatomicose f ⒟ Dermatomykose f ⒠ dermatomicosis f

dermatose f ⒟ Dermatose f ⒠ dermatosis f

dermite f **das fraldas** ⒟ Windeldermatitis f ⒠ dermatitis f del pañal

dermografismo *m* ⒹDermographismus *m* Ⓔdermografismo *m*

dermóide *m* ⒹDermoid *n* Ⓔdermoide *m*

derramamento *m* ⒹAbfluß *m* Ⓔderramamiento *m*

derrame *m* ⒹErguß *m* Ⓔderrame *m*

derrame *m* **articular** ⒹGelenkerguss *m* Ⓔderrame *m* articular

derrame *m* **pericárdico** ⒹPerikarderguß *m* Ⓔderrame *m* pericárdico

derrame *m* **pleural** ⒹPleuraerguß *m* Ⓔderrame *m* pleural

desabrigado (*adj. + m*) Ⓓobdachlos (*adj.*), Obdachloser *m* Ⓔdesabrigado (*adj. + m*), destapado (*adj. +m*)

desaconselhado Ⓓnicht ratsam Ⓔdesaconsejado

desacostumar Ⓓabgewöhnen Ⓔdesacostumbrar

desamparado Ⓓhilflos Ⓔdesamparado

desarranjo *m* **articular do ombro** ⒹSchultergelenksluxation *f* Ⓔluxación *f* de la articulación del hombro

desatenção *f* ⒹKonzentrationsstörung *f* Ⓔdespiste *m*

descamação *f* **(palmar/ plantar)** ⒹDesquamation *f* (der Handflächen/ der Fußsohlen) Ⓔdescamación *f* (palmar/ plantar)

descamativo Ⓓschuppend Ⓔdescamativo

descarga *f* ⒹEntladung *f* Ⓔdescarga *f*

descerebração *f* ⒹDecerebration *f* Ⓔdescerebración *f*

descobrir Ⓓfreilegen Ⓔdescubrir

descolamento *m* **prematuro da placenta** ⒹPlazentalösung *f*, vorzeitige Ⓔdesprendimiento *m* prematuro de la placenta

descompensação *f* ⒹDekompensation *f* Ⓔdescompensación *f*

descompensado Ⓓdekompensiert Ⓔdescompensado

descompressão *f* ⒹDekompression *f* Ⓔdescompresión *f*

desconhecido Ⓓunbekannt Ⓔdesconocido

descontente Ⓓunzufrieden Ⓔdescontento

descontrair(-se) Ⓓentspannen (sich) Ⓔdescontraer(se)

descontrolado Ⓓunkontrolliert Ⓔdescontrolado

descoordenado Ⓓunkoordiniert Ⓔdescoordinado

descorado Ⓓblaß Ⓔpálido

descuidado Ⓓungepflegt Ⓔdescuidado

descuidar Ⓓvernachlässigen Ⓔdescuidar

descurar Ⓓverschleppen Ⓔdescurar

desde há X dias Ⓓseit X Tagen Ⓔdesde hace X días

desdobramento *m* ⒹVerdoppelung *f* Ⓔdoblamiento *m*

desejado Ⓓgewünscht Ⓔdeseado

desencadear Ⓓauslösen Ⓔdesencadenar

desencadeável Ⓓenthemmt Ⓔdesencadenable

desenvolvimento *m* **(motor/ mental)** ⒹEntwicklung *f* (motorische/ geistige) Ⓔdesenvolvimiento *m* (motor/ mental)

desequilíbrio *m* **(para o lado direito)** ⒹGleichgewichtsstörung *f*, Fallneigung *f* (nach rechts) Ⓔdesequilibrio *m* (para el lado derecho)

desfibrilação *f* ⒹDefibrillierung *f* Ⓔdesfibrilación *f*

desfibrilador *m* ⒹDefibrillator *m* ("Defi") Ⓔdesfibrilador *m*

desfloramento *m* ⒹDefloration *f* Ⓔdesfloramiento *m*

desfocado Ⓓ verschwommen Ⓔ desfocado

desgaste *m* Ⓓ Verschleiß *m* Ⓔ desgaste *m*

desidratação *f* Ⓓ Dehydratation *f* Ⓔ deshidratación *f*

desidratado Ⓓ dehydriert Ⓔ deshidratado

desinchar Ⓓ abschwellen Ⓔ deshinchar

desinfe(c)ção *f* Ⓓ Desinfektion *f* Ⓔ desinfección *f*

desinfe(c)tar Ⓓ desinfizieren Ⓔ desinfectar

desinibição *f* Ⓓ Enthemmung *f* Ⓔ desinhibición *f*

desintoxicação *f* Ⓓ Entgiftung *f* Ⓔ desintoxicación *f*

deslocado Ⓓ disloziert Ⓔ descolocado, luxado

deslocamento *m* Ⓓ Dislokation *f* Ⓔ descolocamiento *m*

deslocar-se Ⓓ auskugeln Ⓔ descolocarse, luxarse

desmaiado Ⓓ ohnmächtig, bewußtlos Ⓔ desmayado

desmaiar Ⓓ ohnmächtig/ bewußtlos werden Ⓔ desmayar

desmaio *m* Ⓓ Ohnmacht *f*, Bewußtlosigkeit *f* Ⓔ desmayo *m*

desmamar Ⓓ abstillen Ⓔ desmamar

desmielinizante Ⓓ demyelinisierend Ⓔ desmielinizante

desnutrido Ⓓ unterernährt Ⓔ desnutrido

desorientado Ⓓ desorientiert Ⓔ desorientado

despersonalização *f* Ⓓ Depersonalisation *f* Ⓔ despersonalización *f*

despertar *m* **(precoce)** Ⓓ Erwachen *n* (vorzeitiges) Ⓔ despertar *m* (precoz)

despido Ⓓ entkleidet Ⓔ desnudo

despir (dispa!) Ⓓ ausziehen (sich), freimachen (Machen Sie sich frei!) Ⓔ desnudarse (!desnúdese!)

desregulação *f* **(vegetativa)** Ⓓ Dysregulation *f* (vegetative) Ⓔ disregulación *f* (vegetativa)

dessincronização *f* Ⓓ Desynchronisierung *f* Ⓔ desincronización *f*

destro (*adj.* + *m*) Ⓓ rechtshändig (*Adj.*), Rechtshänder *m* Ⓔ diestro (*adj.* + *m*)

destruir Ⓓ zerstören Ⓔ destruir

desvalorização *f* **(incapacidade temporária parcial com uma desvalorização de X% até ...)** Ⓓ Minderung *f* der Arbeitsfähigkeit (Einschränkung der A. um X % bis zum ...) Ⓔ reducción *f* de la capacidad de trabajo (r. de la c. de tr. temporaria en un ...% hasta ...)

desvio *m* Ⓓ Abweichen *n* Ⓔ desvío *m*

desvio *m* **da comissura labial** Ⓓ Mundwinkel *m*, schiefer Ⓔ desvío *m* de la comisura labial

desvio *m* **ocular (conjugado)** Ⓓ Blickdeviation *f* (konjugierte) Ⓔ desvío *m* ocular (conjugado)

detalhado Ⓓ ausführlich Ⓔ detallado

dete(c)ção *f* Ⓓ Erkennung *f* Ⓔ detección *f*

dete(c)ção *f* **precoce** Ⓓ Früherkennung *f* Ⓔ detección *f* precoz

deterioração *f* Ⓓ Verschlechterung *f* Ⓔ deterioro *m*

deterioração *f* **mental** Ⓓ Abbau *m*, geistiger Ⓔ deterioro *m* mental

determinação *f* Ⓓ Bestimmung *f* Ⓔ determinación *f*

devido (a...) Ⓓ infolge (von...) Ⓔ debido (a...)

diabete(s) *m* **(melito/ insípido)** Ⓓ Diabetes *m* (mellitus/ insipidus) Ⓔ diabetes *f* (mellitus/ insípida)

diabetes *m* **gestacional** ⒟ Schwangerschaftsdiabetes *m* ⒠ diabetes *f* gestacional

diabético (*adj.* + *m*) ⒟ diabetisch (*Adj.*), Diabetiker *m* ⒠ diabético (*adj.* + *m*)

diáfise *f* (**o diafisis** *f*) ⒟ Diaphyse *f* ⒠ diafisis *f*)

diafragma *m* ⒟ Zwerchfell *n*, Diaphragma *n* ⒠ diafragma *m*

diafragma *m* **pélvico** ⒟ Beckenboden *m* ⒠ diafragma *m* pélvico

diagnosticar ⒟ diagnostizieren ⒠ diagnosticar

diagnóstico *m* ⒟ Diagnose *f* ⒠ diagnóstico *m*

diagnóstico *m* **definitivo** ⒟ Enddiagnose *f* ⒠ diagnóstico *m* definitivo

diagnóstico *m* **diferencial** ⒟ Differentialdiagnose *f* ⒠ diagnóstico *m* diferencial

diagnóstico *m* **errado** ⒟ Fehldiagnose *f* ⒠ diagnóstico *m* errado

diagnóstico *m* **pré-natal** ⒟ Pränataldiagnostik *f* ⒠ diagnóstico *m* prenatal

diálise *f* ⒟ Dialyse *f* ⒠ diálisis *f*

diâmetro *m* (**inf. a …/ maior a …**) ⒟ Durchmesser (unter…/ über…) ⒠ diámetro *m* (inf. a …/ mayor a …)

diariamente ⒟ täglich ⒠ diariamente

diarreia *f* ⒟ Diarrhoe *f* ⒠ diarrea *f*

diástole *f* ⒟ Diastole *f* ⒠ diástole *f*

diastólico ⒟ diastolisch ⒠ diastólico

diátese *f* (**atópica/ hemorrágica**) ⒟ Blutungsneigung *f*, Diathese *f* (atopische/ hämorrhagische) ⒠ diátesis *f* (atópica/ hemorrágica)

diencéfalo *m* ⒟ Dienzephalon *n* ⒠ diencéfalo *m*

dieta *m* (**líquido/ mole/ pastoso/ normal**) ⒟ Kost *f* (flüssige/ weiche/ Brei-/ normale) ⒠ dieta *f* (líquida/ blanda/ pastosa/ normal)

diferença *f* **lateral** ⒟ Seitendifferenz *f* ⒠ diferencia *f* lateral

dificuldade *f* (**ter d. em …o de…**) ⒟ Schwierigkeit *f* (Schwierigkeiten haben bei…) ⒠ dificultad *f* (tener d. en… o de…)

dificuldade *f* **de deglutição** ⒟ Schluckschwierigkeiten *fpl* ⒠ dificultad *f* de deglución

dificuldades *fpl* **de aprendizagem** ⒟ Lernschwierigkeiten *fpl* ⒠ dificultades *fpl* de aprendizaje

dificuldades *fpl* **de concentração** ⒟ Konzentrationsschwierigkeit *f* ⒠ dificultades *fpl* de concentración

dificuldades *fpl* **na marcha** ⒟ Gangstörung *f* ⒠ dificultades *fpl* en la marcha

difteria *f* ⒟ Diphtherie *f* ⒠ difteria *f*

difusão *f* ⒟ Diffusion *f* ⒠ difusión *f*

digerir ⒟ verdauen ⒠ digerir

digestão *f* ⒟ Verdauung *f* ⒠ digestión *f*

digitálico *m* ⒟ Digitalis(präparat) *n* ⒠ digitálico *m*

dilatação *f* ⒟ Dilatation *f*, Erweiterung *f* ⒠ dilatación *f*

dilatação *f* **pupilar** ⒟ Pupillenerweiterung *f* ⒠ dilatación *f* pupilar

dilatar ⒟ erweitern ⒠ dilatar

diluir ⒟ auflösen ⒠ diluir

dimensão *f* ⒟ Ausmaß *n* ⒠ dimensión *f*

diminuição *f* ⒟ Verminderung *f* ⒠ disminución *f*

diminuição *f* **do campo visual** (**de um olho**) ⒟ Gesichtsfeldeinschränkung *f* (auf einem Auge) ⒠ diminución *f* del campo visual (de un ojo)

diminuir ⒟ vermindern ⒠ disminuir

dioptria *f* ⒟ Dioptrie *f* ⒠ dioptría *f*

dióxido *m* de carbono (CO₂) Ⓓ Kohlendioxid *n* (CO₂) Ⓔ dióxido *m* de carbono (CO₂)

diplopia *f* Ⓓ Diplopie *f* Ⓔ diplopía *f*

direcção *f* Ⓓ Richtung *f* Ⓔ dirección *f*

disartria *f* Ⓓ Dysarthrie Ⓔ disartria *f*

disártrico Ⓓ dysarthrisch Ⓔ disártrico

discectomia *f* Ⓓ Diskektomie *f* Ⓔ disectomía *f*

discinésia *f* (d. tardia a neurolépticos) Ⓓ Dyskinesie *f* (neuroleptikainduzierte Spätdyskinesie *f*) Ⓔ discinesia *f* (d. tardía a neurolépticos)

discinesia *f* tardia Ⓓ Spätdyskinesie *f* Ⓔ disquinesia *f* tardía

discite *f* Ⓓ Diszitis *f* Ⓔ discitis *f*

disco *m* Ⓓ Diskus *m* Ⓔ disco *m*

discriminação *f* Ⓓ Diskrimination *f* Ⓔ discriminación *f*

discurso *m* (coerente e adequado) Ⓓ Rede *f*, hier: Bericht *m* der Krankengeschichte (zusammenhängend u. adäquat) Ⓔ discurso *m* (coherente y adecuado)

disdiadococinésia *f* Ⓓ Dysdiadochokinese *f* Ⓔ disdiadococinesia *f*

disenteria *f* Ⓓ Ruhr *f* Ⓔ disentería *f*

disestesia *f* Ⓓ Dysästhesie *f* Ⓔ disestesia *f*

disfagia *f* Ⓓ Dysphagie *f* Ⓔ disfagia *f*

disfásico Ⓓ dysphasisch Ⓔ disfásico

disfórico Ⓓ dysphorisch Ⓔ disfórico

disfunção *f* Ⓓ Funktionsstörung *f* Ⓔ disfunción *f*

disfunção *f* eréctil Ⓓ Dysfunktion *f*, erektile Ⓔ disfunción *f* eréctil

disfuncional Ⓓ dysfunktionell Ⓔ disfuncional

disidrose *f* Ⓓ Dyshidrose *f* Ⓔ disidrosis *f*

dismenorreia *f* Ⓓ Dysmenorrhoe *f* Ⓔ dismenorrea *f*

dismetria *f* Ⓓ Dysmetrie *f* Ⓔ dismetría *f*

dismorfia *f* Ⓓ Dysmorphie *f* Ⓔ dismorfia *f*

disnomia *f* Ⓓ Benennungsstörung *f*, Dysnomie *f* Ⓔ disnomia *f*

dispepsia *f* Ⓓ Dyspepsie *f* Ⓔ dispepsia *f*

displasia *f* (grau X) Ⓓ Dysplasie *f* (Grad X) Ⓔ displasia *f* (grado X)

displásico Ⓓ dysplastisch Ⓔ displásico

dispneia *f* Ⓓ Dyspnoe *f* Ⓔ dispnea *f* (o disnea *f*)

disponível Ⓓ verfügbar Ⓔ disponible

dispositivo *m* intra-uterino (DIU) Ⓓ Spirale *f* Ⓔ dispositivo *m* intra-uterino (DIU)

disrafia *f* Ⓓ Dysrhaphie *f* Ⓔ disrafia *f*

disritmia *f* Ⓓ Dysrhythmie *f* Ⓔ disritmia *f*

dissecção *f* (arterial) Ⓓ Dissektion *f* (arterielle) Ⓔ disección *f* (arterial)

disseção *f* aórtica Ⓓ Aortendissektion *f* Ⓔ disección *f* aórtica

disseminação *f* Ⓓ Ausbreitung *f* Ⓔ diseminación *f*

dissimulação *f* Ⓓ Dissimulation *f* Ⓔ disimulo *m*

dissociado Ⓓ dissoziiert Ⓔ disociado

distensão *f* Ⓓ Zerrung *f*, Distorsion *f* Ⓔ distensión *f*, distorsión

distensão *f* do tendão Ⓓ Sehnenzerrung *f* Ⓔ distensión *f* del tendón

distensão *f* muscular Ⓓ Muskelzerrung *f* Ⓔ distensión *f* muscular

distimia *f* Ⓓ Dysthymie *f* Ⓔ distimia *f*

distocia *f* Ⓓ Dystokie *f* Ⓔ distocia *f*

distonia *f* Ⓓ Dystonie *f* Ⓔ distonía *f*

distonia *f* de torsão Ⓓ Torsionsdystonie *f* Ⓔ distonía *f* de torsión

distrofia f **(miotónica)** Ⓓ Dystrophie f (myotonische) Ⓔ distrofia f (miotónica)

distrofia f **muscular (DM)** Ⓓ Muskeldystrophie f Ⓔ distrofia f muscular (DM)

distrofia f **reflexa simpática** Ⓓ Reflexdystrophie f, sympathische Ⓔ distrofia f refleja simpática

distrófico Ⓓ dystrophisch Ⓔ distrófico

distúrbio m **(neuro-psicológico)** Ⓓ Störung f (neuropsychologische) Ⓔ disturbio m (neuro-psicológico)

distúrbio m **afectivo** Ⓓ Affektstörung f Ⓔ disturbio m afectivo

distúrbio m **de défice de atenção** Ⓓ Aufmerksamkeitsstörung f Ⓔ disturbio m de atención

distúrbio m **hormonal** Ⓓ Hormonstörung f Ⓔ disturbio m hormonal

disúria f Ⓓ Dysurie f Ⓔ disuria f

diurese f Ⓓ Diurese f Ⓔ diuresis f

diurético Ⓓ harntreibend Ⓔ diurético

diurético m **(poupador de potássio)** Ⓓ Diuretikum n (kaliumsparendes) Ⓔ diurético m (ahorrador de potasio)

diverticulite f Ⓓ Divertikulitis f Ⓔ diverticulitis f

divertículo m **(de Meckel)** Ⓓ Divertikel n (Meckelsches) Ⓔ divertículo m (de Meckel)

diverticulose f Ⓓ Divertikulose f Ⓔ diverticulosis f

doador m Ⓓ Spender m (Blut-, Organ) Ⓔ donante m

dobrar Ⓓ beugen Ⓔ doblar

doce Ⓓ süß Ⓔ dulce

doença f **(degenerativa) multisistémica** Ⓓ Multisystemerkrankung f (degenerative) Ⓔ enfermedad f (degenerativa) multisistémica

doença f Ⓓ Krankheit f Ⓔ enfermedad f

doença f **associada** Ⓓ Begleiterkrankung f Ⓔ enfermedad f asociada

doença f **autoimune** Ⓓ Autoimmunerkrankung f Ⓔ enfermedad f autoinmune

doença f **cardiovascular** Ⓓ Herz-Kreislauferkrankung f Ⓔ enfermedad f cardiovascular

doença f **coronária** Ⓓ Koronarerkrankung f Ⓔ enfermedad f coronaria

doença f **de Creutzfeld Jakob** Ⓓ Creutzfeld-Jakob-Erkrankung f Ⓔ enfermedad f de Creutzfeld Jakob

doença f **de Ménière** Ⓓ Morbus Ménière m Ⓔ enfermedad f de Ménière

doença f **de Moya-Moya** Ⓓ Moya-Moya-Syndrom n Ⓔ enfermedad f de Moya-Moya

doença f **de Parkinson** Ⓓ Parkinsonsche Krankheit f Ⓔ enfermedad f de Parkinson

doença f **do soro** Ⓓ Serumkrankheit f Ⓔ enfermedad f del suero

doença f **do tecido conjunctivo** Ⓓ Bindegewebserkrankung f Ⓔ enfermedad f del tejido conjuntivo

doença f **dos pequenos vasos** Ⓓ Mikroangiopathie f Ⓔ enfermedad f de los pequeños vasos

doença f **hereditária** Ⓓ Erbkrankheit f Ⓔ enfermedad f hereditaria

doença f **mental** Ⓓ Geisteskrankheit f Ⓔ enfermedad f mental

doença f **profissional** Ⓓ Berufskrankheit f Ⓔ enfermedad f profesional

doença f **pulmonar obstructiva crónica (DPOC)** Ⓓ Lungenerkrankung f, chronisch obstruktive (COLD) Ⓔ enfermedad f pulmonar obstructiva crónica (EPOC)

doença *f* **venérea** ⒟ Geschlechts-krankheit *f* ⒠ enfermedad *f* vené-rea

doente *m* ⒟ Patient *m* ⒠ en-fermo *m*

doente *m* **da caixa** ⒟ Kassenpa-tient *m* ⒠ enfermo *m* de la seguri-dad social

doente *m* **privado** ⒟ Privatpatient *m* ⒠ enfermo *m* privado

doloroso ⒟ schmerzhaft ⒠ dolo-roso

dor *f* **(em martelada/ em picada/ insuportável/ violenta/ em queima-dura/ surda/ compressiva/ diffusa/ espasmódica)** ⒟ Schmerz *m* (häm-mernd/ stechend/ unerträglich/ hef-tig/ brennend/ dumpf/ drückend/ dif-fus/ krampfartig) ⒠ dolor *m* (pal-pitante/ lacerante/ insoportable/ violento/ quemante/ sordo/ opri-mente/ difuso/ espasmódico)

dor *f* **de dente** ⒟ Zahnschmerz *m* ⒠ dolor *m* de diente

dor *f* **de parto** ⒟ Wehe *f* ⒠ dolor *m* de parto

dor *f* **epigástrica** ⒟ Oberbauch-schmerz *m* ⒠ dolor *m* epigástrico

dor *f* **facial** ⒟ Gesichtsschmerz *m* ⒠ dolor *m* facial

dor *f* **fantasma** ⒟ Phantomschmerz *m* ⒠ dolor *m* fantasma

dor *f* **nos membros** ⒟ Glieder-schmerz *m* ⒠ dolor *m* en los miem-bros

dor *f* **nos ouvidos** ⒟ Ohrenschmerz *m* ⒠ dolor *m* de oído

dores *fpl* **puerperais** ⒟ Nach-wehen *fpl* ⒠ dolores *mpl* puerperales

dormente ⒟ taub, empfindungslos ⒠ durmiente

dosagem *f* ⒟ Dosierung *f* ⒠ dosea-miento *m*

dose *f* **(em dose alta/ baixa)** ⒟ Dosis *f* (in hoher/ niedriger Dosis) ⒠ do-sis *f* (en dosis alta/ baja)

dose *f* ⒟ Gabe *f* ⒠ dosis *f*

dose *f* **de radiação** ⒟ Strahlendosis *f* ⒠ dosis *f* de radiación

dose *f* **excessiva** ⒟ Überdosis *f* ⒠ dosis *f* excesiva

drageia *f* **(bras.: drágea** *f***)** ⒟ Dragee *n* ⒠ dragea *f*

drenagem *f* ⒟ Drainage *f*, Abfluß *m* ⒠ drenaje *m*

dreno *m* ⒟ Drain *m* ⒠ dreno *m*

droga *f* ⒟ Droge *f* ⒠ droga *f*

droga *f* **hipotensora** ⒟ Antihypertoni-kum *n* ⒠ droga *f* hipotensora

ducto *m* **arterial** ⒟ Ductus *m* arterio-sus ⒠ ductus *m* arterial

ducto *m* **torácico** ⒟ Ductus *m* thoraci-cus ⒠ ductus *m* torácico

duodenite *f* ⒟ Duodenitis *f* ⒠ duo-denitis *f*

duodeno *m* ⒟ Duodenum *n* ⒠ duo-deno *m*

dura *f* **(o dura-máter** *f***)** ⒟ Dura *f* ⒠ dura *f* (o duramadre *f*)

duração *f* **(de curta/ longa dur.)** ⒟ Dauer *f* (kurz-/ langdauernd) ⒠ duración *f* (de corta/ larga dur.)

duradoiro ⒟ dauerhaft ⒠ duradero

dural ⒟ Dura-, der Dura ⒠ dural

dúvida *f* ⒟ Zweifel *m*, Frage *f* ⒠ duda *f*

duvidoso ⒟ zweifelhaft ⒠ dudoso

E

eclâmpsia f ⒟ Eklampsie f
⒠ eclampsia f

ecocardiografia f **(transtorácica/
transesofágica)** ⒟ Echocardiographie m (transthorakale/ transösophageale) ⒠ ecocardiografía f
(transtorácica/ transesofágica)

ecogenicidade f ⒟ Echogenität f
⒠ ecogenicidad f

ecolália f ⒟ Echolalie f ⒠ ecolalia f

ectasia f ⒟ Ektasie f ⒠ ectasia f

ectópico ⒟ ektop ⒠ ectópico

eczema m **(atópico)** ⒟ Ekzem n (atopisches) ⒠ eczema m (atópico)

eczema m **de contacto** ⒟ Kontaktekzem n ⒠ eczema m de contacto

edema m **(citotóxico/ vasogénico)**
⒟ Ödem n (zytotoxisches/ vasogenes) ⒠ edema m (citotóxico/ vasogénico)

edema m **cerebral** ⒟ Hirnödem n
⒠ edema m cerebral

edema m **palpebral** ⒟ Lidödem n
⒠ edema m palpebral

edema m **papilar (o papiledema** m**)**
⒟ Papillenödem n ⒠ papiledema m)

edema m **pulmonar** ⒟ Lungenödem n ⒠ edema m pulmonar

edematoso ⒟ ödematös ⒠ edematoso

educação f **vesical** ⒟ Blasentraining n
⒠ educación f vesical

efectuar ⒟ durchführen, realisieren
⒠ efectuar

efeito m **(indesejável)** ⒟ Wirkung f
(unerwünschte) ⒠ efecto m (indeseable)

efeito m **de massa** ⒟ Masseneffekt m
⒠ efecto m de masa

efeito m **rebound** ⒟ Reboundeffekt m ⒠ efecto m de rebote

efeito m **secundário** ⒟ Nebenwirkung f ⒠ efecto m secundario

eficácia f ⒟ Wirksamkeit f ⒠ eficacia f

eficaz (ser e. em…) ⒟ wirksam (w.
sein bei…) ⒠ eficaz (ser e. en…)

ejaculação f **(precoce)** ⒟ Ejakulation f, Samenerguß m (vorzeitiger)
⒠ eyaculación f (precoz)

elástico ⒟ elastisch ⒠ elástico

electrocardiograma m **(ECG)** ⒟ Elektrokardiogramm n (EKG) ⒠ electrocardiograma m (ECG)

electrocauterização f ⒟ Elektrokauterisierung f ⒠ electrocauterización f

electrodiagnóstico m ⒟ Elektrophysiologie f ⒠ electrodiagnóstico m

electroencefalograma m **(EEG)**
⒟ Elektroenzephalogramm n
(EEG) ⒠ electroencefalograma m
(EEG)

electroforese m ⒟ Elektrophorese f
⒠ electroforesis f

electroforese f **das proteinas** ⒟ Eiweißelektrophorese f ⒠ electroforesis f de las proteínas

electrólito m ⒟ Elektrolyt n ⒠ electrólito m

elefantíase f ⒟ Elephantiasis f
⒠ elefantiasis f

eletrochoque m ⒟ Elektroschock m
⒠ electroshock m

elevação f **(de…)** ⒟ Elevation f, Erhöhung f (von…) ⒠ elevación f
(de…)

elevar ⒟ anheben ⒠ elevar

eliminar ⒟ eliminieren, beseitigen
⒠ eliminar

em ambulatório ⒟ ambulant (Adv.)
⒠ en ambulatorio

em anel ⒟ ringförmig ⒠ anular

em evolução f ⒟ fortschreitend ⒠ en evolución f

em luva ⒟ handschuhförmig ⒠ en guante

em marcha ⒟ gehend, gehfähig ⒠ en marcha

em martelo ⒟ hämmernd ⒠ en martillo

em pé ⒟ stehend ⒠ en pie

em peúga ⒟ strumpfförmig ⒠ en media

em repouso ⒟ in Ruhe ⒠ en reposo

emagrecer ⒟ abmagern ⒠ adelgazar

embolectomia f ⒟ Embolektomie f ⒠ embolectomía f

embolia f ⒟ Embolie f ⒠ embolia f

embolia f **cerebral** ⒟ Hirnembolie f ⒠ embolia f cerebral

embolia f **pulmonar** ⒟ Lungenembolie f ⒠ embolia f pulmonar

embólico ⒟ embolisch ⒠ embólico

embolização f ⒟ Embolisierung f ⒠ embolización f

êmbolo m ⒟ Embolus m ⒠ émbolo m

embrião m ⒟ Embryo n ⒠ embrión m

embrionário ⒟ embryonal ⒠ embrionario

embriopatia f ⒟ Embryopathie f ⒠ embriopatía f

emergência f ⒟ Notfall m ⒠ emergencia f

emoção f ⒟ Emotion f ⒠ emoción f

emocional ⒟ emotional ⒠ emocional

emotividade f ⒟ Emotionalität f ⒠ emotividad f

empatia f ⒟ Empathie f ⒠ empatía f

empiema m ⒟ Empyem n ⒠ empiema m

empola f **de queimadura** ⒟ Brandblase f ⒠ ampolla f de quemadura

enantema m ⒟ Enanthem n ⒠ enantema m

encarcerado ⒟ inkarzeriert ⒠ incarcerado

encefálico ⒟ Gehirn-, des Gehirns ⒠ encefálico

encefalite f ⒟ Enzephalitis f ⒠ encefalitis f

encefalite f **a herpes simplex (EHS)** ⒟ Herpes-Simplex-Enzephalitis f (HSE) ⒠ encefalitis f por herpes simple (EHS)

encéfalo m ⒟ Gehirn n ⒠ encéfalo m

encefalomalácia f ⒟ Enzephalomalazie f ⒠ encefalomalacia f

encefalomeningite f ⒟ Meningoenzephalitis f ⒠ encefalomeningitis f

encefalomielite f **disseminata** ⒟ Enzephalomyelitis f disseminata ⒠ encefalomielitis f diseminada

encefalopatia f **(espongiforme)** ⒟ Enzephalopathie f (spongiforme) ⒠ encefalopatía f (espongiforme)

encher-se ⒟ füllen, sich ⒠ llenarse

encravamento m ⒟ Einklemmung f ⒠ enclavamiento m

encurtamento m ⒟ Verkürzung f ⒠ acortamiento m

endarterectomia f ⒟ Endarteriektomie f ⒠ endarterectomía f

endémico (bras.: endêmico) ⒟ endemisch ⒠ endémico

endocárdio m ⒟ Endokard n ⒠ endocardio m

endocardite f **(bacteriana subaguda)** ⒟ Endokarditis f (bakterielle, subakute) ⒠ endocarditis f (bacteriana subaguda)

endocervical ⒟ endocervikal ⒠ endocervical

endócrino ⒟ endokrin ⒠ endocrino

endocrinológico ⒟ endokrinologisch ⒠ endocrinológico

portugues – alemão – espanhol

endocrinopatia f Ⓓ Endokrinopathie f Ⓔ endocrinopatía f

endógeno Ⓓ endogen Ⓔ endógeno

endométrio m Ⓓ Endometrium n Ⓔ endometrio m

endometriose f Ⓓ Endometriose f Ⓔ endometriosis f

endometrite f Ⓓ Endometritis f Ⓔ endometritis f

endoprótese f Ⓓ Endoprothese f Ⓔ endoprótesis f

endoprótese f **total da anca** Ⓓ Hüftgelenks-Total-Endoprothese f (TEP) Ⓔ endoprótesis f total de las caderas

endoscopia f Ⓓ Endoskopie f Ⓔ endoscopia f

endoscópico Ⓓ endoskopisch Ⓔ endoscópico

endoscópio m Ⓓ Endoskop n Ⓔ endoscopio m

endotélio m Ⓓ Endothel n Ⓔ endotelio m

endotélio m **vascular** Ⓓ Gefäßendothel n Ⓔ endotelio m vascular

endovenoso (e.v.) Ⓓ intravenös (i.v.) Ⓔ endovenoso (e.v.)

enervamento m Ⓓ Nervosität f Ⓔ nerviosismo m

enervar Ⓓ innervieren Ⓔ enervar, enfadar

enervar-se Ⓓ nervös werden, aufbrausen Ⓔ enervarse, enfadarse

enevoado (ver en.) Ⓓ verschleiert (v. sehen) Ⓔ borroso, nublado (ver b.)

enfadonho Ⓓ lästig, ärgerlich Ⓔ aburrido

enfarte m **(migranoso/ silencioso)** Ⓓ Infarkt m (migränöser/ 'stiller') Ⓔ infarto m (migrañoso/ silencioso)

enfarte m **cerebeloso** Ⓓ Kleinhirninfarkt m Ⓔ infarto m cerebeloso

enfarte m **cerebral** Ⓓ Hirninfarkt m Ⓔ infarto m cerebral

enfarte m **do miocárdio** Ⓓ Herzinfarkt m Ⓔ infarto m del miocardio

enfartização f Ⓓ Infarzierung f Ⓔ infartización f

enfermagem f Ⓓ Pflegepersonal n, Krankenpflege f Ⓔ personal m de enfermería

enfermaria f Ⓓ Station f Ⓔ enfermería f

enfermeira f **instrumentista (bras.: e. de cirurgia)** Ⓓ Operationsschwester f Ⓔ enfermera f instrumentista

enfermeira f**/-o** m Ⓓ Krankenschwester/-pfleger f/m Ⓔ enfermera f/-o m

enfermiço Ⓓ kränklich, krankhaft Ⓔ enfermizo

enfermidade f Ⓓ Krankheit f, Gebrechen n Ⓔ enfermedad f

enfermo Ⓓ krank Ⓔ enfermo

enfiado Ⓓ blaß Ⓔ pálido

enfiamento m Ⓓ Blässe f Ⓔ palidez f

enfisema m Ⓓ Emphysem n Ⓔ enfisema m

enfraquecer Ⓓ schwächen Ⓔ debilitar

enfraquecimento m Ⓓ Schwächung f Ⓔ debilitamiento m

engano m Ⓓ Irrtum m Ⓔ engaño m

engolir Ⓓ schlucken Ⓔ tragar

engordar Ⓓ zunehmen Ⓔ engordar

engulho m Ⓓ Brechreiz m Ⓔ náuseas fpl

enjoo m Ⓓ Übelkeit f Ⓔ náuseas fpl

enoftalmia f **(o enoftalmo** m**)** Ⓓ Enophthalmus m Ⓔ enoftalmia f (o enoftalmos m)

enrijamento m Ⓓ Abhärtung f Ⓔ endurecimiento m

enrugar (a testa) Ⓓ runzeln (die Stirn) Ⓔ arrugar (la frente)

ensaio m Ⓓ Versuch m Ⓔ ensayo m

ensaio m **clínico** Ⓓ Studie f, klinische Ⓔ ensayo m clínico

ensurdecido Ⓓ abgedämpft Ⓔ ensordecido

entalar Ⓓ schienen Ⓔ clavar

enterite f Ⓓ Enteritis f Ⓔ enteritis f

entorpecer ⓓ einschlafen (Arm, Bein usw.) ⓔ entorpecer

entorpecido ⓓ eingeschlafen, lahm ⓔ entorpecido

entrevista f ⓓ Gespräch n ⓔ entrevista f

entrevistar ⓓ befragen ⓔ entrevistar

entubação f (endotraqueal) ⓓ Intubation f (endotracheale) ⓔ intubación f (endotraqueal)

entubado ⓓ intubiert ⓔ intubado

entupido ⓓ verstopft ⓔ atascado

enurese f ⓓ Enuresis f ⓔ enuresis f

envelhecimento m ⓓ Alterungsprozeß m ⓔ envejecimiento m

envenenamento m ⓓ Vergiftung f ⓔ envenenamiento m

enviar (para…) ⓓ überweisen (in…, zu…) ⓔ enviar (a…)

enxaqueca f ⓓ Migräne f ⓔ migraña f, jaqueca f

enxugar ⓓ spülen ⓔ enjuagar

enzima m ⓓ Enzym n ⓔ enzima m

eosinofilia f ⓓ Eosinophilie f ⓔ eosinofilia f

eosinofílico ⓓ eosinophil ⓔ eosinofílico

eosinófilo m ⓓ Granulozyt m, eosinophiler ⓔ eosinófilo m

epicantos m ⓓ Epikanthus m ⓔ epicanto m

epicondilite f ⓓ Epicondylitis f ⓔ epicondilitis f

epicôndilo m ⓓ Epicondylus m, Epikondyle f ⓔ epicóndilo m

epidemia f ⓓ Epidemie f ⓔ epidemia f

epidémico (bras.: epidêmico) ⓓ epidemisch ⓔ epidémico

epidemiologia f ⓓ Epidemiologie f ⓔ epidemiología f

epiderme f ⓓ Epidermis f ⓔ epidermis f

epidermóide m ⓓ Epidermoid n ⓔ epidermoide m

epididimite f ⓓ Epididymitis f ⓔ epididimitis f

epidural ⓓ epidural ⓔ epidural

epiesclerite f ⓓ Episkleritis f ⓔ epiescleritis f

epífise f (o epífisis f) ⓓ Epiphyse f (Knochen-) ⓔ epífisis f

epigástrio m ⓓ Epigastrium n ⓔ epigastrio m

epiglote f ⓓ Epiglottis f ⓔ epiglotis f

epígrafada/o f/m ⓓ Oben genannte/r f/m ⓔ la/ el mencionada/o f/m

epilepsia f ⓓ Epilepsie f ⓔ epilepsia f

epilepsia f residual ⓓ Residualepilepsie f ⓔ epilepsia f residual

epiléptico ⓓ epileptisch ⓔ epiléptico

epíploon m ⓓ Schulterblatt n ⓔ epiplón m

episiotomia f ⓓ Episiotomie f, Dammschnitt m ⓔ episiotomía f

episódico ⓓ episodisch ⓔ episódico

episódio m (de…) ⓓ Episode f (von…) ⓔ episodio m (de…)

episódio m amnésico ⓓ Episode f, amnestische ⓔ episodio m amnésico

epispádia f ⓓ Epispadie f ⓔ epispadia f

epistaxis f (o epistaxe f) ⓓ Epistaxis f, Nasenbluten n ⓔ epistaxis f (o epistaxe f)

epitélio m ⓓ Epithel n ⓔ epitelio m

epitélio m cilíndrico ⓓ Zylinderepithel n ⓔ epitelio m cilíndrico

epitélio m pavimentoso ⓓ Plattenepithel n ⓔ epitelio m pavimentoso

epitelióide ⓓ epitheloid ⓔ epitelioide

epitelioma m ⓓ Epitheliom n ⓔ epitelioma m

equilíbrio *m* Ⓓ Gleichgewicht *n* Ⓔ equilibrio *m*

equinococose *f* Ⓓ Echinokokkose *f* Ⓔ equinococosis *f*

equinococus *m* Ⓓ Echinokokkus *m* Ⓔ equinococo *m*

ere(c)ção *f* Ⓓ Erektion *f* Ⓔ erección *f*

érina *f* Ⓓ Klammer *f* Ⓔ grapa *f*

erisipela *f* Ⓓ Erysipel *n* Ⓔ erisipela *f*

eritema *m* Ⓓ Erythem *n* Ⓔ eritema *m*

eritemato-descamativo/-a Ⓓ erythrosquamös Ⓔ eritemato-descamativo/-a

eritematoso Ⓓ erythematös Ⓔ eritematoso

eritroblasto *m* Ⓓ Erythroblast *m* Ⓔ eritroblasto *m*

eritrócito *m* Ⓓ Erythrozyt *m* Ⓔ eritrocito *m*

eritrocitúria *f* Ⓓ Erythrozyturie *f* Ⓔ eritrocituria *f*

eritrodermia *f* Ⓓ Erythrodermie *f* Ⓔ eritrodermia *f*

eritropoiese *f* Ⓓ Erythropoese *f* Ⓔ eritropoyesis *f*

erro *m* Ⓓ Fehler *m* Ⓔ error *m*

erro *m* **de refracção** Ⓓ Refraktionsfehler Ⓔ error *m* de refracción

eru(c)tação *f* Ⓓ Aufstoßen *n* (Magen) Ⓔ eructo *m*

erupção *f* Ⓓ Ausschlag *m* Ⓔ erupción *f*

escabiose *f* Ⓓ Krätze *f* Ⓔ escabiosis *f*, sarna *f*

escala *f* Ⓓ Skala *f* Ⓔ escala *f*

escaldar-se Ⓓ verbrühen, sich Ⓔ escaldarse

escalpe *m* Ⓓ Kopfhaut *f* Ⓔ scalp *m*, cuero *m* cabelludo

escalpelo *m* Ⓓ Skalpell *n* Ⓔ escalpelo *m*

escarlatina *f* Ⓓ Scharlach *m* Ⓔ escarlatina *f*

esclarecimento *m* Ⓓ Klärung *f* Ⓔ esclarecimiento *m*

esclerite *f* Ⓓ Skleritis *f* Ⓔ escleritis *f*

esclerodermia *f* Ⓓ Sklerodermie *f* Ⓔ esclerodermia *f*

esclerose *f* **(o esclerosis** *f*) Ⓓ Sklerose *f* Ⓔ esclerosis *f*

esclerose *f* **lateral amiotrófica (ELA)** Ⓓ Lateralsklerose *f*, amyotrophe (LA) Ⓔ esclerosis *f* lateral amiotrófica (ELA)

esclerose *f* **múltipla (EM)** Ⓓ Multiple Sklerose *f* (MS) Ⓔ esclerosis *f* múltiple (EM)

escleróticas *fpl* Ⓓ Skleren *fpl* Ⓔ escleróticas *fpl*

escolaridade *f* Ⓓ Schulbildung *f* Ⓔ escolaridad *f*

escoliose *f* Ⓓ Skoliose *f* Ⓔ escoliosis *f*

escoliose *f* **(de convexidade esq./dir.)** Ⓓ Skoliose *f* (, links-/rechtskonvexe) Ⓔ escoliose *f* (de convexidad izquierda/ derecha)

escorbuto *m* Ⓓ Skorbut *m* Ⓔ escorbuto *m*

escoriação *f* Ⓓ Exkoriation *f*, Hautabschürfung *f* Ⓔ escoriación *f*

escotoma *m* Ⓓ Skotom *n* Ⓔ escotoma *m*

escotoma *m* **central** Ⓓ Zentralskotom *n* Ⓔ escotoma *m* central

escotoma *m* **cintillante** Ⓓ Flimmerskotom *n* Ⓔ escotoma *m* centelleante

escrita *f* Ⓓ Schrift *f* Ⓔ escritura *f*

escroto *m* Ⓓ Skrotum *n* Ⓔ escroto *m*

escuro (ver pontos escuros) Ⓓ dunkel (dunkle Flecken sehen) Ⓔ oscuro (ver puntos oscuros)

esfenóide *m* Ⓓ Sphenoid *n* Ⓔ esfenoides *m*

esferócito *m* Ⓓ Sphärozyt *m* Ⓔ esferocito *m*

esfigmomanometro *m* (tomar a tensión) Ⓓ Blutdruckmeßgerät *n* (den
Blutdruck messen) Ⓔ esfigmomanómetro *m* (tomar la tensión)

esfín(c)ter *m* Ⓓ Sphinkter *m* Ⓔ esfínter *m*

esfin(c)teriano Ⓓ Sphinkter- Ⓔ esfinteriano

esfin(c)terotomia *f* Ⓓ Sphinkterotomie *f* Ⓔ esfinterotomía *f*

esfoladela *f* Ⓓ Hautabschürfung *f*
Ⓔ esfoliación *f*

esforço *m* Ⓓ Anstrengung *f* Ⓔ esfuerzo *m*

esfregaço *m* Ⓓ Abstrich *m*, Ausstrich *m* Ⓔ frotis *m*

esfregaço *m* de sangue (periférico)
Ⓓ Blutausstrich *m* (peripherer)
Ⓔ frotis *m* de sangre (periférico)

esgotamento *m* Ⓓ Erschöpfung *f*
Ⓔ agotamiento *m*

esguicho *m* Ⓓ Harnstrahl *m*
Ⓔ chorro *m*

esmalte *m* Ⓓ Zahnschmelz *m* Ⓔ esmalte *m* dental

esmegma *m* Ⓓ Smegma *n* Ⓔ esmegma *m*

esofagite *f* Ⓓ Ösophagitis *f* Ⓔ esofagitis *f*

esofagite *f* de refluxo Ⓓ Refluxösophagitis *f* Ⓔ esofagitis *f* de reflujo

esôfago *m* (bras.: esôfago *m*) Ⓓ Ösophagus *m* Ⓔ esófago *m*

espaço *m* (ocupar e.) Ⓓ Raum *m*
(raumfordern) Ⓔ espacio *m* (ocupar e.)

espaço *m* do liquor Ⓓ Liquorraum *m*
Ⓔ espacio *m* de liquor

espaço *m* epidural Ⓓ Epiduralraum *m* Ⓔ espacio *m* epidural

espaço *m* intercostal Ⓓ Interkostalraum *m* Ⓔ espacio *m* intercostal

espaço *m* subaracnoideu Ⓓ Subarachnoidealraum *m* Ⓔ espacio *m*
subaracnoideo

espaço *m* subdural Ⓓ Subduralraum *m* Ⓔ espacio *m* subdural

espalhar-se Ⓓ sich erstrecken, sich
ausbreiten Ⓔ extenderse

espasmo *m* Ⓓ Krampf *m*, Spasmus *m*
Ⓔ espasmo *m*

espasmo *m* facial Ⓓ Fazialisspasmus *m* Ⓔ espasmo *m* facial

espasmódico Ⓓ krampfartig
Ⓔ espasmódico

espasticidade *f* Ⓓ Spastik *f* Ⓔ espasticidad *f*

espátula *f* Ⓓ Spatel *m* Ⓔ espátula *f*

específico Ⓓ spezifisch Ⓔ específico

especifidade *f* Ⓓ Spezifität *f* Ⓔ especificidad *f*

esperança *f* de vida Ⓓ Lebenserwartung *f* Ⓔ esperanza *f* de vida

esperma *m* Ⓓ Spermium *n* Ⓔ esperma *m*

espessado/a Ⓓ verdickt Ⓔ engro-
sado/-a

espessura *f* Ⓓ Dicke *f*, Dichte *f*
Ⓔ espesura *f*

espessura *f* parenquimatosa Ⓓ Parenchymdichte *f* Ⓔ espesura *f* parenquimatosa

espinal Ⓓ spinal Ⓔ espinal

espinha *f* Ⓓ Mitesser *m* Ⓔ espina *f*

espinha *f* bifida Ⓓ Spina bifida *f*
Ⓔ espina *f* bífida

espinhaço *m* Ⓓ Rückgrat *n* Ⓔ espinazo *m*

espinho-celular Ⓓ spinozellulär
Ⓔ espinocelular

espiroqueta *m* Ⓓ Spirochät *m*
Ⓔ espiroqueta *f*

espirrar Ⓓ niesen Ⓔ estornudar

espirro *m* Ⓓ Niesen *n* Ⓔ estornudo *m*

esplenectomia *f* Ⓓ Splenektomie *f*
Ⓔ esplenectomía *f*

espondilartrose *f* Ⓓ Spondylarthrose *f* Ⓔ espondiloartrosis *f*

espondilite *f* **anquilosante** ⓓ Spondylitis ankylosans *f*, Morbus *m* Bechterew ⓔ espondilitis *f* anquilosante

espondilodiscite *f* **(tuberculosa)** ⓓ Spondylodiszitis *f* (tuberkulöse) ⓔ espondilodiscitis *f* (tuberculosa)

espondilolistesis *f* ⓓ Spondylolisthesis *f* ⓔ espondilolistesis *f*

espondilose *f* **(cervical/ lombar)** ⓓ Spondylose *f* (, zervikale/lumbale) ⓔ espondilosis *f* (cervical/ lumbal)

espongioblastoma *m* ⓓ Spongioblastom *n* ⓔ espongioblastoma *m*

espontâneo ⓓ spontan ⓔ espontáneo

esporádico ⓓ sporadisch, vereinzelt ⓔ esporádico, aislado

espru *m* ⓓ Sprue *f* ⓔ esprue *f*, muguet *f*

esqueleto *m* ⓓ Skelett *n* ⓔ esqueleto *m*

esquírola *f* ⓓ Knochensplitter *m* ⓔ esquirla *f*

esquistossomíase *f* ⓓ Bilharziose *f* ⓔ esquistosomiasis *f*

esquizo-afectivo ⓓ schizo-affektiv ⓔ esquizoafectivo

esquizócito *m* ⓓ Schistozyt *m* ⓔ esquizocito *m*

esquizofrenia *f* ⓓ Schizophrenie *f* ⓔ esquizofrenia *f*

esquizofrénico ⓓ schizophren ⓔ esquizofrénico

estabilidade *f* ⓓ Stabilität *f* ⓔ estabilidad *f*

estabilizar ⓓ stabilisieren ⓔ estabilizar

estádio *m* ⓓ Stadium *n* ⓔ estadio *m*

estádio *m* **final** ⓓ Endstadium *n* ⓔ estadio *m* final

estado *m* ⓓ Zustand *m* ⓔ estado *m*

estado *m* **confusional** ⓓ Verwirrtheitszustand *m* ⓔ estado *m* confusional

estado *m* **de consciência** ⓓ Bewußtseinslage *f* ⓔ estado *m* de consciencia

estado *m* **geral** ⓓ Allgemeinzustand *m* ⓔ estado *m* general

estafilococo *m* ⓓ Staphylokokke *f* ⓔ estafilococo *m*

estancar ⓓ stillen (Butung) ⓔ estancar

estase *f* ⓓ Stase *f*, Stauung *f* ⓔ estasis *f*

estase *f* **papilar** ⓓ Stauungspapille *f* ⓔ estasis *f* papilar

estatura *f* ⓓ Körpergröße *f*, Statur *f* ⓔ estatura *f*

estável ⓓ stabil ⓔ estable

esteatorreia *f* ⓓ Steatorrhoe *f* ⓔ esteatorrea *f*

esteatose *f* ⓓ Steatose *f* ⓔ esteatosis *f*

esteatose *f* **hepática** ⓓ Steatosis hepatis *f* ⓔ esteatosis *f* hepática

estendido ⓓ gestreckt ⓔ extendido

estenose *f* ⓓ Stenose *f* ⓔ estenosis *f*

estenose *f* **aórtica** ⓓ Aortenstenose *f* ⓔ estenosis *f* aórtica

estenose *f* **mitral** ⓓ Mitralklappenstenose *f* ⓔ estenosis *f* mitral

estenose *f* **pilórica** ⓓ Pylorusstenose *f* ⓔ estenosis *f* pilórica

estéril ⓓ steril ⓔ estéril

esterilidade *f* ⓓ Sterilität *f* ⓔ esterilidad *f*

esterilização *f* ⓓ Sterilisation *f* ⓔ esterilización *f*

esteriotipia *f* ⓓ Stereotypie *f* ⓔ esterotipia *f*

esterno *m* ⓓ Sternum *n* ⓔ esternón *m*

esternocleidomastoideo *m* ⓓ Sternocleidomastoideus *m* ⓔ esternocleidomastoideo *m*

esteróide *m* ⓓ Steroid *n* ⓔ esteroide *m*

estertorar Ⓓ röcheln, rasseln
  Ⓔ estertorar
estetoscópio m Ⓓ Stethoskop n
  Ⓔ estetoscopio m
esticar Ⓓ strecken Ⓔ estirar
estigma m (de...) Ⓓ Zeichen n (+
  Gen.) Ⓔ estigma m (de...)
estimulação f Ⓓ Stimulation f
  Ⓔ estimulación f
estimulador m **cardíaco** Ⓓ Herzschrittmacher m Ⓔ estimulador m
  cardíaco
estimular Ⓓ anregen Ⓔ estimular
estímulo m Ⓓ Antrieb m, Reiz m
  Ⓔ estímulo m
estímulo m **doloroso** Ⓓ Schmerzreiz m Ⓔ estímulo m doloroso
estoma m Ⓓ Stoma n Ⓔ estoma m
estômago m Ⓓ Magen m Ⓔ estómago m
estomatite f (aftosa) Ⓓ Stomatitis f
  (aphthosa) Ⓔ estomatitis f (aftosa)
estrabismo m (convergente/ divergente) Ⓓ Strabismus m (conver-
  gens/ divergens) Ⓔ estrabismo m
  (convergente/ divergente)
estrangulação f **do cordão umbilical**
  Ⓓ Nabelschnureinklemmung f
  Ⓔ estrangulación m del cordón umbilical
estrangúria f Ⓓ Harnzwang m
  Ⓔ estranguria f
estratégia f Ⓓ Strategie f Ⓔ estrategia f
estreitamento m Ⓓ Verengung f
  Ⓔ estrechamiento m
estreptococo m Ⓓ Streptokokke f
  Ⓔ estreptococo m
estria f Ⓓ Stria f Ⓔ estría f
estriado m Ⓓ Striatum n
  Ⓔ estriado m
estridor m Ⓓ Stridor m Ⓔ estridor m
estrogénio m (bras.: estrogênio m)
  Ⓓ Östrogen n Ⓔ estrógeno m

estroma m Ⓓ Stroma n
  Ⓔ estroma m
estruma m Ⓓ Struma f Ⓔ estruma m
estrutura f Ⓓ Struktur f Ⓔ estructura f
estudo m (...para (o em) estudo)
  Ⓓ Untersuchung f, Studie f (...zur
  Abklärung) Ⓔ estudio m (...para (o
  en) estudio)
estudo m **da coagulação** Ⓓ Gerinnungsstatus m Ⓔ estudio m de coagulación
estupefaciente m Ⓓ Rauschmittel n
  Ⓔ estupefaciente m
estupor m Ⓓ Stupor m Ⓔ estupor m
estuporoso Ⓓ stuporös Ⓔ estuporoso
esvaziamento m **gástrico (retardo)**
  Ⓓ Magenentleerung f (verzögerte)
  Ⓔ vaciamiento m gástrico (retardo)
éter m Ⓓ Äther m Ⓔ éter m
etiologia f Ⓓ Ursache f, Ätiologie f
  Ⓔ etiología f
eufórico Ⓓ euphorisch Ⓔ eufórico
eupneico Ⓓ eupnoisch Ⓔ eupneico
evacuação f Ⓓ Stuhlgang m Ⓔ evacuación f
evacuar Ⓓ Stuhlgang haben Ⓔ evacuar
evento m Ⓓ Ereignis n Ⓔ evento m
evidência f (de...) Ⓓ Zeichen n
  (von...) Ⓔ evidencia f (de...)
evolução f (benigna/ maligna) Ⓓ Verlauf m (gutartiger/ schlechter)
  Ⓔ evolución f (benigna/ maligna)
evolutivo Ⓓ fortschreitend, sich entwickelnd Ⓔ evolutivo
**evolutivo/-a (a evoluir há cerca de um
  ano)** Ⓓ fortschreitend (seit etwa einem Jahr sich entwickelnd) Ⓔ pro-
  gresivo/-a (progresando desde cerca
  un ano)
exacerbação f Ⓓ Exazerbation f
  Ⓔ exacerbación f

exagerado Ⓓ übermäßig Ⓔ exagerado

exame *m* **audiométrico** Ⓓ Audiometrie *f* Ⓔ examen *m* audiométrico

exame *m* **clínico** Ⓓ Untersuchung *f*, klinische Ⓔ examen *m* clínico

exame *m* **complementar** Ⓓ Zusatzuntersuchung *f* Ⓔ examen *m* complementario

exame *m* **físico** Ⓓ Untersuchung *f*, körperliche Ⓔ examen *m* físico

exame *m* **imagiológico** Ⓓ Diagnostik *f*, bildgebende Ⓔ examen *m* de imagen

exame *m* **preventivo** Ⓓ Vorsorgeuntersuchung *f* Ⓔ examen *m* preventivo

exame *m* **ultrasonográfico vascular** Ⓓ Gefäßultraschall *m* Ⓔ examen *m* ultrasonográfico vascular

examinar Ⓓ untersuchen Ⓔ examinar

exangue Ⓓ blutleer Ⓔ exangüe

exantema *m* Ⓓ Exanthem *n* Ⓔ exantema *m*

excêntrico Ⓓ exzentrisch Ⓔ excéntrico

excepção *f* **(com e. de...)** Ⓓ Ausnahme *f* (mit A. von...) Ⓔ excepción *f* (con e. de...)

excisão *f* Ⓓ Exzision *f* Ⓔ excisión *f*

excisar Ⓓ exzidieren Ⓔ cortar

excitabilidade *f* Ⓓ Erregbarkeit *f* Ⓔ excitabilidad *f*

excitação *f* Ⓓ Erregung *f* Ⓔ excitación *f*

excluir Ⓓ ausschließen Ⓔ excluir

exclusão *f* Ⓓ Ausschluß *m* Ⓔ exclusión *f*

excreção *f* **(o excreto** *m*) Ⓓ Ausscheidung *f* Ⓔ excrección *f*

excremento *m* Ⓓ Kot *m* Ⓔ excremento *m*

exofítico Ⓓ exophytisch Ⓔ exofítico

exoftalmia *f* **(o exoftalmo** *m*) Ⓓ Exophthalmus *m* Ⓔ exoftalmia *f* (o exoftalmo *m*)

exógeno Ⓓ exogen Ⓔ exógeno

exoneração *f* Ⓓ Entbindung *f* Ⓔ parto *m*, alumbramiento *m*

exostose *f* Ⓓ Exostose *f* Ⓔ exostosis *f*

expansivo Ⓓ expansiv Ⓔ expansivo

expectoração *f* Ⓓ Auswurf *m* Ⓔ expectoración *f*

expéculo *m* Ⓓ Spekulum *n* Ⓔ espéculo *m*

experimentar Ⓓ ausprobieren Ⓔ experimentar

explicação *f* Ⓓ Erklärung *f* Ⓔ explicación *f*

explicar Ⓓ erklären Ⓔ explicar

exploração *f* Ⓓ Exploration *f* Ⓔ exploración *f*

exposição *f* **à luz** Ⓓ Lichtexposition *f* Ⓔ exposición *f* a la luz

expressão *f* Ⓓ Ausdruck *m* (Gesichts-) Ⓔ expresión *f*

exsudato *m* Ⓓ Exsudat *n* Ⓔ exudado *m*

extensão *f* Ⓓ Streckung *f*, Extension *f*, Ausdehnung *f*, Ausmaß *n* Ⓔ extensión *f*

extenso Ⓓ ausgedehnt Ⓔ extenso

extirpação *f* Ⓓ Exstirpation *f* Ⓔ extirpación *f*

extirpar Ⓓ entfernen, herausnehmen Ⓔ extirpar

extração *f* Ⓓ Extraktion *f* Ⓔ extracción *f*

extrapiramidal Ⓓ extrapyramidal Ⓔ extrapiramidal

extrasistolia *f* Ⓓ Extrasystolie *f* Ⓔ extrasistolia *f*

extrassístole *f* Ⓓ Extrasystole *f* Ⓔ extrasístole *f*

extremidade *f* Ⓓ Extremität *f* Ⓔ extremidad *f*

extubação *f* Ⓓ Extubierung *f* Ⓔ extubación *f*, desentubación *f*

F

face f ⒟ Gesicht n, Wange f ⒠ cara f
face f **extensora** ⒟ Streckseite f
⒠ cara f extensora
face f **externa** ⒟ Außenseite f
⒠ cara f externa
face f **flexora** ⒟ Beugeseite f
⒠ cara f flexora
face f **interna** ⒟ Innenseite f
⒠ cara f interna
facial ⒟ Gesichts-, des Gesichtes
⒠ facial
facólise f ⒟ Phakolyse f ⒠ facólisis f
facomatose f ⒟ Phakomatose f
⒠ facomatosis f
factor m **aggregador de plaquetas**
⒟ Plättchenaggregationsfaktor m
⒠ factor m agregante de plaquetas
factor m **da coagulação** ⒟ Gerinnungsfaktor m ⒠ factor m de la
coagulación
factor m **de risco** ⒟ Risikofaktor m
⒠ factor m de riesgo
factor m **desencadeante** ⒟ Auslösefaktor m ⒠ factor m desencadenante
factor m **prognóstico** ⒟ Prognosefaktor m ⒠ factor m pronóstico
factor m **reumatóide** ⒟ Rheumafaktor m ⒠ factor m reumatoide
factores mpl **ambienciais** ⒟ Umweltfaktoren mpl ⒠ factores mpl ambientales
fadiga f ⒟ Müdigkeit f ⒠ fatiga f
fagócito m ⒟ Phagozyt m ⒠ fagocito m
fagocitose f ⒟ Phagozytose f ⒠ fagocitosis f
falange f ⒟ Phalange f, Phalanx f
⒠ falange f

falecer ⒟ sterben ⒠ fallecer
falecer (por...) ⒟ sterben (an...,
durch...) ⒠ fallecer (por...)
falecimento m ⒟ Tod m ⒠ fallecimiento m
falta f **de memória** ⒟ Vergeßlichkeit f
⒠ falta f de memoria
falta f **de peso** ⒟ Untergewicht n
⒠ falta f de peso
familiar ⒟ familiär ⒠ familiar
familiar m ⒟ Familienangehöriger m
⒠ pariente m
faringe f ⒟ Pharynx m ⒠ faringe f
faringite f ⒟ Pharyngitis f ⒠ faringitis f
farmácia f ⒟ Apotheke f ⒠ farmacia f
fármaco m **(da primeira escolha)**
⒟ Mittel n (der ersten Wahl)
⒠ fármaco m (de primera opción)
fármaco m **hipotensor** ⒟ Antihypertonikum n ⒠ fármaco m hipoten-
sor
farmacológico ⒟ pharmakologisch
⒠ farmacológico
fáscia f ⒟ Faszie f ⒠ fascia f
fasciculação f ⒟ Faszikulation f
⒠ fasciculación f
fase f ⒟ Phase f ⒠ fase f
fator m **Rh** ⒟ Rhesusfaktor m ⒠ factor m Rh
fazer bem ⒟ guttun ⒠ hacer bien
fazer pressão ⒟ drücken ⒠ hacer
presión
febre f ⒟ Fieber n ⒠ fiebre f
febre m **amarela** ⒟ Gelbfieber n
⒠ fiebre m amarilla
febre f **dos fenos** ⒟ Heuschnupfen m,
Pollinose f ⒠ fiebre f del heno
febre f **medicamentosa** ⒟ Medikamentenfieber n ⒠ fiebre f medicamentosa
febre m **tifóide** ⒟ Typhus m ⒠ fiebre m tifoidea

febre f traumática Ⓓ Wundfieber n
Ⓔ fiebre f traumática

fechar Ⓓ schließen Ⓔ cerrar

fecundado Ⓓ befruchtet Ⓔ fecundado

feixe m Ⓓ Faszikel m Ⓔ haz m

feixe m de His Ⓓ His´sches Bündel n
Ⓔ haz m de His

feminino Ⓓ weiblich Ⓔ femenino

fémur m Ⓓ Femur m Ⓔ fémur m

fenda f palpebral Ⓓ Lidspalte f
Ⓔ hendidura f palpebral

fenestração f Ⓓ Fensterung f Ⓔ fenestración f

fenilcetonúria f Ⓓ Phenylketonurie f
Ⓔ fenilcetonuria f

fenómeno m Ⓓ Phänomen n Ⓔ fenómeno m

fenómeno m da roda dentada
Ⓓ Zahnradphänomen n Ⓔ fenómeno m de la rueda dentada

fenómeno m de Raynaud Ⓓ Raynaud-Syndrom n Ⓔ fenómeno m de Raynaud

fenótipo m Ⓓ Phänotyp m Ⓔ fenotipo m

feocromocitoma m Ⓓ Phäochromozytom n Ⓔ feocromocitoma m

ferida f Ⓓ Wunde f Ⓔ herida f

ferimento m Ⓓ Verletzung f Ⓔ herida f

ferritina m Ⓓ Ferritin n Ⓔ ferritina f

ferro m Ⓓ Eisen n Ⓔ hierro m

ferver Ⓓ brodeln (Lungenauskultation) Ⓔ hervir

fervores mpl Ⓓ Brodeln n (Lungenauskult.) Ⓔ estertor m crepitante

fétido Ⓓ übelriechend Ⓔ fétido

feto m Ⓓ Fetus m Ⓔ feto m

fetopatia f Ⓓ Fetopathie f Ⓔ fetopatía f

fezes f (duras/ moldadas/ pastosas/ líquidas) Ⓓ Stuhl m (harter/ weicher/ breiiger/ flüssiger) Ⓔ heces f (duras/ blandas/ pastosas/ líquidas)

fibra f Ⓓ Faser f Ⓔ fibra f

fibrilhação f Ⓓ Fibrillieren n Ⓔ fibrilación f

fibrilhação f auricular (FA) Ⓓ Vorhofflimmern n Ⓔ fibrilación f auricular (FA)

fibrilhado Ⓓ mit Vorhofflimmern Ⓔ fibrilado

fibrinogénio m Ⓓ Fibrinogen n Ⓔ fibrinógeno m

fibrinólise f Ⓓ Fibrinolyse f Ⓔ fibrinolisis f

fibroadenoma m Ⓓ Fibroadenom n Ⓔ fibroadenoma m

fibrodisplasia f Ⓓ Fibrodysplasie f Ⓔ fibrodisplasia f

fibroma m Ⓓ Fibrom n Ⓔ fibroma m

fibromioma m Ⓓ Myofibrom n Ⓔ fibromioma m

fibrose f (cística) Ⓓ Fibrose f (zystische), Mukoviszidose f Ⓔ fibrosis f (quística)

fibrosite f Ⓓ Fibrositis f Ⓔ fibrositis f

fibrossarcoma m Ⓓ Fibrosarkom n Ⓔ fibrosarcoma m

fíbula f Ⓓ Fibula f, Wadenbein n Ⓔ peroné m

ficar de cama Ⓓ Bettruhe f einhalten Ⓔ quedarse en cama

fígado m Ⓓ Leber f Ⓔ hígado m

fingimento m Ⓓ Simulation f Ⓔ simulación f

fisiatra m/f Ⓓ Krankengymnast/-in m/f Ⓔ fisioterapeuta m/f

físico Ⓓ körperlich Ⓔ físico

fisiológico Ⓓ physiologisch Ⓔ fisiológico

fisioterapia f Ⓓ Krankengymnastik f (KG) Ⓔ fisioterapia f

fissura f Ⓓ Fissur f Ⓔ fisura f

fístula f Ⓓ Fistel f Ⓔ fístula f

fistulização f Ⓓ Fistelbildung f Ⓔ fistulización f

fitoterapia f ⒟ Phytotherapie f ⒠ fitoterapia f

fixação f ⒟ Fixation f ⒠ fijación f

flácido ⒟ schlaff ⒠ fláccido

flanco m ⒟ Flanke f ⒠ flanco m

flatulência f ⒟ Flatulenz f ⒠ flatulencia f

flebite f ⒟ Phlebitis f ⒠ flebitis f

flebografia f ⒟ Phlebographie f ⒠ flebografía f

fleimão m ⒟ Phlegmone f ⒠ flemón m

flexão f ⒟ Flektion f ⒠ flexión f

flexível ⒟ beweglich ⒠ flexible

flora f **vaginal** ⒟ Vaginalflora f ⒠ flora f vaginal

fluente ⒟ flüssig ⒠ fluido

flúor m ⒟ Fluor n ⒠ flúor m

flu(c)tuação f ⒟ Fluktuation f ⒠ fluctuación f

flu(c)tuante ⒟ fluktuierend ⒠ fluctuante

flu(c)tuar ⒟ fluktuieren ⒠ fluctuar

fluxo m ⒟ Blutfluß m ⒠ flujo m

fobia f ⒟ Phobie f ⒠ fobia f

fóbico ⒟ phobisch ⒠ fóbico

focal ⒟ fokal ⒠ focal

foco m ⒟ Fokus m, Herd m ⒠ foco m

foco m **infeccioso** ⒟ Entzündungsherd m ⒠ foco m infeccioso

foice f ⒟ Falx f ⒠ hoz f

folheto m **pleural** ⒟ Pleurablatt n ⒠ hoja f pleural

foliculite f ⒟ Follikulitis f ⒠ foliculitis f

folículo m ⒟ Follikel m ⒠ folículo m

folículo m **Graaf** ⒟ Graaf´scher Follikel m ⒠ folículo m Graaf

fome f ⒟ Hunger m ⒠ hambre m

fonação f ⒟ Phonation f ⒠ fonación f

fonendoscópio m ⒟ Hörgerät n ⒠ fonendoscopio m

fontanela f ⒟ Fontanelle f ⒠ fontanela f

fonte f ⒟ Schläfe f ⒠ fuente f

fonte f **de émbolos** ⒟ Emboliequelle f ⒠ fuente f de émbolos

foramen m **ovale (aberto)** ⒟ Foramen ovale n (offenes) ⒠ foramen m ovale (abierto)

fórceps m ⒟ Klemme f, Zange f, Pinzette f ⒠ fórceps m

forma f ⒟ Form f ⒠ forma f

forma f **anelar** ⒟ ringförmig ⒠ forma f anular

formigar ⒟ kribbeln ⒠ hormiguear

formigueiro m ⒟ Kribbelparästhesie f ⒠ hormigueo m

fosfatase f **alcalina** ⒟ Phosphatase f, alkalische ⒠ fosfatasa f alcalina

fósforo m ⒟ Phosphor m ⒠ fósforo m

fossa f **(posterior/ anterior)** ⒟ Schädelgrube f (vordere/ hintere) ⒠ fosa f (posterior/ anterior)

fotodermatite f ⒟ Photodermatitis f ⒠ fotodermatitis f

fotofobia f ⒟ Lichtscheu f ⒠ fotofobia f

fotosensibilização f ⒟ Photosensibilisierung f ⒠ fotosensibilización f

fraco ⒟ schwach ⒠ flaco, débil

fragmento m ⒟ Fragment n ⒠ fragmento m

fraqueza f **muscular** ⒟ Muskelschwäche f ⒠ debilidad f muscular

fra(c)tura f ⒟ Fraktur f ⒠ fractura f

fra(c)tura f **do anel da bacia** ⒟ Beckenringfraktur f ⒠ fractura f del anillo pélvico

fra(c)tura f **em ramo verde** ⒟ Grünholzfraktur f ⒠ fractura f en tallo verde

frémito m **(bras.: frêmito** m**)** ⒟ Fremitus m ⒠ frémito m

frequência f ⒟ Frequenz f ⒠ frecuencia f

frequência *f* **cardíaca** ⒟ Herzfrequenz *f* ⒠ frecuencia *f* cardíaca

fri(c)cionar ⒟ abreiben ⒠ friccionar

frouxo ⒟ schlaff, erschöpft ⒠ flojo

fuga *f* **das ideias** ⒟ Ideenflucht *f* ⒠ fuga *f* de ideas

fumador *m* **(bras.: fumante** *m***)** ⒟ Raucher *m* ⒠ fumador *m*

fumo *n* ⒟ Rauchen *n* ⒠ fumar *m*

função *f* ⒟ Funktion *f* ⒠ función *f*

função *f* **renal** ⒟ Nierenfunktion *f* ⒠ función *f* renal

função *f* **tiroideia** ⒟ Schilddrüsenfunktion *f* ⒠ función *f* tiroidea

função *f* **visuoespacial** ⒟ Denken *n*, räumliches ⒠ función *f* visuoespacial

funcional ⒟ funktionell ⒠ funcional

fundo *m* **do olho (o ocular)** ⒟ Augenhintergrund *m* ⒠ fondo *m* de ojo

fundoscopia *f* ⒟ Fundoskopie *f* ⒠ fundoscopia *f*

fungo *m* ⒟ Pilz *m* ⒠ hongo *m*

funiculite *f* ⒟ Funikulitis *f* ⒠ funiculitis *f*

furúnculo *m* ⒟ Furunkel *m* ⒠ furúnculo *m*

G

gaguejar ⓓ stottern ⓔ tartamudear

galactorreia f ⓓ Galaktorrhoe f
ⓔ galactorrea f

galactosemia f ⓓ Galaktosämie f
ⓔ galactosemia f

galo m ⓓ Beule f ⓔ chichón m,
bulto m

gamaglobulina f ⓓ Gammaglobulin n
ⓔ gammaglobulina f

gânglio m ⓓ Ganglion n ⓔ ganglio m

gânglio m da base ⓓ Basalganglion n
ⓔ ganglio m de la base

gânglio m linfático ⓓ Lymphknoten m ⓔ ganglio m linfático

gangrena f ⓓ Gangrän f ⓔ gangrena f

gangrenoso ⓓ gangränös ⓔ gangrenoso

ganhar peso ⓓ zunehmen ⓔ ganar
peso

garganta f ⓓ Rachen m ⓔ garganta f

gargarejar ⓓ gurgeln ⓔ hacer
gárgaras

gasimetria f (arterial/ venosa) ⓓ Blutgasanalyse f (arterielle/ venöse)
ⓔ gasimetría f (arterial/ venosa)

gastralgia f ⓓ Magenschmerzen mpl
ⓔ gastralgia f

gastrectomia f ⓓ Gastrektomie f
ⓔ gastrectomía f

gastrectomizado ⓓ gastrektomiert
ⓔ gastrectomizado

gastrite f ⓓ Gastritis f ⓔ gastritis f

gastroenterite f ⓓ Gastroenteritis f
ⓔ gastroenteritis f

gastroenteroanastomose f ⓓ Gastroenteroanastomose f ⓔ gastroenteroanastomosis f

gastroenterologia f ⓓ Gastroenterologie f ⓔ gastroenterología f

gaze f ⓓ Verbandsmull m ⓔ gasa f

gémeos mpl ⓓ Zwillinge mpl (eineiige) ⓔ gemelos mpl (idénticos)

gemer ⓓ stöhnen ⓔ gemir

gene m ⓓ Gen n ⓔ gen m

generalista m/f ⓓ Arzt m/ Ärztin f für
Allgemeinmedizin ⓔ general m/f

generalizado ⓓ generalisiert ⓔ generalizado

génese m ⓓ Genese f ⓔ génesis m

gengiva f ⓓ Gingiva f ⓔ encía f

genitália f ⓓ Genitalien npl ⓔ genitales fpl

genoma m ⓓ Genom n ⓔ ge-
noma m

genótipo m ⓓ Genotyp m ⓔ genotipo m

germinoma m ⓓ Germinom n
ⓔ germinoma m

gesso m ⓓ Gips m ⓔ yeso m

gesto m ⓓ Handbewegung f ⓔ gesto m

ginástica f ⓓ Gymnastik f ⓔ gimnasia f

ginecologia f ⓓ Gynäkologie f ⓔ ginecología f

ginecologista m/f ⓓ Gynäkologe/-
in m/f ⓔ ginecólogo/-a m/f

ginecomastia f ⓓ Gynäkomastie f
ⓔ ginecomastia f

glabela f ⓓ Glabella f ⓔ glabela f

glande m ⓓ Glans f (penis)
ⓔ glande m

glândula f ⓓ Drüse f ⓔ glándula f

glândula f linfática ⓓ Lymphdrüse f
ⓔ glándula f linfática

glândula f mamária ⓓ Brustdrüse f
ⓔ glándula f mamaria

glândula f paratiróide ⓓ Nebenschilddrüse f ⓔ glándula f paratiroides

glândula f parótida ⒹOhrspeichel-
drüse f, Parotis f Ⓔglándula f parótida

glândula f pineal ⒹEpiphyse f (Hirn)
Ⓔglándula f pineal

glândula f salivar ⒹSpeicheldrüse f
Ⓔglándula f salivar

glândula f sudorífera ⒹSchweiß-
drüse f Ⓔglándula f sudorípara

glândula f suprarrenal ⒹNeben-
niere f Ⓔglándula f suprarrenal

glândula f tireóide ⒹSchilddrüse f
Ⓔglándula f tiroides

glaucoma m ⒹGlaukom n Ⓔglau-
coma m

glaucoma m de ângulo estreito (o do
ângulo fechado) ⒹEngwinkel-
glaukom n Ⓔglaucoma m de
ángulo estrecho

glicémia f ⒹBlutzucker m Ⓔgluce-
mia f

glicogénio m ⒹGlykogen n Ⓔglu-
cógeno m

glicose f ⒹGlukose f Ⓔglucosa f

glioblastoma m multiforme ⒹGlio-
blastom n, multiformes Ⓔglioblas-
toma m multiforme

glioma m ⒹGliom n Ⓔglioma m

globo m ocular ⒹAugenbulbus m
Ⓔglobo m ocular

globo m pálido ⒹGlobus pallidum n
Ⓔglobo m pálido

glóbulo m (de sangue) (vermelho/
branco) ⒹBlutkörperchen n (ro-
tes/ weißes) Ⓔglóbulo m (de sangre) (rojo/ blanco)

glomerular Ⓓglomerulär Ⓔglome-
rular

glomérulo m ⒹGlomerulum n
Ⓔglomérulo m

glomeruloesclerose f ⒹGlomerulo-
sklerose f Ⓔglomeruloesclerosis f

glossite f ⒹGlossitis f Ⓔglositis f

glote f ⒹGlottis f Ⓔglotis f

glúteo m ⒹGluteus m Ⓔglúteo m

goma f ⒹGumme f Ⓔgoma f

gonartrose f ⒹGonarthrose f
Ⓔgonartrosis f

gonorreia f ⒹGonorrhoe f Ⓔgo-
norrea f

gordura f ⒹFett n Ⓔgrasa f

gota f ⒹTropfen m, Gicht f Ⓔgota f

gotas fpl nasais ⒹNasentropfen mpl
Ⓔgotas fpl nasales

gotas fpl oftalmológicas ⒹAugen-
tropfen mpl (AT) Ⓔgotas fpl oftalmológicas

gotoso Ⓓgichtkrank Ⓔgotoso

Grande Mal m do despertar ⒹAuf-
wach-Grand-Mal m ⒺGrand
Mal m del despertar

granulócito m ⒹGranulozyt m
Ⓔgranulocito m

granulocitopenia f ⒹGranulozytope-
nie f Ⓔgranulocitopenia f

granuloma m ⒹGranulom n Ⓔgra-
nuloma m

grau m (de...) ⒹGrad m (der/s...)
Ⓔgrado m (de...)

grave Ⓓschwer(wiegend) Ⓔgrave

grávida Ⓓschwanger Ⓔembara-
zada

gravidade f ⒹSchweregrad m
Ⓔgravedad f

gravidez f ⒹSchwangerschaft f, Gravi-
dität f Ⓔembarazo m

gravidez f extra-uterina ⒹExtraute-
ringravidität f Ⓔembarazo m extrauterino

gravidez f tubárica ⒹTubargravidi-
tät f Ⓔembarazo m tubárico

gripe f ⒹGrippe f, Influenza f
Ⓔgripe f

grupo m sanguíneo ⒹBlutgruppe f
Ⓔgrupo m sanguíneo

gustativo ⒹGeschmacks..., des Geschmacks Ⓔgustativo

H

habitual ⒟ habituell ⒠ habitual
hálito *m* ⒟ Mundgeruch *m*
  ⒠ hálito *m*
hálux *m* ⒟ Großzehe *f* ⒠ hálux *m*
hamartoma *m* ⒟ Hamartom *n*
  ⒠ hamartoma *m*
haptoglobulina *m* ⒟ Haptoglobulin *n*
  ⒠ haptoglobulina *f*
haxixe *m* ⒟ Haschisch *n* ⒠ hachís *m*
hebefrenia *f* ⒟ Hebephrenie *f* ⒠ hebefrenia *f*
hemangioma *m* ⒟ Hämangiom *n*
  ⒠ hemangioma *m*
hemangiosarcoma *m* ⒟ Hämangiosarkom *n* ⒠ hemangiosarcoma *m*
hematémese *f* (bras.: **hematêmese** *f*)
  ⒟ Hämatemesis *f* ⒠ hematemesis *f*
hematócrito *m* ⒟ Hämatokrit *m*
  ⒠ hematocrito *m*
hematogéneo ⒟ hämatogen ⒠ hematógeno
hematoma *m* ⒟ Hämatom *n*
  ⒠ hematoma *m*
hematoma *m* **em monóculo (o periorbitário)** ⒟ Monokelhämatom *n* ⒠ hematoma *m* periorbitario
hematoma *m* **em óculo** ⒟ Brillenhämatom *n* ⒠ hematoma *m* periorbitario
hematopoiese *f* ⒟ Hämatopoese *f*
  ⒠ hematopoyesis *f*
hematossalpinge *m* ⒟ Hämatosalpinx *f* ⒠ hematoma *m* tubárica
hematúria *f* ⒟ Hämaturie *f* ⒠ hematuria *f*
hemeralópsia *f* ⒟ Nachtblindheit *f*
  ⒠ hemeralopía *f*

hemianópsia *f* (homónima) ⒟ Hemianopsie *f* (homonyme) ⒠ hemianópsia *f* (homónima)
hemibalismo *m* ⒟ Hemiballismus *m*
  ⒠ hemibalismo *m*
hemicolectomia *f* ⒟ Hemicolektomie *f* ⒠ hemicolectomia *f*
hemicorpo *m* ⒟ Körperhälfte *f*
  ⒠ hemicuerpo *m*
hemicrânia *f* (crónica paroxística)
  ⒟ Hemikranie *f* (chronisch paroxysmale) ⒠ hemicránea *f* (crónica paroxística), hemicefalea *f*
hemiparésia *f* ⒟ Hemiparese *f*
  ⒠ hemiparesia *f*, hemiparexia *f*
hemisfério *m* ⒟ Hemisphäre *f* ⒠ hemisferio *m*
hemisintomatologia *f* (sensitiva/ motora) ⒟ Hemisymptomatik *f* (sensible/ motorische) ⒠ hemisintomatología *f* (sensitiva/ motora)
hemocromatose *f* ⒟ Hämochromatose *f* ⒠ hemocromatosis *f*
hemocultura *f* ⒟ Blutkultur *f* ⒠ hemocultura *f*
hemodiálise *f* ⒟ Hämodialyse *f*
  ⒠ hemodiálisis *f*
hemodiluição *f* ⒟ Hämodilution *f*
  ⒠ hemodilución *f*
hemodinamicamente estável
  ⒟ kreislaufstabil
  ⒠ hemodinámicamente estable
hemofilia *f* ⒟ Hämophilie *f* ⒠ hemofilia *f*
hemofiltração *f* ⒟ Hämofiltration *f*
  ⒠ hemofiltración *f*
hemoglobina *m* ⒟ Hämoglobin *n*
  ⒠ hemoglobina *m*
hemoglobinúria *f* ⒟ Hämoglobinurie *f* ⒠ hemoglobinuria *f*
hemograma *m* ⒟ Blutbild *n* (BB)
  ⒠ hemograma *m*
hemograma *m* **diferencial** ⒟ Differentialblutbild *n* ⒠ hemograma *m* diferencial

hemólise f Ⓓ Hämolyse f Ⓔ hemólisis f

hemolítico Ⓓ hämolytisch Ⓔ hemolítico

hemopericárdio m Ⓓ Hämoperikard n Ⓔ hemopericardio m

hemoperitoneu m Ⓓ Hämoperitoneum n Ⓔ hemoperitoneo m

hemoplástico Ⓓ blutbildend Ⓔ hemoplástico

hemoptise f Ⓓ Hämoptyse f Ⓔ hemoptisis f

hemoptóico Ⓓ hämoptoisch Ⓔ hemoptoico

hemorragia f Ⓓ Blutung f Ⓔ hemorragia f

hemorragia f **intracerebral** Ⓓ Hirnblutung f Ⓔ hemorragia f intracerebral

hemorragia f **intraventricular** Ⓓ Ventrikeleinblutung f Ⓔ hemorragia f intraventricular

hemorragia f **subaracnoideia (HSA)** Ⓓ Subarachnoidealblutung f (SAB) Ⓔ hemorragia f subaracnoidea (HSA)

hemorragias fpl **lobares múltiplas** Ⓓ Hirnparenchymeinblutungen fpl, multiple Ⓔ hemorragias fpl lobulares múltiples

hemorróida f Ⓓ Hämorrhoide f Ⓔ hemorroide f

hemossiderina m Ⓓ Hämosiderin n Ⓔ hemosiderina f

hemostático Ⓓ blutstillend Ⓔ hemostático

hemotórax m Ⓓ Hämothorax m Ⓔ hemotórax m

heparinização f Ⓓ Heparinisierung f Ⓔ heparinización f

hepatite f **(por virus A,B,C)** Ⓓ Hepatitis f (A,B,C) Ⓔ hepatitis f (por virus A,B,C)

hepatoma m Ⓓ Hepatom n Ⓔ hepatoma m

hepatomegália f Ⓓ Hepatomegalie f Ⓔ hepatomegalia f

hepatosplenomegália f Ⓓ Hepatosplenomegalie f Ⓔ hepatoesplenomegalia f

hepatotoxicidade f Ⓓ Lebertoxizität f Ⓔ hepatotoxicidad f

hereditariedade f Ⓓ Erblichkeit f Ⓔ herencia f

hereditário Ⓓ erblich, Erb.... Ⓔ hereditario

hermafrodita m Ⓓ Hermaphrodit m Ⓔ hermafrodita m

hérnia f Ⓓ Hernie f Ⓔ hernia f

hérnia f **de hiato** Ⓓ Hiatushernie f Ⓔ hernia f de hiato

hérnia f **diafragmática** Ⓓ Zwerchfellhernie f Ⓔ hernia f diafragmática

hérnia f **discal** Ⓓ Bandscheibenvorfall m Ⓔ hernia f discal

hérnia f **inguinal** Ⓓ Leistenhernie f Ⓔ hernia f inguinal

hérnia f **subfalcial** Ⓓ Herniation f unter die Falx cerebri Ⓔ hernia f subfalcial

hérnia f **umbilical** Ⓓ Nabelhernie f Ⓔ hernia f umbilical

herniotomia f Ⓓ Herniotomie f Ⓔ herniotomia f

heroína m Ⓓ Heroin n Ⓔ heroína f

herpes m **(labial/ genital/ zoster)** Ⓓ Herpes m (labialis/ genitalis/ zoster) Ⓔ herpes m (labial/ genital/ zoster)

heterogéneo Ⓓ heterogen Ⓔ heterogéneo

heterossexual Ⓓ heterosexuell Ⓔ heterosexual

hiato m Ⓓ Hiatus m Ⓔ hiato m

hidradenite f Ⓓ Hydradenitis f Ⓔ hidroadenitis f

hidrámnio m **(bras.: hidrâmnio** m**)** Ⓓ Hydramnion n Ⓔ hidramnios m hidratação f ⒟ Hydratation f ⒠ hidratación f

hidrocefalia f (bras.: hidrocéfalo m) ⒟ Hydrozephalus m ⒠ hidrocefalia f

hidrocefalia f normotensiva ⒟ Normaldruckhydrozephalus m ⒠ hidrocefalia f normotensiva

hidrofobia f ⒟ Hydrophobie f ⒠ hidrofobia f

hidromielia f ⒟ Hydromyelie f ⒠ hidromielia f

hidronefrose f ⒟ Hydronephrose f ⒠ hidronefrosis f

hidropsis f fetalis ⒟ Hydrops fetalis m ⒠ hidropsis f fetalis

higroma m ⒟ Hygrom n ⒠ higroma m

hilo m ⒟ Hilus m ⒠ hilo m

hímen m ⒟ Hymen n ⒠ himen m

hiperactividade f ⒟ Hyperaktivität f ⒠ hiperactividad f

hiperacúsia f ⒟ Hyperakusis f ⒠ hiperacusia f

hiperalgesia f ⒟ Hyperalgesie f ⒠ hiperalgesia f

hiperbilirrubinemia f ⒟ Hyperbilirubinämie f ⒠ hiperbilirrubinemia f

hipercaliémia f ⒟ Hyperkaliämie f ⒠ hipercaliemia f

hipercapnia f ⒟ Hyperkapnie f ⒠ hipercapnia f

hipercinésia f ⒟ Hyperkinese f ⒠ hipercinesia f

hipercrómico ⒟ hyperchrom ⒠ hipercrómico

hiperdensidade f ⒟ Hyperdensität f ⒠ hiperdensidad f

hiperdenso ⒟ hyperdens ⒠ hiperdenso

hiperémese f gravídica ⒟ Hyperemesis f gravidarum ⒠ hiperemesis f gravídica

hiperémia f ⒟ Hyperämie f ⒠ hiperemia f

hiperglicémia f ⒟ Hyperglykämie f ⒠ hiperglucemia f

hiperhidrose f ⒟ Hyperhidrose f, Schwitzen n, vermehrtes ⒠ hiperhidrosis f

hiperlipidémia f (bras.: hiperlipemia f) ⒟ Hyperlipidämie f ⒠ hiperlipidemia f

hipermetropia f ⒟ Weitsichtigkeit f ⒠ hipermetropía f

hipernatrémia f ⒟ Hypernatriämie f ⒠ hipernatremia f

hipernefroma m ⒟ Hypernephrom n ⒠ hipernefroma m

hiperpatia f ⒟ Hyperpathie f ⒠ hiperpatía f

hiperpituitarismo m ⒟ Hyperpituitarismus m ⒠ hiperpituitarismo m

hiperplasia f gengival ⒟ Gingivahyperplasie f ⒠ hiperplasia f gingival

hiperpneia f ⒟ Hyperventilation f ⒠ hiperventilación f

hiperqueratose f ⒟ Hyperkeratose f ⒠ hiperqueratosis f

hiperreflexia f (osteotendinosa) ⒟ Hyperreflexie f (der Muskeleigenreflexe) ⒠ hiperreflexia f (osteotendinosa)

hipersensibilidade f ⒟ Überempfindlichkeit f ⒠ hipersensibilidad f

hipersensível (a...) ⒟ überempfindlich (gegen..) ⒠ hipersensible (a...)

hipersó(m)nia f (diurna) ⒟ Hypersomnie f (Tagesschläfrigkeit f, vermehrte) ⒠ hipersomnia f (diurna)

hipersudorese f ⒟ Schwitzen n, vermehrtes ⒠ hipersudoresis f

hipertelorismo m ⒟ Hypertelorismus m ⒠ hipertelorismo m

hipertensão f arterial (HA) ⒟ Bluthochdruck m ⒠ hipertensión f arterial (HA)

hipertensão f intracraniana ⒟ Hirndruck m, erhöhter ⒠ hipertensión f intracraneana

hipertermia f **(maligna (HM))** Ⓓ Hyperthermie f (maligne) Ⓔ hipertermia f (maligna (HM))

hipertonia f **ocular** Ⓓ Augendruck m, erhöhter Ⓔ hipertonía f ocular

hipertricose f Ⓓ Hypertrichosis f Ⓔ hipertricosis f

hipertrofia f Ⓓ Hypertrophie f Ⓔ hipertrofia f

hipertrofia f **cardial** Ⓓ Herzmuskelhypertrophie f Ⓔ hipertrofia f cardíaca

hipertrofia f **gengival** Ⓓ Gingivahypertrophie f Ⓔ hipertrofia f gingival

hipertrofia f **prostática** Ⓓ Prostatahypertrophie f Ⓔ hipertrofia f prostática

hipnose f Ⓓ Hypnose f Ⓔ hipnosis f

hipoacúsia f Ⓓ Hypakusis f Ⓔ hipoacusia f

hipobaropatia f Ⓓ Höhenkrankheit f Ⓔ enfermedad f de la altitud, enfermedad f hipobárica

hipocapnia f Ⓓ Hypokapnie f Ⓔ hipocapnia f

hipocoagulação f Ⓓ Hypokoagulation f Ⓔ hipocoagulación f

hipocôndria f Ⓓ Hypochondrie f Ⓔ hipocondría f

hipocondríaco *(m + adj.)* Ⓓ Hypochonder m, hypochondrisch *(adj.)* Ⓔ hipocondríaco *(m + adj.)*

hipocrómico (bras.: hipocrômico) Ⓓ hypochrom Ⓔ hipocrómico

hipodensidade f Ⓓ Hypodensität f Ⓔ hipodensidad f

hipodenso Ⓓ hypodens Ⓔ hipodenso

hipofaringe m Ⓓ Hypopharynx m Ⓔ hipofaringe f

hipófise f Ⓓ Hypophyse f Ⓔ hipófisis f

hipofonia f Ⓓ Hypophonie f Ⓔ hipofonía f

hipoglicémia f Ⓓ Hypoglykämie f Ⓔ hipoglucemia f

hiponatrémia f Ⓓ Hyponatriämie f Ⓔ hiponatremia f

hipopituitarismo m Ⓓ Hypopituitarismus m Ⓔ hipopituitarismo m

hipoplasia f Ⓓ Hypoplasie f Ⓔ hipoplasia f

hipoplásico Ⓓ hypoplastisch Ⓔ hipoplásico

hipoquinésia f **(o hipocinésia** f**)** Ⓓ Hypokinese f Ⓔ hipocinesia f

hipospádia f Ⓓ Hypospadie f Ⓔ hipospadias f

hipostesia f **(ao braço direito)** Ⓓ Hypästhesie f (des rechten Armes) Ⓔ hipoestesia f (del brazo derecho)

hipotálamo m Ⓓ Hypothalamus m Ⓔ hipotálamo m

hipotelorismo m Ⓓ Hypotelorismus m Ⓔ hipotelorismo m

hipotenar m Ⓓ Hypothenar m Ⓔ hipotenar m

hipotensão f **(ortostática)** Ⓓ Hypotension f (orthostatische) Ⓔ hipotensión f (ortostática)

hipotermia f Ⓓ Hypothermie f Ⓔ hipotermia f

hipótese f Ⓓ Hypothese f Ⓔ hipótesis f

hipótese m **diagnóstico** Ⓓ Verdachtsdiagnose f Ⓔ hipótesis f diagnóstico

hipotonia f Ⓓ Hypotonie f Ⓔ hipotonía f

hipovolémia f Ⓓ Hypovolämie f Ⓔ hipovolemia f

hipovolémico Ⓓ hypovolämisch Ⓔ hipovolémico

hipóxia f Ⓓ Hypoxie f Ⓔ hipoxia f

histerectomia f Ⓓ Hysterektomie f Ⓔ histerectomía f

histeria f **(o histerismo** m**)** Ⓓ Hysterie f Ⓔ histeria f (o histerismo m)

histérico Ⓓ hysterisch Ⓔ histérico

histerocelo *f* ⒹHysterozele *f* Ⓔ uterocele *f*

histerosalpingografia *f* ⒹHysterosal-
pingographie *f* Ⓔ histerosalpingografía *f*

histiócito *m* ⒹHistiozyt *m* Ⓔ histiocito *m*

histologia *f* ⒹHistologie *f* Ⓔ histología *f*

histopatológico Ⓓhistopathologisch
Ⓔ histopatológico

história *f* (h. de migraine clássica)
Ⓓ Vorgeschichte *f* (in der V. klassische Migräne) Ⓔ historia *f* (h. de
migraña clásica)

homeopatia *f* ⒹHomöopathie *f*
Ⓔ homeopatía *f*

homocistinúria *f* ⒹHomozystinurie *f*
Ⓔ homocistinuria *f*

homogeneidade *f* ⒹHomogenität *f*
Ⓔ homogeneidad *f*

homossexual Ⓓhomosexuell Ⓔ homosexual

hora *f* **de início** ⒹKrankheitsbe-
ginn *m* Ⓔ hora *f* de inicio

hordéolo *m* ⒹHordeolum *n* Ⓔ orzuelo *m*

hormona *f* (bras.: hormônio) ⒹHor-
mon *n* Ⓔ hormona *f*

hormona *f* (bras.: hormônio) **de crescimento** ⒹWachstumshormon *n*
Ⓔ hormona *f* de crecimiento

hospital *m* ⒹKrankenhaus *n* Ⓔ hospital *m*

hospitalizar Ⓓaufnehmen (ins Krankenhaus) Ⓔ hospitalizar

humedecer Ⓓbefeuchten Ⓔ humedecer

humor *m* ⒹStimmung *f* Ⓔ humor *m*

humor *m* **de base** ⒹGrundstim-
mung *f* Ⓔ humor *m* de base

humoral Ⓓhumoral Ⓔ humoral

I

ião m Ⓓ Ion n Ⓔ ión m
iatrogénico Ⓓ iatrogen Ⓔ iatrogénico
ictal Ⓓ iktal Ⓔ ictal
icterícia f (colestática) Ⓓ Ikterus m (cholestatischer) Ⓔ ictericia f (colestática)
ictérico Ⓓ ikterisch Ⓔ ictérico
ictiose f Ⓓ Ichthyose f Ⓔ ictiosis f
idade f (de aparecimento) Ⓓ Alter n (bei Beginn der Symptomatik) Ⓔ edad f (de aparición)
idade f gestacional Ⓓ Gestationsalter n Ⓔ edad f gestacional
idade f óssea Ⓓ Knochenalter n Ⓔ edad f ósea
ideação f suicida Ⓓ Suizidgedanken mpl Ⓔ ideas fpl suicidas
idêntico Ⓓ identisch Ⓔ idéntico
idiopático Ⓓ idiopathisch Ⓔ idiopático
idiota m Ⓓ Idiot m Ⓔ idiota m
idiotia f Ⓓ Idiotie f Ⓔ idiocia f
idoso Ⓓ älter Ⓔ viejo (edad)
ignorar Ⓓ ignorieren, nicht wissen Ⓔ ignorar
ileíte f Ⓓ Ileitis f Ⓔ ileitis f
íleo m (paralítico) Ⓓ Ileus m (paralytischer) Ⓔ íleo m (paralítico)
íleo m Ⓓ Ileum n Ⓔ íleo m
ileostoma m Ⓓ Dünndarmstoma n Ⓔ ileostomía f
ilhotas fpl de Langerhans Ⓓ Langerhanssche Inseln fpl Ⓔ islotes mpl de Langerhans
ílio m Ⓓ Darmbein n Ⓔ ilion m
ilusão f Ⓓ Verkennung f, illusionäre, Illusion f Ⓔ ilusión f

imagiologia f Ⓓ Diagnostik f, bildgebende Ⓔ imagiología f, radiología f
imaturidade f Ⓓ Unreife f Ⓔ inmadurez f
imbecil Ⓓ imbezil Ⓔ imbécil
imbecilidade f Ⓓ Imbezillität f Ⓔ imbecilidad f
imcompatibilidade f feto-pélvica Ⓓ Mißverhältnis n, Kind-zu-Becken Ⓔ incompatibilidad f feto-pélvica
imediato (de imediato) Ⓓ sofort Ⓔ inmediato (de inmediato)
imobilidade f Ⓓ Immobilität f Ⓔ inmobilidad f
imobilizar Ⓓ ruhigstellen Ⓔ inmobilizar
impacto m Ⓓ Auswirkung f Ⓔ impacto m
impalpável Ⓓ nicht palpierbar Ⓔ impalpable
impedir Ⓓ verhindern Ⓔ impedir
imperceptível Ⓓ nicht wahrnehmbar Ⓔ imperceptible
impétigo m Ⓓ Impetigo f Ⓔ impétigo m
implantação f Ⓓ Implantierung f Ⓔ implantación f
implante m Ⓓ Implantat n Ⓔ implante m
implante m ósteo Ⓓ Knochenimplantat n Ⓔ implante m óseo
importância f (em ...) Ⓓ Bedeutung f (für ...) Ⓔ importancia f (en ...)
impotência f Ⓓ Impotenz f Ⓔ impotencia f
impotente Ⓓ impotent Ⓔ impotente
impresso m de transferência Ⓓ Überweisungsschein m Ⓔ impreso m de transferencia
impulsivo Ⓓ impulsiv Ⓔ impulsivo
imune (a...) Ⓓ immun (gegen...) Ⓔ inmune (a...)
imunidade f (a...) Ⓓ Immunität f (gegen...) Ⓔ inmunidad f (a...)

imunização f (**contra...**) ⒟ Immunisierung f (gegen...) Ⓔ inmunización f (contra...)

imunizar ⒟ immunisieren Ⓔ inmunizar

imunocomplexo m ⒟ Immunkomplex m Ⓔ inmunocomplejo m

imunodeprimido ⒟ immunsupprimiert Ⓔ inmunodeprimido

imunoelectroforese f ⒟ Immunelektrophorese f Ⓔ inmunoelectroforesis f

imunofluorescência f ⒟ Immunfluoreszenz f Ⓔ inmunofluorescencia f

imunoglobulina f ⒟ Immunglobulin n Ⓔ inmunoglobulina f

imunologia f ⒟ Immunologie f Ⓔ inmunología f

imunológico ⒟ immunologisch Ⓔ inmunológico

imunosupressão f ⒟ Immunsuppression f Ⓔ inmunosupresión f

imunovasculite f ⒟ Immunvaskulitis f Ⓔ inmunovasculitis f

inacessível ⒟ unzugänglich Ⓔ inaccesible

inalação f ⒟ Inhalation n Ⓔ inhalación f

inalar ⒟ inhalieren Ⓔ inhalar

inalterado ⒟ unverändert Ⓔ inalterado

inapetência f ⒟ Inappetenz f Ⓔ inapetencia f

incapacidade f (**de...**) ⒟ Unfähigkeit f (zu...) Ⓔ incapacidad f (de...)

incapacidade f de trabalho (**i. permanente, parcial, absoluta**) ⒟ Arbeitsunfähigkeit f (vorübergehende, dauerhafte, eingeschränkte, absolute A.) Ⓔ incapacidad f de trabajo (temporal, permanente, parcial, absoluta)

incesto m ⒟ Inzest m Ⓔ incesto m

inchaço m ⒟ Schwellung f Ⓔ hinchazón f

inchar ⒟ anschwellen Ⓔ hinchar

incidência f ⒟ Inzidenz f Ⓔ incidencia f

incipiente ⒟ beginnend Ⓔ incipiente

incisão f ⒟ Inzision f, Schnitt m Ⓔ incisión f

incisar ⒟ einschneiden Ⓔ cortar

incisivo m ⒟ Schneidezahn m Ⓔ incisivo m

inclinar-se ⒟ vorbeugen, sich Ⓔ inclinarse

incompleto ⒟ unvollständig Ⓔ incompleto

inconsciente ⒟ bewußtlos Ⓔ inconsciente

inconstante ⒟ inkonstant Ⓔ inconstante

incontinência f (**intestinal/ urinária/ diurna/ nocturna/ ocasional/ total**) ⒟ Inkontinenz f (Stuhl-/ Harn-/ bei Tag/ nachts/ gelegentliche/ totale)/ Ⓔ incontinencia f (intestinal/ urinaria/ diurna/ nocturna/ ocasional/ total)

incontinência f de afectos (**o labilidade** f **afectivo**) ⒟ Affektinkontinenz f Ⓔ labilidad f afectiva

incoordenação f ⒟ Koordinationsstörung f Ⓔ incoordinación f

incubação f ⒟ Inkubation f Ⓔ incubación f

incubadora f ⒟ Inkubator m Ⓔ incubadora f

inde(m)nização f ⒟ Schmerzensgeld n Ⓔ indemnización f

independente (**de...**) ⒟ unabhängig (von...) Ⓔ independiente (de...)

indicação f (**de...**) ⒟ Indikation f (für...) Ⓔ indicación f (de...)

indicado (**é i. com...**) ⒟ indiziert (ist i. bei...) Ⓔ indicado (es i. con...)

indicador m ⒟ Zeigefinger m Ⓔ indicador m

indiferenciado ① undifferenziert
② indiferenciado
indiferente ① gleichgültig ② indiferente
indigestão f ① Verdauungsbeschwerden fpl ② indigestión f
indução f do trabalho de parto ① Geburtseinleitung f ② inducción f del trabajo de parto
indução f enzimática ① Enzyminduktion f ② inducción f enzimática
induzir ① hervorrufen, induzieren ② inducir
inesgotável ① unerschöpflich ② inagotable
inespecífico ① unspezifisch ② inespecífico
infância f ① Kindheit f ② infancia f, niñería f
infarto m (bras.) ① Infarkt m ② infarto m
infecção f ① Infektion f, Entzündung f ② infección f
infecção f estafilocócica ① Staphylokokkeninfektion f ② infección f estafilocócica
infecção f gonocócica ① Gonokokkeninfektion f ② infección f gonocócica
infecção f respiratória ① Atemwegsinfekt m ② infección f respiratoria
infecção f urinária ① Harnwegsinfekt m ② infección f urinaria
infecção f viral (o vírica) ① Virusinfektion f ② infección f viral, virosis f
infeccioso ① infektiös ② infeccioso
infectar ① anstecken ② infectar
inferior a... ① unter.... ② inferior a...
infértil ① infertil ② infértil
infertilidade f ① Infertilität f ② infertilidad f
infiltração f ① Infiltration f ② infiltración f

infiltrado m ① Infiltrat n ② infiltrado m
infiltrado m pulmonar ① Lungeninfiltrat n ② infiltrado m pulmonar
infiltrar ① infiltrieren ② infiltrar
inflamação f ① Entzündung f ② inflamación f
inflamar-se ① entzünden, sich ② inflamarse
inflamatório ① entzündlich ② inflamatorio
informação f ① Information f ② información f
infusão f ① Infusion f ② infusión f
ingerir ① einnehmen ② ingerir
ingestão f ① Einnahme f ② ingestión f
ingestão f medicamentosa ① Medikamenteneinnahme f ② ingestión f medicamentosa
inibição f ① Hemmung f ② inhibición f
inibidor m ① Inhibitor m ② inhibidor m
inibidor m da ECA ① ACE-Hemmer m ② inhibidor m de la ECA (IECA)
inibidor m da ovulação ① Ovulationshemmer m ② inhibidor m de ovulación
início m ① Beginn m ② inicio m
inje(c)ção f (conjuntival) ① Injektion f (konjunktivale) ② inyección f (conjuntival)
inje(c)tar ① injizieren ② inyectar
inoperável ① inoperabel ② inoperable
inquietar ① ängstigen, beunruhigen ② inquietar
inseminação f ① Insemination f ② inseminación f
insensível ① taub, empfindungslos ② insensible
insolação f ① Insolation f, Hitzschlag m ② insolación f

portugues – alemão – espanhol

insónia f (bras.: insônia f) ⒟ Schlaflosigkeit f ⒠ insomnio m
inspe(c)ção f ⒟ Inspektion f ⒠ inspección f
instabilidade f de humor ⒟ Stimmungsschwankungen fpl ⒠ inestabilidad f de humor
instalação f (súbita) ⒟ Einsetzen n
(von Symptomen) (plötzliches)
⒠ instalación f (súbita)
instável ⒟ instabil ⒠ inestable
instilar ⒟ einträufeln ⒠ instilar
instruções fpl ⒟ Beipackzettel m
⒠ instrucciones fpl
insuficiência f ⒟ Insuffizienz f ⒠ insuficiencia f
insuficiência f aórtica ⒟ Aorteninsuffizienz f ⒠ insuficiencia f aórtica
insuficiência f cardíaca ⒟ Herzinsuffizienz f (HI) ⒠ insuficiencia f cardíaca
insuficiência f do diafragma pélvico
⒟ Beckenbodeninsuffizienz f
⒠ insuficiencia f del diafragma pélvico
insuficiência f mitral ⒟ Mitralinsuffizienz f ⒠ insuficiencia f mitral
insuficiência f renal (aguda/ crónica)
(IRA/ IRC) ⒟ Niereninsuffizienz f
(akute/ chronische) (NI) ⒠ insuficiencia f renal (aguda/ crónica) (IRA/
IRC)
insuficiência f tricúspide ⒟ Trikuspidalklappeninsuffizienz f ⒠ insuficiencia f tricúspide
insuficiência f ventricular direita
⒟ Rechtsherzinsuffizienz f ⒠ insuficiencia f ventricular (IV) derecha
insuficiência f ventricular esquerda
⒟ Linksherzinsuffizienz f ⒠ insuficiencia f ventricular (IV) izquierda
insulina f ⒟ Insulin n ⒠ insulina f
insulinodependente ⒟ insulinabhängig ⒠ insulinodependiente

inteligência f ⒟ Intelligenz f ⒠ inteligencia f
intensidade f ⒟ Stärke f, Intensität f
⒠ intensidad f
interacção f (medicamentosa) ⒟ Interaktion f (medikamentöse) ⒠ interacción f (medicamentosa)
intercorrência f ⒟ Zwischenfall m
⒠ intercurrencia f
interferão m ⒟ Interferon n ⒠ interferón m
intermitente ⒟ intermittierend
⒠ intermitente
internado (de... a...) ⒟ stationär
(von...bis...) ⒠ internado (de...
a...)
internamento m ⒟ Krankenhausaufnahme f ⒠ internamiento m
international normalised ratio (INR)
⒟ international normalized ratio
(INR) (Prothrombinzeit geteilt durch
Normalwert) ⒠ international normalised ratio (INR)
interpessoal ⒟ zwischenmenschlich
⒠ interpersonal
interromper ⒟ unterbrechen ⒠ interrumpir
interrupção f ⒟ Unterbrechung f
⒠ interrupción f
interrupção f voluntária de gravidez
(IVG) ⒟ Schwangerschaftsabbruch m ⒠ interrupción f voluntaria del embarazo (IVE)
interstitial ⒟ interstitiell ⒠ intersticial
intertrigo m (o intertrigem m) ⒟ Intertrigo n ⒠ intertrigo m
intervalo m ⒟ Abstand m, Pause f
⒠ intervalo m
intervenção f ⒟ Eingriff m, Intervention f ⒠ intervención f
intervir ⒟ einschreiten ⒠ intervenir
intestinal ⒟ Darm- ⒠ intestinal
intestino m delgado ⒟ Dünndarm m
⒠ intestino m delgado

intestino *m* **grosso** ⓓ Dickdarm *m*
ⓔ intestino *m* grueso

intolerância *f* ⓓ Unverträglichkeit *f*
ⓔ intolerancia *f*

intolerância *f* **à luz** ⓓ Lichtüberempfindlichkeit *f* ⓔ intolerancia *f* a la
luz

intoxicação *f* ⓓ Vergiftung *f*, Intoxikation *f* ⓔ intoxicación *f*

intoxicação *f* **alimentar** ⓓ Lebensmittelvergiftung *f* ⓔ intoxicación *f* alimenticia

intracraneano ⓓ intracraniell ⓔ intracraneano

intramuscular (i.m.) ⓓ intramuskulär
(i.m.) ⓔ intramuscular (i.m.)

intratável ⓓ unheilbar, nicht behandelbar ⓔ intratable

intratecal ⓓ intrathekal ⓔ intratecal

intravenoso (i.v.) ⓓ intravenös (i.v.)
ⓔ intravenoso (i.v.)

intubação *f* ⓓ Intubation *f* ⓔ intubación *f*, entubación *f*

intuitivo ⓓ intuitiv ⓔ intuitivo

invaginação *f* ⓓ Invagination *f*
ⓔ invaginación *f*

inválido ⓓ arbeitsunfähig
ⓔ inválido

invasivo ⓓ invasiv ⓔ invasivo

inversão *f* ⓓ Inversion *f* ⓔ inversión *f*

investigação *f* ⓓ Untersuchung *f*, Diagnostik *f* ⓔ investigación *f*

involuntário ⓓ unwillkürlich ⓔ involuntario

iodo *m* ⓓ Jod *n* ⓔ yodo *m*

íon *m* **(bras.)** ⓓ Ion *n* ⓔ ión *m*

ionograma *m* ⓓ Ionogramm *n*
ⓔ ionograma *m*

ipsilateral ⓓ ipsilateral ⓔ ipsilateral

irascibilidade *f* ⓓ Jähzorn *m* ⓔ irascibilidad *f*

iridociclite *f* ⓓ Iridozyklitis *f* ⓔ iridociclitis *f*

iridoplegia *f* ⓓ Pupillenstarre *f*
ⓔ iridoplegia *f*

íris *f* ⓓ Iris *f* ⓔ iris *f*

irite *f* ⓓ Iritis *f* ⓔ iritis *f*

irradiação *f* ⓓ Ausstrahlung *f* ⓔ irradiación *f*

irradiar ⓓ ausstrahlen ⓔ irradiar

irregular ⓓ abnorm ⓔ irregular

irressecável ⓓ resezierbar, nicht
ⓔ irresecable

irritabilidade *f* ⓓ Reizbarkeit *f* ⓔ irritabilidad *f*

irritação *f* ⓓ Reizung *f* ⓔ irritación *f*

irritante ⓓ ausstrahlend ⓔ irritante

isocórico ⓓ isokor ⓔ isocórico

isolado ⓓ isoliert ⓔ aislado

isolamento *m* ⓓ Isolierung *f* ⓔ aislamiento *m*

isolar ⓓ isolieren ⓔ aislar

isométrico ⓓ isometrisch ⓔ isométrico

isotónico ⓓ isotonisch ⓔ isotónico

isótopo *m* **(radioativo)** ⓓ Isotop *n*
(radioaktives) ⓔ isótopo *m* (radioativo)

isquémia *f* ⓓ Ischämie *f* ⓔ isquemia *f*

isquémico ⓓ ischämisch ⓔ isquémico

ísquio *m* ⓓ Kreuzbein *n* ⓔ isquion *m*

istmo *m* ⓓ Isthmus *m* ⓔ istmo *m*

J

janela *f* **terapêutica** Ⓓ Fenster *n*, therapeutisches Ⓔ ventana *f* terapéutica

jarrete *m* Ⓓ Kniekehle *f* Ⓔ corva *f*

jejuar Ⓓ fasten Ⓔ ayunar

jejum (em jejum) Ⓓ nüchtern
Ⓔ ayuno (en ayuno)

jejuno *m* Ⓓ Jejunum *n* Ⓔ yeyuno *m*

jejunostomia *f* Ⓓ Jejunostomie *f*
Ⓔ yeyunostomía *f*

joanete *m* Ⓓ Fußballen *m* Ⓔ juanete *m*

joelho *m* Ⓓ Knie *n* Ⓔ rodilla *f*

K

Kernicterus *m*   Ⓓ Kernikterus *m*
    Ⓔ Kernicterus *m*

L

labilidade f emocional ⒟ Affektlabilität f Ⓔ labilidad f emocional

lábio m ⒟ Lippe f Ⓔ labio m

lábio m inferior ⒟ Unterlippe f Ⓔ labio m inferior

lábio m leporino ⒟ Hasenscharte f Ⓔ labio m leporino

lábio m superior ⒟ Oberlippe f Ⓔ labio m superior

labirintite f ⒟ Labyrinthitis f Ⓔ laberintitis f

labirinto m ⒟ Labyrinth n Ⓔ laberinto m

laboratório m ⒟ Labor n Ⓔ laboratorio m

lacrimejo m ⒟ Tränen n Ⓔ lacrimeo m

lactação f ⒟ Laktation f Ⓔ lactación f

lactante m ⒟ Säugling m Ⓔ lactante m

lactase f ⒟ Laktase f Ⓔ lactasa f

lacunar ⒟ lakunär Ⓔ lacunar

lado m ⒟ Seite f Ⓔ lado m

lado m oposto ⒟ Gegenseite f Ⓔ lado m opuesto

lagoftalmos m ⒟ Lagophthalmus m Ⓔ lagoftalmo m

lágrima f ⒟ Träne f Ⓔ lágrima f

lamentar-se ⒟ jammern Ⓔ lamentarse

laminectomia f ⒟ Laminektomie f Ⓔ laminectomía f

lanceta f ⒟ Lanzette f Ⓔ lanceta f

lancinante ⒟ lanzinierend Ⓔ lancinante

laparoscopia f ⒟ Laparoskopie f Ⓔ laparoscopia f

laparoscópio m ⒟ Laparoskop n Ⓔ laparoscopio m

laparotomia f ⒟ Laparotomie f Ⓔ laparotomía f

lar m ⒟ Heim n (Alters-) Ⓔ lugar m, asilo m

largura f ⒟ Breite f Ⓔ anchura f

laringe f ⒟ Kehlkopf m Ⓔ laringe f

laringectomia f ⒟ Laryngektomie f Ⓔ laringectomía f

laringite f ⒟ Laryngitis f Ⓔ laringitis f

laringoscopia f ⒟ Laryngoskopie f Ⓔ laringoscopia f

laringoscópio m ⒟ Laryngoskop n Ⓔ laringoscopio m

laringospasm m ⒟ Laryngospasmus m Ⓔ laringoespasmo m

laringotraqueobronquite f ⒟ Laryngotracheobronchitis f Ⓔ laringotraqueobronquitis f

Lasègue (positivo a 60° á esquerdo) ⒟ Lasègue m (links bei 60° positiv) Ⓔ Lasègue (positivo a 60° a la izquierda)

laser m ⒟ Laser m Ⓔ láser m

latência f ⒟ Latenz f Ⓔ latencia f

latente ⒟ latent Ⓔ latente

lateral ⒟ lateral Ⓔ lateral

lavagem f gástrica ⒟ Magenspülung f Ⓔ lavado m gástrico

lavar ⒟ spülen, waschen Ⓔ lavar

laxante m ⒟ Abführmittel n Ⓔ laxante m

leiomioma m ⒟ Leiomyom n Ⓔ leiomioma m

leiomios(s)arcoma m ⒟ Leiomyosarkom n Ⓔ leiomiosarcoma m

leishmaníase f ⒟ Leishmaniase f Ⓔ leismaniasis f

leito m ⒟ Bett n Ⓔ cama f

leito m renal ⒟ Nierenlager n Ⓔ lecho m renal

leito m ungueal (o l. da unha) ⒟ Nagelbett n Ⓔ lecho m ungueal

lente *m* **(do olho)** Ⓓ Linse *f*
　Ⓔ lente *m* (del ojo)
lentes *mpl* **de contacto** Ⓓ Kontaktlinsen *fpl* Ⓔ lentes *mpl* de contacto
lenticular *m* Ⓓ Linsenkern *m* Ⓔ lenticular *m*
lentificação *f* Ⓓ Verlangsamung *f*
　Ⓔ lentificación *f*
lentigo *m* Ⓓ Lentigo *f* Ⓔ lentigo *m*
lepra *f* Ⓓ Lepra *f* Ⓔ lepra *f*
leproso Ⓓ leprös Ⓔ leproso
leptospirose *f* Ⓓ Leptospirose *f*
　Ⓔ leptospirosis *f*
lesão *f* **(l. imagiológica correspondente)** Ⓓ Läsion *f*, Verletzung *f* (entsprechende L. in der bildgebenden Diagnostik) Ⓔ lesión *f* (l. imagiológica correspondiente)
lesão *f* **cerebral anóxica** Ⓓ Hirnschaden *m*, hypoxischer Ⓔ lesión *f* cerebral anóxica
lesão *f* **da pele** Ⓓ Hautverletzung *f*
　Ⓔ lesión *f* de la piel
lesão *f* **desportiva** Ⓓ Sportverletzung *f* Ⓔ lesión *f* deportiva
lesão *f* **valvular** Ⓓ Herzklappenfehler *m* Ⓔ lesión *f* valvular
lésbica (*adj. + f*) Ⓓ lesbisch, Lesbierin *f* Ⓔ lésbica (*adj. + f*)
letal Ⓓ letal Ⓔ letal
letargia *f* Ⓓ Lethargie *f* Ⓔ letargia *f*
leucemia *f* **(linfóide (o linfática) aguda/ crónica)** Ⓓ Leukämie *f*, (akute/ chronische lymphatische (ALL/CLL)) Ⓔ leucemia *f* (linfoide (o linfática) aguda/ crónica)
leucócito *m* Ⓓ Leukozyt *m* Ⓔ leucocito *m*
leucocitose *f* Ⓓ Leukozytose *f*
　Ⓔ leucocitosis *f*
leucoencefalopatia *f* **(isquémica)** Ⓓ Leukenzephalopathie *f*, (ischämische) Ⓔ leucoencefalopatía *f* (isquémica)

leucopenia *f* Ⓓ Leukopenie *f* Ⓔ leucopenia *f*
leucose *f* Ⓓ Leukose *f* Ⓔ leucosis *f*
levantar Ⓓ anheben Ⓔ levantar
libertação *f* Ⓓ Freisetzung *f* Ⓔ libertación *f*
líbido *m* Ⓓ Libido *f* Ⓔ líbido *f*
ligação *f* **às proteínas** Ⓓ Proteinbindung *f* Ⓔ ligación *f* a las proteínas
ligadura *f* **elástica** Ⓓ Bandage *f*, elastische Ⓔ ligadura *f* elástica
ligadura *f* **extensível** Ⓓ Streckverband *m* Ⓔ ligadura *f* extensible
ligamento *m* Ⓓ Band *n*, Ligament *n*
　Ⓔ ligamento *m*
ligamento *m* **cruzado** Ⓓ Kreuzband *n*
　Ⓔ ligamento *m* cruzado
ligar (a…) Ⓓ abbinden, binden (an…)
　Ⓔ unir (a…), llamar (a…)
limiar *m* **da tolerância à dor** Ⓓ Schmerzschwelle *f* Ⓔ umbral *m* de la tolerancia al dolor
limiar *m* **epileptogénico (abaixamento/ aumento do l. e.)** Ⓓ Krampfschwelle *f* (Absinken/ Anstieg der K.) Ⓔ umbral *m* epileptogénico (descenso/ aumento de u. e.)
limitação *f* **dos movimentos** Ⓓ Bewegungseinschränkung *f* Ⓔ limitación *f* de los movimientos
limites *mpl* **da normalidade (dentro dos l. da n.)** Ⓓ Normbereich *m* (im N.) Ⓔ límites *mpl* de la normalidad (dentro de los l. de la n.)
linfa *f* Ⓓ Lymphe *f* Ⓔ linfa *f*
linfadenite *f* Ⓓ Lymphadenitis *f*
　Ⓔ linfadenitis *f*
linfadenopatia *f* Ⓓ Lymphadenopathie *f* Ⓔ linfadenopatía *f*
linfangioma *m* Ⓓ Lymphangiom *n*
　Ⓔ linfangioma *m*
linfangio(s)sarcoma *m* Ⓓ Lymphangiosarkom *n* Ⓔ linfangiosarcoma *m*
linfático Ⓓ lymphatisch, Lymph…
　Ⓔ linfático

linfedema *m* ⓓ Lymphödem *n*
　ⓔ linfedema *m*
linfoblasto *m* ⓓ Lymphoblast *m*
　ⓔ linfoblasto *m*
linfócito *m* ⓓ Lymphozyt *m* ⓔ linfocito *m*
linfocitopenia *f* ⓓ Lymphozytopenie *f*
　ⓔ linfocitopenia *f*
linfoma *m* ⓓ Lymphom *n* ⓔ linfoma *m*
linfonodo *m* ⓓ Lymphknoten *m*
　ⓔ nódulo *m* linfático
língua *f* ⓓ Zunge *f*, Sprache *f* ⓔ lengua *f*
linguagem *f* ⓓ Sprache *f* (i. S. von
Sprechweise) ⓔ lenguaje *m*
linha *f* ⓓ Faden *m* ⓔ línea *f*
linha *f* média ⓓ Mittellinie *f* ⓔ línea *f* media
lípase *f* ⓓ Lipase *f* ⓔ lipasa *f*
lipoma *m* ⓓ Lipom *n* ⓔ lipoma *m*
liposarcoma *m* ⓓ Liposarkom *n*
　ⓔ liposarcoma *m*
lipotímia *f* ⓓ Ohnmacht *f*, Bewußtlosigkeit *f* ⓔ lipotimia *f*
líquen *m* plano ⓓ Lichen *n* planum
　ⓔ liquen *m* plano
liquenificação *f* ⓓ Lichenifizierung *f*
　ⓔ liquenificación *f*
liquenificado ⓓ lichenifiziert ⓔ liquenificado
líquido *m* ⓓ Flüssigkeit *f* ⓔ líquido *m*
líquido *m* amniótico ⓓ Amnionflüssigkeit *f* ⓔ líquido *m* amniótico
líquido *m* ascítico ⓓ Aszitesflüssigkeit *f* ⓔ líquido *m* ascítico
líquido *m* céfalo-raquidiano (LCR)
　ⓓ Liquor *m* cerebrospinalis ⓔ líquido *m* cefalorraquídeo (LCR)
líquido *m* pleural ⓓ Pleuraflüssigkeit *f* ⓔ líquido *m* pleural
liquor *m* ⓓ Liquor *m* ⓔ liquor *m*
lise *f* ⓓ Lyse *f* ⓔ lisis *f*
lítio *m* ⓓ Lithium *n* ⓔ litio *m*

litotripsia *f* ⓓ Lithotrypsie *f* ⓔ litotricia *f*
lívido ⓓ bläulich, livide ⓔ lívido
lobectomia *f* ⓓ Lobektomie *f* ⓔ lobectomía *f*
lobo *m* ⓓ Lappen *m* ⓔ lobo *m*
lóbulo *m* ⓓ Lobulus *m*, Ohrläppchen *n* ⓔ lóbulo *m*
loca *f* de Guyon ⓓ Loge *f* de Guyon
　ⓔ canal *m* de Guyon
loca *f* de supinador ⓓ Supinatorloge *f*
　ⓔ canal *m* del supinador
local ⓓ örtlich ⓔ local
localização *f* ⓓ Lokalisation *f* ⓔ localización *f*
localizado ⓓ lokalisiert, punktuell
　ⓔ localizado
locomoção *f* ⓓ Gehen *n*, Fortbewegung *f* ⓔ locomoción *f*
logorreia *f* ⓓ Logorrhoe *f* ⓔ logorrea *f*
lombalgia *f* ⓓ Lumbalgie *f* ⓔ lumbalgia *f*
lombar ⓓ lumbal ⓔ lumbar
lombo-sagrado ⓓ lumbosakral
　ⓔ lumbosacro
lombriga *f* ⓓ Spulwurm *m* ⓔ lombriz *f*
lóquios *mpl* ⓓ Wochenfluß *m* ⓔ locuos *mpl*
lordose *f* ⓓ Lordose *f* ⓔ lordosis *f*
louco ⓓ verrückt, irr ⓔ loco
lúcido ⓓ bewußtseinsklar ⓔ lúcido
lucífugo ⓓ lichtscheu ⓔ lucífugo
lumbago *m* ⓓ Lumbago *m*, 'Hexenschuß'(m) ⓔ lumbago *m*
lúmen *m* ⓓ Lumen *n* ⓔ lumen *m*
lúpus *m* (eritematosus) ⓓ Lupus *m*
(erythematosus) ⓔ lúpus *m* (eritematosus)
luva *f* (de borracha) ⓓ Handschuh *m*
(Gummihandschuh *m*) ⓔ guante *m*
(de goma)
luxação *f* ⓓ Luxation *f* ⓔ luxación *f*
luxado ⓓ luxiert ⓔ luxado

luxar Ⓓ luxieren Ⓔ luxar

M

má nutrição f ⒟ Malnutrition f, Unterernährung f ⒠ mala nutrición f

maca f ⒟ Untersuchungsliege f, Trage f ⒠ camilla f

macerar ⒟ mazerieren ⒠ macerar

macho (bras.) ⒟ männlich ⒠ macho, masculino

maciço ⒟ massiv ⒠ macizo

macroadenoma m ⒟ Makroadenom n ⒠ macroadenoma m

macrocítico ⒟ makrozytär ⒠ macrocítico

macrócito m ⒟ Makrozyt m ⒠ macrocito m

macrófago m ⒟ Makrophage m ⒠ macrófago m

macroscópico ⒟ makroskopisch ⒠ macroscópico

macrossomia f **fetal** ⒟ Makrosomie f, fetale ⒠ macrosomía f fetal

mácula f ⒟ Makula f ⒠ mácula f

maculo-papular ⒟ makulo-papulös ⒠ maculo-papular

magnésio m ⒟ Magnesium n ⒠ magnesio m

mal m **das alturas** ⒟ Höhenkrankheit f ⒠ mal m de las alturas

mal estar m **(o má-estar** m**)** ⒟ Unwohlsein n ⒠ mal estar m

malabsorção f **(o má absorção** f**)** ⒟ Malabsorption f ⒠ malabsorción f

malacia f ⒟ Malazie f ⒠ malacia f

malária f ⒟ Malaria f ⒠ malaria f

maléolo m ⒟ Malleolus m ⒠ maléolo m

malformação f ⒟ Malformation f ⒠ malformación f

malformação f **vascular (MAV)** ⒟ Gefäßmalformation f ⒠ malformación f vascular (MAV)

maligno ⒟ maligne, bösartig ⒠ maligno

mama f ⒟ Mamma f ⒠ mama f

mamilo m ⒟ Mamille f ⒠ pezón m

mamografia f ⒟ Mammografie f ⒠ mamografía f

mandíbula f ⒟ Unterkiefer m, Mandibula f ⒠ mandíbula f

mania f ⒟ Manie f ⒠ manía f

mania f **de perseguição** ⒟ Verfolgungswahn m ⒠ manía f de persecución

maníaco(-depressiva) ⒟ manisch(-depressiv) ⒠ maníaco(-depresiva)

manifestação f ⒟ Erscheinungsform f, Manifestation f ⒠ manifestación f

manifestação f **dérmica** ⒟ Hauterscheinung f ⒠ manifestación f dérmica

manter-se ⒟ bleiben ⒠ mantenerse

mão f ⒟ Hand f ⒠ mano f

mão f **em garra** ⒟ Krallenhand f ⒠ mano f en garra

mão f **pendente** ⒟ Fallhand f ⒠ mano f pendulante

mapa m **de crises** ⒟ Anfallskalender m ⒠ mapa m de crisis

marasmo m ⒟ Marasmus m ⒠ marasmo m

marcado ⒟ begrenzt, abgegrenzt, vereinbart ⒠ marcado

marcador m ⒟ Marker m ⒠ marcador m

marcador m **tumoral** ⒟ Tumormarker m ⒠ marcador m tumoral

marcapasso m **(bras.)** ⒟ Herzschrittmacher m ⒠ marcapasos m

marcha f **(parética/ espástica/ atáxica/ claudicante/ pequenos passos)** ⒟ Gangbild n (paretisches/ spastisches/ ataktisches/ hinkendes/ kleinschrittiges) ⒠ marcha f (parética/

espástica/ atáxica/ claudicante/ pequenos pasos)

martelo m Ⓓ Hammer m Ⓔ martillo m

masculino Ⓓ männlich Ⓔ masculino, macho

massagem f Ⓓ Massage f Ⓔ masaje m

massagem f **cardíaca** Ⓓ Herzmassage f Ⓔ masaje m cardíaco

mastectomia f Ⓓ Mastektomie f Ⓔ mastectomía f

mastigação f Ⓓ Kauen n Ⓔ masticación f

mastite f Ⓓ Mastitis f Ⓔ mastitis f

mastodinia f Ⓓ Mastodynie f Ⓔ mastodinia f

mastoidite f Ⓓ Mastoiditis f Ⓔ mastoiditis f

material m **de obturação** Ⓓ Zahnfüllung f Ⓔ material m de obturación

maternidade f Ⓓ Entbindungsabteilung f Ⓔ maternidad f

matinal Ⓓ morgendlich Ⓔ matinal

maturidade f Ⓓ Reife f Ⓔ madurez f

maxilar m **inferior** Ⓓ Unterkiefer m Ⓔ maxilar m inferior

maxilar m **superior** Ⓓ Oberkiefer m Ⓔ maxilar m superior

mecânico Ⓓ mechanisch Ⓔ mecánico

mecónio m **(bras.: mecônio** m**)** Ⓓ Mekonium n Ⓔ meconio m

medial Ⓓ medial Ⓔ medial

mediastinite f Ⓓ Mediastinitis f Ⓔ mediastinitis f

mediastino m Ⓓ Mediastinum n Ⓔ mediastino m

medicação de alívio m **(rápido)** Ⓓ Akutmedikation f Ⓔ medicación f de carácter rápido

medicamento m Ⓓ Medikament n Ⓔ medicamento m

medicamentoso Ⓓ medikamentös Ⓔ medicamentoso

medição f Ⓓ Messung f Ⓔ medición f

medicina f **convencional** Ⓓ Schulmedizin f Ⓔ medicina f convencional

medicina f **física** Ⓓ Physiotherapie f, Krankengymnastik f (KG) Ⓔ medicina f física

medicina f **forense** Ⓓ Rechtsmedizin f Ⓔ medicina f forense

medicina f **naturalista** Ⓓ Naturheilkunde f Ⓔ medicina f naturista

médico Ⓓ medizinisch, ärztlich Ⓔ médico

médico m **da caixa** Ⓓ Kassenarzt m Ⓔ médico m de la seguridad social

médico m **de família** Ⓓ Hausarzt m Ⓔ médico m de familia

médico/ a m/f **de urgência** Ⓓ Notarzt/ -ärztin m/f Ⓔ médico/-a m/f de urgencia

medula f Ⓓ Medulla f Ⓔ médula f

medula f **espinal** Ⓓ Rückenmark n Ⓔ médula f espinal

medula f **óssea** Ⓓ Knochenmark n Ⓔ médula f ósea

meduloblastoma m Ⓓ Medulloblastom n Ⓔ meduloblastoma m

megacariócito m Ⓓ Megakaryozyt m Ⓔ megacariocito m

megacólon m Ⓓ Megakolon n Ⓔ megacolon m

megalómano Ⓓ größenwahnsinnig Ⓔ megalómano

meia f **elástica** Ⓓ Gummistrumpf m Ⓔ media f elástica

meias fpl **antitrombose** Ⓓ Thrombosestrümpfe mpl Ⓔ medias fpl antitrombóticas

meias fpl **elásticas** Ⓓ Stützstrümpfe mpl Ⓔ medias fpl elásticas

meio m **auxiliar** Ⓓ Hilfsmittel n Ⓔ medio m auxiliar

meio m **de contraste** m **(com/ sem)** Ⓓ Kontrastmittel n (mit/ ohne)

Ⓔ medio *m* de contraste *m*, contraste *m*) (con/ sin)

meio-corpo *m* Ⓓ Oberkörper *m*
Ⓔ medio-cuerpo *m*, hemicuerpo *m*

melancolia *f* Ⓓ Melancholie *f* Ⓔ melancolía *f*

melancólico Ⓓ melancholisch
Ⓔ melancólico

melanina *m* Ⓓ Melanin *n* Ⓔ melanina *f*

melanoblastoma *m* Ⓓ Melanoblastom *n* Ⓔ melanoblastoma *m*

melanoma *m* Ⓓ Melanom *n* Ⓔ melanoma *m*

melena *f* Ⓓ Teerstuhl *m* Ⓔ melena *f*

melhorar-se Ⓓ bessern, sich Ⓔ mejorarse

melhoria *f* Ⓓ Besserung *f* Ⓔ mejoría *f*

membrana *f* Ⓓ Membran *f* Ⓔ membrana *f*

membrana *f* **timpânica** Ⓓ Trommelfell *n* Ⓔ tímpano *m*

membro *m* **(superior/ inferior)**
Ⓓ Gliedmaße *f* (obere/ untere)
Ⓔ miembro *m* (superior/ inferior)

memória *f* Ⓓ Gedächtnis *n* Ⓔ memoria *f*

memória *f* **recente** Ⓓ Kurzzeitgedächtnis *n* Ⓔ memoria *f* reciente

memória *f* **remota** Ⓓ Langzeitgedächtnis *n* Ⓔ memoria *f* remota

menarca *f* **(aos x anos)** Ⓓ Menarche *f* (mit x Jahren) Ⓔ menarquía *f* (a los x años)

meninge *f* Ⓓ Hirnhaut *f* Ⓔ meninge *f*

meningeose *f* Ⓓ Meningeosis *f* Ⓔ meningiosis *f*

meningioma *m* Ⓓ Meningeom *n* Ⓔ meningioma *m*

meningite *f* **(meningocócica)** Ⓓ Meningitis *f* (Meningokokkenmeningitis) Ⓔ meningitis *f* (meningocócica)

meningite *f* Ⓓ Hirnhautentzündung *f* Ⓔ meningitis *f*

meningite *f* **pneumocócica** Ⓓ Pneumokokkenmeningitis *f* Ⓔ meningitis *f* neumocócica

meningocelo *m* Ⓓ Meningozele *f* Ⓔ meningocele *m*

meningoencefalite *f* Ⓓ Meningoenzephalitis *f* Ⓔ meningoencefalitis *f*

meninice *f* Ⓓ Kindheit *f* Ⓔ infancia *f*, niñería *f*

menisco *m* Ⓓ Meniskus *m* Ⓔ menisco *m*

menopausa *m* Ⓓ Menopause *f* Ⓔ menopausia *f*

menstruação *f* Ⓓ Menstruation *f*, Periode *f* Ⓔ menstruación *f*

mental Ⓓ mental Ⓔ mental

mento *m* Ⓓ Kinn *n* Ⓔ mentón *m*

meralgia *f* **parestética** Ⓓ Meralgia *f* paraesthetica Ⓔ meralgia *f* parestética

mercúrio *m* Ⓓ Quecksilber *n* Ⓔ mercurio *m*

mesencéfalo *m* Ⓓ Mesenzephalon *n* Ⓔ mesencéfalo *m*

mesênquima *m* Ⓓ Mesenchym *n* Ⓔ mesénquima *m*

mesentério *m* Ⓓ Mesenterium *n* Ⓔ mesenterio *m*

mesométrio *m* Ⓓ Mesometrium *n* Ⓔ mesometrio *m*

mesotélio *m* Ⓓ Mesothel *n* Ⓔ mesotelio *m*

metabólico Ⓓ metabolisch Ⓔ metabólico

metabolismo *m* Ⓓ Metabolismus *m* Ⓔ metabolismo *m*

metacarpo *m* Ⓓ Mittelhand *f* Ⓔ metacarpo *m*

metáfise *f* Ⓓ Metaphyse *f* Ⓔ metáfisis *f*

metástase *f* Ⓓ Metastase *f* Ⓔ metástasis *f*

metastático Ⓓ metastatisch
Ⓔ metastático

metastização f Ⓓ Metastasierung f
Ⓔ metastización f

metatarsalgia f Ⓓ Metatarsalgie f
Ⓔ metatarsalgia f

metatarso m Ⓓ Mittelfuß m Ⓔ metatarso m

metemoglobina m Ⓓ Methämoglobin n Ⓔ metahemoglobina f

metencéfalo m Ⓓ Mesenzephalon n
Ⓔ metencéfalo m

meteorismo m Ⓓ Meteorismus m
Ⓔ meteorismo m

método m Ⓓ Methode f Ⓔ método m

método m **anticoncepcional** Ⓓ Verhütungsmethode f Ⓔ método m anticonceptivo

metrodinia f Ⓓ Metrodynie f Ⓔ metrodinia f

metrorragia f Ⓓ Metrorrhagie f
Ⓔ metrorragia f

mialgia f Ⓓ Myalgie f Ⓔ mialgia f

miastenia f **gravis** Ⓓ Myasthenia gravis f Ⓔ miastenia f gravis

miasténico Ⓓ Myasthenie....., myasthenisch Ⓔ miasténico

micção f Ⓓ Urinieren n, Miktion f
Ⓔ micción f

micetoma m Ⓓ Myzetom n Ⓔ micetoma m

micose f Ⓓ Mykose f Ⓔ micosis f

micose f **do pé** Ⓓ Fußpilz m Ⓔ micosis f del pie ("pie m de atleta")

micótico Ⓓ mykotisch, Pilz- Ⓔ micótico

microadenoma m Ⓓ Mikroadenom n
Ⓔ microadenoma m

microcefalia f Ⓓ Mikrozephalie f
Ⓔ microcefalia f

microcítico Ⓓ mikrozytär Ⓔ microcítico

micológico/-a Ⓓ Pilz - Ⓔ micológico/-a

micose f Ⓓ Pilzerkrankung f Ⓔ micosis f

microorganismo m Ⓓ Mikroorganismus m Ⓔ microorganismo m

microscópio m Ⓓ Mikroskop n
Ⓔ microscopio m

midríase f Ⓓ Mydriasis f Ⓔ midríasis f

mielina f Ⓓ Myelin n Ⓔ mielina f

mielinólise f **centro-pôntica** Ⓓ Myelinolyse f, zentrale pontine Ⓔ mielinosis f centro-póntica

mielinólise f **funicular** Ⓓ Myelinolyse f, funikuläre Ⓔ mielinosis f funicular

mielite f Ⓓ Myelitis f Ⓔ mielitis f

mielocele f Ⓓ Myelozele f Ⓔ mielocele m

mielofibrose f Ⓓ Myelofibrose f
Ⓔ mielofibrosis f

mielografia f Ⓓ Myelographie f
Ⓔ mielografía f

mielograma m Ⓓ Myelogramm n
Ⓔ mielograma m

mieloma m Ⓓ Myelom n Ⓔ mieloma m

mielomeningocelo m Ⓓ Myelomeningozele f Ⓔ mielomeningocelo m

mielopatia f **cervical** Ⓓ Myelopathie f, cervikale Ⓔ mielopatía f cervical

migraine f **(clássica)** Ⓓ Migräne f (klassische) Ⓔ migraña f (clásica)

migraine f **basilar** Ⓓ Basilarismigräne f Ⓔ migraña f basilar

mímica f Ⓓ Mimik f Ⓔ mímica f

miocárdio m Ⓓ Myokard n Ⓔ miocardio m

miocardiopatia f Ⓓ Herzmuskelerkrankung f Ⓔ miocardiopatía f

miocardite f Ⓓ Myokarditis f
Ⓔ miocarditis f

mioclonia f Ⓓ Myoklonie f Ⓔ mioclonía f

mioclono m Ⓓ Myoclonus m
Ⓔ mioclono m

miogéneo ⓓ myogen Ⓔ miógeno
mioglobinúria f ⓓ Myoglobinurie f
  Ⓔ mioglobinuria f
mioma m ⓓ Myom n Ⓔ mioma m
miopatia f ⓓ Myopathie f Ⓔ miopatía f
míope ⓓ kurzsichtig Ⓔ miope
miopia f ⓓ Kurzsichtigkeit f, Myopie f
  Ⓔ miopía f
miose f ⓓ Miosis f Ⓔ miosis f
miosite f ⓓ Myositis f Ⓔ miositis f
miótico ⓓ miotisch Ⓔ miótico
miotonia f **(distrófica)** ⓓ Myotonie f
  (dystrophische) Ⓔ miotonía f (distrófica)
miringite f ⓓ Myringitis f Ⓔ miringitis f
misto ⓓ gemischt Ⓔ mixto
mitigar ⓓ lindern Ⓔ mitigar
mitocondrial ⓓ mitochondrial
  Ⓔ mitocondrial
mitocondriopatia f ⓓ Mitochondriopathie f Ⓔ mitocondriopatía f
mitose f ⓓ Mitose f Ⓔ mitosis f
mixedema m ⓓ Myxödem n Ⓔ mixedema m
mixoma m ⓓ Myxom n Ⓔ mixoma m
mobilidade f **(activa/ passiva)** ⓓ Beweglichkeit f (aktive/ passive)
  Ⓔ mobilidad f (activa/ pasiva)
modo m **de instalação** ⓓ Symptombeginn m Ⓔ modo m de instalación
modo m **de transmissão** ⓓ Übertragungsweg m Ⓔ modo m de transmisión
molar m ⓓ Molar m Ⓔ molar m
molde m **de gesso** ⓓ Gipsschiene f
  Ⓔ molde m de yeso
mole ⓓ weich Ⓔ blando
molluscum m **contagiosum** ⓓ Molluscum n contagiosum, Dellwarze f
  Ⓔ molusco m contagioso
mongolóide ⓓ mongoloid Ⓔ mongoloide

monitorizar ⓓ überwachen Ⓔ monitorizar
monócito m ⓓ Monozyt m Ⓔ monocito m
mononucleose f **infecciosa** ⓓ Mononukleose f, infektiöse, Pfeiffersches Drüsenfieber n Ⓔ mononucleosis f infecciosa
monoparésia f **(crural esquerda)** ⓓ Monoparese f (des linken Beines) Ⓔ monoparesia f (crural izquierda)
mórbido ⓓ krankhaft Ⓔ mórbido
morbilidade f ⓓ Morbidität f
  Ⓔ morbilidad f
morbiliforme ⓓ morbilliform
  Ⓔ morbiliforme
mordedura f ⓓ Bißwunde f Ⓔ mordedura f
mordedura f **da língua** ⓓ Zungenbiß m Ⓔ mordedura f de la lengua
mordedura f **de serpente** ⓓ Schlangenbiß m Ⓔ mordedura f de serpiente
morder ⓓ beißen Ⓔ morder
morfologia f ⓓ Morphologie f
  Ⓔ morfología f
morfológico ⓓ morphologisch
  Ⓔ morfológico
moribundo ⓓ moribund Ⓔ moribundo
morno ⓓ lauwarm Ⓔ templado
mortalidade f ⓓ Mortalität f Ⓔ mortalidad f
mortalidade f **infantil** ⓓ Kindersterblichkeit f Ⓔ mortalidad f infantil
morto ⓓ tot Ⓔ muerto
motilidade f **(ocular)** ⓓ Motilität f (Augenm.) Ⓔ motilidad f (ocular)
motivo m **(de...)** ⓓ Grund m (für...)
  Ⓔ motivo m (para...)
motor ⓓ motorisch Ⓔ motor
movimento m **(involuntário)** ⓓ Bewegung f (unwillkürliche) Ⓔ movimiento m (involuntario)

movimento *m* **de massa** ⒟ Massenbewegung *f* ⒠ movimiento *m* de masa

muco *m* ⒟ Schleim *m* ⒠ moco *m*, pituita *f*

mucocele *f* ⒟ Mukozele *f* ⒠ mucocele *m*

mucosa *f* ⒟ Schleimhaut *f* ⒠ mucosa *f*

mucoviscidose *f* ⒟ Mukoviszidose *f* ⒠ mucoviscidosis *f*

mudo ⒟ stumm ⒠ mudo

muleta *f* ⒟ Krücke *f*, Gehstütze *f* ⒠ muleta *f*

multifocal ⒟ multifokal ⒠ multifocal

multípara *f* ⒟ Mehrgebärende *f* ⒠ multípara *f*

multirresistente ⒟ multiresistent ⒠ multirresistente

multissistémico ⒟ multisystemisch ⒠ multisistémico

murmúrio *m* **vesicular (MV)** ⒟ Vesikularatmen *n* ⒠ murmullo *m* vesicular (MV)

musculado ⒟ muskulös ⒠ musculado

muscular ⒟ Muskel- ⒠ muscular

musculatura *f* **(lisa/ estriada)** ⒟ Muskulatur *f* (glatte/ quergestreifte) ⒠ musculatura *f* (lisa/ estriada)

músculo *m* ⒟ Muskel *m* ⒠ músculo *m*

mutação *f* ⒟ Mutation *f* ⒠ mutación *f*

mutilação *f* ⒟ Mutilation *f*, Verstümmelung *f* ⒠ mutilación *f*

mutilação *f* **voluntária** ⒟ Selbstverstümmelung *f* ⒠ mutilación *f* voluntaria

mutilante ⒟ entstellend ⒠ desfigurante

mutismo *m* ⒟ Mutismus *m* ⒠ mutismo *m*

N

N. (nervo *m*) **auditivo (VIII)** ⒟ N. (Nervus *m*) vestibulocochlearis (VIII) ⒠ N. (nervio *m*) auditivo (VIII)

N. (nervo *m*) **ciático** ⒟ N. (Nervus *m*) ischiadicus ⒠ N. (nervio *m*) ciático

N. (nervo *m*) **cubital** ⒟ N. (Nervus *m*) ulnaris ⒠ N. (nervio *m*) cubital

N. (nervo *m*) **espinhal (XI)** ⒟ N. (Nervus *m*) acessorius (XI) ⒠ N. (nervio *m*) espinal (XI)

N. (nervo *m*) **facial (VII)** ⒟ N. (Nervus *m*) facialis (VII) ⒠ N. (nervio *m*) facial (VII)

N. (nervo *m*) **femoral** ⒟ N. (Nervus *m*) femoralis ⒠ N. (nervio *m*) femoral

N. (nervo *m*) **glossofaríngeo (IX)** ⒟ N. (Nervus *m*) glossopharyngeus (IX) ⒠ N. (nervio *m*) glosofaríngeo (IX)

N. (nervo *m*) **hipoglosso (XII)** ⒟ N. (Nervus *m*) hypoglossus (XII) ⒠ N. (nervio *m*) hipogloso (XII)

N. (nervo *m*) **mediano** ⒟ N. (Nervus *m*) medianus ⒠ N. (nervio *m*) mediano

N. (nervo *m*) **motor ocular (o oculomotor) externo (abdutor) (VI)** ⒟ N. (Nervus *m*) abduzens (VI) ⒠ N. (nervio *m*) motor ocular (u oculomotor) externo (abdutor) (VI)

N. (nervo *m*) **motor ocular comum (o oculomotor interno) (III)** ⒟ N. (Nervus *m*) oculomotorius (III) ⒠ N. (nervio *m*) motor ocular común (u oculomotor interno) (III)

N. (nervo *m*) **musculocutâneo** ⒟ N. (Nervus *m*) musculocutaneus ⒠ N. (nervio *m*) musculocutáneo

N. (nervo *m*) **olfactivo (I)** ⒟ N. (Nervus *m*) olfactorius (I) ⒠ N. (nervio *m*) olfativo (I)

N. (nervo *m*) **óptico (II)** ⒟ N. (Nervus *m*) opticus (II) ⒠ N. (nervio *m*) óptico (II)

N. (nervo *m*) **patético (IV)** ⒟ N. (Nervus *m*) trochlearis (IV) ⒠ N. (nervio *m*) patético (IV)

N. (nervo *m*) **radial** ⒟ N. (Nervus *m*) radialis ⒠ N. (nervio *m*) radial

N. (nervo *m*) **recurrente (X)** ⒟ N. (Nervus *m*) recurrens (X) ⒠ N. (nervio *m*) recurrente (X)

N. (nervo *m*) **trigémio (V)** ⒟ N. (Nervus *m*) trigeminus (V) ⒠ N. (nervio *m*) trigemio (V)

N. (nervo *m*) **vago (o pneumogástrico) (X)** ⒟ N. (Nervus *m*) vagus (X) ⒠ N. (nervio *m*) vago (o neumogástrico) (X)

nádega(s) *fpl* ⒟ Gesäß *n* ⒠ nalgas *fpl*

narcisismo *m* ⒟ Narzismus *m* ⒠ narcisismo *m*

narcolepsia *f* ⒟ Narkolepsie *f* ⒠ narcolepsia *f*

narcose *f* ⒟ Narkose *f* ⒠ narcosis *f*

narina *f* ⒟ Nasenloch *n* ⒠ narina *f*

nariz *f* ⒟ Nase *f* ⒠ nariz *f*

nascimento *m* ⒟ Geburt *f* (seitens des Kindes) ⒠ nacimiento *m*

nasofaringe *f* ⒟ Nasopharynx *m* ⒠ nasofaringe *f*

natureza *f* (**de n. inflamatória**) ⒟ Genese *f* (entzündlicher G.) ⒠ naturaleza *f* (de n. inflamatoria)

náusea *f* ⒟ Übelkeit *f* ⒠ náusea *f*

necessidade *f* ⒟ Notwendigkeit *f* ⒠ necesidad *f*

necrose *f* ⒟ Nekrose *f* ⒠ necrosis *f*

necrótico ⒟ nekrotisch ⒠ necrótico

necrotizante ⒟ nekrotisierend ⒠ necrotizante

nefrite *f* ⒟ Nephritis *f* ⒠ nefritis *f*

nefrítico ⒟ nephritisch ⒠ nefrítico

nefrolitíase *f* ⒟ Nephrolithiasis *f*
⒠ nefrolitiasis *f*

nefrologia *f* ⒟ Nephrologie *f* ⒠ nefrología *f*

nefroma *m* ⒟ Nephrom *n* ⒠ nefroma *m*

nefropatia *f* ⒟ Nephropathie *f*
⒠ nefropatía *f*

nefrosclerose *f* ⒟ Nephrosklerose *f*
⒠ nefroesclerosis *f*

nefrose *f* ⒟ Nephrose *f* ⒠ nefrosis *f*

nefrostomia *f* ⒟ Nephrostomie *f*
⒠ nefrostomía *f*

nefrotoxicidade *f* ⒟ Nephrotoxizität *f*
⒠ nefrotoxicidad *f*

nefrotóxico ⒟ nephrotoxisch ⒠ nefrotóxico

negar ⒟ verneinen ⒠ negar

neologismo *m* ⒟ Neologismus *m*
⒠ neologismo *m*

neonatal ⒟ neonatal ⒠ neonatal

neonato *m* ⒟ Neugeborenes *n*
⒠ neonato *m*

neoplasia *f* ⒟ Neoplasie *f* ⒠ neoplasia *f*

neoplásico ⒟ neoplastisch
⒠ neoplásico

nervo *m* ⒟ Nerv *m* ⒠ nervio *m*

nervo *m* auditivo ⒟ Hörnerv *m*
⒠ nervio *m* auditivo

nervo *m* craniano ⒟ Hirnnerv *m*
⒠ nervio *m* craneano

nervosismo *m* ⒟ Nervosität *f* ⒠ nervosismo *m*

neurastenia *f* ⒟ Neurasthenie *f*
⒠ neurastenia *f*

neurinoma *m* ⒟ Neurinom *n*
⒠ neurinoma *m*

neurinoma *m* acústico ⒟ Akustikusneurinom *n* ⒠ neurinoma *m* acústico

neurite *f* ⒟ Neuritis *f* ⒠ neuritis *f*

neuroblastoma *m* ⒟ Neuroblastom *n*
⒠ neuroblastoma *m*

neurocirurgião *m/f* ⒟ Neurochirurg/-in *m/f* ⒠ neurocirujano/-a *m/f*

neurodermite *f* (o neurodermatite *f*)
⒟ Neurodermitis *f* ⒠ neurodermitis *f* (o neurodermatitis *f*)

neurofibromatose *f* ⒟ Neurofibromatose *f* ⒠ neurofibromatosis *f*

neurogéneo ⒟ neurogen ⒠ neurógeno

neurogénico/-a ⒟ neurogen ⒠ neurogénico/-a

neuróglia *f* ⒟ Neuroglia *f* ⒠ neuroglia *f*

neuroléptico *m* ⒟ Neuroleptikum *n*
⒠ neuroléptico *m*

neurológico ⒟ neurologisch ⒠ neurológico

neurologista *m/f* ⒟ Neurologe/-in *m/f*
⒠ neurólogo/-a *m/f*

neuromuscular ⒟ neuromuskulär
⒠ neuromuscular

neurónio *m* (bras.: neurônio *m*)
⒟ Neuron *n* ⒠ neurona *m*

neuronite *f* (o nevrite *f* (vestibular)
⒟ Neuronitis *f* (vestibularis)
⒠ neuronitis *f* (vestibular)

neurooftalmológico ⒟ neuroophthalmologisch ⒠ neuroftalmológico

neuropatia *f* (o nevropatia *f*)(periférica/ tóxica-alcoólica) ⒟ Neuropathie *f* (periphere/ alkoholtoxische)
⒠ neuropatía *f* (periférica/ tóxico-alcohólica)

neuropsicologia *f* ⒟ Neuropsychologie *f* ⒠ neuropsicología *f*

neuropsicológico ⒟ neuropsychologisch ⒠ neuropsicológico

neurose *f* ⒟ Neurose *f* ⒠ neurosis *f*

neurótico ⒟ neurotisch ⒠ neurótico

neurotransmissor *m* ⒟ Neurotransmitter *m* ⒠ neurotransmisor *m*

neutrófilo *m* ⒟ Granulozyt *m*, neurophiler ⒠ neutrófilo *m*

neutropenia *f* Ⓓ Neutropenie *f*
Ⓔ neutropenia *f*

nevralgia *f* (o neuralgia *f*) Ⓓ Neuralgie *f* Ⓔ neuralgia *f*

nevralgia *f* de trigémio Ⓓ Trigeminusneuralgie *f* Ⓔ neuralgia *f* de trigémino

nevrite *f* Ⓓ Neuritis *f* Ⓔ neuritis *f*

nevrite *f* retrobulbar Ⓓ Retrobulbärneuritis *f* Ⓔ neuritis *f* retrobulbar

nevus *m* (o nevo *m*)(n. de comportamento incerto) Ⓓ Naevus *m* (N. unsicherer Dignität) Ⓔ nevus *m* (o nevo *m*) (n. de comportamiento incierto)

nexo *m* causal Ⓓ Kausalzusammenhang *m* Ⓔ nexo *m* causal

nictúria *f* Ⓓ Nykturie *f* Ⓔ nicturia *f*

nistagmo *m* Ⓓ Nystagmus *m* Ⓔ nistagmo *m*

nistagmo *m* pendular Ⓓ Pendelnystagmus *m* Ⓔ nistagmo *m* pendular

nível *m* Ⓓ Spiegel *m* (im Blut) Ⓔ nivel *m*

nível *m* de consciência Ⓓ Bewußtseinslage *f* Ⓔ nivel *m* de consciencia

nó *m* Ⓓ Knoten *m* Ⓔ nudo *m*

nó *m* na garganta Ⓓ Globusgefühl *n* Ⓔ sensación *f* de un nudo en la garganta

nocivo Ⓓ gesundheitsschädlich Ⓔ nocivo

nódoa *f* negra Ⓓ Fleck *m*, blauer, Ekchymose *f* Ⓔ equimosis *f*

nodular Ⓓ nodulär Ⓔ nodular

nódulo *m* Ⓓ Knötchen *n*, Nodulus *m* Ⓔ nódulo *m*

nódulo *m* linfático Ⓓ Lymphknoten *m* Ⓔ nódulo *m* linfático

nódulo *m* sinusal Ⓓ Sinusknoten *m* Ⓔ nódulo *m* sinusal

nojo *m* (ter nojo de...) Ⓓ Ekel *m* (sich ekeln vor...) Ⓔ asco *m* (tener asco de...)

noma *m* Ⓓ Noma (Stomatitis gangränosa) Ⓔ noma *m*

nomeadamente Ⓓ insbesondere Ⓔ especialmente

norma *f* Ⓓ Norm *f* Ⓔ norma *f*

normotipo *m* Ⓓ Normaltyp *m* Ⓔ normotipo *m*

notar (que...) Ⓓ beachten (daß...) Ⓔ notar (que...)

nu Ⓓ nackt Ⓔ desnudo

núcleo *m* Ⓓ Kern *m* Ⓔ núcleo *m*

núcleo *m* caudado Ⓓ Nucleus caudatus *m* Ⓔ núcleo *m* caudado

núcleo *m* lenticular Ⓓ Linsenkern *m* Ⓔ núcleo *m* lenticular

núcleo *m* pulposo Ⓓ Nucleus pulposus *m* Ⓔ núcleo *m* pulposo

núcleo *m* subtalâmico Ⓓ Nucleus subthalamicus *m* Ⓔ núcleo *m* subtalámico

nucléolo *m* Ⓓ Nucleolus *m* Ⓔ nucleolo *m*

nulípara *f* Ⓓ Nullipara *f* Ⓔ nulípara *f*

numular Ⓓ münzförmig Ⓔ numular

nutrição *f* (parentérica) Ⓓ Ernährung *f* (parenterale) Ⓔ nutrición *f* (parentérica)

O

obcessão f Ⓓ Zwang m Ⓔ obsesión f

obesidade f Ⓓ Adipositas f Ⓔ obesidad f

objectivo m Ⓓ Ziel n Ⓔ objetivo m

obliteração f Ⓓ Obliteration f Ⓔ obliteración f

obnubilação f Ⓓ Dämmerzustand m Ⓔ obnubilación f

obsceno Ⓓ obszön Ⓔ obsceno

observação f (por ginecologia) Ⓓ Beobachtung f, Konsil n (gynäkologisches) Ⓔ observación f (por ginecología)

observar Ⓓ beobachten Ⓔ observar

obstáculo m Ⓓ Hindernis n Ⓔ obstáculo m

obstetra m/f Ⓓ Geburtshelfer/-in m/f Ⓔ obstetra m/f

obstetrícia f Ⓓ Geburtshilfe f Ⓔ obstetricia f

obstipação f Ⓓ Obstipation f Ⓔ estreñimiento m

obstrução f Ⓓ Obstruktion f, Einengung f Ⓔ obstrucción f

obstrução f **das vias aéreas** Ⓓ Verlegung f der Atemwege Ⓔ obstrucción f de las vías aéreas

obstru(c)tivo Ⓓ obstruktiv Ⓔ obstructivo

ocasional Ⓓ Gelegenheits- Ⓔ ocasional

ocasionalmente Ⓓ zeitweise, hin und wieder Ⓔ ocasionalmente

occipício m Ⓓ Hinterhaupt n Ⓔ occipucio m

oclusão f Ⓓ Verschluß m Ⓔ oclusión f

ocorrer Ⓓ auftreten, geschehen Ⓔ ocurrir

oculomotricidade f Ⓓ Okulomotorik f Ⓔ motilidad f ocular

óculos mpl Ⓓ Brille f Ⓔ gafas fpl, lentes mpl

óculos mpl **au ler** Ⓓ Lesebrille f Ⓔ anteojos mpl para leer

ocultar Ⓓ verbergen Ⓔ ocultar

oculto Ⓓ versteckt Ⓔ oculto

ocupação f **de espaço** Ⓓ Raumforderung f Ⓔ ocupación f de espacio

odinofagia f Ⓓ Odynophagie f Ⓔ odinofagia f

odor m Ⓓ Geruch m Ⓔ fetor m, olor m

ofegante Ⓓ kurzatmig Ⓔ ahogo

oftalmia f Ⓓ Ophthalmie f Ⓔ oftalmia f

oftalmologia f Ⓓ Ophthalmologie f Ⓔ oftalmología f

oftalmologista m/f Ⓓ Ophthalmologe/-in m/f Ⓔ oftalmólogo/-a m/f

oftalmoparésia f (internuclear) Ⓓ Ophthalmoparese f (internukleäre) Ⓔ oftalmoparesia f (internuclear)

oftalmoplegia f Ⓓ Ophthalmoplegie f Ⓔ oftalmoplejía f

oftalmoscópio m Ⓓ Ophthalmoskop n, Augenspiegel m Ⓔ oftalmoscopio m

ofuscar Ⓓ blenden Ⓔ ofuscar

olecrânio m Ⓓ Olekranon n Ⓔ olécranon m

olfa(c)to m Ⓓ Geruchsinn m Ⓔ olfato m

olhar (para...) Ⓓ sehen, hinschauen (nach...) Ⓔ mirar (para...)

olheiras fpl Ⓓ Augen npl, halonierte Ⓔ ojeras fpl

olho m Ⓓ Auge n Ⓔ ojo m

oligoâmnios m (o oligohidrâmnios m) Ⓓ Oligohydramnion n Ⓔ oligoamnios m (o oligohidramnios m)

oligodendroglioma *m* Ⓓ Oligodendrogliom *n* Ⓔ oligodendroglioma *m*

oligofrenia *f* Ⓓ Oligophrenie *f* Ⓔ oligofrenia *f*

oligomenorréia *f* Ⓓ Oligomenorrhoe *f*
Ⓔ oligomenorrea *f*

oligospermia *f* Ⓓ Oligospermie *f*
Ⓔ oligospermia *f*

oligúria *f* Ⓓ Oligurie *f* Ⓔ oliguria *f*

ombro *m* Ⓓ Schulter *f* Ⓔ hombro *m*

omento *m* (o epíploon *m*) Ⓓ Omentum *n* Ⓔ epiplón *m*

omoplata *f* Ⓓ Schulterblatt *n*
Ⓔ omoplato *m*

oncologia *f* Ⓓ Onkologie *f* Ⓔ oncología *f*

oncológico Ⓓ onkologisch Ⓔ oncológico

onda *f* (EEG, ECG) Ⓓ Welle *f*
(EEG,EKG) Ⓔ onda *f* (EEG, ECG)

onda *f* de calor Ⓓ Hitzewelle *f*
Ⓔ onda *f* de calor

onfalocele *f* Ⓓ Omphalocele *f* Ⓔ onfalocele *f*

onicólise *f* Ⓓ Onycholyse *f* Ⓔ onicolisis *f*

onicomicose *f* Ⓓ Onychomykose *f*
Ⓔ onicomicosis *f*

operador/-a *m/f* Ⓓ Operateur/-in *m/f*
Ⓔ operador/-a *m/f*

opistótono *m* Ⓓ Opisthotonus *m*
Ⓔ opistótono *m*

oportunista Ⓓ opportunistisch
Ⓔ oportunista

oposição *f* Ⓓ Opposition *f* Ⓔ oposición *f*

oral Ⓓ oral Ⓔ oral

órbita *f* Ⓓ Orbita *f* Ⓔ órbita *f*

orbitopatia *f* (endócrina) Ⓓ Orbitopathie *f* (endokrine) Ⓔ orbitopatía *f*
(endocrina)

Ordem *f* dos Médicos Ⓓ Ärztekammer *f* Ⓔ Colegio *m* de Médicos

órdeolo *m* (bras.) Ⓓ Hordeolum *n*
Ⓔ orzuelo *m*

orelha *f* Ⓓ Ohr *n* Ⓔ oreja *f*

orgânico Ⓓ organisch Ⓔ orgánico

organização *f* de auto-ajuda Ⓓ Selbsthilfeorganisation *f* Ⓔ organización *f* de autoayuda

organomegalia *f* Ⓓ Organomegalie *f*
Ⓔ organomegalia *f*

órgão *m* Ⓓ Organ *n* Ⓔ órgano *m*

orgasmo *m* Ⓓ Orgasmus *m* Ⓔ orgasmo *m*

orientação *f* (espacial/ temporal/ perso-
nal/ situacional) Ⓓ Orientiertheit *f*
(räumliche/ zeitliche/ zur Person/ situativ) Ⓔ orientación *f* (espacial/
temporal/ personal/ situacional)

orientado Ⓓ orientiert Ⓔ orientado

orifício *m* Ⓓ Öffnung *f* Ⓔ orificio *m*

orifício *m* externo (do) colo (OEC)
Ⓓ Muttermund *m*, äußerer Ⓔ orificio *m* externo del cuello (OEC)

orifício *m* vaginal Ⓓ Vaginalöffnung *f*
Ⓔ orificio *m* vaginal

orquite *f* Ⓓ Orchitis *f* Ⓔ orquitis *f*

órtese *f* Ⓓ Orthese *f* Ⓔ ortesis *f*

ortopedia *f* Ⓓ Orthopädie *f* Ⓔ ortopedia *f*

ortopedista *m/f* Ⓓ Orthopäde/-in *m/f*
Ⓔ ortopedista *m/f*, traumatólogo/-
a *m/f*

ortopnéia *f* Ⓓ Orthopnoe *f* Ⓔ ortopnea *f*

ortostático Ⓓ orthostatisch
Ⓔ ortostático

oscilação *f* Ⓓ Schwankung *f* Ⓔ oscilación *f*

oscilar Ⓓ schwanken Ⓔ oscilar

ósseo Ⓓ Knochen-, des Knochens
Ⓔ óseo

ossificação *f* Ⓓ Verknöcherung *f*
Ⓔ osificación *f*

osso *m* Ⓓ Knochen *m* Ⓔ hueso *m*

osteíte *f* Ⓓ Osteitis *f* Ⓔ osteitis *f*

osteoblastoma *m* ⒟ Osteoblastom *n*
   Ⓔⓔ osteoblastoma *m*

osteocondrose *f* ⒟ Osteochondrose *f*
   Ⓔ osteocondrosis *f*

osteólise *f* ⒟ Osteolyse *f* Ⓔ osteolisis *f*

osteoma *m* ⒟ Osteom *n* Ⓔ osteoma *m*

osteomalácia *f* ⒟ Osteomalazie *f*
   Ⓔ osteomalacia *f*

osteomielite *f* ⒟ Osteomyelitis *f*
   Ⓔ osteomielitis *f*

osteópata *m/f* ⒟ Heilpraktiker/-in *m/f* Ⓔ osteópata *m/f*

osteoporose *f* ⒟ Osteoporose *f*
   Ⓔ osteoporosis *f*

osteos(s)arcoma *m* ⒟ Osteosarkom *n*
   Ⓔ osteosarcoma *m*

osteos(s)íntese *f* ⒟ Osteosynthese *f*
   Ⓔ osteosíntesis *f*

osteotomia *f* ⒟ Osteotomie *f* Ⓔ osteotomía *f*

osteotomia *f* **de inversão** ⒟ Inversionsosteotomie *f* Ⓔ osteotomía *f* de inversión

otorragia *f* ⒟ Blutung *f* aus dem Gehörgang Ⓔ otorragia *f*

otorrinolaringología *f* ⒟ Hals-Nasen-Ohrenheilkunde *f* Ⓔ otorrinolaringología *f*

otorrinolaringologista *m/f* ⒟ Hals-Nasen-Ohrenarzt/-ärztin *m/f* (HNO)
   Ⓔ otorrinolaringólogo/-a *m/f*

otosclerose *f* ⒟ Otosklerose *f*
   Ⓔ otosclerosis *f*

otoscópio *m* ⒟ Otoskop *n* Ⓔ otoscopio *m*

ouvido *m* ⒟ Gehör *n*, Ohr *n*
   Ⓔ oído *m*

ouvido *m* **interno** ⒟ Innenohr *n*
   Ⓔ oído *m* interno

ouvido *m* **médio** ⒟ Mittelohr *n*
   Ⓔ oído *m* medio

ovárico ⒟ Ovarial- Ⓔ ovárico

ovário *m* ⒟ Ovar *m*, Eierstock *m*
   Ⓔ ovario *m*

ovulação *f* ⒟ Ovulation *f* Ⓔ ovulación *f*

óvulo *m* ⒟ Eizelle *f* Ⓔ óvulo *m*

oxigenação *f* **(adequada)** ⒟ Sauerstoffversorgung *f* (ausreichende)
   Ⓔ oxigenación *f* (adecuada)

oxigénio *m* ⒟ Sauerstoff *m* Ⓔ oxígeno *m*

oxigenoterapia *f* ⒟ Sauerstoffgabe *f*
   Ⓔ oxigenoterapia *f*

oxiúrio *m* ⒟ Madenwurm *m*, Oxyure *m* Ⓔ oxiuro *m*

ozena *m* ⒟ Ozaena *f* Ⓔ ozena *m*

P

pace-maker *m* **cardíaco** Ⓓ Herz-schrittmacher *m* Ⓔ marcapasos *m* cardíaco

paciente *m/f* (bras.) Ⓓ Patient/-in *m/f* Ⓔ paciente *m/f*

padrão *m* Ⓓ Muster *n* Ⓔ patrón *m*

padrão *m* **respiratório** Ⓓ Atemmus-ter *n* Ⓔ patrón *m* respiratorio

paladar *m* Ⓓ Geschmackssinn *m* Ⓔ paladar *m*

palato *m* (bras.: palate *m*) (duro/ mole) Ⓓ Gaumen *m* (harter/ weicher) Ⓔ paladar *m* (duro/ blando)

paliativo Ⓓ palliativ Ⓔ paliativo

palidez *f* Ⓓ Blässe *f* Ⓔ palidez *f*

pálido Ⓓ blaß Ⓔ pálido

palma *f* **da mão** Ⓓ Handfläche *f* Ⓔ palma *f* de la mano

palma *f* **do pé** Ⓓ Fußsohle *f* Ⓔ planta *f* del pie

palmilha *f* Ⓓ Einlage *f* (Schuh-) Ⓔ plantilla *f*

palpável Ⓓ tastbar Ⓔ palpable

pálpebra *f* Ⓓ Augenlid *n* Ⓔ párpado *m*

pálpebra *f* **inferior** Ⓓ Unterlid *n* Ⓔ párpado *m* inferior

pálpebra *f* **superior** Ⓓ Oberlid *n* Ⓔ párpado *m* superior

palpitação *f* Ⓓ Palpitation *f*, Herzklop-fen *n* (spürbares) Ⓔ palpitacio-nes *fpl* cardíacas

paludism(o) *m* Ⓓ Malaria *f* Ⓔ palu-dismo *m*

panarício *m* Ⓓ Panaritium *n* Ⓔ pa-nadizo *m*

panarterite *f* **nodosa** Ⓓ Panarteriitis nodosa *f* Ⓔ panarteritis *f* nodosa

pâncreas *m* Ⓓ Pankreas *m* Ⓔ páncreas *m*

pancreatite *f* Ⓓ Pankreatitis *f* Ⓔ pancreatitis *f*

pandemia *f* Ⓓ Pandemie *f* Ⓔ pande-mia *f*

panencefalite *f* **subaguda esclerosante** Ⓓ Panenzephalitis *f*, subakute skle-rosierende (SSPE) Ⓔ panencefali-tis *f* subaguda esclerosante

pânico *m* Ⓓ Panik *f* Ⓔ pánico *m*

papeira *f* Ⓓ Mumps *m* Ⓔ papera *f*

papila *f* Ⓓ Papille *f* Ⓔ papila *f*

papiledema *m* Ⓓ Papillenödem *n* Ⓔ papiledema *m*

papilite *f* Ⓓ Papillitis *f* Ⓔ papilitis *f*

papiloma *m* Ⓓ Papillom *n* Ⓔ papi-loma *m*

pápula *f* Ⓓ Papel *f* Ⓔ pápula *f*

pápulo vesicular Ⓓ papulovesikulös Ⓔ pápulo vesicular

paquimeningite *f* Ⓓ Pachymeningi-tis *f* Ⓔ paquimeningitis *f*

paqui-pleurite *f* Ⓓ Pleuraschwarte *f* Ⓔ paquipleuritis *f*

para diante Ⓓ nach vorne Ⓔ hacia delante

paracentese *f* Ⓓ Parazentese *f* Ⓔ pa-racentesis *f*

parada *f* Ⓓ Stillstand *m* Ⓔ parada *f*

paradontite *f* Ⓓ Paradontitis *f* Ⓔ pa-radontitis *f*

paradontose *f* Ⓓ Paradontose *f* Ⓔ paradontosis *f*

paraespasticidade *f* Ⓓ Paraspastik *f* Ⓔ paraespasticidad *f*

parafimose *f* Ⓓ Paraphimose *f* Ⓔ parafimosis *f*

parafuso *m* Ⓓ Schraube *f* Ⓔ tor-nillo *m*

paralisado Ⓓ gelähmt Ⓔ paralizado

paralisia *f* Ⓓ Paralyse *f*, Lähmung *f* Ⓔ parálisis *f*

paralisia *f* **bulbar** Ⓓ Bulbärparalyse *f* Ⓔ parálisis *f* bulbar

paralisia *f* laríngea ⒟ Stimmbandlähmung *f* ⒠ parálisis *f* laríngea

paralisia *f* periódica hipokaliémica
⒟ Lähmung *f*, periodische hypokaliämische ⒠ parálisis *f* periódica
hipocalémica

paralisia *f* pseudobulbar ⒟ Pseudobulbärparalyse *f* ⒠ parálisis *f* pseudobulbar

paralisia *f* supranuclear progressiva
⒟ Blickparese *f*, progressive supranukleäre ⒠ parálisis *f* supranuclear
progresiva

paralítico ⒟ gelähmt, paralytisch
⒠ paralítico

paramétrio *m* ⒟ Parametrium *n*
⒠ parametrio *m*

parametrite *f* ⒟ Parametritis *f* ⒠ parametritis *f*

parâmetro *m* ⒟ Parameter *m*
⒠ parámetro *m*

parâmetro *m* vital ⒟ Vitalparameter *m* ⒠ parámetro *m* vital

paraneoplásico ⒟ paraneoplastisch
⒠ paraneoplásico

paranóide (o paranóico) ⒟ paranoid
⒠ paranoico

paraparésia *f* ⒟ Paraparese *f* ⒠ paraparesia *f*

paraproteinémia *f* ⒟ Paraproteinämie *f* ⒠ paraproteinemia *f*

parasita *m* ⒟ Parasit *m*
⒠ parásito *m*

parasitose *f* ⒟ Parasitose *f* ⒠ parasitosis *f*

parassimpático *m* ⒟ Parasympathikus *m* ⒠ parasimpático *m*

paratifo *m* ⒟ Paratyphus *m* ⒠ paratifus *m*

parcial ⒟ partiell ⒠ parcial

páreas *fpl* secundinas ⒟ Nachgeburt *f*
⒠ páreas *fpl* secundinas

parecido ⒟ ähnlich ⒠ parecido

parede *f* ⒟ Wand *f* ⒠ pared *f*

parede *f* abdominal ⒟ Bauchdecke *f*
⒠ pared *f* abdominal

parede *f* arterial ⒟ Gefäßwand *f*, arterielle ⒠ pared *f* arterial

parênquima *f* ⒟ Parenchym *n* ⒠ parénquima *m*

parenquimatoso ⒟ parenchymatös
⒠ parenquimatoso

parenteral (o parentérico) ⒟ parenteral ⒠ parenteral (o parentérico)

pares *mpl* craneanos ⒟ Hirnnerven *mpl* ⒠ pares *mpl* craneales

parésia *f* de abdução ⒟ Abduzensparese *f* ⒠ paresia *f* de abductor

parésia *f* facial ⒟ Fazialisparese *f*
⒠ paresia *f* (o parexia *f*) facial

parésia *f* radial ⒟ Radialisparese *f*
⒠ paresia *f* (o parexia *f*) radial

parestesia *f* ⒟ Parästhesie *f* ⒠ parestesia *f*

parético ⒟ paretisch, gelähmt ⒠ parético

parir ⒟ gebären ⒠ parir

parodontite *f* ⒟ Parodontitis *f*
⒠ parodontitis *f*

paroníquia *f* ⒟ Paronychie *f* ⒠ paroníquia *f*

parosmia *f* ⒟ Parosmie *f* ⒠ parosmia *f*

parótida *f* ⒟ Parotis *f* ⒠ parótida *f*

parotidite *f* epidémica ⒟ Parotitis
epidemica *f*, Mumps *m* ⒠ parotiditis *f* epidémica

paroxístico ⒟ paroxysmal ⒠ paroxístico

parteira *f* ⒟ Hebamme *f* ⒠ comadrona *f*

partejar (alg.) ⒟ entbinden (j-n.)
⒠ asistir en el parto (de alg.)

participação *f* ⒟ Beteiligung *f*
⒠ participación *f*

partícula *f* ⒟ Partikel *m* ⒠ partícula *f*

partir (um osso) ⒟ brechen (einen
Knochen) ⒠ partir (un hueso)

português – alemão – espanhol

parto *m* **(ao termo) eutócico (PTE)**
Ⓓ Spontangeburt *f* (zeitgerechte)
Ⓔ parto *m* (a término) eutócico
(PTE)

parto *m* Ⓓ Geburt *f* (seitens der Mutter) Ⓔ parto *m*

parto *m* **com fórceps** Ⓓ Zangengeburt *f* Ⓔ parto *m* con fórceps

parto *m* **prétermo (o prematuro) (eutócico) (PPE)** Ⓓ Frühgeburt *f* (spontane) Ⓔ parto *m* pretérmino (o prematuro) (eutócico) (PPE)

parturiente *f* Ⓓ Gebärende *f* Ⓔ parturienta *f*

passivo Ⓓ passiv Ⓔ pasivo

pasta *f* Ⓓ Paste *f* Ⓔ pasta *f*

pastilha *f* Ⓓ Lutschtablette *f* Ⓔ pastilla *f*

patela *f* **(o rótula** *f***)** Ⓓ Patella *f*, Kniescheibe *f* Ⓔ patela *f*, rótula *f*

patente Ⓓ offenbar, offenkundig, durchgängig Ⓔ patente

patogénese *f* **(bras.: patogênese** *f***)** Ⓓ Pathogenese *f* Ⓔ patogénesis *f*

patogénico Ⓓ pathogen Ⓔ patógeno

patognomónico Ⓓ pathognomonisch Ⓔ patognomónico

patologia *f* **cardíaca** Ⓓ Herzerkrankung *f* Ⓔ patología *f* cardíaca

patológico Ⓓ krankhaft, pathologisch Ⓔ patológico

patologista *m/f* Ⓓ Pathologe/-in *m/f* Ⓔ patologista *m/f*

pé *m* **(a pés juntos)** Ⓓ Fuß *m* (mit geschlossenen Füßen) Ⓔ pie *m* (a pies juntos)

pé *m* **chato** Ⓓ Plattfuß *m* Ⓔ pie *m* plano

pé *m* **equino** Ⓓ Klumpfuß *m* Ⓔ pie *m* equino

pediatra *m/f* Ⓓ Kinderarzt/-ärztin *m/f* Ⓔ pediatra *m/f*

pediatria *f* Ⓓ Pädiatrie *f* Ⓔ pediatría *f*

pedofilia *f* Ⓓ Pädophilie *f* Ⓔ pedofilia *f*

pedúnculo *m* **cerebral** Ⓓ Hirnschenkel *m* Ⓔ pedúnculo *m* cerebral

pegar Ⓓ fassen, halten Ⓔ pegar

peito *m* Ⓓ Brust *f*, Thorax *m* Ⓔ pecho *m*

peitoral *m* Ⓓ Hustenmittel *n* Ⓔ pectoral *m*

pelada *f* Ⓓ Alopezia *f* areata Ⓔ alopecia *f* areata

pelagra *f* Ⓓ Pellagra *f* Ⓔ pelagra *f*

pelar-se Ⓓ häuten, sich Ⓔ pelarse

pele *f* Ⓓ Haut *f* Ⓔ piel *f*

pêlo *m* Ⓓ Haar *n* (Körper-)
Ⓔ pelo *m*

pélvico Ⓓ Becken-, des Beckens
Ⓔ pélvico

pélvis *f* **(materna incompatível)**
Ⓓ Becken *n* (zu enges mütterliches B.) Ⓔ pelvis *f* (materna incompatible)

penetrância *f* Ⓓ Penetranz *f* Ⓔ penetrancia *f*

pênfigo *m* Ⓓ Pemphigus *m* Ⓔ pénfigo *m*

penicilina *f* Ⓓ Penizillin *n* Ⓔ penicilina *f*

pénis *m* Ⓓ Penis *m* Ⓔ pene *m*

pensamento *m* **ao conteúdo** Ⓓ Gedankengang *m*, inhaltlicher Ⓔ pensamiento *m* en cuanto al contenido

pensamento *m* **formal (inibido/ complicado/ retardado/ repetitivo/ incoerente/ excêntrico/ acelerado)**
Ⓓ Gedankengang *m*, formaler (gehemmt/ kompliziert/ verlangsamt/ exzentrisch/ beschleunigt) Ⓔ pensamiento *m* formal (inhibido/ complicado/ retardado/ repetitivo/ incoherente/ excéntrico/ acelerado)

pensamento *m* **obsessivo** Ⓓ Zwangsgedanke *m* Ⓔ pensamiento *m* obsesivo

pensar Ⓓ verbinden Ⓔ pensar

pensativo Ⓓ grüblerisch Ⓔ pensativo

penso *m* Ⓓ Verband *m* Ⓔ vendaje *f*

penso *m* **extensor** Ⓓ Streckverband *m* Ⓔ vendaje *f* de extensión

penso *m* **higiénico** Ⓓ Damenbinde *f* Ⓔ compresa *f*

Pequeno Mal *m* **impulsivo** Ⓓ Impulsiv-Petit-Mal *m* Ⓔ Pequeño Mal *m* impulsivo

percentual Ⓓ prozentual Ⓔ porcentual

percepção *f* Ⓓ Wahrnehmung *f*, Auffassung *f* Ⓔ percepción *f*

percepção *f* **luminosa** Ⓓ Lichtwahrnehmung *f* Ⓔ percepción *f* luminosa

perceptível Ⓓ wahrnehmbar, verständlich Ⓔ perceptible

percussão *f* Ⓓ Perkussion *f* Ⓔ percusión *f*

percutâneo Ⓓ perkutan Ⓔ percutáneo

percutir Ⓓ klopfen, perkutieren Ⓔ percutir

perda *f* **(de apetite/ do interesse/ de energia/ do prazer)** Ⓓ Verlust *m* (von Appetit/ Interesse/ Energie/ Freude) Ⓔ pérdida *f* (del apetito/ del interés/ de la energía/ del placer)

perda *f* **da consciência** Ⓓ Bewußtseinsverlust *m* Ⓔ pérdida *f* del conocimiento, - del sentido

perda *f* **de sangue (o perda hemática)** Ⓓ Blutverlust *m* Ⓔ pérdida *f* de sangre (o perda hemática)

perder peso Ⓓ abnehmen (Gewicht) Ⓔ adelgazar, perder peso

perfil *m* Ⓓ Profil *n*, Seitenaufnahme *f* Ⓔ perfil *m*

perforação *f* **timpânica** Ⓓ Trommelfellperforation *f* Ⓔ perforación *f* del tímpano

perfuração *f* Ⓓ Perforation *f* Ⓔ perforación *f*

perfusão *f* Ⓓ Perfusion *f* Ⓔ perfusión *f*

perianal Ⓓ perianal Ⓔ perianal

periartrite *f* **(escápulo-umeral)** Ⓓ Periarthritis *f* (humeroscapularis) Ⓔ periartritis *f* (escápulo-humeral)

pericárdio *m* Ⓓ Perikard *n* Ⓔ pericardio *m*

pericardite *f* Ⓓ Perikarditis *f* Ⓔ pericarditis *f*

pericôndrio *m* Ⓓ Perichondrium *n* Ⓔ pericondrio *m*

peridural Ⓓ peridural Ⓔ peridural

periférico Ⓓ peripher Ⓔ periférico

perigo *m* Ⓓ Gefahr *f* Ⓔ peligro *m*

perigo *m* **de contágio** Ⓓ Ansteckungsgefahr *f* Ⓔ peligro *m* de contagio

perigo *m* **de epidemia** Ⓓ Seuchengefahr *f* Ⓔ peligro *m* de epidemia

perigo *m* **de vida** Ⓓ Lebensgefahr *f* Ⓔ peligro *m* de vida

perimétrio *m* Ⓓ Perimetrium *n* Ⓔ perimetrio *m*

períneo *m* Ⓓ Damm *m* Ⓔ periné *m*

periódico Ⓓ periodisch Ⓔ periódico

período *m* Ⓓ Periode *f* Ⓔ período *m*

período *m* **de incubação** Ⓓ Inkubationszeit *f* Ⓔ período *m* de incubación

período *m* **de latência** Ⓓ Latenzzeit *f* Ⓔ período *m* de latencia

período *m* **expulsivo** Ⓓ Austreibungsperiode *f* Ⓔ período *m* expulsivo

periorbitário Ⓓ periorbital Ⓔ periorbitario

periósteo *m* Ⓓ Knochenhaut *f*, Periost *n* Ⓔ periostio *m*

periostite *f* Ⓓ Knochenhautentzündung *f* Ⓔ periostitis *f*

peristáltico *m* **(o peristaltismo** *m***)** Ⓓ Peristaltik *f* Ⓔ peristáltico *m* (o peristaltismo *m*)

peritónio *m* **(o peritoneu** *m***)** Ⓓ Peritoneum *n*, Bauchfell *n* Ⓔ peritoneo *m*

português – alemão – espanhol

peritonite *f* ⒟ Peritonitis *f* ⒠ peritonitis *f*

perna *f* ⒟ Bein *n* ⒠ pierna *f*

pernicioso ⒟ perniziös ⒠ pernicioso

peróneo *m* (bras.: perônio *m*) ⒟ Fibula *f* ⒠ peroné *m*

personalidade *f* (perturbada) ⒟ Persönlichkeit *f* (gestörte) ⒠ personalidad *f* (perturbada)

perturbação *f* da condução cardíaca ⒟ Herzüberleitungsstörung *f* ⒠ alteración *f* de la conducción cardíaca

perturbação *f* da consciência ⒟ Bewußtseinsstörung *f* ⒠ disturbio *m* del conocimiento, - del sentido

perturbação *f* da marcha ⒟ Gangstörung *f* ⒠ perturbación *f* de marcha, - de ambulación

perturbação *f* da potência ⒟ Potenzstörung *f* ⒠ alteración *f* de la potencia

perturbação de ansiedade ⒟ Angststörung *f* ⒠ disturbio *m*, perturbación *f* a causa de ansiedad

perturbação *f* de pânico ⒟ Panikstörung *f* ⒠ disturbio *m* por pánico

perturbação *f* do afecto ⒟ Affektstörung *f* ⒠ alteración *f* del afecto

pertubação *f* do comportamento ⒟ Verhaltensauffälligkeit *f* ⒠ alteración *f* del comportamiento

perturbação *f* do eu ⒟ Ichstörung *f* ⒠ alteración *f* del yo

perturbação *f* obsessivo-compulsiva (POC) ⒟ Zwangsstörung *f* ⒠ perturbación *f* obsesivo-compulsiva (POC)

perturbação *f* psicossomática ⒟ Störung(f), psychosomatische ⒠ alteración *f* psicosomática

perturbação *f* pós-stress traumático ⒟ Belastungsreaktion *f*, posttraumatische ⒠ disturbio *m* por stress post traumático

pesadelo *m* ⒟ Alptraum *m* ⒠ pesadilla *f*

pescoço *m* ⒟ Hals *m* ⒠ pescuezo *m*, cuello *m*

peso *m* ⒟ Gewicht *n* ⒠ peso *m*

peso *m* ao nascer ⒟ Geburtsgewicht *n* ⒠ peso *m* al nacer

pesquisar ⒟ suchen (nach...) ⒠ buscar, procurar

pessário *m* ⒟ Pessar *m*, Diaphragma *n* ⒠ pesario *m*

pessimismo *m* ⒟ Pessimismus *m* ⒠ pesimismo *m*

pessoa *f* com deficiência grave ⒟ Schwerbehinderter *m* ⒠ persona *f* con deficiencia grave

pestana *f* ⒟ Wimper *f* ⒠ pestaña *f*, cilio *m*

petéquia *f* ⒟ Petechie *f* ⒠ petequia *f*

pia(-máter) *f* ⒟ Pia *f* ⒠ piamadre *f*

picad(el)a *f* ⒟ Stich *m*, Einstich *m* ⒠ picada *f*

picada *f* de inse(c)to ⒟ Insektenstich *m* ⒠ picada *f* de insecto

picado ⒟ stechend ⒠ picado

picar ⒟ punktieren, stechen ⒠ picar

picnolepsia *f* ⒟ Pyknolepsie *f* ⒠ picnolepsia *f*

pico *m* ⒟ Zacke *f* ⒠ pico *m*

pico *m* da doença ⒟ Krankheitsgipfel *m* ⒠ pico *m* de la enfermedad

pico *m* febril ⒟ Fieberzacke *f* ⒠ pico *m* febril

pielite *f* ⒟ Pyelitis *f* ⒠ pielitis *f*

pielonefrite *f* ⒟ Pyelonephritis *f* ⒠ pielonefritis *f*

pigarrear ⒟ räuspern, sich ⒠ carraspear

pigmentação *f* ⒟ Pigmentierung *f* ⒠ pigmentación *f*

piloro *m* ⒟ Pylorus *m* ⒠ píloro *m*

piloroplastia *f* ⒟ Pylorusplastik *f* ⒠ piloroplastia *f*

pílula *f* anticonceptiva Ⓓ Anti-Baby-
Pille *f* Ⓔ píldora *f* anticonceptiva
pinça *f* Ⓓ Klemme *f* Ⓔ pinza *f*
pinealoma *m* Ⓓ Pinealom *n* Ⓔ pinealoma *m*
pinta *f* (bras.) Ⓓ Leberfleck *m* Ⓔ cloasma *m*, mancha *f*
piodermite *f* Ⓓ Pyodermie *f* Ⓔ piodermitis *f*
piolho *m* Ⓓ Kopflaus *f* Ⓔ piojo *m*
pipeta *f* Ⓓ Pipette *f* Ⓔ pipeta *f*
piramidal Ⓓ pyramidal, Pyramiden...
Ⓔ piramidal
pirâmide *f* Ⓓ Pyramide *f*
Ⓔ pirámide *f*
pirético Ⓓ fiebernd Ⓔ pirético
pitiríase *f* Ⓓ Pityriasis *f* Ⓔ pitiriasis *f*
pitiríase *f* (versícolor/ rósea) Ⓓ Pityriasis *f* (versicolor/rosea)) Ⓔ pitiríasis *f* (versicolor/ rósea)
pituitário Ⓓ Hypophysen- Ⓔ pituitario
piúria *f* Ⓓ Pyurie *f* Ⓔ piuria *f*
pivô *m* Ⓓ Stiftzahn *m* Ⓔ pivote *m*
placa *f* Ⓓ Fleck *m*, Plaque *f* Ⓔ placa *f*
placa *f* amilóide Ⓓ Amyloidplaque *f*
Ⓔ placa *f* amiloide
placa *f* de ateroma Ⓓ Plaque *f*, atheromatöse Ⓔ placa *f* de ateroma
placebo *m* Ⓓ Plazebo *n* Ⓔ placebo *m*
placenta *f* prévia Ⓓ Placenta *f* praevia
Ⓔ placenta *f* previa
planeamento *m* (bras.: planejamento *m*) familiar Ⓓ Familienplanung *f* Ⓔ planificación *f* familiar
plano *m* terapêutico Ⓓ Therapieplan *m* Ⓔ plano *m* terapéutico
planta *f* da mão Ⓓ Handrücken *m*
Ⓔ dorso *f* de la mano
planta *f* do pé Ⓓ Fußrücken *m*
Ⓔ planta *f* del pie
plaqueta *f* Ⓓ Thrombozyt *m*, Blutplättchen *n* Ⓔ plaqueta *f*
plaquetar Ⓓ Plättchen- Ⓔ plaquetar

plasma *m* (sanguíneo) Ⓓ Plasma *n*
Ⓔ plasma *m* (sanguíneo)
plasmaferese *f* Ⓓ Plasmapherese *f*
Ⓔ plasmaféresis *f*
plasmático Ⓓ Plasma- Ⓔ plasmático
plasmídio *m* Ⓓ Plasmid *n* Ⓔ plasmidio *m*
plasmódio *m* Ⓓ Plasmodium *n*
Ⓔ plasmodium *m*
plástico Ⓓ plastisch Ⓔ plástico
platisma *m* Ⓓ Platysma *n* Ⓔ platisma *m*
plegia *f* Ⓓ Plegie *f*, Lähmung *f* (vollständige) Ⓔ plejia *f*
pleocitose *f* Ⓓ Pleozytose *f* Ⓔ pleocitosis *f*
pleura *f* Ⓓ Pleura *f* Ⓔ pleura *f*
pleuradesis *f* Ⓓ Verklebung *f* der
Pleurablätter Ⓔ pleurodesis *f*
pleurite *f* Ⓓ Pleuritis *f* Ⓔ pleuritis *f*
pleurodinia *f* Ⓓ Pleurodynie *f*
Ⓔ pleurodinia *f*
plexo *m* (coroideu) Ⓓ Plexus *m* (choroideus) Ⓔ plexo *m* (coroideo)
pneumologia *f* Ⓓ Pneumologie *f*
Ⓔ neumología *f*
pneumonia *f* Ⓓ Pneumonie *f*
Ⓔ neumonía *f*
pneumotórax *m* Ⓓ Pneumothorax *m*
Ⓔ neumotórax *m*
pó *m* Ⓓ Puder *n*, Pulver *n*
Ⓔ polvo *m*
poeiras *fpl* Ⓓ Staub *m* Ⓔ polvo *m*
polegar *m* Ⓓ Daumen *m* Ⓔ pulgar *m*
pólen *m* Ⓓ Pollen *m* Ⓔ polen *m*
poliarteriite *f* nodosa Ⓓ Polyarteriitis *f* nodosa Ⓔ poliarteritis *f* nudosa
policístico Ⓓ polyzystisch Ⓔ poliquístico
policitémia *f* (o policitemia *f*) Ⓓ Polyzythämie *f* Ⓔ policitemia *f*
policlínica *f* Ⓓ Poliklinik *f* Ⓔ policlínica *f*

português – alemão – espanhol

polidactilia f ⒟ Polydaktylie f ⒠ polidactilia f

polidipsia f ⒟ Polydipsie f ⒠ polidipsia f

poliglobulia f ⒟ Polyglobulie f ⒠ poliglobulia f

polihidrâmnios m ⒟ Polyhydramnion n ⒠ polihidramnios m

polimialgia f reumática ⒟ Polymyalgia rheumatica f ⒠ polimialgia f reumática

polimiosite f ⒟ Polymyositis f ⒠ polimiositis f

polineuropatia f ⒟ Polyneuropathie f ⒠ polineuropatía f

polinevrite f (o polineurite f) ⒟ Polyneuritis f ⒠ polineuritis f)

polinevrite f de Guillain-Barré ⒟ Guillain-Barré-Syndrom n ⒠ polineuritis f de Guillain-Barré

polinose f ⒟ Pollinose f, Heuschnupfen m ⒠ polinosis f

poliomielite f (o pólio m) ⒟ Poliomyelitis f ⒠ poliomielitis f

polipectomia f (endoscópica) ⒟ Polypektomie f (endoskopische) ⒠ polipectomía f (endoscópica)

polipneia f ⒟ Polypnoe f ⒠ polipnea f

pólipo m ⒟ Polyp m ⒠ pólipo m

polipóide ⒟ polypoid ⒠ polipoide

polipose f intestinal ⒟ Polyposis f, intestinale ⒠ poliposis f intestinal

polisarcia f ⒟ Fettsucht f ⒠ obesidad f

polisomnografia f ⒟ Polysomnografie f ⒠ polisomnografia f

politópico ⒟ polytop ⒠ politópico

politraumatizado ⒟ polytraumatisiert ⒠ politraumatizado

poliúria f ⒟ Polyurie f ⒠ poliuria f

pomada f ⒟ Salbe f ⒠ pomada f

ponta f (EEG/ECG) ⒟ Spitze f (spike), Zacke f (EEG/EKG) ⒠ punta f (EEG/ECG)

ponta f do nariz ⒟ Nasenspitze f ⒠ punta f de la nariz

ponta f do pé ⒟ Fußspitze f ⒠ punta f del pie

pontada f no coração (popular) ⒟ Herzstechen n ⒠ puntada f en el corazón (popular)

ponto m (tirar os pontos) ⒟ Stich m, Klammer f (Fäden ziehen) ⒠ punto m (tirar os puntos)

ponto m de saída do nervo ⒟ Nervenaustrittspunkt m ⒠ punto m de salida del nervio

porção f ⒟ Abschnitt m ⒠ porción f

porfiria f ⒟ Porphyrie f ⒠ porfiria f

poro m ⒟ Pore f ⒠ poro m

porta-agulhas f ⒟ Nadelhalter m ⒠ portagujas m

posição f ⒟ Haltung f, Lagerung f, Stellung f ⒠ posición f

posição f lateral de segurança ⒟ Seitenlage f, stabile ⒠ posición f lateral de seguridad

pós-operatório ⒟ postoperativ ⒠ post-operatorio

postura f ⒟ Haltung f ⒠ postura f

potássio m ⒟ Kalium n ⒠ potasio m

potência f ⒟ Potenz f ⒠ potencia f

potenciais mpl evocados acústicos (PEA) ⒟ Potentiale npl, akustisch evozierte (AEP's) ⒠ potenciales mpl evocados acústicos (PEA)

potenciais mpl evocados somatossensitivos (PESS) ⒟ Potentiale npl, somatosensorisch evozierte (SSEPs) ⒠ potenciales mpl evocados somatosensitivos (PESS)

potenciais mpl evocados visuais (PEV) ⒟ Potentiale npl, visuell evozierte (VEPs) ⒠ potenciales mpl evocados visuales (PEV)

potencial ⒟ möglich ⒠ potencial

potencial m ⒟ Potential n ⒠ potencial m

prático ⒟ praktisch ⒠ práctico

precaução f (com p.) ⒟ Vorsicht f
  (vorsichtig) ⒠ precaución f (con
  p.)
precedido ⒟ vorausgegangen
  ⒠ precedido
precoce ⒟ vorzeitig ⒠ precoz
prédelírio m ⒟ Prädelir n ⒠ predelirio m
predisposição f ⒟ Prädisposition f
  ⒠ predisposición f
predominantemente (adv.) ⒟ vorwiegend (adv.) ⒠ predominantemente
  (adv.)
predomínio m (de p. proximal) ⒟ Betonung f (mit proximaler B.)
  ⒠ predominio m (de p. proximal)
pré-eclâmpsia f ⒟ Präeklampsie f
  ⒠ preeclampsia f
preferível ⒟ zu bevorzugen ⒠ preferible
prega f cutânea ⒟ Hautfalte f
  ⒠ pliegue m cutáneo
prega f naso-labial (o prega nasogeniana) ⒟ Nasolabialfalte f
  ⒠ pliegue m nasolabial
prejudicar ⒟ beeinträchtigen
  ⒠ perjudicar
prejuízo m ⒟ Beeinträchtigung f
  ⒠ prejuicio m
prematuro m ⒟ Frühgeborenes n
  ⒠ prematuro m
preocupação f ⒟ Besorgnis f
  ⒠ preocupación f
preponderância f ⒟ Überwiegen n
  ⒠ preponderancia f
prepúcio m ⒟ Präputium n ⒠ prepucio m
presbiacúsia f ⒟ Presbyakusis f
  ⒠ presbiacusia f
presbiopia f ⒟ Altersweitsichtigkeit f
  ⒠ presbicia f
presbita ⒟ weitsichtig ⒠ présbita
presbitia f ⒟ Altersweitsichtigkeit f
  ⒠ presbicia f

prescrição f ⒟ Verschreibung f
  ⒠ prescripción f
prescrição f (conforme a p.) ⒟ Vorschrift f, Anweisung f (nach Vorschrift) ⒠ prescripción f (conforme
  a p.)
presença f (na p. de...) ⒟ Anwesenheit f, Vorhandensein n (in A.
  von...) ⒠ presencia f (en p. de...)
presente ⒟ vorhanden ⒠ presente
preservação f ⒟ Erhalt m ⒠ preservación f
preservativo m ⒟ Kondom n ⒠ preservativo m
preso (estar preso a../ ficar preso)
  ⒟ gebunden (gebunden sein an../
  hängenbleiben) ⒠ preso (estar
  preso a../ quedar enganchado)
pressão f (sentir uma p.) ⒟ Druck m
  (ein Druckgefühl verspüren)
  ⒠ presión f (sentir una p.)
pressão f arterial (PA) (bras.) ⒟ Blutdruck m, arterieller (RR) ⒠ presión f arterial (PA)
pressão f de perfusão ⒟ Perfusionsdruck m ⒠ presión f de perfusión
pressão f intracraneana (PIC) ⒟ Hirndruck m ⒠ presión f intracraneal
  (PIC)
pressão f intra-ocular (PIO) ⒟ Augeninnendruck m ⒠ presión f intraocular (PIO)
pré-termo ⒟ vorzeitig, Früh- ⒠ pretérmino
prevalência f ⒟ Prävalenz f ⒠ prevalencia f
prevenção f (primária/ secundária)
  ⒟ Prävention f (Primär-/ Sekundärp.) ⒠ prevención f (primaria/
  secundaria)
prevenir ⒟ vorbeugen ⒠ prevenir
preventivo/-a ⒟ vorbeugend, präventiv ⒠ preventivo/-a
prévio ⒟ Vor..., vorherig ⒠ previo
prião f ⒟ Prion n ⒠ prion m

priapismo *m* Ⓓ Priapismus *m*
Ⓔ priapismo *m*
primário Ⓓ primäre/r Ⓔ primario
primeira-enfermeira *f* Ⓓ Oberschwester *f* Ⓔ primera enfermera *f*
primeiros socorros *mpl* Ⓓ Erste
Hilfe *f* Ⓔ primeros auxilios *mpl*
primigesta *f* Ⓓ Erstgebärende *f*, Primipara *f* Ⓔ primípara *f*
privação *f* Ⓓ Entzug *m* Ⓔ privación *f*
privação *f* do sono Ⓓ Schlafentzug *m*
Ⓔ privación *f* de sueno
probatório Ⓓ versuchsweise Ⓔ experimental, probador
problema *m* relacional Ⓓ Beziehungsproblem *n* Ⓔ problema *m* de relación
procedimento *m* Ⓓ Vorgehen *n*
Ⓔ procedimiento *m*
processo *m* Ⓓ Krankenakte *f*, Prozess *m* Ⓔ proceso *m*
proctite *f* Ⓓ Proktitis *f* Ⓔ proctitis *f*
pródromo *m* Ⓓ Frühsymptom *n*
Ⓔ pródromo *m*
produção *f* (de...) Ⓓ Produktion *f*
(von...) Ⓔ producción *f* (de...)
produto *m* de contraste (o contraste)
Ⓓ Kontrastmittel *n* Ⓔ producto *m* de contraste
profiláctico (adj.) Ⓓ prophylaktisch
(*adj.*) Ⓔ profiláctico (*adj.*)
profilaxia *f* Ⓓ Prophylaxe *f* Ⓔ profilaxia *f*
profundidade *f* Ⓓ Tiefe *f* Ⓔ profundidad *f*
prognóstico *m* (bras.: prognose *f*)
Ⓓ Prognose *f* Ⓔ pronóstico *m*
prognóstico *m* a longo prazo Ⓓ Langzeitprognose *f* Ⓔ pronóstico *m* a
largo plazo
programado Ⓓ geplant Ⓔ programado
progressão *f* Ⓓ Fortschreiten *n*
Ⓔ progresión *f*

progressivo (*adj.*) Ⓓ fortschreitend
(*adj.*) Ⓔ progresivo (*adj.*)
prolactina *m* Ⓓ Prolaktin *n* Ⓔ prolactina *f*
prolapso *m* Ⓓ Prolaps *m* Ⓔ prolapso *m*
prolapso *m* do cordão umbilical
Ⓓ Nabelschnurvorfall *m* Ⓔ prolapso *m* del cordón umbilical
prolapso *m* do disco (o discal)
Ⓓ Bandscheibenvorfall *m* Ⓔ prolapso *m* discal
prolapso *m* uterino Ⓓ Gebärmutterprolaps *m* Ⓔ prolapso *m* uterino
prolongado Ⓓ längerdauernd
Ⓔ prolongado
prolongar Ⓓ verlängern Ⓔ prolongar
pronação *f* Ⓓ Pronation *f* Ⓔ pronación *f*
pronunciado Ⓓ betont Ⓔ pronunciado
propagar (para...) Ⓓ sich ausbreiten
(auf..., über...) Ⓔ propagar (por..)
próstata *f* Ⓓ Prostata *f* Ⓔ próstata *f*
prostatectomia *f* Ⓓ Prostatektomie *f*
Ⓔ prostatectomía *f*
prostático Ⓓ Prostata-, der Prostata
Ⓔ prostático
prostatite *f* Ⓓ Prostataentzündung *f*
Ⓔ prostatitis *f*
proteger (de...) Ⓓ schützen (vor...)
Ⓔ proteger (de...)
proteína *f* C reactiva (PCR) Ⓓ Protein *n*, C-reaktives (CRP) Ⓔ proteína *f* C reactiva (PCR)
proteinúria *f* Ⓓ Proteinurie *f* Ⓔ proteinuria *f*
prótese *f* Ⓓ Prothese *f* Ⓔ prótesis *f*
prótese *f* dentária Ⓓ Zahnprothese *f*,
Gebiß *n* Ⓔ prótesis *f* dental
prótese *f* valvular Ⓓ Klappenersatz *m*,
Herzklappe *f*, künstliche Ⓔ prótesis *f* valvular

protrombina *m* Ⓓ Prothrombin *n*
   Ⓔ protrombina *f*
protrusão *f* Ⓓ Protrusion *f* Ⓔ protrusión *f*
prova *f* **de esforço** Ⓓ Belastungsprobe *f* Ⓔ prueba *f* de esfuerzo
prova *f* **de Schilling** Ⓓ Schillingtest *m*
   Ⓔ prueba *f* de Schilling
prova *f* **de sustenção das pernas**
   Ⓓ Beinvorhalteversuch *m*
   Ⓔ prueba *f* de sostenimiento de las piernas
prova *f* **de sustenção dos braços (o prova** *f* **dos braços estendidos)**
   Ⓓ Armvorhalteversuch *m*
   Ⓔ prueba *f* de sostenimiento de los brazos (o prueba *f* de los brazos estendidos)
prova *f* **de trabalho** Ⓓ Arbeitsversuch *m* Ⓔ prueba *f* de trabajo
provável *(adj.)* Ⓓ wahrscheinlicher/e *(Adj.)* Ⓔ probable *(adj.)*
provocar Ⓓ hervorrufen Ⓔ provocar
prudência *f* Ⓓ Vorsicht *f* Ⓔ prudencia *f*
pruriginoso Ⓓ pruriginös Ⓔ pruriginoso
prurigo *m* **(o prúrigo** *m***)** Ⓓ Pruritus *m*, Jucken *n*, Juckreiz *m* Ⓔ prurito *m*
psamoma *m* Ⓓ Psammom *n* Ⓔ psamoma *m*
pseudartrose *f* **(o pseudoartrose** *f***)**
   Ⓓ Pseudarthrose *f* Ⓔ pseudoartrosis *f*
pseudolinfoma *m* Ⓓ Pseudolymphom *n* Ⓔ pseudolinfoma *m*
psicoanálise *f* Ⓓ Psychoanalyse *f*
   Ⓔ psicoanálisis *m*
psicogénico Ⓓ psychogen Ⓔ psicogénico
psicomotor Ⓓ psychomotorisch Ⓔ psicomotor
psicopata *m/f* Ⓓ Psychopath/-in *m/f*
   Ⓔ psicópata *m/f*

psicopático Ⓓ psychopathisch Ⓔ psicopático
psicopatológico Ⓓ psychopathologisch Ⓔ psicopatológico
psicose *f* **(esquizo-afectiva)** Ⓓ Psychose *f* (schizoaffektive) Ⓔ psicosis *f* (esquizo-afectiva)
psicossomático Ⓓ psychosomatisch Ⓔ psicosomático
psicoterapia *f* Ⓓ Psychotherapie *f* Ⓔ psicoterapia *f*
psicótico Ⓓ psychotisch Ⓔ psicótico
psicotropo Ⓓ psychotrop Ⓔ psicotropo
psiquiatra *m/f* Ⓓ Psychiater/ -in *m/f*
   Ⓔ psiquiatra *m/f*
psiquiatria *f* Ⓓ Psychiatrie *f* Ⓔ psiquiatría *f*
psiquiátrico Ⓓ psychiatrisch Ⓔ psiquiátrico
psíquico Ⓓ psychisch Ⓔ psíquico
psoríase *f* **(o psoriasis** *f***)** Ⓓ Psoriasis *f* Ⓔ psoriasis *f*
pterígio *m* Ⓓ Pterygium *n* Ⓔ pterigión *m*
ptose *f* Ⓓ Ptose *f* Ⓔ ptosis *f*
puberdade *f* Ⓓ Pubertät *f* Ⓔ pubertad *f*
púbis *m* Ⓓ Schambein *n* Ⓔ pubis *m*
puerpério *m* Ⓓ Wochenbett *n* Ⓔ puerperio *m*
pulga *f* Ⓓ Floh *m* Ⓔ pulga *f*
pulmão *m* Ⓓ Lunge *f* Ⓔ pulmón *m*
pulpite *f* Ⓓ Pulpitis *f* Ⓔ pulpitis *f*
pulsação *f* Ⓓ Pulsschlag *m* Ⓔ pulsación *f*
pulsatil Ⓓ pulsierend Ⓔ pulsátil
pulso *m* Ⓓ Puls *m*, Handgelenk *n*
   Ⓔ pulso *m*
punção *f* Ⓓ Punktion *f* Ⓔ punción *f*
punção *f* **lombar (PL)** Ⓓ Lumbalpunktion *f* (LP) Ⓔ punción *f* lumbar (PL)
punctiforme Ⓓ punktförmig Ⓔ puntiforme

punho *m* Ⓓ Faust *f* Ⓔ puño *m*
pupila *f* Ⓓ Pupille *f* Ⓔ pupila *f*
purgativo (o purgante) Ⓓ abführend
    Ⓔ purgante
puro/-a Ⓓ rein Ⓔ puro/-a
púrpura *f* Ⓓ Purpura *f* Ⓔ púrpura *f*
purulento Ⓓ eitrig Ⓔ purulento
pús *m* **(o pus** *m***)** Ⓓ Eiter *m* Ⓔ pus *m*
pústula *f* Ⓓ Pustel *f* Ⓔ pústula *f*
putamen *m* Ⓓ Putamen *n* Ⓔ puta-
    men *m*

Q

quadrantanópsia f ⒹQuadrantena-
nopsie f Ⓔ cuadrantanopsia f

quadrante m ⒹQuadrant m Ⓔ cuadrante m

quadricípede m (o quadríceps m)
ⒹQuadrizeps m Ⓔ cuádriceps m

quadril m ⒹHüfte f Ⓔ cuadril m,
cadera f

quadro m ⒹErscheinungsbild n
Ⓔ cuadro m

quadro m **de locomoção** ⒹGang-
bild n Ⓔ cuadro m de locomoción

quarentena f ⒹQuarantäne f
Ⓔ cuarentena f

queda f ⒹSturz m Ⓔ caída f

queda f **de cabelo** ⒹHaarausfall m
Ⓔ caída f del cabello

queimadura f ⒹVerbrennung f
Ⓔ quemadura f

queimadura f **do sol** ⒹSonnen-
brand m Ⓔ quemadura f solar

queixa f ⒹKlage f, Beschwerde f
Ⓔ queja f

queixar-se (de…) Ⓓklagen (über…)
Ⓔ quejarse (de…)

queixo m ⒹKinn n Ⓔ mentón m

queixoso Ⓓklagsam Ⓔ quejoso

quelóide m ⒹKeloid n Ⓔ queloide m

quemose f ⒹChemosis f Ⓔ quemosis f

queratite f ⒹKeratitis f Ⓔ queratitis f

queratomalazia f ⒹKeratomalazie f
Ⓔ queratomalacia f

questionário m ⒹFragebogen m
Ⓔ cuestionario m

quiasma m ⒹChiasma n
Ⓔ quiasma m

quilo m ⒹChylus m Ⓔ quilo m

quimioterapia f ⒹChemotherapie f
Ⓔ quimioterapia f

quinina f (o quinino m) ⒹChinin n
Ⓔ quinina f

quisto m ⒹZyste f Ⓔ quiste m

quisto m **aracnoideus** ⒹArachnoide-
alzyste f Ⓔ quiste m aracnoide

quisto m **coloide** ⒹKolloidzyste f
Ⓔ quiste m coloide

quisto m **de Baker** ⒹBakerzyste f
Ⓔ quiste m de Baker

quisto m **residual** ⒹResidualzyste f
Ⓔ quiste m residual

quisto m **sebáceo** ⒹGrützbeutel m
Ⓔ quiste m sebáceo

R

rabdomiólise f Ⓓ Rhabdomyolyse f
 Ⓔ rabdomiolisis f
rabdomioma m Ⓓ Rhabdomyom n
 Ⓔ rabdomioma m
radiação f Ⓓ Bestrahlung f Ⓔ radiación f
radicular Ⓓ radikulär Ⓔ radicular
radiculite f Ⓓ Radikulitis f Ⓔ radiculitis f
radiculite f **da carraça** Ⓓ Zeckenbißradikulitis f Ⓔ radiculitis f de la garrapata
radiculopatia f Ⓓ Radikulopathie f
 Ⓔ radiculopatía f
rádio m Ⓓ Radius m Ⓔ radio m
radioa(c)tivo Ⓓ radioaktiv Ⓔ radiactivo
radiocirurgia f Ⓓ Strahlenchirurgie f
 Ⓔ radiocirurgía f
radiografia f **(Ray-X)** Ⓓ Röntgenuntersuchung f Ⓔ radiografía f (Ray-X)
radiologista m/f Ⓓ Radiologe/-in m/f
 Ⓔ radiólogo/-a m/f
radioscopia f Ⓓ Durchleuchtung f
 Ⓔ radioscopia f
radiossensível Ⓓ strahlenempfindlich
 Ⓔ radiosensible
rágada f Ⓓ Rhagade f Ⓔ rágade f
raios mpl **infravermelhos** Ⓓ Infrarotlicht n Ⓔ rayos mpl infrarrojos
raiva f Ⓓ Tollwut f Ⓔ rabia f
raiz f **anterior** Ⓓ Vorderwurzel f
 Ⓔ raíz f anterior
raiz f **do cabelo** Ⓓ Haarwurzel f
 Ⓔ raíz f del cabello
raiz f **do dente** Ⓓ Zahnwurzel f
 Ⓔ raíz f del diente
raiz f **nervosa** Ⓓ Nervenwurzel f
 Ⓔ raíz f nerviosa

raiz f **posterior** Ⓓ Hinterwurzel f
 Ⓔ raíz f posterior
ramo m Ⓓ Ast m Ⓔ rama f
raquítico Ⓓ rachitisch Ⓔ raquítico
raquitismo m Ⓓ Rachitis f Ⓔ raquitismo m
raro Ⓓ selten Ⓔ raro
rash f Ⓓ Rush m Ⓔ rash f
rash m **cutâneo** Ⓓ Rush-Phänomen n
 Ⓔ rash m cutáneo
raspagem f Ⓓ Ausschabung f Ⓔ curetaje f
rastelar Ⓓ hecheln Ⓔ rastrillar
razão f Ⓓ Grund m Ⓔ razón f
razoável Ⓓ annehmbar, vernünftig
 Ⓔ razonable
reabilitação f Ⓓ Rehabilitation f
 Ⓔ rehabilitación f
reabsorção f Ⓓ Reabsorption f Ⓔ reabsorción f
reabsorver Ⓓ reabsorbieren Ⓔ reabsorber
reacção f **à luz** Ⓓ Lichtreaktion f
 Ⓔ reacción f a la luz
reacção f **adversa (a…)** Ⓓ Abstoßungsreaktion f (gegen..) Ⓔ reacción f adversa (a…)
reacção f **alérgica** Ⓓ Reaktion f, allergische Ⓔ reacción f alérgica
reacção f **cruzada** Ⓓ Kreuzreaktion f
 Ⓔ reacción f cruzada
reacção f **de defesa** Ⓓ Abwehrreaktion f Ⓔ reacción f de defensa
reacção f **de hipersensibilidade** f
 Ⓓ Überempfindlichkeitsreaktion f
 Ⓔ reacción f de hipersensibilidad f
reacção f **pupilar** Ⓓ Pupillenreaktion f Ⓔ reacción f pupilar
reactivação f Ⓓ Reaktivierung f
 Ⓔ reactivación f
reactividade f **vasomotora** Ⓓ Vasomotorenaktivität f Ⓔ reactividad f
 vasomotora
reactivo Ⓓ reaktiv Ⓔ reactivo

realizar Ⓓ durchführen, realisieren
    Ⓔ realizar
reanimação f Ⓓ Reanimation f
    Ⓔ reanimación f
reavaliar Ⓓ nachuntersuchen Ⓔ reevaluar
rebordo m **costal** Ⓓ Rippenbogen m,
    unterer Ⓔ reborde m costal
recaída f Ⓓ Rückfall m Ⓔ recaída f
recanalização f Ⓓ Rekanalisierung f
    Ⓔ recanalización f
recaptação f Ⓓ Wiederaufnahme f
    Ⓔ recaptación f
receitar Ⓓ verschreiben, rezeptieren
    Ⓔ recetar
recém nascido m **(RN)** Ⓓ Neugeborenes n Ⓔ recién nacido m (RN)
recente Ⓓ neu, frisch Ⓔ reciente
receptor m Ⓓ Empfänger m (Blut-,
    Organ-), Rezeptor m Ⓔ receptor m
recessivo Ⓓ rezessiv Ⓔ recesivo
recesso m Ⓓ Recessus m Ⓔ receso m
recidiva m Ⓓ Rezidiv n Ⓔ recidiva f
recipiente m **para vómitos** Ⓓ Nierenschale f Ⓔ recipiente m para vómitos
recomendação f Ⓓ Empfehlung f
    Ⓔ recomendación f
reconhecer Ⓓ erkennen Ⓔ reconocer
recorrência f Ⓓ Rückfallrate f Ⓔ recurrencia f
recorrente Ⓓ wiederholt Ⓔ recurrente
recrutamento m Ⓓ Recruitment n
    Ⓔ recrutamiento m
recto m Ⓓ Rektum n Ⓔ recto m
recuperação f Ⓓ Heilung f, Symptomrückbildung f Ⓔ recuperación f
recuperar de Ⓓ genesen, sich erholen
    von Ⓔ recuperarse de
recusa f **alimentar** Ⓓ Nahrungsverweigerung f Ⓔ recusa f alimentar

redução f **(do risco)** Ⓓ Verminderung f (des Risikos) Ⓔ reducción f (del riesgo)
reenfarte m Ⓓ Reinfarkt m Ⓔ reinfarto m
referir Ⓓ berichten Ⓔ referir
reflexo m Ⓓ Reflex m Ⓔ reflejo m
reflexo m **anal** Ⓓ Analreflex m Ⓔ reflejo m anal
reflexo m **aquiliano** Ⓓ Achillessehnenreflex (ASR) Ⓔ reflejo m aquíleo
reflexo m **bicipital** Ⓓ Bizepssehnenreflex (BSR) Ⓔ reflejo m bicipital
reflexo m **corneano (o papilar)**
    Ⓓ Cornealreflex m Ⓔ reflejo m corneal
reflexo m **cremasteriano** Ⓓ Cremasterreflex m Ⓔ reflejo m cremastérico
reflexo m **cutâneo-plantar (Sinal de Babinski)** Ⓓ Babinskireflex m Ⓔ reflejo m cutáneo-plantar (Babinski)
reflexo m **da marcha** Ⓓ Schreitreflex m Ⓔ reflejo m de la marcha
reflexo m **de grasp** Ⓓ Greifreflex m
    Ⓔ reflejo m de prensión (r. de grasp)
reflexo m **de sucção** Ⓓ Saugreflex m
    Ⓔ reflejo m de succión
reflexo m **do vómito** Ⓓ Würgereflex m Ⓔ reflejo m del vómito
reflexo m **masseterino** Ⓓ Masseterreflex m Ⓔ reflejo m masetérico
reflexo m **oculocefálico** Ⓓ Reflex m, oculocephaler Ⓔ reflejo m oculocefálico
reflexo m **oculovestibular** Ⓓ Reflex m, oculovestibulärer Ⓔ reflejo m oculovestibular
reflexo m **osteotendinoso (ROT)**
    Ⓓ Muskeleigenreflex m (MER)
    Ⓔ reflejo m osteotendinoso (ROT)

reflexo *m* **palmomentoniano** ⓓ Palmomentalreflex *m* ⓔ reflejo *m* palmomentoniano

reflexo *m* **postural** ⓓ Haltereflex *m* ⓔ reflejo *m* postural

reflexo *m* **pupilar** ⓓ Pupillenreflex *m* ⓔ reflejo *m* pupilar

reflexo *m* **radial** ⓓ Radiusperiostreflex *m* (RPR) ⓔ reflejo *m* radial

reflexo *m* **rotiliano** ⓓ Patellarsehnenreflex *m* (PSR) ⓔ reflejo *m* rotuliano

refléxo *m* **tricipital** ⓓ Tricepssehnenreflex *m* (TSR) ⓔ reflejo *m* tricipital

reflexo *m* **Troemner-Hoffmann** ⓓ Trömnerreflex *m* ⓔ reflejo *m* Troemner-Hoffmann

reflexos *mpl* **abdominais** ⓓ Bauchhautreflexe *m* (BHR) ⓔ reflejos *mpl* abdominales

refluxo *m* ⓓ Reflux *m* ⓔ reflujo *m*

refluxo *m* **(gastro-esofágico)** ⓓ Reflux *m* (gastroösophagealer) ⓔ reflujo *m* (gastro-esofágico)

reforma *f* **(reformar-se)** ⓓ Berentung *f*, Rente *f* (in Rente gehen) ⓔ reforma *f*, jubilación *f* (reformarse, jubilarse)

reforma *f* **precoce** ⓓ Frühberentung *f* ⓔ jubilación *f* temprana

refracção *f* ⓓ Refraktion *f* ⓔ refracción *f*

refra(c)tário (a...) ⓓ refraktär (gegen...) ⓔ refractario (a...)

regeneração *f* ⓓ Regenerierung *f* ⓔ regeneración *f*

região *f* **(na região lombar)** ⓓ Region *f* (in der Lendenregion) ⓔ región *f* (en la r. lumbal)

regime *m* ⓓ Lebensweise *f* ⓔ régimen *m*

registar-se ⓓ melden, sich ⓔ registrarse

registo *m* **de diurese** ⓓ Aus-und Einfuhrkontrolle *f* ⓔ registro *m* de diuresis

regredir ⓓ zurückgehen ⓔ disminuir

regressão *f* **(em r.)** ⓓ Rückbildung *f* (in R.) ⓔ regresión *f* (en r.)

regresso *m* ⓓ Rückkehr *f* ⓔ regreso *m*

regurgitação *f* ⓓ Regurgitation *f* ⓔ regurgitación *f*

reinfecção *f* ⓓ Reinfektion *f* ⓔ reinfección *f*

rejeição *f* **de transplante** ⓓ Transplantatabstoßung *f* ⓔ rechazo *m* de trasplante

relação *f* **(relacionar-se com ...)** **(haver relação causa - efeito)** ⓓ Beziehung *f*, Zusammenhang *m* (in Z. stehen mit ...) (in kausaler Beziehung zueinander stehen) ⓔ relación *f* (está relacionado/-a con...) (tener relación causa - efecto)

relatório *m* ⓓ Arztbericht *m* ⓔ descripción *f*

relaxamento *m* **muscular** ⓓ Muskelrelaxation *f* ⓔ relajamiento *m* muscular

relaxante ⓓ entspannend ⓔ relajante

relaxante *m* **muscular** ⓓ Muskelrelaxanz *n* ⓔ relajante *m* muscular

relevante ⓓ von Bedeutung ⓔ relevante

remédio *m* ⓓ Mittel *n* ⓔ remedio *m*, medicamento *m*

remissão *f* ⓓ Remission *f* ⓔ remisión *f*

remissão *f* **espontânea** ⓓ Spontanremission *f* ⓔ remisión *f* espontánea

remitente ⓓ nachlassend ⓔ remitente

remoção *f* ⓓ Entfernung *f* ⓔ remoción *f*

remover ⓓ entfernen ⓔ remover

renina m Ⓓ Renin n Ⓔ renina m
repetição f **(de r.)** Ⓓ Wiederholung f (wiederholt) Ⓔ repetición f (de r.)
repetido Ⓓ wiederholt Ⓔ repetido
repetir Ⓓ wiederholen Ⓔ repetir
repetitivo Ⓓ repetitiv Ⓔ repetitivo
reposição f Ⓓ Reposition f Ⓔ reposición f
repousar Ⓓ ausruhen Ⓔ reposar
repouso m **(absoluto, relativo) no leito** Ⓓ Bettruhe f (absolute/ relative) Ⓔ reposo m (absoluto, relativo) en el lecho
repouso m Ⓓ Ruhe f Ⓔ reposo m
repugnância f **(de…)** Ⓓ Widerwillen m (gegen…) Ⓔ repugnancia f (de…)
requisição f Ⓓ Anforderung f Ⓔ requisición f
resfriado m **(bras.)** Ⓓ Erkältung f Ⓔ resfriado m
residual Ⓓ Rest-, Residual- Ⓔ residual
resíduo m **de urina** Ⓓ Restharn m Ⓔ residuo m de orina
resistência f **(a…)** Ⓓ Resistenz f, Widerstand m (gegen…) Ⓔ resistencia f (a…)
resistência f **cruzada** Ⓓ Kreuzresistenz f Ⓔ resistencia f cruzada
resistente (a…) Ⓓ resistent (gegenüber…) Ⓔ resistente (a…)
resistente a analgésicos Ⓓ analgetikaresistent Ⓔ resistente a analgésicos
resolução f **(em r.)** Ⓓ Auflösung f (im Abklingen) Ⓔ resolución f (en r.)
respiraçao f **(suster a r.)** Ⓓ Atmung f (den Atem anhalten) Ⓔ respiración f (contener la r.)
respondendo á chamada Ⓓ ansprechbar Ⓔ respondiendo a la llamada
responder (a…) Ⓓ antworten, ansprechen (auf…) Ⓔ responder (a…)
responsabilidade f **(assumir a r.)** Ⓓ Verantwortung f (die V. übernehmen) Ⓔ responsabilidad f (asumir la r.)
resposta f **(ao tratamento)** Ⓓ Ansprechen n (auf eine best. Behandlung) Ⓔ respuesta f (al tratamiento)
ressecção f Ⓓ Resektion f Ⓔ resección f
ressonância f Ⓓ Kernspin n Ⓔ resonancia f
ressonância f **magnética nuclear (RMN)** Ⓓ Kernspintomografie f (MNR) Ⓔ resonancia f magnética nuclear (RMN)
ressonar Ⓓ schnarchen Ⓔ roncar
restante Ⓓ übrige/s Ⓔ restante
resultado m Ⓓ Ergebnis n Ⓔ resultado m
resultado m **(o r. confirme o diagnóstico)** Ⓓ Ergebnis n (das E. bestätigt die Diagnose) Ⓔ resultado m (el r. confirma el diagnóstico)
re(c)tal Ⓓ rektal Ⓔ rectal
retardação f Ⓓ Verzögerung f Ⓔ retardo m
retardado Ⓓ verlangsamt Ⓔ retardado
retardamento m Ⓓ Verzögerung f, Verlangsamung f Ⓔ retardamiento m, retraso m, retardo m
retenção f Ⓓ Retention f Ⓔ retención f
retenção f **urinária** Ⓓ Harnverhalt m, Harnretention f Ⓔ retención f urinaria
reticulócito m Ⓓ Retikulozyt m Ⓔ reticulocito m
retina f Ⓓ Retina f Ⓔ retina f
retináculo m Ⓓ Retinakulum n Ⓔ retináculo m
retinite f Ⓓ Retinitis f Ⓔ retinitis f
retinopatia f **(de grau X)** Ⓓ Retinopathie f (Grad X) Ⓔ retinopatía f (de grado X)
retirar Ⓓ entfernen Ⓔ retirar

retocele *f* ⒟ Rektozele *f* ⒠ rectocele *m*

retomar (r. o trabalho) ⒟ wiederaufnehmen (die Arbeit w.) ⒠ retornar
(al trabajo)

retoscopia *f* ⒟ Rektoskopie *f* ⒠ rectoscopia *f*

retrognatismo *m* ⒟ Retrognathie *f*
⒠ retrognatismo *m*

retrógrado ⒟ retrograd ⒠ retrógrado

retroperitoneal ⒟ retroperitoneal
⒠ retroperitoneal

retroperitoneu *m* ⒟ Retroperitoneum *n* ⒠ retroperitoneo *m*

retroversão *f* ⒟ Retroversion *f* ⒠ retroversión *f*

reumático ⒟ rheumatisch
⒠ reumático

revelar ⒟ aufdecken, zeigen ⒠ revelar

reversível ⒟ reversibel ⒠ reversible

revisão *f* ⒟ Revision *f* ⒠ revisión *f*

rigidez *f* **(em roda dentada)** ⒟ Rigor *m* (mit Zahnradphänomen)
⒠ rigidez *f* (en rueda dentada)

rigidez *f* **(terminal) da nuca** ⒟ Nackensteife *f* (endgradige) ⒠ rigidez *f* (terminal) de nuca

rigidez *f* **cadavérica** ⒟ Leichenstarre *f*
⒠ rigidez *f* cadavérica

rígido ⒟ steif, mit Rigor ⒠ rígido

rim *m* ⒟ Niere *f* ⒠ riñón *m*

rim *m* **atrofiado** ⒟ Schrumpfniere *f*
⒠ riñón *m* atrófico

rim *m* **em ferradura** ⒟ Hufeisenniere *f* ⒠ riñón *m* en herradura

rim *m* **flutuante** ⒟ Wanderniere *f*
⒠ riñón *m* fluctuante

rinite *f* ⒟ Schnupfen *m* ⒠ rinitis *f*

rinófima *m* ⒟ Rhinophym *n* ⒠ rinofima *m*

rinorráquia *f* ⒟ Rhinoliquorrhoe *f*
⒠ rinoliquidorrea *f*

rinorreia *f* ⒟ Rhinorrhoe *f* ⒠ rinorrea *f*

rir ⒟ lachen ⒠ reír

risco *m* **(alto/ baixo)** ⒟ Risiko *n* (ho-
hes/ geringes) ⒠ riesgo *m* (alto/
bajo)

risco *m* **operatório** ⒟ Operationsrisiko *n* ⒠ riesgo *m* operatorio

risco *m* **tromboembólico** ⒟ Thromboembolierisiko *n* ⒠ riesgo *m* tromboembólico

rítmico ⒟ rhythmisch ⒠ rítmico

ritmo *m* **cardíaco** ⒟ Herzrhythmus *m*
⒠ ritmo *m* cardíaco

ritmo *m* **sono-vigília** ⒟ Schlaf-Wach-
Rhythmus *m* ⒠ ritmo *m* sueño-
vigilia

rizotomia *f* ⒟ Rhizotomie *f* ⒠ rizotomía *f*

rombencéfalo *m* ⒟ Rhombenzephalon *n* ⒠ rombencéfalo *m*

rombo ⒟ stumpf ⒠ romo, rombo

roncar ⒟ schnarchen ⒠ roncar

roncos *mpl* ⒟ Brummen *n* (Lungenauskult.) ⒠ sonidos *mpl* roncos

rosácea *f* ⒟ Rosazea *f* ⒠ rosácea *f*

rosto *m* ⒟ Gesicht *n* ⒠ rostro *m*,
cara *f*

rotação *f* ⒟ Rotation *f* ⒠ rotación *f*

rotina *f* **(por r.)** ⒟ Routine *f* (routinemäßig) ⒠ rutina *f* (por r.)

rótula *f* ⒟ Kniescheibe *f* ⒠ rótula *f*

rotura *f* **(prematura) de membranas**
⒟ Blasensprung *m* (vorzeitiger)
⒠ ruptura *f* (prematura) de las
membranas

rotura *f* **muscular** ⒟ Muskelriß *m*
⒠ rotura *f* muscular

rouco ⒟ heiser ⒠ ronco

rouquidão *f* ⒟ Heiserkeit *f* ⒠ ronquera *f*

rubéola *f* ⒟ Röteln *fpl* ⒠ rubéola *f*

rubor *m* ⒟ Rötung *f* ⒠ rubor *m*

ruído *m* ⒟ Geräusch *n* ⒠ ruido *m*

ruído *m* **da respiração** Ⓓ Atemgeräusch *n* Ⓔ sonido *m* de la respiración
ruptura *f* Ⓓ Ruptur *f* Ⓔ ruptura *f*

S

sabor *m* ⓓ Geschmack *m* ⒠ sabor *m*

saburra *f* ⓓ Zungenbelag *m* ⒠ saburra *f*

saburrento ⓓ belegt ⒠ sucio (lingua), empañado (voz)

saco *m* **herniário** ⓓ Bruchsack *m* ⒠ saco *m* herniario

saco *m* **lacrimal** ⓓ Tränensack *m* ⒠ saco *m* lagrimal

saco *m* **pleural** ⓓ Pleurasack *m* ⒠ saco *m* pleural

sala *f* **de espera** ⓓ Wartezimmer *n* ⒠ sala *f* de espera

sala *f* **de partos** ⓓ Kreißsaal *m* ⒠ sala *f* de partos

sala *f* **operações** ⓓ Operationssaal *m* (OP) ⒠ quirófano *m*

salgado ⓓ salzig ⒠ salado

saliva *f* ⓓ Speichel *m* ⒠ saliva *f*

salivação *f* ⓓ Speichelfluß *m* ⒠ salivación *f*, tialismo *m*

salmonelas *fpl* ⓓ Salmonellen *fpl* ⒠ salmonelas *fpl*

salmonelose *f* ⓓ Salmonellose *f* ⒠ salmonelosis *f*

salpingectomia *f* ⓓ Salpingektomie *f* ⒠ salpingectomía *f*

salpingite *f* ⓓ Salpingitis *f* ⒠ salpingitis *f*

sangramento *m* ⓓ Blutung *f* ⒠ hemorragia *f*

sangrar ⓓ bluten ⒠ sangrar

sangue *m* **(deitar/ expectorar)** ⓓ Blut *n* (auswerfen/-spucken) ⒠ sangre *f* (echar/ expectorar)

sangue *m* **vivo** ⓓ Blut *n*, frisches ⒠ sangre *f* viva

sanguinolento ⓓ blutig ⒠ sanguinolento

sarampo *m* ⓓ Masern *mpl* ⒠ sarampión *m*

sarampo *m* **alemão (bras.)** ⓓ Röteln *fpl* ⒠ rubéola *f*

sarar ⓓ heilen, gesundmachen o. -werden ⒠ curar

sarcoidose *f* ⓓ Sarkoidose *f*, Morbus *m* Boeck ⒠ sarcoidosis *f*

sarcoma *m* ⓓ Sarkom *n* ⒠ sarcoma *m*

sarda *f* ⓓ Sommersprosse *f* ⒠ peca *f*

sarna *f* ⓓ Krätze *f* ⒠ sarna *f*, escabiosis *f*

sarro *m* ⓓ Zahnbelag *m* ⒠ sarro *m*

saudável ⓓ gesund ⒠ sano

seborreia *f* ⓓ Seborrhoe *f* ⒠ seborrea *f*

secreção *f* ⓓ Sekret *n* ⒠ secreción *f*

secreção *f* **brônquica** ⓓ Bronchialsekret *n* ⒠ secreción *f* brónquica

secreção *f* **sudorípora** ⓓ Schweißsekretion *f* ⒠ secreción *f* sudorípara

secura *f* ⓓ Trockenheit *f* ⒠ sequedad *f*

secura *f* **da boca** ⓓ Mundtrockenheit *f* ⒠ sequedad *f* de la boca

sedação *f* ⓓ Sedierung *f* ⒠ sedación *f*

sedativo ⓓ sedativ ⒠ sedante

sedimentação *f* **do sangue** ⓓ Blutsenkung *f* ⒠ sedimentación *f* sanguínea

sedimento *m* ⓓ Sediment *n* ⒠ sedimento *m*

segmentar ⓓ Segment-, segmentförmig ⒠ segmental

segmento *m* ⓓ Segment *n* ⒠ segmento *m*

segredo *m* **profissional** ⓓ Schweigepflicht *f* ⒠ secreto *m* profesional

segregação *f* ⓓ Ausfluß *m* ⒠ flujo *m*

segurar ⓓ festhalten ⒠ agarrar

seio *m* **(recto/ longitudinal/ superior/ lateral)** ⓓ Sinus *m* (rectus/ longitu-

dinalis/ superior/ lateralis)
Ⓔ seno m (recto/ longitudinal/ superior/ lateral)
seio m Ⓓ Brust f, Höhle f, Sinus m
Ⓔ seno m
seio m **carotídeo** Ⓓ Carotissinus m
Ⓔ seno m carotídeo
seio m **cavernoso** Ⓓ Sinus m cavernosus Ⓔ seno m cavernoso
seio m **frontal** Ⓓ Stirnhöhle f
Ⓔ seno m frontal
seio m **maxilar** Ⓓ Kieferhöhle f
Ⓔ seno m maxilar
seio m **peri-nasal** Ⓓ Nebenhöhle f
Ⓔ seno m perinasal
sela f **(turca)** Ⓓ Sella f (turcica)
Ⓔ silla f (turca)
sem importância f Ⓓ irrelevant
Ⓔ sin importancia f
sem sentidos Ⓓ bewußtlos Ⓔ sin sentido, inconsciente
seminoma m Ⓓ Seminom n Ⓔ seminoma m
semivida f Ⓓ Halbwertszeit f Ⓔ semivida f
senil Ⓓ senil Ⓔ senil
sensação f **de corpo estranho**
Ⓓ Fremdkörpergefühl n Ⓔ sensación f de cuerpo extraño
sensação f **de fraqueza** Ⓓ Schwächegefühl n Ⓔ sensación f de flaqueza
sensação f **de pressão** Ⓓ Druckgefühl n Ⓔ sensación f de presión
sensação f **surdea** Ⓓ Taubheitsgefühl n Ⓔ sensación f de sordera
sensibilidade f **dolorosa** Ⓓ Schmerzempfinden n Ⓔ sensibilidad f dolorosa
sensibilidade f **profunda** Ⓓ Tiefensensibilität f Ⓔ sensibilidad f profunda
sensibilidade f **superficial** Ⓓ Oberflächenempfinden n Ⓔ sensibilidad f superficial
sensibilidade f **táctil** Ⓓ Berührungsempfinden n Ⓔ sensibilidad f táctil

sensibilidade f **térmica** Ⓓ Temperaturempfinden n Ⓔ sensibilidad f térmica
sensibilidade f **vibratória** Ⓓ Vibrationsempfinden n Ⓔ sensibilidad f vibratoria
sensível (a...) Ⓓ sensibel (auf...)
Ⓔ sensible (a...)
sentir Ⓓ spüren, fühlen Ⓔ sentir
sentir-se à vontade para (inf.) Ⓓ bereit sein, etwas zu tun Ⓔ sentirse dispuesto (a...)
sentir-se envergonhado Ⓓ schämen, sich Ⓔ tener vergüenza
sepsis f Ⓓ Sepsis f Ⓔ sepsis f
septicémia f Ⓓ Septikämie f Ⓔ septicemia f
séptico Ⓓ septisch Ⓔ séptico
septo m Ⓓ Septum n Ⓔ septo m
septo m **nasal** Ⓓ Nasenseptum n
Ⓔ septo m nasal
septo m **pelúcido** Ⓓ Septum n pellucidum Ⓔ septo m pelúcido
sequela f **(bras.: seqüela** f**)** Ⓓ Reihe f, Aufeinanderfolge f Ⓔ secuela f
sequência f **(na s. de queda à 2 semanas)** Ⓓ Folge f (infolge eines Sturzes vor 2 Wochen) Ⓔ secuela f (en la s. de caída hace 2 semanas)
ser vesgo (o ser estrábico) Ⓓ schielen
Ⓔ ser bizco, bizcar
sérico Ⓓ Serum- Ⓔ seroso
seringa f Ⓓ Spritze f Ⓔ jeringuilla f, inyección f
sério Ⓓ ernst Ⓔ serio, grave
seroconversão f Ⓓ Serumkonversion f Ⓔ seroconversión f
seropositivo Ⓓ serumpositiv, HIV positiv Ⓔ seropositivo
serviço m Ⓓ Abteilung f Ⓔ servicio m
serviço m **no(c)turno** Ⓓ Nachtdienst m Ⓔ servicio m nocturno
sessão f Ⓓ Sitzung f Ⓔ sesión f
sexual Ⓓ sexuell Ⓔ sexual

sezões *fpl* Ⓓ Malariaanfall *m* Ⓔ ataque *m* de paludismo

sezonismo *m* Ⓓ Malaria *f* Ⓔ paludismo *m*

shigelose *f* Ⓓ Shigellose *f* Ⓔ shigelosis *f*

sibilar Ⓓ pfeifen, giemen (Lungenauskultation) Ⓔ silbar

sibilo *m* Ⓓ Pfeifen *n*, Giemen *n* (Lungenauskultation) Ⓔ jadeo *m*, silbido *m*

síbilos *mpl* Ⓓ Pfeifen *n* (Lungenauskult.) Ⓔ sonidos *mpl* silbantes

sideropenia *f* Ⓓ Sideropenie *f* Ⓔ sideropenia *f*, ferropenia *f*

sifão *m* Ⓓ Siphon *m* Ⓔ sifón *m*

sífilis *f* Ⓓ Syphilis *f* Ⓔ sífilis *f*

significativo Ⓓ signifikant Ⓔ significativo

silencioso (clínicamente silencioso) Ⓓ stumm (klinisch stumm) Ⓔ silencioso (clínicamente silencioso)

silhueta *f* **cardíaca** Ⓓ Herzsilhouette *f* Ⓔ silueta *f* cardíaca

silicose *f* Ⓓ Silikose *f* Ⓔ silicosis *f*

simetria *f* Ⓓ Symmetrie *f* Ⓔ simetría *f*

simétrico Ⓓ seitengleich, symmetrisch Ⓔ simétrico

simpático *m* Ⓓ Sympathikus *m* Ⓔ simpático *m*

simulador/-a *m/f* Ⓓ Simulant/-in *m/f* Ⓔ simulador/ a *m/f*

sinal *m* Ⓓ Hinweis *m*, Zeichen *n*, Leberfleck *m* Ⓔ signo *m*, señal *f*

sinal *m* **de delta** Ⓓ Deltaphänomen *n* Ⓔ signo *m* de delta

sinal *m* **de trauma** Ⓓ Verletzungszeichen *n* Ⓔ signo *m* de trauma

sinal *m* **meníngeo** Ⓓ Meningismus *m* Ⓔ meningismo *m*

sinal *m* **piramidal** Ⓓ Pyramidenbahnzeichen *n* Ⓔ signo *m* piramidal

sinapse *f* Ⓓ Synapse *f* Ⓔ sinapsis *f*

sinartrose *f* Ⓓ Synarthrose *f* Ⓔ sinartrosis *f*

síncope *f* Ⓓ Synkope *f* Ⓔ síncope *f*

síncope *f* **miccional** Ⓓ Miktionssynkope *f* Ⓔ síncope *f* miccional

síncope *f* **vasovagal** Ⓓ Synkope *f*, vasovagale Ⓔ ataque *f* vasovagal

síncrono Ⓓ synchron Ⓔ sincrónico

síndroma *m* **(bras.: síndrome** *m***)** Ⓓ Syndrom *n* Ⓔ síndrome *m*

síndroma *m* **apálico** Ⓓ Syndrom *n*, apallisches Ⓔ síndrome *m* apalico

síndroma *m* **compartimental** Ⓓ Kompartmentsyndrom *n* Ⓔ síndrome *m* compartimental

síndroma *m* **da sono-apneia** Ⓓ Schlaf-Apnoe-Syndrom *n* Ⓔ síndrome *m* de apnea del sueño

síndroma *m* **de Fahr** Ⓓ Morbus Fahr *m* Ⓔ síndrome *m* de Fahr

síndroma *m* **de Fisher** Ⓓ Fischersyndrom *n* Ⓔ síndrome *m* de Fisher

síndroma *m* **de roubo da subclávia** Ⓓ Subclavian-Steal-Syndrom *n* Ⓔ síndrome *m* del robo de la subclavia

síndroma *m* **do cone** Ⓓ Konussyndrom *n* Ⓔ síndrome *m* del cono

síndroma *m* **do escaleno anterior** Ⓓ Skalenus-Anterior-Syndrom *n* Ⓔ síndrome *m* del escaleno anterior

síndroma *m* **do istmo** Ⓓ Engpaßsyndrom *n* Ⓔ síndrome *m* del istmo

síndroma *m* **do seio carotídeo** Ⓓ Carotissinussyndrom *n* Ⓔ síndrome *m* del seno carotídeo

síndroma *m* **do túnel cárpico (o carpiano)** Ⓓ Karpaltunnelsyndrom *n* Ⓔ síndrome *m* del túnel carpiano

sindroma *m* **do túnel társico (mediano/anterior)** Ⓓ Tarsaltunnelsyndrom *n* (inneres/ äußeres) Ⓔ síndrome(m) del túnel tarsiano (mediano/ anterior) sindroma *m* locked-in ⒟ Locked-in-Syndrom *n* ⒠ síndrome *m* locked-in

síndroma *m* maligno inducido por neurolépticos ⒟ Neuroleptikasyndrom *n*, malignes ⒠ síndrome *m* maligno induzido por neurolépticos

sindroma *m* paraplégico ⒟ Querschnittsyndrom *n* ⒠ síndrome *m* parapléjico

sindroma *m* Shy-Draeger ⒟ Shy-Draeger-Syndrom *n* ⒠ síndrome *m* Shy-Draeger

síndroma *m* vertiginoso ⒟ Schwindelsyndrom *n* ⒠ síndrome *m* vertiginoso

síndrome *m* de imunodeficiência adquirida (SIDA) ⒟ Acquired immune deficiency syndrome (AIDS) ⒠ síndrome *m* de inmunodeficiencia adquirida (SIDA)

síndrome *m* demencial ⒟ Syndrom *n*, dementielles ⒠ síndrome *m* demencial

sinéquia *f* ⒟ Synechie *f* ⒠ sinequia *f*

sínfise *f* ⒟ Symphyse *f* ⒠ sínfisis *f*

sinistrada/o *f/m* ⒟ Verletzte/r *f/m* ⒠ herido/-a

sinóvia *f* ⒟ Synovia *f* ⒠ membrana *f* sinovial

síntese *f* ⒟ Synthese *f* ⒠ síntesis *f*

sintético ⒟ synthetisch ⒠ sintético

sintoma *m* ⒟ Symptom *n* ⒠ síntoma *m*

sintoma *m* carencial ⒟ Mangelerscheinung *f* ⒠ síntoma *m* carencial

sintomático ⒟ symptomatisch ⒠ sintomático

sinusal ⒟ Sinus- ⒠ sinusal

sinusite *f* (frontal) ⒟ Sinusitis *f* (frontalis) ⒠ sinusitis *f* (frontal)

siringobulbia *f* ⒟ Syringobulbie *f* ⒠ siringobulbia *f*

siringomielia *f* ⒟ Syringomyelie *f* ⒠ siringomielia *f*

siringotomia *f* ⒟ Syringotomie *f* ⒠ siringotomía *f*

sistema *m* imune (o imunológico) ⒟ Immunsystem *n* ⒠ sistema *m* inmune

sistema *m* nervoso (autónomo/ periférico) ⒟ Nervensystem *n* (autonomes peripheres) ⒠ sistema *m* nervioso (autónomo/ periférico)

sistema *m* nervoso central (SNC) ⒟ Nervensystem *n*, zentrales (ZNS) ⒠ sistema *m* nervioso central (SNC)

sistema *m* ventricular ⒟ Ventrikelsystem *n* ⒠ sistema *m* ventricular

sistémico ⒟ systemisch ⒠ sistémico

sistólico ⒟ systolisch ⒠ sistólico

smegma *m* ⒟ Smegma *n* ⒠ esmegma *m*

sobrancelha *f* ⒟ Augenbraue *f* ⒠ ceja *f*

sobrecarga *f* ⒟ Überlastung *f* ⒠ sobrecarga *f*

Sobredosagem *f* ⒟ Überdosierung *f* ⒠ sobredosis *f*

sobrepeso *m* ⒟ Übergewicht *n* ⒠ sobrepeso *m*

sobrepôr ⒟ überlagern ⒠ superponer

sobrevida *f* ⒟ Überlebenszeit *f* ⒠ sobrevida *f*

sobrevivência *f* ⒟ Überleben *n* ⒠ supervivencia *f*

socorro *m* (pedir s.) ⒟ Hilfe *f* (um Hilfe rufen) ⒠ socorro *m*, auxilio *m* (pedir auxilio)

sódio *m* ⒟ Natrium *n* ⒠ sodio *m*

sofrer (de...) ⒟ leiden (an...) ⒠ sufrir (de...)

sola *f* do pé ⒟ Fußsohle *f* ⒠ planta *f* del pie

solicitar ⒟ anfordern ⒠ solicitar

solícito ⒟ hilfreich, besorgt ⒠ solícito

solução *f* ⒟ Lösung *f* ⒠ solución *f*, suelto *m*

soluços *mpl* Ⓓ Schluckauf *m*
Ⓔ hipo *m*

soluto *m* Ⓓ Lösung *f* Ⓔ solución *f*,
suelto *m*

som *m* Ⓓ Klang *m*, Ton *m* Ⓔ son *m*,
sonido *m*

somático Ⓓ somatisch Ⓔ somático

sonda *f* Ⓓ Sonde *f* Ⓔ sonda *f*

sonda *f* nasogástrica (SNG) Ⓓ Magensonde *f* (nasal) Ⓔ sonda *f*
nasogástrica (SNG)

sonda *f* vesical Ⓓ Blasenkatheter *m*
Ⓔ catéter *m* (o sonda *f*) vesical

sonho *m* Ⓓ Traum *m* Ⓔ sueño *m*

sonífero *m* Ⓓ Schlafmittel *n* Ⓔ somnífero *m*

sono *m* Ⓓ Schlaf *m* Ⓔ sueño *m*

sonolência *f* Ⓓ Somnolenz *f* Ⓔ somnolencia *f*

sonolento Ⓓ somnolent Ⓔ soñoliento

soprar Ⓓ pusten Ⓔ soplar

sopro *m* (sistólico/ diastólico) Ⓓ Geräusch *m* (systolisches/ diastolisches)
Ⓔ soplo *m* (sistólico/ diastólico)

sopro *m* carotídeo Ⓓ Karotisge-
räusch *n* Ⓔ soplo *m* carotídeo

sopros *mpl* (funcionais/ orgânicos)
Ⓓ Herzgeräusche *npl* (funktio-
nelle/organische) Ⓔ soplos *mpl*
cardíacos (funcionales/ orgánicos)

soro *m* (fisiólogico/ isotónico)
Ⓓ Kochsalzlösung *f* (physiologi-
sche/ isotonische) Ⓔ solución *f* salina (fisiólogico/ isotónico)

spray *m* nasal Ⓓ Nasenspray *n*
Ⓔ spray *m* nasal

sprue *f* Ⓓ Sprue *f* Ⓔ esprue *f*, muguet *f*

standardização *f* Ⓓ Standardisierung *f* Ⓔ estandarización *f*

status *m* dentário Ⓓ Zahnstatus *m*
Ⓔ status *m* dentario

stress *m* (físico/ psícico) Ⓓ Streß *m*
(körperlicher/ psychischer)
Ⓔ estrés *m* (físico/ psíquico)

subagudo Ⓓ subakut Ⓔ subagudo

subalimentação *f* Ⓓ Unterernährung *f* Ⓔ subalimentación *f*

subconsciente (*adj.* + *m*) Ⓓ unterbe-
wußt (*adj.*), Unterbewußtsein *n*
Ⓔ subconsciente (*adj.* + *m*)

subcutâneo (s.c.) Ⓓ subkutan (s.c.)
Ⓔ subcutáneo (s.c.), hipodérmico

subdural Ⓓ subdural Ⓔ subdural

subictérico Ⓓ subikterisch Ⓔ subictérico

subida *f* (de...) Ⓓ Anstieg *m* (von...)
Ⓔ subida *f* (de...)

subida enzimática Ⓓ Enzyman-
stieg *m* Ⓔ subida enzimática

súbito Ⓓ plötzlich Ⓔ súbito

substância *f* (branca/ cinzenta)
Ⓓ Hirnsubstanz *f* (weiße/ graue)
Ⓔ sustancia *f* (blanca/ gris)

substância *f* negra Ⓓ Substanzia nigra *f* Ⓔ sustancia *f* negra

substituir Ⓓ ersetzen Ⓔ sustituir

sudação *f* Ⓓ Schwitzen *n* Ⓔ sudor *m*

sudação *f* do paladar Ⓓ Geschmacksschwitzen *n* Ⓔ exudación *f* del paladar

sugestivo de... Ⓓ hindeutend auf...
Ⓔ sugestivo de...

suicídio *m* Ⓓ Suizid *m*, Selbstmord *m*
Ⓔ suicidio *m*

sulcus *m* cortical Ⓓ Hirnfurche *f*
Ⓔ sulcus *m* cortical

suor *m* Ⓓ Schweiß *m* Ⓔ sudor *m*

suores *mpl* frios Ⓓ Kaltschweiß *m*
Ⓔ sudoración *f* fría

suores *mpl* nocturnos Ⓓ Nacht-
schweiß *m* Ⓔ sudoración *f* nocturna

superar Ⓓ überwinden Ⓔ superar

superfície *f* Ⓓ Oberfläche *f* Ⓔ superficie *f*

supervisão *f* Ⓓ Supervision *f* Ⓔ supervisión *f*

supositório *m* Ⓓ Suppositorium *n* Ⓔ supositorio *m*

supraaórtico Ⓓ supraaortal Ⓔ supraaórtico

supra-renina *m* Ⓓ Suprarenin *n* Ⓔ suprarrenina *m*

supressor *m* **de apetite** Ⓓ Appetitzügler *m* Ⓔ anoréxico *m*

supuração *f* Ⓓ Eiterung *f* Ⓔ supuración *f*

supurar Ⓓ eitern Ⓔ supurar

surdez *f* Ⓓ Taubheit *f* Ⓔ sordera *f*

surdo Ⓓ taub, gehörlos Ⓔ sordo

surdo-mudo (*adj.* + *m*) Ⓓ taubstumm (*adj.*), Taubstummer *m* Ⓔ sordo-mudo (*adj.* + *m*)

surfactante *m* Ⓓ Surfactant *n* Ⓔ surfactante *m*, tensoactivo *m*

surger (+ **ac.**) Ⓓ hindeuten auf ... Ⓔ sugerir, indicar

surgimento *m* (**de...**) Ⓓ Auftreten *n* (von...) Ⓔ incidencia *f* (de...)

surgir em... Ⓓ auftreten bei... Ⓔ surgir en...

surto *m* Ⓓ Schub *m*, Entladung *f* (EEG) Ⓔ descarga *f*

susce(p)tibilidade *f* (**de...**) Ⓓ Anfälligkeit *f* (für...) Ⓔ susceptibilidad *f* (de...)

susce(p)tível (**de ...**) Ⓓ verdächtig (in Hinblick auf...) Ⓔ susceptible (de...), sospechoso (de ...)

suspeita *f* (**com s. de**) Ⓓ Verdacht *m* (mit V. auf..) Ⓔ sospecha *f* (con s. de)

suspeitar Ⓓ vermuten Ⓔ suponer

suspender Ⓓ einstellen, beenden Ⓔ suspender, retirar

suspensão *f* Ⓓ Absetzen *n* Ⓔ suspensión *f*

suster (**a respiração**) Ⓓ anhalten (den Atem) Ⓔ contener (la respiración)

susto *m* Ⓓ Schreck *m* Ⓔ susto *m*

sutura *f* Ⓓ Naht *f* Ⓔ sutura *f*

T

tabaco *m* ⒟ Tabak *m* Ⓔ tabaco *m*

tabagismo *m* ⒟ Tabakmißbrauch *m*
Ⓔ tabaquismo *m*

tala *f* ⒟ Schiene *f* Ⓔ tablilla *f*

talámico ⒟ Thalamus-, des Thalamus
Ⓔ talámico

tálamo *m* ⒟ Thalamus *m*
Ⓔ tálamo *m*

talão *m* ⒟ Ferse *f* Ⓔ talón *m*

talassémia *f* ⒟ Thalassämie *f* Ⓔ talasemia *f*

tamanho *m* (de...) ⒟ Größe *f* (von...)
Ⓔ tamaño *m* (de...)

tampão *m* ⒟ Tampon *m* Ⓔ tampón *m*

tamponamento *m* ⒟ Tamponade *f*
Ⓔ tamponamiento *m*

tamponamento *m* cardíaco ⒟ Herzbeuteltamponade *f* Ⓔ tamponamiento *m* cardíaco

tapar ⒟ tamponieren Ⓔ taponar

taquiarritmia *f* ⒟ Tachyarrhythmie *f*
Ⓔ taquiarritmia *f*

taquicardia *f* ⒟ Tachykardie *f* Ⓔ taquicardia *f*

taquipneia *f* (o taquipnéia *f*) ⒟ Tachypnoe *f* Ⓔ taquipnea *f*

tártaro *m* ⒟ Zahnstein *m*
Ⓔ tártaro *m*

tatuagem *f* ⒟ Tätowierung *f* Ⓔ tatuaje *m*

taxa *f* (de...) ⒟ Rate *f* (von...)
Ⓔ tasa *f* (de...)

taxa *f* de filtração glomerular ⒟ Filtrationsrate *f*, glomeruläre (GFR)
Ⓔ tasa *f* de filtración glomerular

tecido *m* ⒟ Gewebe *n* Ⓔ tejido *m*

tecido *m* conjunctivo ⒟ Bindegewebe *n* Ⓔ tejido *m* conjunctivo`

tecido *m* de granulação ⒟ Granulationsgewebe *n* Ⓔ tejido *m* de granulación

tecido *m* gordo ⒟ Fettgewebe *n*
Ⓔ tejido *m* graso

técnica *f* ⒟ Technik *f* Ⓔ técnica *f*

telangiectasia *f* ⒟ Teleangiektasie *f*
Ⓔ telangiectasia *f*

temperamento *m* ⒟ Temperament *n*
Ⓔ temperamento *m*

temperatura *f* (axilar) ⒟ Temperatur *f*
(axilläre) Ⓔ temperatura *f* (axilar)

tempo *m* de condução (aumento do t.
de cond.) ⒟ Überleitungszeit *f*
(Verlängerung der Ü.) Ⓔ tiempo *m*
de conducción (prolongación del t. de
cond.)

tempo *m* de protrombina ⒟ Prothrombinzeit *f* Ⓔ tiempo *m* de protrombina

tempo *m* de Quick ⒟ Quickzeit *f*
Ⓔ tiempo *m* de Quick

tenár *m* ⒟ Thenar *m* Ⓔ tenar *m*

tenda *f* do cerebelo ⒟ Tentorium cerebelli *n* Ⓔ tienda *f* del cerebelo

tendão *m* ⒟ Sehne *f* Ⓔ tendón *m*

tendão *m* de Aquiles ⒟ Achillessehne *f* Ⓔ tendón *m* de Aquiles

tendência *f* (para...) ⒟ Neigung *f*
(zu..) Ⓔ tendencia *f* (a...)

tendência *f* hemorrágica ⒟ Blutungsneigung *f*, Diathese *f*, hämorrhagische Ⓔ tendencia *f* hemorrágica

tendência *f* para cair ⒟ Fallneigung *f*
Ⓔ tendencia *f* a caer

tendinite *f* ⒟ Tendinitis *f* Ⓔ tendinitis *f*

tendovaginite *f* ⒟ Tendovaginitis *f*
Ⓔ tenovaginitis *f*

tenesmo *m* ⒟ Tenesmus *m* Ⓔ tenesmo *m*

tensão *f* arterial (TA) ⒟ Blutdruck *m*,
arterieller (RR) Ⓔ presión *f* arterial
(PA)

tensão f **interior** ⓓ Anspannung f, innere Ⓔ tensión f interior

tensão f **ocular** ⓓ Augendruck m Ⓔ presión f ocular

tentativa f **de reanimação** ⓓ Wiederbelebungsversuch m Ⓔ tentativa f de reanimación

tentativa f **de suicídio** ⓓ Selbstmordversuch m Ⓔ tentativa f de suicidio

teorético ⓓ theoretisch Ⓔ teórico

terapeuta m/f ⓓ Therapeut/-in m/f Ⓔ terapeuta m/f

terapêutica f ⓓ Therapie f Ⓔ terapia f, terapéutica f

terapêutica f **antiagregante** ⓓ Medikation f mit Aggregationshemmern Ⓔ terapéutica f antiagregante

terapêutica f **anticoagulante** ⓓ Antikoagulantientherapie f Ⓔ terapéutica f anticoagulante

terapia f ⓓ Therapie f Ⓔ terapéutica f, terapia f

terapia f **de fala e linguagem** ⓓ Logopädische Behandlung f Ⓔ logopedia f

terapia f **ocupational** ⓓ Beschäftigungstherapie f Ⓔ terapéutica f ocupacional

teratogénico ⓓ teratogen Ⓔ teratógeno

terçol m ⓓ Gerstenkorn n Ⓔ orzuelo m

termómetro m **(clínico)** ⓓ Fieberthermometer n Ⓔ termómetro m clínico

território m ⓓ Territorium n, Versorgungsgebiet n Ⓔ territorio m

testa f ⓓ Stirn f Ⓔ frente f

teste m **auditivo** ⓓ Hörtest m Ⓔ prueba f auditiva

teste m **da SIDA** ⓓ Aidstest m Ⓔ prueba f del SIDA

teste m **de força** ⓓ Kraftprobe f Ⓔ prueba f de fuerza

teste m **de gravidez** ⓓ Schwangerschaftstest m Ⓔ prueba f de embarazo

teste m **de Romberg** ⓓ Romberg´scher Stehversuch m Ⓔ prueba f de Romberg

teste m **visual** ⓓ Sehtest m Ⓔ prueba f visual

tetania f ⓓ Tetanie f Ⓔ tetania f

tétano m ⓓ Tetanus m Ⓔ tétanos m

tetaparésia f ⓓ Tetraparese f Ⓔ tetraparesia f

tetraplegia f ⓓ Tetraplegie f Ⓔ tetraplejía f

tíbia f ⓓ Tibia f Ⓔ tibia f

timo m ⓓ Thymus m Ⓔ timo m

timoma m ⓓ Thymom n Ⓔ timoma m

tímpano m **(membrana** f **do t.)** ⓓ Trommelfell n Ⓔ tímpano m

tinha f ⓓ Tinea f Ⓔ tiña f

tinito m **(o tinitus** m**)** ⓓ Tinnitus m Ⓔ tinnitus m

tintura f ⓓ Tinktur f Ⓔ tintura f

típico ⓓ typisch Ⓔ típico

tipo m ⓓ Typ m Ⓔ tipo m

tipo m **constituição** ⓓ Konstitutionstyp m Ⓔ tipo m de constituición

tipo-gripe ⓓ grippeartig Ⓔ tipo-gripe

tique m ⓓ Tic m Ⓔ tic m

tirar os pontos ⓓ Fäden ziehen Ⓔ retirar los puntos

tiróide f ⓓ Thyroidea f Ⓔ tiroide f

tiroidite f ⓓ Thyreoiditis f Ⓔ tiroiditis f

tirotoxicose f ⓓ Thyreotoxikose f Ⓔ tirotoxicosis f

tiroxina m ⓓ Thyroxin n Ⓔ tiroxina m

titer m ⓓ Titer m Ⓔ título m

titer m **antiestreptolisina (TAS)** ⓓ Antistreptolysintiter (ASLT) Ⓔ título m antiestreptolisina (TAS)

tocólise f ⓓ Tokolyse f Ⓔ tocólisis f

tolerância *f* **à glicose** ⒟ Glukosetoleranz *f* ⒠ tolerancia *f* a la glucosa

tolerar ⒟ tolerieren ⒠ tolerar

tomografia *f* **axial computorizada (TAC)** ⒟ Computertomografie *f*, axiale (CT) ⒠ tomografía *f* axial computerizada (TAC)

tónico ⒟ tonisch ⒠ tónico

tonificação *f* ⒟ Kräftigung *f*, Stärkung *f* ⒠ tonificación *f*

tonificar ⒟ stärken ⒠ tonificar

tons *mpl* **cardíacos (acentuados/ apagados/ desdobrados)** ⒟ Herztöne *mpl* (verstärkt/abgeschwächt/verdoppelt) ⒠ sonidos, tonos *mpl* cardíacos (acentuados/ apagados/ dobles)

tontura *f* ⒟ Schwindel *m* ⒠ vértigo *m*, mareo *m* desvanecimiento *m*

tónus *m* **muscular** ⒟ Muskeltonus *m* ⒠ tono *m* muscular

toque *m* **rectal** ⒟ Tastbefund *m*, rektaler ⒠ tacto *m* rectal

toracalgia *f* ⒟ Thoraxschmerz *m* ⒠ toracalgia *f*

toracocentese *f* ⒟ Thoraxschnitt *m* ⒠ toracocentesis *f*

toracotomia *f* ⒟ Thorakotomie *f* ⒠ toracotomía *f*

tórax *m* ⒟ Thorax *m* ⒠ tórax *m*

tórax *m* **de pombo** ⒟ Hühnerbrust *f* ⒠ tórax *m* de pichón

tórax *m* **em funil** ⒟ Trichterbrust *f* ⒠ tórax *m* en embudo

tórax *m* **em quilha** ⒟ Kielbrust *f* ⒠ tórax *m* en quilla

torcer (o pé) ⒟ umknicken (mit dem Fuß) ⒠ torcer (el pie)

torcicolo *m* **(o torticolis** *m***) (espasmódico)** ⒟ Torticollis *m* (spasmodicus), Schiefhals *m* ⒠ torticolis *m* (espasmódico)

tornar-se dependente (de) ⒟ abhängig werden (von...) ⒠ tornarse adepto, -adicto, -dependiente

tornozelo *m* ⒟ Fußknöchel *m* ⒠ tobillo *m*

torsão *f* ⒟ Torsion *f* ⒠ torsión *f*

tortura *f* ⒟ Folter *f* ⒠ tortura *f*

tosse *m* ⒟ Husten *m* ⒠ tos *f*

tosse *f* **convulsa** ⒟ Keuchhusten *m* ⒠ tos *f* ferina

tossir ⒟ husten ⒠ toser

tóxico ⒟ toxisch ⒠ tóxico

toxicodependente ⒟ drogenabhängig ⒠ toxicodependiente

toxicomedicamentoso ⒟ medikamentös-toxisch ⒠ toxicomedicamentoso

toxina *f* ⒟ Toxin *n* ⒠ toxina *f*

toxina *f* **botulínica** ⒟ Botulinustoxin *n* ⒠ toxina *f* botulínica

traçado *m* ⒟ Ableitung *f* ⒠ plomo *m*

tracção *f* ⒟ Streckung *f* (passive) ⒠ tracción *f*

tracoma *m* ⒟ Trachom *n* ⒠ tracoma *m*

tracto *m* **gastrointestinal** ⒟ Gastrointestinaltrakt *m* ⒠ tracto *m* gastrointestinal

tragus *m* **(o trago** *m***)** ⒟ Tragus *m* ⒠ tragus *m*, trago *m*

trajecto *m* ⒟ Verlauf *m* (örtl.) ⒠ curso *m*

tranquilizante *m* ⒟ Tranquilizer *m* ⒠ tranquilizante *m*

tranquilizar ⒟ beruhigen ⒠ tranquilizar

transaminase *f* ⒟ Transaminase *f* ⒠ transaminasa *f*

transependimário ⒟ transependymal ⒠ transependimario

transferência *f* ⒟ Verlegung *f* ⒠ transferencia *f*

transferir ⒟ verlegen ⒠ transferir

transfusão *f* **de sangue** ⒟ Bluttransfusion *f* ⒠ transfusión *f* de sangre

trânsito *m* **intestinal** ⒟ Darmfunktion *f* ⒠ tránsito *m* intestinal

transitório (*adj.*) Ⓓ transitorisch (*adj.*) Ⓔ transitorio

transmissão *f* Ⓓ Übertragung *f* Ⓔ transmisión *f*, contagio *m*

transmissível Ⓓ übertragbar Ⓔ transmisible

transmissor *m* Ⓓ Überträger *m* Ⓔ vector *m*

transmitir Ⓓ vererben, weitergeben Ⓔ transmitir

transpirar Ⓓ schwitzen Ⓔ transpirar

transplacentar Ⓓ transplazentar Ⓔ transplacentar

transplante *m* (**o transplantação** *f*) Ⓓ Transplantation *f*, Transplantat *n* Ⓔ trasplante *m*, injerto *m*

transplante *m* **de medula** Ⓓ Knochenmarkstransplantation *f* Ⓔ osteoplastia *f*, trasplante *m* de médula

transudato *m* Ⓓ Transsudat *n* Ⓔ trasudado *m*

trapésio *m* Ⓓ Trapezius *m* Ⓔ músculos *m* trapecios

traqueobronquite *f* Ⓓ Tracheobronchitis *f* Ⓔ traqueobronquitis *f*

tratamento *m* (**cirúrgico/ conservador**) (**estar sob tr.**) Ⓓ Behandlung *f* (chirurgische/ konservative) (unter Beh. stehen) Ⓔ tratamiento *m* (quirúrgico/ conservador) (estar bajo tr.)

tratamento *m* **de manutenção** Ⓓ Erhaltungsdosis *f* Ⓔ tratamiento *m* de mantenimiento

tratável Ⓓ behandelbar Ⓔ tratable

trauma *m* Ⓓ Trauma *n* Ⓔ trauma *m*

trauma *m* **obstétrico** Ⓓ Geburtstrauma *n* Ⓔ trauma *m* al nacer

traumático Ⓓ traumatisch Ⓔ traumático

traumatismo *m* **crânio encefálico (TCE)** Ⓓ Schädel-Hirntrauma *n* (SHT) Ⓔ traumatismo *m* cráneoencefálico

treino *m* **de marcha** Ⓓ Gangschule *f* Ⓔ entrenamiento *m* de marcha

tremer Ⓓ zittern Ⓔ temblar

tremor *m* (**essencial**) Ⓓ Tremor *m* (essenzieller) Ⓔ temblor *m* (idiopático o esencial)

tremor *m* **de acção** Ⓓ Aktionstremor *m* Ⓔ temblor *m* de acción

tremor *m* **intencional** Ⓓ Intentionstremor *m* Ⓔ temblor *m* intencional

tremor *m* **postural** Ⓓ Haltetremor *m* Ⓔ temblor *m* postural

trepanação *f* Ⓓ Trepanation *f* Ⓔ trepanación *f*

tricípite *m* Ⓓ Trizeps *m* Ⓔ tríceps *m*

triglicérido *m* Ⓓ Triglycerid *n* Ⓔ triglicérido *m*

trimestre *m* Ⓓ Trimester *n* Ⓔ trimestre *m*

triquina *f* Ⓓ Trichine *f* Ⓔ triquina *f*

triquinose *f* Ⓓ Trichinose *f* Ⓔ triquinosis *f*

trismo *m* Ⓓ Trismus *m* Ⓔ trismo *m*

trissomia *f* Ⓓ Trisomie *f* Ⓔ trisomía *f*

tristeza *f* Ⓓ Traurigkeit *f* Ⓔ tristeza *f*

trocânter *m* Ⓓ Trochanter *m* Ⓔ trocánter *m*

trófico Ⓓ trophisch Ⓔ trófico

trombangiíte *f* **obliterante** Ⓓ Thrombangiitis obliterans *f* Ⓔ tromboangitis *f* obliterante

trombo *m* Ⓓ Thrombus *m* Ⓔ trombo *m*

tromboflebite *f* Ⓓ Thrombophlebitis *f* Ⓔ tromboflebitis *f*

trombólise *f* Ⓓ Thrombolyse *f* Ⓔ trombolisis *f*

trombo(cito)penia *f* Ⓓ Thrombozytopenie *f* Ⓔ trombocitopenia *f*

trombosado Ⓓ thrombosiert Ⓔ trombosado

trombosar Ⓓ thrombosieren Ⓔ trombosar

trombose *f* (**venosa profunda/ superficial**) Ⓓ Thrombose *f* (tiefe/ ober-

flächliche venöse) Ⓔ trombosis *f*
(venosa profunda/ superficial)

trombose *f* **venosa cerebral** Ⓓ Hirnvenenthrombose *f* Ⓔ trombosis *f*
venosa cerebral

trompa *f* Ⓓ Eileiter *m*, Tube *f*
Ⓔ trompa *f* de Falopio

tronco *m* Ⓓ Rumpf *m* Ⓔ tronco *m*

tronco *m* **cerebral** Ⓓ Hirnstamm *m*
Ⓔ tronco *m* cerebral

tropeçar (em…,com…) Ⓓ stolpern
(über…), schwanken Ⓔ tropezar
(con…)

tubérculo *m* Ⓓ Tuberkel *m* Ⓔ tubérculo *m*

tuberculose *f* Ⓓ Tuberkulose *f* (Tbc)
Ⓔ tuberculosis *f* (TB)

tuberose *f* **esclerosa (o esclerose** *f* **tuberosa)** Ⓓ Sklerose *f*, tuberöse
Ⓔ esclerosis *f* tuberosa

tubo *m* **(endotraqueal)** Ⓓ Tubus *m*
(endotrachealer) Ⓔ tubo *m* (endotraqueal)

tubo *m* **com citrato** Ⓓ Citratröhrchen *n* Ⓔ tubo *m* con citrato

tubo *m* **com EDTA** Ⓓ EDTA Röhrchen *n* Ⓔ tubo *m* con EDTA

tubo *m* **com heparina** Ⓓ Heparinröhrchen *n* Ⓔ tubo *m* con heparina

tubo *m* **neural** Ⓓ Neuralrohr *n*
Ⓔ tubo (m) neural

tubo *m* **soro** Ⓓ Serumröhrchen *n*
Ⓔ tubo *m* seroso

túbulo *m* **renal** Ⓓ Nierentubulus *m*
Ⓔ túbulo *m* renal

tumor *m* Ⓓ Tumor *m* Ⓔ tumor *m*

tumor *m* **de Pancoast** Ⓓ Pancoasttumor *m* Ⓔ tumor *m* de Pancoast

tumor *m* **intracraniano (o intracraneano)** Ⓓ Hirntumor *m* Ⓔ tu-
mor *m* intracraneal

tumoral Ⓓ Tumor- Ⓔ tumoral

túnel *m* **cárpico** Ⓓ Karpaltunnel *m*
Ⓔ túnel *m* carpiano

túnel *m* **cubital** Ⓓ Cubitaltunnel *m*
Ⓔ túnel *m* cubital

túnel *m* **do tarso** Ⓓ Tarsaltunnel *m*
Ⓔ túnel *m* del tarso

turgescência *f* Ⓓ Stauung *f* Ⓔ congestión *f*

turgescência *f* **da veia jugular (TVJ)**
Ⓓ Einflußstauung *f*, obere Ⓔ congestión *f* de la vena yugular

turvação *f* Ⓓ Trübung *f* Ⓔ turbación *f*

U

úlcera f **duodenal** Ⓓ Duodenalulkus n
Ⓔ úlcera f duodenal

úlcera f **gástrica** Ⓓ Magengeschwür n
Ⓔ úlcera f gástrica

úlcera f **trófica** Ⓓ Ulcus n, trophisches
Ⓔ úlcera f trófica

úlcera f **varicosa (da perna)** Ⓓ Ulcus n
cruris Ⓔ úlcera f varicosa

ulceração f Ⓓ Ulzeration f Ⓔ ulceración f

ulcerar-se Ⓓ wundliegen, sich Ⓔ ulcerarse

ultrapassar Ⓓ überschreiten Ⓔ exceder

ultrasonografia f Ⓓ Ultraschall m
Ⓔ ultrasonografía f

umbigo m Ⓓ Bauchnabel m Ⓔ ombligo m

úmero m Ⓓ Humerus m Ⓔ húmero m

unha f **(encravada)** Ⓓ Nagel m (Finger-/Zehen-) (eingewachsener)
Ⓔ uña f

unidade f **de cuidados intensivos**
Ⓓ Intensivstation f Ⓔ unidad f de cuidados intensivos (UVI)

unidade f **motora** Ⓓ Einheit f, motorische Ⓔ unidad f motora

unilateral Ⓓ unilateral Ⓔ unilateral

ureia f Ⓓ Harnstoff m Ⓔ urea f

urémia f Ⓓ Urämie f Ⓔ uremia f

uréter m Ⓓ Harnleiter m, Ureter m
Ⓔ uréter m

uretra f Ⓓ Harnröhre f, Urethra f
Ⓔ uretra f

uretrite f Ⓓ Ureteritis f Ⓔ uretritis f

urgência f Ⓓ Notfallambulanz f, dringender Fall m, Ⓔ urgencia f

urgência f **miccional** Ⓓ Dranginkontinenz f Ⓔ incontinencia f micional

urgência f **urinária imperativa**
Ⓓ Harndrang m, imperativer
Ⓔ estranguria f

uricémia f Ⓓ Urikämie f Ⓔ uricemia f

urina f Ⓓ Urin m Ⓔ orina f

urina f **de manhã** Ⓓ Morgenurin m
Ⓔ orina f matinal

urinar Ⓓ wasserlassen, urinieren
Ⓔ orinar

urocultura f Ⓓ Urinkultur f Ⓔ urincultivo m

urografia f Ⓓ Urographie f Ⓔ urografía f

urolitíase f Ⓓ Urolithiasis f Ⓔ urolitiasis f

urologia f Ⓓ Urologie f Ⓔ urología f

urologista m/f Ⓓ Urologe/-in m/f
Ⓔ urólogo m

urticária f Ⓓ Urtikaria f Ⓔ urticaria f

uso m **concomitante (de...)** Ⓓ Einnahme f, gleichzeitige (von...)
Ⓔ toma f simultánea (de...)

útero m **(miomatoso)** Ⓓ Uterus m
(myomatosus) Ⓔ matriz f, útero m
(miomatoso)

úvea f Ⓓ Uvea f Ⓔ úvea f

uveíte f Ⓓ Uveitis f Ⓔ uveitis f

úvula f Ⓓ Zäpfchen n, Uvula f
Ⓔ úvula f

V

vacinação f ⓓ Impfung f ⓔ vacunación f

vagina f ⓓ Vagina f ⓔ vagina f

vaginite f ⓓ Vaginitis f ⓔ vaginitis f

vagotomia f ⓓ Vagotomie f ⓔ vagotomía f

validade f ⓓ Validität f ⓔ validez f

válido ⓓ arbeitsfähig ⓔ válido, capaz de trabajar

valor m ⓓ Wert m ⓔ valor m

valor m **hepático** ⓓ Leberwert m
ⓔ valor m hepático

valor m **patológico** ⓓ Krankheitswert m ⓔ valor m patológico

valorizável ⓓ verwertbar, von Bedeutung ⓔ valorizable

válvula f **aórtica** ⓓ Aortenklappe f
ⓔ válvula f aórtica

válvula f **cardíaca** ⓓ Herzklappe f
ⓔ válvula f cardíaca

válvula f **mitral** ⓓ Mitralklappe f
ⓔ válvula f mitral

válvula f **tricúspide** ⓓ Trikuspidalklappe f ⓔ válvula f tricúspide

valvulopatia f **(reumática)** ⓓ Klappenerkrankung f (rheumatische)
ⓔ valvulopatía f (reumática)

variante f **da normalidade** ⓓ Normvariante f ⓔ variante f de la norma

variar ⓓ variieren, sich verändern
ⓔ variar

varicela f ⓓ Windpocken fpl, Varizellen fpl ⓔ varicela f

varicocela f **(o varicocelo** m**)** ⓓ Varikozele f ⓔ varicocele m

varíola f ⓓ Pocken fpl ⓔ viruela f

variz f ⓓ Varize f ⓔ variz f

varizes fpl **esofágicas** ⓓ Ösophagusvarizen fpl ⓔ varices fpl esofágicas

vascular ⓓ vaskulär ⓔ vascular

vascularização f ⓓ Vaskularisierung f
ⓔ vascularización f

vasculite f ⓓ Vaskulitis f ⓔ vasculitis f

vaselina f ⓓ Vaseline f ⓔ vaselina f

vaso m ⓓ Gefäß n ⓔ vaso m

vaso m **capilar** ⓓ Kapillargefäß n
ⓔ vaso m capilar

vaso m **coronário** ⓓ Herzkranzgefäß n ⓔ vaso m coronario

vaso m **linfático** ⓓ Lymphgefäß n
ⓔ vaso m linfático

vaso m **sanguíneo** ⓓ Blutgefäß n
ⓔ vaso m sanguíneo

vasodilatação f ⓓ Vasodilatation f
ⓔ vasodilatación f

vasoespasmo m ⓓ Vasospasmus m
ⓔ vasoespasmo m

vasoespasmo m **coronário** ⓓ Verengung f der Koronararterien ⓔ vasoespasmo m coronario

vasogénico ⓓ vasogen ⓔ vasogénico

vasomotor ⓓ vasomotorisch ⓔ vasomotor

vasomotricidade f ⓓ Vasomotorenaktivität f ⓔ vasomotoricidad f

vasovagal ⓓ vasovagal ⓔ vasovagal

vegetativo ⓓ vegetativ ⓔ vegetativo

veia f ⓓ Vene f ⓔ vena f

veia f **de galeno** ⓓ Vena f Galenii
ⓔ vena f Galenii

veia f **porta** ⓓ Pfortader f ⓔ vena f
porta

velhice f ⓓ Alter n (Greisen-) ⓔ vejez f

velocidade f ⓓ Geschwindigkeit f
ⓔ velocidad f

velocidade f **de condução nervosa**
ⓓ Nervenleitgeschwindigkeit f
ⓔ velocidad f de conducción nervosa

velocidade f **de sedimentação (VS)**
ⓓ Blutkörperchen-

Senkungsgeschwindigkeit f (BSG, BKS) Ⓔ velocidad f de sedimentación globular (VSG)

venoso Ⓓ venös Ⓔ venoso

ventilação f **(artificial)** Ⓓ Beatmung f (künstliche) Ⓔ respiración f (artificial), ventilación f (artificial)

ventilação f Ⓓ Atmung f Ⓔ respiración f, ventilación f

ventilação f **espontânea** Ⓓ Spontanatmung f Ⓔ ventilación f espontánea

ventrículo m Ⓓ Ventrikel m Ⓔ ventrículo m

verme m Ⓓ Wurm m Ⓔ lombriz m

vermelhidão f Ⓓ Rötung f Ⓔ rubor m

verruga f Ⓓ Warze f Ⓔ verruga f

versão f **externa (VE)** Ⓓ Wendung f, äußere Ⓔ versión (externa)

vértebra f Ⓓ Wirbel m Ⓔ vértebra f

vertebral Ⓓ Wirbel- Ⓔ vertebral

vértebro-basilar Ⓓ vertebro-basilär Ⓔ vertebrobasilar

vértice m Ⓓ Vertex m Ⓔ vértice m

vertigem f **(fóbica)** Ⓓ Schwindel m (phobischer) Ⓔ vértigo m (fóbico)

vertigem f **posicional benigna paroxística** Ⓓ Lagerungsschwindel m, benigner paroxysmaler Ⓔ vértigo m posicional benigno paroxístico

vertigem f **rotatória** Ⓓ Drehschwindel m Ⓔ vértigo m rotatorio

vertigens Ⓓ schwindelig Ⓔ mareado

vesícula f Ⓓ Blase f Ⓔ vesícula f

vesícula f **biliar** Ⓓ Gallenblase f Ⓔ vesícula f biliar

vesicular Ⓓ vesikulär Ⓔ vesicular

vesiculoso Ⓓ vesikulös Ⓔ vesiculoso

véu m **do paladar** Ⓓ Gaumensegel n Ⓔ velo m palatino

via f **(cortico-espinal)** Ⓓ Bahn f (corticospinale) Ⓔ vía f (cortico-espinal)

via f **biliar** Ⓓ Gallenweg m Ⓔ vía f biliar

via f **do parto** Ⓓ Geburtsweg m Ⓔ vía f del parto

via f **piramidal** Ⓓ Pyramidenbahn f Ⓔ vía f piramidal

vício m Ⓓ Vitium n, Defekt m Fehler m Ⓔ defecto m

víctima f Ⓓ Opfer n Ⓔ víctima f

vigiar (o vigilar) Ⓓ überwachen Ⓔ vigilar

vigil Ⓓ wach Ⓔ despierto, vigil

vigilância f Ⓓ Überwachung f, Vigilanz f Ⓔ vigilancia f

vigília f Ⓓ Wachzustand m Ⓔ vigilia f

violência f **contra crianças** Ⓓ Kindesmißhandlung f Ⓔ abuso m de menores

virar (para trás/ frente) Ⓓ drehen (nach hinten/ vorne) Ⓔ volver (hacia atrás/ delante)

virémia f Ⓓ Virämie f Ⓔ viremia f

virémico Ⓓ virämisch Ⓔ virémico

virilha f Ⓓ Leiste f Ⓔ ingle f

virilização f Ⓓ Virilisierung f Ⓔ virilización f

virose f Ⓓ Virusinfektion f Ⓔ virosis f

virostático m Ⓓ Virustatikum n Ⓔ virostático m

virulência f Ⓓ Virulenz f Ⓔ virulencia f

vírus m Ⓓ Virus n Ⓔ virus m

vírus m **lento** Ⓓ slow virus m Ⓔ virus m lento

visão f Ⓓ Visus m Ⓔ visión f

visão f **turva** Ⓓ Schleiersehen n Ⓔ visualización f enturbiada

viscoso Ⓓ viskös Ⓔ viscoso

visita f Ⓓ Visite f Ⓔ visita f

vista f **(do ponto de vista pediátrico)** Ⓓ Visus m, Sicht f (aus pädiatrischer Sicht) Ⓔ vista f (desde el punto de vista pediátrico)

vitiligo m Ⓓ Vitiligo f Ⓔ vitíligo m

vivo Ⓓ lebhaft Ⓔ vivo

volta *f* Ⓓ Drehung *f* Ⓔ vuelta *f*, rotación *f*

voltar Ⓓ wiederkommen Ⓔ volver

volumoso Ⓓ voluminös, ausgedehnt
Ⓔ voluminoso

vólvulo *m* (**o volvo** *m*) Ⓓ Volvulus *m*
Ⓔ vólvulo *m*

vómer *m* Ⓓ Nasenbein *n* Ⓔ hueso *m*
nasal, vómer *m*

vomitar Ⓓ erbrechen Ⓔ vomitar

vómito *m* (**bras.: vômito** *m*) Ⓓ Erbrechen *n*, Erbrochenes *n* Ⓔ vómito *m*

voz(f) (disártrica/ espástica)
Ⓓ Stimme *f*, Sprache *f* (i. S. von
Sprechweise) (dysarthrische/ spasti-
sche) Ⓔ voz *f* (disártrica/ espástica)

voz *f* **ciciada** Ⓓ Flüsterstimme *f*
Ⓔ voz *f* susurrada

vulva *f* Ⓓ Vulva *f* Ⓔ vulva *f*

vulvovaginite *f* Ⓓ Vulvovaginitis *f*
Ⓔ vulvovaginitis *f*

X

xantelasma *m* Ⓓ Xanthelasma *n*
Ⓔ xantelasma *m*

xantocromático Ⓓ xanthochrom
Ⓔ xantocrómico

xantopsia *f* Ⓓ Xanthopsie *f* Ⓔ xantopsia *f*

xarope *m* Ⓓ Sirup *m* Ⓔ jarabe *m*

xarope *m* **para a tosse** Ⓓ Hustensaft *m* Ⓔ jarabe *m* pectoral

xeroderma *f* Ⓓ Xerodermie *f* Ⓔ xeroderma *f*

xeroftalmia *f* Ⓓ Xerophthalmie *f*
Ⓔ xeroftalmía *f*

xerostomia *f* Ⓓ Xerostomie *f* Ⓔ xerostomía *f*

xilocaína *m* Ⓓ Xylocain *n* Ⓔ xilocaína *m*

Z

zona *f* (na zona dos rins) Ⓓ Gegend *f*
(in der Nierengegend) Ⓔ zona *f*

zona *f* **de catástrofe** Ⓓ Katastrophengebiet *n* Ⓔ zona *f* catastrófica

zona *f* **de inervação** Ⓓ Innervationsgebiet *n* Ⓔ zona *f* de inerva ción

zumbido *m* Ⓓ Ohrensausen *n*
Ⓔ zumbido *m*